Donna Eden
David Feinstein

*Energiemedizin für Frauen*

Donna Eden
mit David Feinstein

# Energiemedizin für Frauen

Vorwort von
Dr. med. Christiane Northrup

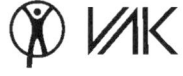 VAK

VAK Verlags GmbH
Kirchzarten bei Freiburg

Titel der amerikanischen Originalausgabe:
*Energy Medicine for Women*
© Donna Eden und David Feinstein, 2008
ISBN 978-1-58542-647-8
Deutsche Ausgabe mit freundlicher Genehmigung des Originalverlags:
Jeremy P. Tarcher, a division of Penguin Group (USA) Inc.

Bibliografische Information der Deutschen Bibliothek
Die Deutsche Bibliothek verzeichnet diese Publikation in der Deutschen Nationalbibliografie;
detaillierte bibliografische Daten sind im Internet über http://dnb.ddb.de abrufbar.

VAK Verlags GmbH
Eschbachstraße 5
79199 Kirchzarten
Deutschland
www.vakverlag.de

3. Auflage 2021
© VAK Verlags GmbH, Kirchzarten bei Freiburg 2009
Übersetzung: Rotraud Oechsler
Lektorat: Norbert Gehlen
Umschlag: Fuchs Design, Sabine Fuchs, München
Satz: Goar Engeländer (www.dametec.de)
Druck: Media-Print Informationstechnologie GmbH, Paderborn
Printed in Germany
ISBN: 978-3-86731-204-2

# Inhaltsverzeichnis

## Hinweis des Verlags

Dieses Buch dient der Information über die Energiemedizin und ihre Übungen. Wer sie anwendet, tut dies in eigener Verantwortung. Autoren und Verlag beabsichtigen nicht, Diagnosen zu stellen oder Therapieempfehlungen zu geben. Die Informationen in diesem Buch sind nicht als Ersatz für professionelle therapeutische Hilfe bei gesundheitlichen oder psychischen Problemen zu verstehen.

## Widmung

Für meine Töchter Tanya Dahlin und Dondi Dahlin –
mögen sie und ihre Generation
sich zu lichten Höhen aufschwingen!

*Es gibt eine Vitalität, eine Lebenskraft, eine Energie, eine Beseelung, die durch dich zum Leben erweckt wird, und da du einmalig bist, ist diese Ausdrucksform etwas Einzigartiges. Wenn du dich ihr verweigerst, wird sie sich auf keine andere Weise ausdrücken und für immer verloren sein.*

MARTHA GRAHAM

# Vorwort

## Von Dr. med. Christiane Northrup

Vor vielen Jahren begann ich, in meiner gynäkologischen Praxis mit der Energiemedizin zu experimentieren, und setzte sie nach invasiven Techniken ein, wenn ich zum Beispiel Gewebeproben aus der Gebärmutterschleimhaut entnehmen, Intrauterinpessare (die „Spirale") entfernen oder Tests durchführen musste, bei denen es unumgänglich war, Farblösungen in die Gebärmutter zu injizieren. Ich spürte, wie zerstörerisch diese Routineeingriffe auf die natürlichen Energiefelder des Körpers wirkten, und so schloss ich meine Behandlungen immer damit ab, dass ich meine Patientin bat, sich auf die Liege zu legen, und dann mit den Händen in langen Passagen über ihren Körper strich. Diese simple „Behandlung" schien den Körper bei der Stabilisierung seiner Energiefelder zu unterstützen. Viele Frauen berichteten über eine sofortige Linderung von Schmerzen oder Krämpfen, ein angenehmes Kribbeln an den durch die vorausgehende Behandlung in Mitleidenschaft gezogenen Stellen oder eine sich im ganzen Körper ausbreitende tiefe Ruhe.

Obwohl so einfach, war diese nichtinvasive Behandlung angenehm und wirksam. Selbst heute, da in der praktischen Energiemedizin weitaus anspruchsvollere Verfahren als meine frühen Versuche entwickelt worden sind, gelten immer noch die grundlegenden Kriterien: einfach, angenehm, nichtinvasiv. Doch täuschen Sie sich nicht. Sie haben es hier mit einer hochwirksamen Medizin – der „Energiemedizin" – zu tun, die über das bloße Beruhigen des Körpers nach einem invasiven Eingriff hinaus eigenständig in der Lage ist, schweren Krankheiten vorzubeugen oder zu ihrer Bewältigung beizutragen.

Die Energiemedizin hält Einzug in unser Gesundheitswesen – schnell, mit aller Macht und fast schon zu spät. Für unsere Gesellschaft hat die Medizin Newton'scher Prägung ausgedient, denn sie repräsentiert eine Sichtweise, die den Körper eher als Behältnis für Organe und Knochen und nicht als Wunderwerk des Lebens betrachtet. In ihrem Mittelpunkt steht die Krankheit und weniger die Optimierung der Gesundheit; und sie versucht oft vergeblich, einfache Beziehungen zwischen Ursache und Wirkung herzustellen, anstatt zu begreifen, wie tief Körper, Geist und Seele miteinander verwoben sind. So haben wir ein medizinisches System geschaffen, das auf Arzneimitteln und Operationen beruht und erst dann zum Einsatz kommt, wenn der Mensch bereits krank ist. Wir verhalten uns wie eine Flusspatrouille, die Boote zur Rettung von Ertrinkenden an die Stromschnellen schickt, anstatt sich vorher zu überlegen, wie man verhindern könnte, dass es überhaupt so weit kommt.

Dieses Modell können wir nicht weiterverfolgen. Es funktioniert nicht, wie uns Michael Moores Dokumentarfilm *Sicko* überdeutlich und eindringlich zeigt. Das alte Modell bricht vor unseren Augen zusammen. Doch wir sehen auch ein neues Denkmuster heraufziehen, dessen historischen Wurzeln der Zahn der Zeit zum Glück nichts anhaben konnte. Das neue Paradigma widmet sich, wie dieses Buch wunderbar ausführt, den biologischen Prozessen auf ihrer energetischen Grundlage, es eröffnet exakte, brauchbare, schnelle und nichtinvasive Methoden, dient der Optimierung der Gesundheit sowie der Abwehr von Krankheit, gibt den Menschen wirksame Methoden für die häusliche Vorsorge an die Hand und integriert Körper, Geist und Seele.

Die beste Botschaft zum Thema Energiemedizin aber ist vielleicht diese: Obwohl viele Vordenker im Gesundheitswesen sie für die Medizin der *Zukunft* halten, gibt es sie bereits heute; Sie müssen nicht darauf warten – auch wenn es sie in Ihrem Heimatort vielleicht noch nicht gibt; auch wenn sie in Ihrem Krankenhaus noch nicht angewendet wird; auch wenn Ihr Arzt oder Ihre Ärztin noch nicht daran glaubt! Die Grundlagen dafür vermittelt Ihnen das Buch, das Sie gerade in Händen halten. Und Sie können sie mit jeder medizinischen Behandlung kombinieren, der Sie sich gerade unterziehen. Wirklich mit jeder! Das Schöne ist, sie stört andere Verfahren nicht. Es gibt keinerlei Nebenwirkungen. Probieren Sie es einfach aus, Sie haben nichts zu verlieren!

Dieses Buch ist eine ausgezeichnete Einführung in die Energiemedizin. Eine der optimistischsten und erfolgreichsten Vorreiterinnen auf diesem Gebiet bündelt ihre Erfahrungen zu einem von Herzen kommenden, einfach anzuwendenden und auch äußerst praktischen Handbuch. Ich nahm das Angebot, dieses Vorwort zu schreiben, an, lange bevor ich Donna Eden kannte oder Gelegenheit hatte, Einblick in ihre Arbeit zu nehmen. Ich habe bereits viele gut geschriebene Bücher mit großem Informationsgehalt rezensiert; doch in diesem Buch vernahm ich eine tiefer nachhallende Wahrheit, die wertvoll und selten ist. Als ich Donna schließlich kennenlernen durfte, wurde offenkundig, dass die Menschlichkeit und Weisheit, die ich in ihrem Buch spürte, der Integrität dieser Autorin geschuldet sind. Mit fast 65 Jahren unglaublich jung geblieben, ist sie selbst ihre beste „Werbung". Sie ist ein Energiebündel und es macht außerordentlich viel Spaß, mit ihr zusammen zu sein.

Mit diesem Vorwort schließt sich für mich ein Kreis in der Energiemedizin. Ich habe den hohen Stellenwert der körpereigenen Energien in meiner ärztlichen Tätigkeit schon immer anerkannt. Ich begriff intuitiv, welchen Einfluss Gedanken, Ängste, Wünsche, Beziehungen, familiärer Hintergrund, Berufstätigkeit, Ernährung, sportliche Betätigung und die gesamte Lebensgestaltung meiner Patientinnen auf ihre eigenen Energien ausüben und mit welcher Macht sie auf ihre Gesundheit und ihre Krankheiten einwirken. Doch diese grundlegende Dimension des Gesundheitswesens fehlt in den Lehrplänen der medizinischen Fakultäten, und als ich meine Kollegen anfänglich darauf ansprach, wie wichtig sie sei, kam ich mir vor wie der sprichwörtliche Rufer in der Wüste. Zu Beginn meines Berufslebens glaubte ich nicht daran, dass ich die Anerkennung dieser Sichtweise noch erleben würde. Doch jetzt, da diese Ideen vielerorts bereitwillig aufgenommen werden und auch mein Leben davon betroffen ist – das geht von der Platzierung meiner Bücher auf der Bestsellerliste der *New York Times* bis hin zu Auftritten in der „Oprah-Winfrey-Show" – ist das für mich der eindeutige, nachvollziehbare Beweis dafür, dass sich breite Bevölkerungsschichten über die Grundprinzipien informieren wollen, die mich in meiner Arbeit geleitet haben. [Oprah Winfrey ist die Moderatorin von Amerikas erfolgreichster wöchentlicher Talkshow. Anmerkung d. Übers.] Und die Ärzteschaft spitzt ebenfalls die Ohren.

Die Welt verändert sich in der Tat schneller, als es die meisten von uns noch vor zehn Jahren für möglich gehalten hätten. Obwohl viele der Veränderungen uns bis in unsere Grundfesten erschüttern, beginnt sich gleichzeitig etwas Neues, Hoffnungsvolles am Horizont abzuzeichnen. Die Energiemedizin gehört dazu. Sie ist nicht einfach nur der letzte Schrei in der alternativen medizinischen Szene, sondern ein grundlegend neuer Weg, durch den wir begreifen lernen, wer wir sind. Während dieser ungewissen Zeit in unserer Geschichte steht – wie Sie Donnas Einleitung entnehmen können – „ein Buch über die Energien, die den weiblichen Körper mit Leben erfüllen, in der Pflicht, Sie tiefgründiger mit dem archetypischen weiblichen Prinzip in Verbindung zu bringen, das wieder bereitwillig angenommen werden muss, wenn unsere Art überleben soll … Das archetypisch Weibliche ist nicht einfach eine Reihe von Ideen und Werten, irgendwo draußen im Äther. Es liegt verschlüsselt in Ihren Energien, aber auch in Ihren Genen, Ihren Hormonen und in den Handlungen, zu denen es Sie veranlasst. [Im Kern] sind unsere weiblichen Instinkte auf Liebe, Zusammenarbeit, Gerechtigkeit, Mitgefühl, Familie, Natur und Frieden ausgerichtet." Die Energiemedizin bringt diese Werte in das Gesundheitswesen ein und sie gelten nicht nur für Frauen oder für Menschen in Heilberufen. Jede Mutter, jeder Vater, Lehrer, Polizist und Politiker muss eine entsprechende Schnellschulung erhalten, um den Herausforderungen, denen wir heute gegenüberstehen, besser gewachsen zu sein.

Wir Frauen haben allerdings eine angeborene Sensibilität für Energien, die sich von derjenigen der meisten Männer unterscheidet. Wir sind vom Gehirnaufbau her vielseitiger ausgerichtet und Expertinnen im „Multitasking". Wir sind eben auch zu Hause die Heilerinnen. Sind die Frauen gesund und glücklich, dann sind es auch ihre Familien. Also lesen Sie dieses Buch nicht nur in Ihrem eigenen Interesse, sondern auch im Interesse der besseren Mutter, Ehefrau, Schwester und Führungskraft, die Sie dann sein werden!

Ich möchte ein paar Ideen herausgreifen und kommentieren, die mir besonders gefallen. Es ist absolut wunderbar, wie Donna Eden uns vermittelt, dass sie bei einer Klientin, einem Klienten immer zuerst *über* die Energieblockaden *hinaus* auf die strahlende Seele blickt, die wir alle in uns tragen. Das ist Gesundheitsfürsorge ohne Verurteilung, Vorwürfe, Scham, Schuld oder das Gefühl, etwas falsch zu machen. Es gibt einfach nur die Leitlinie: „So werden Sie heil." Wenn Ihre Heilerin so genau und tief in Sie hineinsieht, dann erleben Sie Ihr strahlendes inneres Selbst. Mit diesem Buch können Sie sich schon einmal auf ein solches Erlebnis einstimmen.

Ein weiteres wichtiges Thema ist die Grundvoraussetzung der Energiemedizin, die Einsteins Aussage bestätigt: *Alles ist Energie.* Die physische Welt ist nichts weiter als eine Energieschwingung auf niedrigerem Niveau. Energie ist die treibende Kraft hinter all dem, was wir sehen und wissen. Diese Einsicht eröffnet Ihnen einen neuen Weg zur Eigenverantwortung für Ihre Gesundheit. Sie verändern die Energie – und mit der Zeit *muss* Ihr Körper reagieren. Diese Idee enthält ein enormes Potenzial. Sie steht in offenem Widerspruch zur offiziellen medizinischen Lehre, die besagt, dass man eine Krankheit nur von *außen* behandeln könne, zum Beispiel mit einem Medikament oder durch eine Operation. Das Heilen mit Energie spielt sich *innen* ab. Sobald Sie mit den Übungen in diesem Buch beginnen, werden Sie den Unterschied spüren, wenn sich die Energie in Ihrem Inneren zu verändern beginnt. *Glauben* müssen Sie mir das jedoch nicht. Überzeugen Sie sich selbst davon! Sie werden unwiderlegbare Beweise dafür finden, dass es funktioniert.

Diese Erfahrungen führen zu dem sicheren Wissen, dass die Energien Ihres Körpers eine zentrale Rolle spielen. Ich war beeindruckt, als Donna mir erzählte, sie sei auf eine Diskussion in einem Blog über Mukoviszidose hingewiesen worden [zystische Fibrose, eine angeborene Stoffwechselkrankheit, bei der es u. a. zur vermehrten Produktion von zähem Schleim, insbesondere in den Bronchialdrüsen, kommt. Anm. d. Übers.]. Patienten mit doppelseitiger Lungentransplantation fanden zusammen heraus, wie sie die energetischen Techniken einsetzen konnten (sie hatten Donnas erstes Buch gelesen), und berichteten von ihren Erfolgen. Warum auch immer Sie dieses Buch zur Hand genommen haben – ob wegen eines prämenstruellen Syndroms (PMS), wegen Krämpfen während der Menstruation, wegen Unfruchtbarkeit, vorzeitigen Versagens der Eierstöcke oder Wechseljahresbeschwerden –, hier wird jede Frau fündig.

Überzeugend finde ich auch die Vorstellung, mithilfe der Energiemedizin Ihren Körper „weiterzuentwickeln". Da wir für eine Welt geschaffen sind, die es nicht mehr gibt, sind unsere Anpassungen oft nur Ausdruck unvollkommener Kompromisse; doch wir können unseren Körper dazu bringen, sich besser auf die neuen Bedingungen einzustellen. Dieser Gedanke geht sehr weit. Die meisten Menschen beziehen ihr Gefühl für das Machbare aus der vorherrschenden Meinung zur genetischen Vorbelastung: „In meiner Familie läuft das so …" Oder: „Ich bin halt so, und das liegt an meinen Genen." Doch nun entdecken wir, dass ein und dieselbe DNS viele Ausdrucksmöglichkeiten zulässt; Ihre Gene reagieren auf die Umgebung und die Energien Ihres Körpers stehen dort an vorderster Front. Die Energiemedizin zeigt Ihnen, wie Sie die Entwicklung dieser Energien unterstützen können, und wenn Sie das tun, dann wird Ihr physischer Körper sich dem anschließen. Im Buch findet sich ein anschauliches Beispiel: Wegen eines ernsten gesundheitlichen Problems glich Donna ihren Milzmeridian aus und verlor gut 15 überflüssige Pfunde, ohne ihre Ernährung umzustellen. Es ist ein neuer und enorm faszinierender Gedanke, dass man seinen Körper „weiterentwickeln" kann. Die Energiemedizin bietet dafür nicht nur ein Konzept, sie zeigt auch, wie man es praktisch umsetzen kann.

*Energiemedizin für Frauen* ist außerordentlich gut belegt. Wir können heute die Energiefelder, um die es hier geht, mit wissenschaftlichen Methoden messen. Zum ersten Mal in der Geschichte der Menschheit ist es tatsächlich möglich, mithilfe wissenschaftlich anerkannter Methoden festzustellen, dass die chinesischen Ärzte Recht hatten, die vor Tausenden von Jahren die Akupunkturmeridiane intuitiv kartierten! Natürlich brauchen Sie selbst keine wissenschaftlichen Instrumente, um die in diesem Buch gelehrten Techniken anzuwenden oder ihre Wirkungen am eigenen Körper zu spüren; aber die wissenschaftlichen Belege schlagen eine Brücke zwischen den Welten und erleichtern es einer medizinischen Fakultät, einer Krankenschwester oder einem Arzt erheblich, damit zu arbeiten.

Die praktischen Techniken der Energiemedizin finden bereits Eingang in den konventionellen medizinischen Betrieb. Einige Krankenhäuser ermöglichen es ihren Patienten routinemäßig, ihr Energiefeld vor und nach einer Operation, einer Chemotherapie, Bestrahlung oder anderen invasiven Behandlungen ausgleichen zu lassen. Dadurch wird der durch die Behandlung verursachte Schock für den Körper geringer,

Heilung erfolgt schneller, Nebenwirkungen werden gelindert – von Schmerzen über Brechreiz bis hin zu Haarausfall. In der Medizin der Zukunft, wie ich sie mir vorstelle, wird man immer zuerst mit dem *Energiefeld* des Patienten arbeiten. Operationen und medikamentöse Behandlungen werden dann die *Ultima Ratio* sein. Sie werden zwar immer noch ihren Platz haben, aber die Veränderung der Krankheit verursachenden Energiemuster wird Priorität in der Behandlung erhalten. Und bereits vorher wird die Erziehung zur Gesund*erhaltung* der Energiemuster ebenso zur täglichen Körperhygiene gehören wie die Benutzung von Zahnseide oder sportliche Betätigung.

Es ist bezeichnend, dass sich dieses Buch an Frauen wendet. Die Frauen der Baby-Boomer-Generation in den westlichen Ländern sind die Gruppe, die derzeit über das meiste Geld und den größten Einfluss auf dem Planeten verfügt. Und keine Gruppe ist besser dafür geeignet, das bestehende Gesundheitssystem zu verändern. Niemand von uns möchte so altern, wie wir das bei unseren Müttern erleben oder erlebt haben. Und da das Motto unserer Generation einmal lautete: „Trau keinem über 30", trauen wir auch den *Methoden* der vorherigen Generation nicht. Wir gingen aus der Frauenbewegung hervor und kultivierten die Vorstellung, dass wir jedes Stadium in unserem Leben neu definieren könnten. In der Tat reagieren wir reflexartig auf Botschaften, die uns weismachen wollten, wie man altert: „Nein danke, das ist nichts für mich. Ich mache es anders." Die Energiemedizin gibt den Frauen das Rüstzeug in die Hand, mit dem sie sich neu definieren können, und zeigt ihnen, welche Möglichkeiten sie auch in Bezug auf ihre körperliche Erscheinung, Gesundheit und Vitalität haben – und zwar nicht erst dann, wenn sie älter werden. Das verleiht der Vision „So spät wie möglich jung sterben" eine neue Glaubwürdigkeit.

Energie zu spüren und damit arbeiten zu können ist eine dem Menschen angeborene Fähigkeit. Wir besitzen sie von Anfang an und die in ursprünglichen Kulturen lebenden Menschen haben sie sich bewahrt. In den von Technik geprägten Kulturen jedoch, wo das Spüren der feinen Energien des Körpers und der Umwelt weder erwähnt noch gepflegt wird, hat diese Fähigkeit sich meist bereits im Alter von zwei Jahren wieder zurückgebildet. Das muss aber nicht so sein. Wenn Kinder damit aufwachsen, die Energien zu sehen und zu spüren, die sie von Geburt an kennen, bleibt ihnen diese Fähigkeit erhalten. Sie ist ausgesprochen zweckmäßig und wird zu einem maßgeblichen Bestandteil ihrer inneren Führung. Doch selbst wenn Ihre natürlichen Fähigkeiten nicht gefördert wurden, können Sie trotzdem lernen, bewusst mit den körpereigenen Energien zu arbeiten, und das gibt Ihnen einen enormen Zuwachs an „Verfügungsgewalt" über Ihr Leben. Donna, die feine Energien buchstäblich sehen kann, hat das Vermitteln dieser Fähigkeit zu ihrem Beruf gemacht.

Die Auswirkungen sind erheblich: Wer seine Energien mithilfe der Energiemedizin auf ein höheres Niveau anhebt, verbessert nicht nur die eigene Gesundheit, sondern beeinflusst den gesamten Planeten, weil dadurch gleichzeitig auch dessen Energieniveau angehoben wird.

*Christiane Northrup*

Januar 2008, *Sanoviv Medical Institute* in Baja California

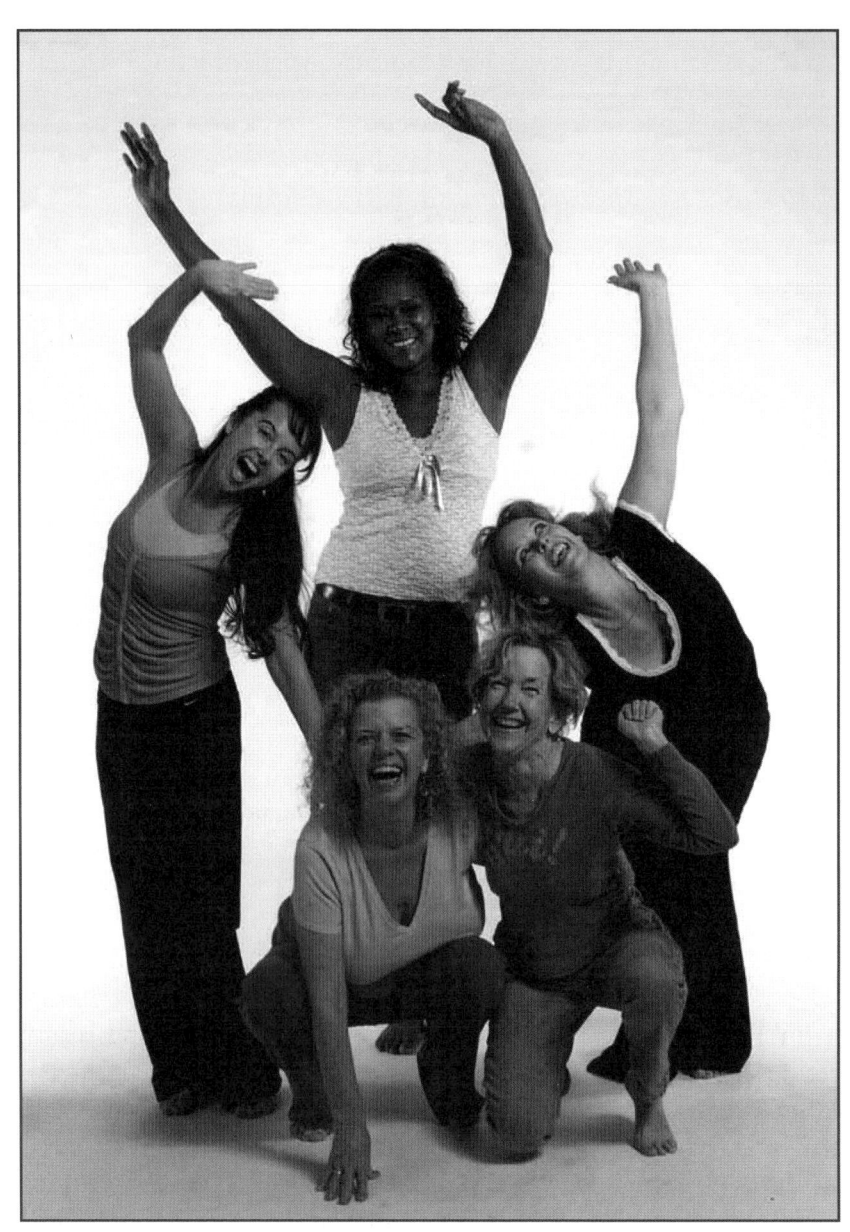

# Bringen Sie Ihre Energien zum Schwingen!

*Was für ein Kunstwerk eine Frau doch ist!*
*FRAU SHAKESPEARE*

Alle Fähigkeiten unseres Körper – eine Wunde heilen, mit Stress umgehen, auf Gefahr reagieren, seine Bedürfnisse anzeigen und Wohlbehagen schenken – sind Ausdruck einer erstaunlichen Intelligenz, die überhaupt nichts mit dem Verstand zu tun hat. Dieses Buch klärt darüber auf, dass die Weisheit des Körpers nicht in erster Linie das Ergebnis neuronaler Gehirntätigkeit ist, sondern vielmehr in Energiefeldern steckt. Diese bringen die Zellen in Schwung, koordinieren die von den Organen zur Erhaltung der Gesundheit eingesetzten Strategien und vermitteln ein Gefühl von Frieden und Freude, wenn alles in Ordnung ist, oder reagieren mit Stress und schlagen Alarm, wenn das nicht der Fall ist. Des Weiteren wird Ihnen klar werden, dass diese bemerkenswerte Intelligenz des Körpers und seiner Energien auf eine Welt geeicht ist, die es nicht mehr gibt, und dass darin die Ursache für einige unserer größten gesundheitlichen Herausforderungen zu suchen ist. Und was am wichtigsten ist: Dieses Buch vermittelt, wie diese körpereigenen Energien und Energiefelder auf eine zur modernen Welt passende Weise zu beeinflussen sind, damit Gesundheit und Wohlbefinden sich deutlich verbessern.

Leben ist lebendige, pulsierende Energie, sie ist das natürliche Elixier zur Selbstheilung des Körpers, seine natürliche Medizin. Die Energiemedizin kümmert sich um Körper und Seele, mit ihrer Hilfe kann man seine ursprüngliche Vitalität wiedererlangen. Sie ist die Wissenschaft und zugleich die Kunst der Energieoptimierung, die Körper und Geist in Bestform bringt.

Jeder Mensch weiß, dass er selbst etwas für seine Gesundheit tun muss. Dazu gehören sportliche Betätigung, das Bewusstsein, dass einige Nahrungsmittel und Ernährungsweisen besser sind als andere, und die Erwägung, Vitamine oder andere Nahrungsergänzungen einzunehmen. Bei einer hartnäckigen Infektion kommen Antibiotika zum Zuge, in den Wechseljahren steht vielleicht eine Hormonersatztherapie auf dem Programm; andere Medikamente sollen bei PMS, Arthritis, Angstzuständen oder Depressionen helfen.

Dieses Buch zeigt einfache Körperübungen – die es aber in sich haben! –, welche die Energien im Körper ganz schnell verändern können; viele davon erfordern nur wenige Minuten täglich. Ich biete diese Techniken mit der Zuversicht an, dass sie zu den wirksamsten und am besten funktionierenden Maßnahmen gehören, die es zur Verbesserung der Gesundheit und zur Förderung der Vitalität gibt.

## Das Ur-Weibliche in uns annehmen

Die Zeit, in der wir leben, ist eine der gefährlichsten in der risikoreichen Geschichte der Menschheit. Ein Buch über die Energien, die den weiblichen Körper mit Leben erfüllen, steht in der Pflicht, uns Frauen tiefgründiger mit dem archetypischen weiblichen Prinzip in Verbindung zu bringen, das wir wieder bereitwillig annehmen müssen, wenn unsere Art überleben soll. Ein solches Buch muss mehr sein als ein bloßer Gesundheitsratgeber. Wer sich als Frau voll und ganz mit seiner ursprünglichen Weiblichkeit verbündet, ist den stürmischen kulturellen Wassern, in denen wir uns zurzeit befinden, besser gewachsen und kann Kurs halten.

Das archetypisch Weibliche ist nicht einfach eine Reihe von Ideen und Werten irgendwo draußen im Äther. Es liegt verschlüsselt in den Energien, aber auch in den Genen, den Hormonen und in den Handlungen, deren Urheber es ist. Dieses Buch will zu Kompetenz in Bezug auf die eigene Gesundheit verhelfen und gleichzeitig die Verbindung zwischen der kostbaren Weisheit des Ur-Weiblichen und dem täglichen Leben stärken – indem es den Kontakt mit dem energetischen Fundament des weiblichen Körpers und seiner Seele herstellt.

Die nicht ganz ernst gemeinte Aussage in dem „Zitat" zu Beginn („Was für ein Kunstwerk eine Frau doch ist!") war nicht als Beleidigung der Männer gedacht, sondern sollte ein kulturelles Dilemma verdeutlichen, das zwingende Konsequenzen fordert. Wir leben in einer Gesellschaft, deren patriarchalische Werte außer Kontrolle geraten sind und in den Abgrund gerissen werden durch den Triumph der Dominanz über die Liebe, des Wettbewerbs über die Zusammenarbeit, der Gier über die Gerechtigkeit, der Strafe über das Mitgefühl, der Karriere über die Familie, der Technologie über die Natur und des Krieges über den Frieden. Das zielt darauf ab, die schlechtesten Eigenschaften in beiden Geschlechtern zutage zu fördern.

Im Kern sind unsere weiblichen Instinkte jedoch auf Liebe, Zusammenarbeit, Gerechtigkeit, Mitgefühl, Familie, Natur und Frieden ausgerichtet. Was für ein Kunstwerk! Würden wir unsere im Innersten verborgene Weiblichkeit leben, so würde der Welt die Richtung gewiesen, die sie so dringend sucht. Die Energiemedizin weist den Weg zu besserer körperlicher Gesundheit und Ausgeglichenheit und bringt das wahre Wesen des Einzelnen zum Vorschein. Zugleich dient sie uns als Übungsfeld für das Bemühen, die umgebenden Energien zu transformieren und die eigene Welt besser zu machen. Und sie öffnet uns den Weg, erfolgreiche „Anwältinnen" für Liebe, Zusammenarbeit und Frieden zu werden, der Welt also das zu schenken, wofür die Natur uns vorgesehen hat. Der Körper muss gehegt und gepflegt werden, nicht nur als physische Struktur, sondern auch als Energiesystem, das er ist, um dieses große Abenteuer des Lebens bestmöglich unterstützen zu können.

## Eine wunderbare Schwingung

Seit Wissenschaftler immer tiefer in das Innere der Materie vordringen können, wissen sie, dass die unvorstellbar winzigen Bausteine der Natur (wie Elektronen und Protonen) aus noch kleineren Teilchen bestehen. Nun grübeln sie darüber, dass Materie an ihrer Basis vielleicht gar nicht aus Partikeln, sondern eher aus Saiten pulsierender Energie besteht.[1]

Was die Natur in ihrem Innersten auch zusammenhalten mag – wir wissen, dass jedes Elektron, Atom, Molekül, Zellgewebe und Organ *schwingt* und dass diese Schwingung einen Teil der jeweiligen Eigenart und Funktion bestimmt.[2] Tatsächlich schwingt unser ganzer Körper ständig auf subtilem Niveau und schickt Energie und Informationen durch das Bindegewebe, von dem wir umhüllt sind. Außerdem sind wir mit den Energien unserer Umgebung in Resonanz. Ist man zum Beispiel mit seinem Freund, Geliebten oder Heilbehandler beisammen, beginnen die Schwingungs-frequenzen beider Herzen sich aneinander anzugleichen. Alles schwingt, und diese Schwingung anzuerkennen gehört zum Kern der Energiemedizin. Ebenso wie die Erkenntnis, dass jeder Einzelne selbst wunderbare Schwingung ist, ein intelligentes Energiesystem, das unsere charakteristischen menschlichen Merkmale hervorhebt: Welch edles Motiv! Wie unbegrenzt in seiner Ausdrucksmöglichkeit! Wie engelsgleich im Handeln! Und in der geistigen Kapazität – wie gleicht es einer Göttin! (Frei nach Shakespeare)[3]

## Der Evolution einen Anstoß geben

So bemerkenswert die Intelligenz des Körpers und die ihn beseelenden Energien und Energiefelder auch sind, dieses Leitsystem wurde für einen Planeten entwickelt, den es in vielerlei Hinsicht nicht mehr gibt. Es ist noch immer zugeschnitten auf eine Umwelt ohne Schadstoffe in Luft und Nahrung, ohne überquellende Terminkalender, ohne Flugverkehr, ohne E-Mail-Terror, ohne die Gefahr, sich nicht ausreichend sport-lich betätigen zu können, ohne Entscheidungskonflikt zwischen Kind und Karriere, ohne die sogenannte „gläserne Decke", jene unsichtbare Barriere, die Frauen am beruflichen Aufstieg hindert, weil dieser seinerzeit unweigerlich am häuslichen Herd endete. Vom Standpunkt der Evolution aus betrachtet ist eine sesshafte Lebensweise in einer mit Informationen übersättigten, verschmutzten Welt, in der der Körper zu überleben versucht, sicher nicht vorhersehbar gewesen. Viele immer noch üblichen Strategien zur Problembewältigung sind nicht mehr zeitgemäß; ein mächtiger Ritter von König Artus' Hof wäre auf einem modernen Schlachtfeld schließlich ebenso fehl am Platz.

Wenn Sie eine Frau sind, waren Sie in der *vergangenen* Welt, für die Ihr Körper *eigentlich* konzipiert wurde, barfuß, ständig schwanger und wahrscheinlich noch vor Erreichen der Wechseljahre nicht mehr am Leben. An Ihren Hormonen und Neuro-transmittern (Botenstoffe im Gehirn) ist zu erkennen, wie Ihre Vorfahren sich auf die damalige Welt eingestellt haben. Damals funktionierte das auch gut – Sie sind schließ-lich der leibhaftige Beweis dafür –, doch für heutige Verhältnisse sind die Spielregeln veraltet, nach denen die körperlichen Reaktionen auf mitunter schwierige Situationen wie Krankheit oder Bedrohung noch gesteuert werden. Um in der real existierenden Welt voranzukommen, bedarf es neuer Strategien der Anpassung – einer neuen, anderen *Schwingung* als bisher. Diesem Buch liegt das Prinzip zugrunde, dass die Körper-schwingungen, also die „energetischen Gewohnheiten" und damit die innerlich ablaufenden chemischen Vorgänge, verändert werden können, um genau dieser Forderung Rechnung zu tragen.

Durch das Verändern eines Energiefeldes können vorprogrammierte biologische Strategien verdrängt werden. Die Veränderung eines Energiefeldes übt einen Dominoeffekt auf die chemischen Vorgänge im Körper aus, wie bei einem Rundfunksignal, dessen physikalische Schwingungen zu Tönen werden, die über den Lautsprecher zu hören sind. Allein schon *ein* glücklicher oder trauriger Gedanke führt zur sofortigen Veränderung der im emotionalen Zentrum des Gehirns gebildeten chemischen Stoffe. Die Energiemedizin vermittelt, wie man die chemischen Vorgänge im Körper verändern kann, als hätte man eine Art Keyboard, das elektrochemische Signale anstelle von Tönen hervorbringt. Die Massage eines bestimmten Energiepunktes an der Hand sendet Endorphine („Glückshormone") an das Gehirn. Das Klopfen eines anderen Punktes unter dem Auge bringt Magenkrämpfe zum Verschwinden. Das Kreisen der Hand über der Brust nimmt die Schwere im Herzen weg. Die Weiterentwicklung und Anpassung des Körpers an die Herausforderungen des 21. Jahrhunderts führt über die Kontrolle der chemischen Vorgänge durch Steuerung der Energien.

## Aussichten

*Energiemedizin für Frauen* macht Sie mit Ihrem Energiesystem vertraut und bietet Ihnen einfaches „energetisches Rüstzeug", um Ihren Körper in seiner optimalen Funktionstüchtigkeit zu unterstützen. Dieses ist im Allgemeinen präziser, häufig wirksamer und ganz sicher weniger invasiv als Medikamente oder Operationen. Sie brauchen dafür auch keinen Therapeuten – es steht Ihnen täglich rund um die Uhr kostenlos zur Verfügung. Die Energiemedizin unterstützt Sie dabei, Ihrem „Bauchgefühl" zu vertrauen, hilft Ihnen, Zugang zu Ihren natürlichen Selbstheilungskräften zu finden, Ihre Kompetenz in Bezug auf Ihre eigene Gesundheit zu erweitern und ganz allgemein die Abhängigkeit von Arzneimitteln und invasiven Verfahren zu verringern. Die Wunderwaffen der modernen Chemie können den Heilungsprozess mitunter enorm anstoßen; der zusätzliche Einsatz der Energiemedizin – auch wenn Medikamente genommen werden müssen –, stellt jedoch sicher, dass die entsprechenden Substanzen und Dosierungen mit den Energien und Bedürfnissen des Körpers übereinstimmen.

Der Körper handelt immer kreativ und klug, sei es, dass er mehr an Gewicht zulegt, als er zu brauchen scheint, dass er Fieber entwickelt oder vor Ihrem großen Auftritt die Nerven flattern lässt. Wer seine Absichten erkennt, kann sich seine natürliche Intelligenz wirksamer zunutze machen.

Energiemedizin wirkt insbesondere bei Frauen, denn nahezu alle ihre gesundheitlichen Probleme hängen mehr oder weniger mit Hormonschwankungen zusammen. Sie werden lernen, effizienter und sensibler mit Ihren Hormonen umzugehen, als es der Lehre in der westlichen Welt entspricht. Dieses Buch bringt Ihnen bei, sich mit Ihren Energien und Hormonen zu *verbünden*; denn ist das Energiefeld harmonisch, so harmonisieren sich die Hormone in der Folge auch. Unsere schnelllebige, stressige, verschmutzte Welt fordert Anpassungsleistungen von Ihrem Körper, die Sie mithilfe der Energiemedizin erfolgreich meistern können. Gleichzeitig bieten sich erstaunliche Gelegenheiten, in Bereiche des menschlich Möglichen vorzudringen, die noch keiner Generation vor Ihrer offen standen.

## *Geboren in eine Welt der Energie*

Ich kann Energie sehen. Ich sehe sie bei Menschen so deutlich, wie Sie die Buchstaben auf dieser Seite sehen. Das war schon immer so. Ich habe das als Heranwachsende nie für etwas Ungewöhnliches gehalten. Meine Mutter, meine Schwester und mein Bruder konnten das auch und so nahm ich an, dass jeder Mensch das Leben gemäß den Energien interpretierte, die er sah und fühlte. Woher weiß man aber, ob Freunde etwas brauchen, dessen sie sich selbst nicht bewusst sind oder wonach sie aus Scham nicht zu fragen wagen, wenn man ihre Energien *nicht* sehen kann? Wie kann man das ungenutzte Potenzial der Tochter mit der nötigen Präzision erschließen, wenn man es nicht in ihrer Aura sieht?

Zu meinen frühesten Erinnerungen gehört, dass ich von unserer Veranda aus das Nachbarkind Sammy beim Spielen im Freien beobachtete. Ich war noch ganz klein, konnte schon sitzen und vermutlich krabbeln, aber noch nicht laufen. Sammy war ein paar Jahre älter als ich, vielleicht drei oder vier. Ich sah ihn von der Veranda kommen, er hatte eine wunderschöne himmelblaue Aura und wirkte unbekümmert. Dann sah ich zwei Mädchen die Straße herunterkommen. Beide waren von einem dunklen Bernsteingelb umgeben und mich beunruhigte die Art und Weise, wie ihre gemeinsame Energie pulsierte. An ihrer Dichte konnte ich erkennen, dass sie sich intensiv unterhielten. Obwohl ich noch so klein war, wusste ich schon, dass ich solche Energien später als „Urteil" bezeichnen würde.

Als die Mädchen beim Haus anlangten, sagten sie unisono: „Wir mögen dich nicht, Sammy. Wir mögen dich nicht!" Sammys himmelblaue Energie wurde schlagartig braun und sah aus, als würde sie durch einen Liftschacht fallen; sie sackte bis zu seinen Knien ab, bis er um Kopf, Schultern und Körper überhaupt keine Aura mehr hatte. Er tat mir unendlich leid. Sie hätten ihm ebenso gut eine Kugel ins Herz jagen können. Ich *sehe* Energie nicht nur, ich *spüre* sie auch und konnte nicht begreifen, warum Menschen anderen so etwas antaten. Sahen sie nicht, was sie da anrichteten? Erst viele Jahre nach diesem schmerzlichen Erlebnis, als ich schon Anfang zwanzig war, wurde mir klar: Nein, sie konnten nicht sehen, was sie anrichteten!

Feine Energien sehen und spüren zu können, das wurde für mich zum wichtigsten Wegweiser dafür, dass ich mich in den Dienst anderer Menschen stellen sollte. Die Aura, wie sie sich in den blauen Energien von Sammy darstellte, ist nur eine Stufe von vielen. Sie sagt eine Menge über die Gefühlslage eines Menschen aus, über seinen seelischen Zustand, sie gibt sogar Auskunft über seine Persönlichkeit. Aber da ist noch viel mehr.

Wenn ich mich auf jemanden konzentriere, werde ich oft durch eine Art Gravitationskraft innerhalb der Aura sofort in die Energien seines Inneren hineingezogen. Auf dieser Stufe, unterhalb der Schicht, die die Persönlichkeit eines Menschen ausmacht, dort, wo es nicht mehr darum geht, ob jemand laut oder leise ist, lächelt oder sich ärgert, sich freundlich oder hasserfüllt zeigt, da ist nur noch reine Güte. Im Innersten besteht jeder von uns aus wunderbarer Schwingung! Ich kann auch alle Probleme sehen – gemeine, selbstsüchtige, sinnlose oder hässliche Abwehrstrategien; raue, zerbrechliche, schroffe, stockende oder weichliche Energien – aber meine Konzentration verweilt nicht dort. Ich werde ins Zentrum gezogen, auf die Seelenebene. Der Blick auf das Wesentliche, die „Essenz" eines Menschen, ist ein großartiger Moment. Mir stockt der Atem, jedes Mal!

Der Vorzug, so vielen Menschen als persönliche Heilerin zu dienen, wurde schließlich zu einem Problem. Obwohl ich meine Arbeit sehr liebte, spürte ich immer deutlicher, dass ich sie in dieser Form nicht weiterführen sollte. Es erschien mir falsch und bevormundend, als diejenige mit den Heilkräften aufzutreten und meine Klienten zu passiven Empfängern zu degradieren. Zu diesen berechtigten Bedenken kam noch die simple Tatsache hinzu, dass es schier unmöglich geworden war, allen Anfragen nach Sitzungen gerecht zu werden. Mein Entschluss stand fest: Die Menschen sollten ihre Selbstheilungskräfte entdecken, sich auf die Energien einlassen, die ihre Gesundheit beeinflussen, und mit ihnen umgehen lernen, um vital und gesund zu bleiben; ich würde ihnen beibringen, wie sie die hochwirksamen und doch nichtinvasiven Techniken der Energiemedizin selbst nutzen konnten, um sich und anderen zu helfen. Nach fast 25 Jahren, in denen ich als Heilerin mehr als „gut beschäftigt" war, gab ich meiner

Berufstätigkeit kurz vor der Jahrtausendwende eine neue, erfreulichere Richtung. In der Folge schrieb ich mein erstes Buch *Energy Medicine* [nicht auf Deutsch erhältlich; Anm. d. Verlags] und hielt in den neun Jahren zwischen seiner Veröffentlichung und der Niederschrift *dieses* Buches fast 600 Kurse und Vorträge – es waren „Begleiterscheinungen" dieser Richtungsänderung, wenn Sie so wollen.

Ich durfte immer wieder miterleben, dass Menschen, die Energien nicht „sehen", dennoch lernen können, mit ihnen zu arbeiten, auf eine hochwirksame Weise und oft mit Folgen, die ihr Leben veränderten. Die in *Energiemedizin für Frauen* dargestellten Grundlagen enthalten die wesentlichen Bausteine für ein maßgeschneidertes Selbsthilfeprogramm, das auf körperlicher Ebene, also in Bezug auf die im Körper ablaufenden chemischen Vorgänge, und in geistiger Hinsicht Hilfestellung geben kann.

## Energiemedizin in der Praxis

Eine Anwältin, die zu einer Behandlung kam, war bei der Terminvereinbarung etwas aufdringlich gewesen. Zu Beginn der Sitzung verhielt sie sich schroff, fordernd und skeptisch. Sie strahlte so viel Aggression und Feindseligkeit aus, dass es mir nicht gelang, zu ihrem Innersten vorzudringen. Ich bat sie, sich auf die Liege zu legen, und hielt einige Punkte, um ihre Energien zu beruhigen. Schließlich konnte ich fühlen, wie sie sich ein wenig zu entspannen begann. Dann wurden Energiewellen aus einem Energiezentrum freigesetzt, das über dem Solarplexus sitzt und in ihn hineinreicht. Sie waren riesig, unbändig und sehr dicht und ich nahm wahr, dass alle ihre Probleme, die mit *Macht* zu tun hatten, sich dort konzentrierten.

Ich begann mit diesem Kraftfeld zu arbeiten, indem ich meine Hand langsam darüber kreisen ließ. Als sie sich energetisch zu beruhigen begann, nahm ich in der Mitte des Zentrums eine Öffnung wahr, durch die ich tieferen Zugang zu ihren Energien bekam. Da die (Lebens-)Geschichte eines Menschen buchstäblich in solchen Energien kodiert ist, tauchten Bilder vor meinem geistigen Auge auf. Ich sah sie an der juristischen Fakultät, sie wirkte wie ein Mädchen, jung für ihre 22 Jahre. Sie wurde gemobbt und ausgelacht, weil sie so „weich" war. Sie musste erfahren, dass sich jeder selbst der Nächste ist und es ratsam war, die Achillesferse des anderen zu finden, bevor er ihre fand. Mit einem freundlichen Lachen sprach ich sie auf ihr Verhalten mir gegenüber an: „Ich weiß, dass es Ihre Strategie ist, jemanden zu erwischen, bevor er Sie erwischt; aber Ihre Energie zeigt mir, warum das so ist, denn Sie wurden wirklich sehr verletzt." Sie sah mich spöttisch an.

Ich beschrieb ihre Erfahrungen an der Uni und das, was sie daraus gelernt hatte, nämlich künftig hart im Nehmen und unverwundbar zu sein, und bestätigte ihr, dass das absolut nachvollziehbar sei. Sie hörte nun aufmerksam zu und ließ sich kein Wort entgehen. Ich drang weiter vor; genau genommen war es, als würde ich durch die Öffnung ihres Energiezentrums immer tiefer in sie hineingezogen. Hier gab es so viel Güte und Licht, es war ein so wunderschönes Feld von einer Größe, die mich überwältigte. Ich begann zu weinen. Sie sah mich an und fragte: „Was ist los?" Ich erklärte ihr, was ich sah, und beschrieb die wunderbare Energie in ihrem Innersten. Ich schilderte die in ihrem Energiefeld eingeschlossenen Bilder eines zarten, unschuldigen Mädchens, das meinem Gefühl nach in New Hampshire aufgewachsen war. Ich sprach ausführlich davon, dass sich unter ihren Schutzwällen eine ausgesprochen gewinnende, liebenswerte Person verbarg, und würdigte den steinigen Weg, den sie gegangen war. Sie spürte mein Mitgefühl, als ich ihr erklärte, warum ihre Seele so lange gequält worden war und warum sie alle diese Mauern um sich errichtete. Nun hatte sie Tränen in den Augen.

Sie lebte nicht in der Stadt, aber wann immer sie in der Nähe war, kam sie zu einer Sitzung. Im Wesentlichen bestand unsere Arbeit darin, sie erneut mit ihrer tieferen, wunderschönen Energie, ihrer wunderbaren Schwingung in Einklang zu bringen, die ihrer wahren Natur entsprach. Als ich schließlich drei Jahre später ihren Mann kennenlernte, umarmte er mich stürmisch und sagte mir, ich hätte ihre Ehe gerettet. Wir hatten nie über ihre Ehe gesprochen …

Der direkte Kontakt mit dem göttlichen Wesen eines Menschen ist eine einschneidende Erfahrung, die sich jeder Beschreibung durch Worte entzieht. Die physischen Energien und Farben verblassen und treten zurück und ich weiß, dass hier reine Güte ist. Plötzlich befinde ich mich in einem überirdischen Bereich von tiefem und strahlendem Glanz. Hier sehe ich das Göttliche im Menschen. Ich sehe die tiefgründige Weisheit und die wahre Güte des Menschen, und das erfüllt mich mit Liebe. An diesen innersten Erfahrungen orientiere ich mich, um die Welt zu verstehen.

Welcher Persönlichkeit, welchen Mängeln oder Abwehrstrategien man auch begegnet – man arbeitet als Heilerin anders, wenn man von der Gewissheit geleitet wird, dass die menschliche Natur in Wahrheit unergründlich weise, gut, stark und schön ist. Dieser Glaube gibt mir Orientierung und darauf möchte ich von Anfang an hinweisen, denn jetzt wenden wir uns den konkreteren Gefilden der Energieströme zu und den Hormonen, dem gestörten chemischen Gleichgewicht, den körperlichen Problemen und mechanischen Techniken. An der Wurzel all dessen ist jedoch in jedem von uns eine wunderbare Schwingung.

## *Meine Legitimation*

Was legitimiert mich zu all den Behauptungen und Ausblicken in diesem Buch?

1. Zunächst einmal: Ich bin eine Frau, und Frauen unterliegen einer inneren rhythmischen Steuerung. Ein Mann – auch wenn er Arzt ist – mit nur einem X-Chromosom kann nicht wissen, was wir wissen, die wir zwei X-Chromosomen haben.

2. Außerdem bin ich eine Frau, die *mehr* gesundheitliche Herausforderungen zu meistern hatte, als die meisten anderen Frauen – und ich habe sie gemeistert. Ich kam mit Herzgeräuschen und schwerwiegenden Stoffwechselproblemen zur Welt. Als kleines Mädchen erkrankte ich an Tuberkulose, litt unter schwerem Unterzucker und Allergien bis in die Dreißiger, zusätzlich bekam ich in diesem Alter noch schweres Asthma, Multiple Sklerose mit sechzehn, einen Herzinfarkt mit siebenundzwanzig, einen beinahe tödlichen Insektenstich mit dreiunddreißig und einen bösartigen Knoten in der Brust mit vierunddreißig Jahren. Mein ganzer Körper brach zusammen und nicht nur *ein* Arzt riet mir dazu, meine Angelegenheiten zu regeln … Nachträglich betrachtet hatte mir nichts Besseres passieren können, als dass mich die westliche Medizin aufgab. Ich war fest entschlossen, meine kleinen Töchter nicht in fremde Hände zu geben. Da die konventionelle Medizin mir nicht helfen konnte, war ich gezwungen, ernsthaft über Selbsthilfe nachzudenken. Heute bin ich Mitte sechzig und mithilfe der in diesem Buch vermittelten Techniken gesünder und besser in der Lage, mich gesund zu erhalten, als ich es je zuvor in meinem Leben gewesen bin.

3. Darüber hinaus hatte ich Probleme mit den Hormonen, seit ich zehn Jahre alt war; dazu gehörten Menstruationen, die vierzehn Tage dauern konnten und sehr anstrengend waren. Als wäre das nicht schon genug, reagierte mein Körper auf

die gängigen Medikamente und Schmerzmittel oft paradox. In einer Kultur, die mir keine Antworten, geschweige denn Hilfe geben konnte, musste ich lernen, mir selbst zu helfen.

4. Seit 1977 arbeite ich außerdem als Heilerin und konnte mehr als 8000 Frauen (und mehreren tausend Männern) in Einzelsitzungen helfen, weil ich Energien sehen kann.

5. Schließlich habe ich Kurse in Energiemedizin gegeben und zigtausend Menschen erfolgreich beigebracht, an ihren eigenen gesundheitlichen Problemen zu arbeiten. Und was am wichtigsten ist: Ich habe herausgefunden, wie Menschen, die meine Fähigkeit *nicht* haben, ihre eigenen Energien trotzdem beobachten und wirksam für ihre Gesundheit und ihr Wohlergehen sorgen können.

All das legitimiert mich, Ihnen dieses Buch anzubieten. *Energiemedizin für Frauen* zeigt Ihnen, wie Ihre Energien jeden Aspekt Ihres Lebens beeinflussen und wie Sie Ihre Zellen, Organe und sich in Ihrer Gesamtheit mit Lebenskraft füllen können, wenn Sie Ihren Körper als energetisches, auf einfache Körpertechniken reagierendes Netzwerk begreifen.

## Seien Sie neugierig

Ich möchte Sie dazu aufrufen, diesem Buch mit Neugier zu begegnen und die darin beschriebenen Techniken als Experimente zu betrachten. Oft wird sofort zu spüren sein, dass sich etwas tut, auch wenn es noch so subtil ist. Manchmal wird eine Übung auch eine Zeit lang täglich wiederholt werden müssen, bis sich das gewünschte Resultat einstellt. Und manchmal ist eine Technik für die betreffende Person einfach nicht die richtige. Doch da die praktische Energiemedizin von Natur aus nichtinvasiv ist, kann in der Regel nichts passieren, wenn man sich an die Instruktionen im Buch hält. Obwohl bei energetischen Interventionen nur sehr selten Nebenwirkungen auftreten, kann es zum Beispiel zu unerwarteten Gefühlsausbrüchen, leichter Übelkeit, Kopfschmerzen oder anderen geringfügigen Symptomen kommen, die schnell vorübergehen. Meistens liegt die Ursache darin, dass zu schnell zu viel Energie in Bewegung gesetzt wird, sodass ein physisch instabiler Körper sich nicht sofort darauf einstellen kann.

Auch wenn die Techniken im Allgemeinen harmlos und überraschend wirksam sind, rate ich davon ab, dieses Buch als Ersatz für notwendige professionelle medizinische Hilfe anzusehen. Gute Gesundheitsratgeber haben die scheinbar widersprüchliche Aufgabe, ihre Leserschaft einerseits zur Selbsthilfe zu ermuntern und andererseits ausdrücklich darauf hinzuweisen, dass ärztliche Behandlung manchmal erforderlich ist. Zwar haben beide Richtungen ihren Platz, doch befassen wir uns hier in erster Linie damit, wie viel jemand selbst für sich tun kann.

Seit dem berühmt-berüchtigten Flexner-Report aus dem Jahr 1910, als die Ärzteschaft aufbegehrte, um sich mit der Einführung der Approbation – als Voraussetzung zur Ausübung der medizinischen Tätigkeit – gegen die Bedrohung vonseiten naturheilkundlicher Ärzte und Chiropraktiker zu wehren, grenzen sich diejenigen ab, die sich als Fachleute im Gesundheitswesen verstehen. „Medizin" wurde zu einem fiktiv geschützten Begriff. Im besten Sinne bedeutet das, dass der Quacksalberei und der Scharlatanerie ein Riegel vorgeschoben werden soll. Doch das hat dann auch dazu geführt, dass die prestigeträchtigste und lukrativste Betreuung in die Hände von Ärzten gelegt wurde, die sich zunehmend auf die Apparatemedizin und die medikamentöse Behandlung beschränken. Man rückt immer weiter von der Volksmedizin und den aus anderen Kulturen übernommenen Formen der Heilbehandlung ab, zum Beispiel von der schamanischen Medizin oder der traditionellen chinesischen Medizin (TCM). „Praktizieren ohne Approbation" wurde zu einem Synonym für jeden Versuch, Menschen anders als nach den Richtlinien der konventionellen Medizin zu behandeln, und ist strafbar. Und das ist ein Skandal!

[In Deutschland gibt es seit 1939 das Gesetz über die berufsmäßige Ausübung der Heilkunde ohne Bestallung, das sogenannte Heilpraktikergesetz. Insofern besteht hierzulande durchaus die Möglichkeit, nach Ablegung einer entsprechenden Prüfung vor dem Gesundheitsamt innerhalb bestimmter Grenzen ganz offiziell anders als „schulmedizinisch" zu praktizieren, ohne Arzt zu sein. – Anm. d. Übers.]

Ich selbst kam mit diesen Gesetzen in Konflikt. Zu Beginn meiner Tätigkeit kamen viele Menschen zu mir, die, wie sich herausstellte, auch Patienten einer Gemeinschaftspraxis von fünf Ärzten waren, die sich alle an das örtliche Krankenhaus in ihrer Nachbarschaft angegliedert hatten. Diesen Ärzten wurden so viele Geschichten zugetragen, dass sie sich entschlossen, wegen Praktizierens ohne Approbation (einer schweren Straftat) juristisch gegen mich vorzugehen. Rückblickend kann ich ihren Standpunkt verstehen: Diese „Heilerin" ohne jede Legitimation erweckte bei den Patienten dieser Ärzte nach deren Meinung falsche Hoffnungen, indem sie irgendwelchen energetischen Voodoo-Zauber mit ihren Händen und ähnlichen „Unsinn" veranstaltete.

Sie luden einige der Patienten zu einer Anhörung vor der eigentlichen Verhandlung; sie sollten bezeugen, dass ich mit meiner Arbeit die Grenze zu ihrem exklusiven

Territorium eindeutig überschritten hatte. Es beeindruckte den Richter, dass diese Zeugen sagten, ihre Beschwerden hätten sich durch meine Arbeit tatsächlich gebessert. Er forderte den Staatsanwalt auf, einen Patienten beizubringen, dem Schaden zugefügt worden war. Als ihm das nicht gelang, wurde das Verfahren eingestellt. Der Richter war zwar auch der Meinung, der Quacksalberei solle ein Riegel vorgeschoben werden, machte dann aber ein paar abschätzige Bemerkungen über alle, die versuchten, Heilungen zu verbieten, wie diese Patienten sie unter Eid beschrieben hatten. Der Vorfall hatte ein Nachspiel, das ihn wieder relativierte. Etwa acht Jahre später sollte ich an dem der Praxis benachbarten Krankenhaus einen Kurs in Energiemedizin für die Belegschaft abhalten. Einige der Ärzte, die damals die Klage gegen mich angestrengt hatten, meldeten sich an und gehörten zu den Teilnehmern, die am meisten begeistert waren.

Unsere Kultur muss sich der Tatsache stellen, dass wir von der konventionellen Medizin in vielerlei Hinsicht im Stich gelassen werden. Einer zuverlässigen Schätzung zufolge gibt es in den USA mehr Todesfälle durch die vorschriftsmäßige Einnahme verschriebener Medikamente und durch andere iatrogen verursachte Reaktionen (behandlungsbedingte Krankheiten), als durch alle anderen Todesursachen zusammengenommen.[4] Das Gesundheitswesen braucht Hilfe und es gibt altbewährte, natürliche, wirksame und sichere Methoden, die nur akzeptiert werden müssen. Obwohl meine Kollegen und ich rechtlich in Schieflage geraten, wenn wir versuchen, die Grenzen des Gesundheitswesens auszudehnen, haben wir beschlossen, den Terminus „Medizin" für uns zu beanspruchen, und bezeichnen unsere Arbeit als „Energiemedizin". Die Energien unseres Körpers sind die natürlichste Medizin, die es gibt; sie können für konzertierte Aktionen seiner Selbstheilungskräfte sorgen, wo immer das nötig ist.

Das Paradigma der konventionellen oder „Schulmedizin" weist eine Reihe von Schwächen auf. Es ist auf Diagnose und Behandlung von Krankheiten ausgerichtet, nicht auf das viel wichtigere Anliegen, die Gesundheit zu erhalten und der Krankheit vorzubeugen. In der Energiemedizin, zumindest wie ich und viele andere sie praktizieren, werden weder Diagnosen gestellt noch Krankheiten behandelt. Wir konzentrieren uns vielmehr auf die Energieblockaden oder Disharmonien im Körper und korrigieren dann den Energiefluss. Eine Krankheit kann zwar Hinweise darauf geben, wo Energiestörungen vorliegen, doch für die Energiemedizin steht das nicht im Mittelpunkt des Interesses. Sie befasst sich ebenso mit dem optimalen Ablauf der Körperfunktionen wie mit der Überwindung von Krankheiten. Hier besteht aber ein entscheidender Unterschied gegenüber der herkömmlichen Definition des Begriffs

„Medizin". In der Energiemedizin wird unter „Medizin" keine von außen zuzuführende Substanz verstanden, sondern die heilende Kraft des richtigen Energieflusses im Körper. Sie ist die natürlichste Methode der Welt, und wir sollten unseren Kindern ihre einfachsten Grundlagen beibringen, sobald sie groß genug sind, sich allein die Hände zu waschen.

In der Schulmedizin werden viele Verfahren „an Ihnen" durchgeführt – in der Energiemedizin können Sie vieles selbst machen. Die entscheidenden Grenzen sind ihr jedoch dort gesetzt, wo Sie sie nicht anwenden; dann wirkt sie nämlich nicht. Traurig, aber wahr! Also finden Sie auf den folgenden Seiten viele Techniken, die sich über drei Jahrzehnte aus der Arbeit mit Tausenden von Frauen an ihren gesundheitlichen Problemen entwickelt haben. Wenn Sie sie nur *lesen* und nicht umsetzen, werden Sie zwar viele wertvolle Informationen erhalten, aber es wird Ihnen dann ein wenig so gehen wie mit dem Diätbuch, das Sie – in der Hoffnung abzunehmen – unter Ihr Kopfkissen legen, statt die Diät durchzuführen.

## Gebrauchsanweisung für dieses Buch

Die Schwierigkeit beim Schreiben dieses Buches war, dass es zwei verschiedene Lesergruppen ansprechen soll: Menschen, die mein erstes Buch *Energy Medicine* gelesen oder sich schon auf andere Weise mit seinem Inhalt vertraut gemacht haben, und solche, für die dieses Thema und die Vorgehensweise neu oder relativ neu sind. Man benötigt zunächst ein paar Hintergrundinformationen, bevor man *Energiemedizin für Frauen* anwenden kann. Also habe ich wesentliche Ideen und Methoden aus meinem ersten Buch übernommen und bitte diejenigen Leser um Nachsicht, denen sie bereits bekannt sind. Aber ich habe versucht, diese Grundlagen in Form einer nützlichen Wiederholung anzubieten. (Sie finden sich hauptsächlich in den Kapiteln 1 und 2 sowie im Anhang.) Ich sollte auch noch erwähnen, dass das erste Buch ein breiteres Spektrum energiemedizinischer Verfahren enthält, aus dem Sie das Entsprechende für die individuellen Bedürfnisse Ihres Körpers und für Ihre gesundheitlichen Belange zusammenstellen und ausprobieren können, während das vorliegende Buch eher Techniken für Gesundheitsprobleme anbietet, von denen typischerweise Frauen betroffen sind.

Sie können mit diesem Buch auf verschiedene Arten arbeiten. Wenn die Energiemedizin für Sie neu ist, empfehle ich Ihnen, zuerst die Kapitel 1 bis 3 zu lesen und die dort vorgestellten Verfahren gleich auszuprobieren. Sie werden ein gutes Gespür dafür entwickeln, wie die Gesundheit der Frau, die chemischen Vorgänge in ihrem Körper und ihrem Geist von den körpereigenen Energien abhängen, und wie dieser

Prozess durch einfache Übungen optimiert werden kann. Lesen Sie dann die für Sie interessanten Kapitel und verschaffen Sie sich einen Überblick über die angebotenen Verfahren; wählen Sie dann die für Sie passenden aus. Halten Sie das Buch griffbereit, um jederzeit nachschlagen zu können.

Die Kapitel 1 und 2 geben Ihnen eine Einführung in die Energiemedizin und ihre grundlegenden Methoden; sie sind eine Zusammenfassung der wichtigsten Prinzipien und Praktiken aus dem ersten Buch. Wenn Sie es bereits gelesen haben, können Sie diese Kapitel und den Anhang getrost weglassen. Dennoch glaube ich, dass sie als Wiederholung und Einstimmung auf das Thema dieses Buches hilfreich sind. In Kapitel 3 erfahren Sie Genaueres über die Beziehung zwischen Hormonen und dem körpereigenen Energiesystem sowie über Mythen und Aspekte in der Gesundheitspolitik, die sich auf die Gesundheit der Frau auswirken. In diesem Kapitel werden Ihnen auch mehrere energiemedizinische Grundtechniken in Bezug auf diejenigen Hormone vermittelt, die mit Stress und dem Immunsystem zu tun haben. Die nachfolgenden Kapitel befassen sich mit den Vorgehensweisen bei typischen Frauenthemen wie Menstruation, Sexualität, Fruchtbarkeit, Schwangerschaft, Geburt, Wechseljahre und Gewichtsprobleme; sie bieten Ihnen Techniken an, die Sie bei Bedarf direkt anwenden können. Im Anhang finden Sie schließlich eine Anleitung zur wichtigen Kunst des Energietestens, mit deren Hilfe Sie das gesamte „Gesundheitsprogramm" auf Ihre ganz besonderen biochemischen Verhältnisse und die Bedürfnisse Ihres Körpers zuschneiden können.

Alle in diesem Buch gezeigten Techniken sind speziell zu Ihrem Nutzen entwickelt worden. Unterstützt durch die großartigen Fotos von Christine Alicino habe ich mich sehr bemüht, jedes Verfahren ganz eindeutig zu beschreiben. Alle Techniken erfordern nur wenige Sekunden bis Minuten; ich habe die Dauer meist angegeben. Lassen Sie sich durch die ausführlichen Beschreibungen bitte nicht entmutigen. Es dauert oft länger, die detaillierten Schritt-für-Schritt-Erklärungen zu lesen, als die jeweilige Übung durchzuführen. Doch wenn Sie sie gleich beim Lesen mitmachen, werden Sie feststellen, dass Sie sie sehr schnell „draufhaben". Es gibt auch eine begleitende DVD, auf der Ihnen die meisten der Techniken aus dem Buch demonstriert werden. [Erhältlich über www.energymedicineforwomen.com; nur in englischer Sprache verfügbar, Anm. d. Verlags] Es stimmt einfach, dass man einer Anleitung auf dem Bildschirm leichter folgen kann als einer in einem Buch beschriebenen. Auf der genannten Website können Sie zudem ein kostenloses Video anschauen, in dem ich Ihnen eine Einführung zu diesem Buch gebe. Wenn man den Autor oder die Autorin zuerst hören und sehen kann, hat man beim Lesen des Buches eine viel konkretere Vorstellung von den behandelten Themen; mir geht es jedenfalls so. Geben Sie mir also die Chance, mich Ihnen dank der faszinierenden Möglichkeiten des Internets in einem Video persönlich vorzustellen. [In englischer Sprache; Anm. d. Verlags]

Wie in meinem ersten Buch geht es mir auch hier um eine systematische, dennoch nicht starr festgelegte Vorgehensweise. Durch die bewusste Arbeit mit den eigenen Energien (oder mit denen nahestehender Menschen) soll der Körper gesünder, der Verstand schärfer und der Geist wacher werden. Ich stelle auch in diesem Buch wieder Techniken vor, die bei schwierigen gesundheitlichen Zuständen wirksam und hilfreich sein können. Da ich mehr als 50 000 Menschen in diesen Techniken unterrichtet habe, weiß ich sehr gut, auf welche Weise jede der hier gezeigten Methoden auf die unterschiedlichsten Menschen wirkt, und bin mit größter Umsicht vorgegangen. Es ist nun an Ihnen, die Übungen dieses Programms Ihrerseits mit größter Umsicht durchzuführen. Wenn Sie jedoch professionelle Hilfe brauchen, wenden Sie sich bitte an kompetente medizinische Fachleute! Die Techniken aus diesem Buch ergänzen deren Behandlung. Auch wenn ich ausdrücklich auf den Wert einer professionellen Intervention hinweisen möchte, ändert das nichts an meiner eigentlichen Botschaft und der tiefen Überzeugung, dass Sie selbst sehr viel für sich tun können. Letzten Endes sind Sie für Ihre Gesundheit selbst verantwortlich, und je mehr Sie wissen und für sich tun, desto leichter haben es Ihre professionellen Betreuer und desto besser geht es Ihnen gesundheitlich.

In den Danksagungen zu meinem ersten Buch (*Energy Medicine*) schrieb ich, dass mein Mann David Feinstein „mich unermüdlich befragte und die ersten Niederschriften davon anfertigte, Transkripte von Bandaufnahmen aus meinen Kursen bearbeitete, Recherchen am Computer machte und ganz allgemein ‚linkshirnige‘ Organisation in mein rechtshirniges Wesen brachte. Dieser Band ist durchdrungen von seiner Fähigkeit zu formulieren, eine Analogie anzuregen, Ordnung innerhalb der Komplexität zu finden, eine Idee in ihren größeren intellektuellen Kontext zu bringen und dabei immer meine Sprache beizubehalten. Kurz gesagt, das ist das Buch, das ich geschrieben hätte, wenn mein Verstand alleine so arbeiten würde, wie unser beider Verstand zusammen." Da David auch die treibende Kraft bei der Realisierung des vorliegenden Buches war, freue ich mich sagen zu können, dass wir nach zehn Jahren gelernt haben, jeder für sich allein ein wenig mehr in der Weise zu arbeiten, wie wir es damals zusammen taten. Einige der Techniken, die wir hier anbieten, haben uns beiden dabei geholfen. Wenn Sie Ihre Energien ausgleichen, gleichen Sie auch Ihren Verstand aus. Möge dieses Buch dazu beitragen, dass Sie Ihren Weg zu mehr Ausgeglichenheit, Gesundheit und innerem Frieden finden.

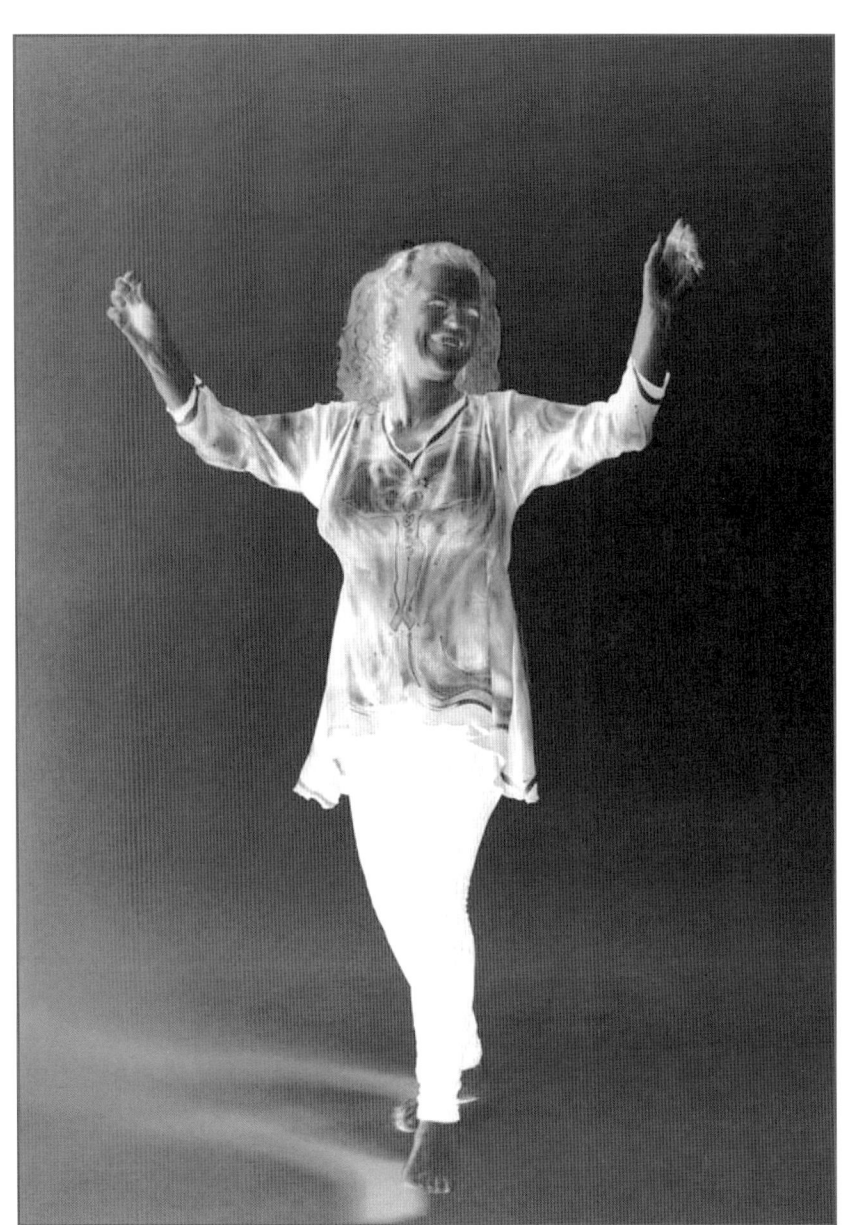

# Eine „Medizin" namens Energie

*Das medizinische Modell in der westlichen Welt befindet sich in einem radikalen, essenziellen Paradigmenwechsel … Wir müssen unsere Vorstellungen von Gesundheitsfürsorge zwingend auf die feinen Energien und auf die Energiemedizin ausweiten.*

DR. MED. JUDITH ORLOFF

Die Energiemedizin ist wahrscheinlich die älteste medizinische Fachrichtung der Welt. Zu wissen, wie man die Energien des Körpers gesund und vital erhält, bedeutete bei unseren Vorfahren einen enormen Vorteil für das Überleben in der Wildnis. Seit mindestens 5000 Jahren werden in China, wie auch in anderen Teilen der Welt, Strategien zum Erspüren und Korrigieren gestörter energetischer Gleichgewichtszustände durch Stimulation besonderer „Energiepunkte" von Generation zu Generation weitergegeben. Und ein etwa um 3000 v. Chr. in einem Gletschergebiet zwischen Österreich und Italien mumifizierter Körper („Ötzi" genannt) wies an genau den Punkten Tätowierungen auf, die in der traditionellen chinesischen Akupunktur für die Behandlung einer Form von Arthritis an der Lendenwirbelsäule vorgesehen sind; man hatte sie durch eine Röntgenanalyse des Körpers entdeckt. Neun der fünfzehn Markierungen befanden sich im Verlauf des Meridians, der bei Rückenschmerzen behandelt wird; eine von ihnen lag auf genau dem Akupunkturpunkt, der als „Meisterpunkt" dafür gilt. Die gerichtsmedizinische Analyse ergab außerdem, dass die Eingeweide voll von Eiern des Peitschenwurms gewesen waren, und tatsächlich fanden sich auch Markierungen auf Punkten, die traditionell bei

Magenverstimmung behandelt werden.[1] Ähnliche Tätowierungen sind an mumifizierten Körpern in Gebieten von Südamerika bis Sibirien gefunden worden.

In der traditionellen chinesischen Medizin hielt man den Körper gesund, indem man unter anderem mithilfe der Akupunktur dafür sorgte, dass seine Energiefelder gesund blieben. In einigen Provinzen im alten China erhielt der Arzt so lange ein bestimmtes Honorar, wie der Mensch gesund war. Wurde er krank, setzte der Arzt alles daran, um ihn zu heilen – ohne dass Kosten für den Patienten anfielen, denn der Arzt hatte es ja versäumt, das Energiefeld so gesund zu erhalten, dass die Erkrankung hätte verhindert werden können. Versuchen Sie einmal, eine solche Vereinbarung mit *Ihrem* Krankenhaus zu treffen!

Einer körperlichen Erkrankung gehen immer Störungen in den Energien voraus, die korrigiert werden können, *ehe* es zum Ausbruch der Krankheit kommt. Mit Energiemedizin kann man Krankheiten *behandeln* – man kann ihnen aber auch *vorbeugen*. Man sollte das Energiefeld als eine Art Kopie des physischen Körpers betrachten. Ist diese lebende Kopie unversehrt, bleibt auch der Körper gesund. Ist die Kopie jedoch beschädigt, wird in der Folge auch der Körper beschädigt. Wer die Energiesysteme seines Körpers geschickt einsetzt und pfleglich behandelt, kann seine Gesundheit verbessern, Krankheiten abwenden und jeden Tag mit mehr Vitalität erleben.

## Zwei einfache energetische Experimente

Das Instrumentarium der Energiemedizin reicht sozusagen von eleganter Schlichtheit bis zu großer Raffinesse. Bei einigen Methoden wird der Körper berührt, bei anderen nicht. Probieren Sie einmal Folgendes aus:

**Experiment 1:** Bringen Sie Ihre Handflächen vor dem Körper bis auf etwa sieben bis acht Zentimeter zusammen, die Ellbogen zeigen schräg nach unten und außen. Kippen Sie dann die Hände am Handgelenk nach außen, sodass die Handgelenke sieben bis acht Zentimeter voneinander entfernt bleiben und das Zentrum des so entstandenen X bilden. Richten Sie nun Ihre Aufmerksamkeit auf den Raum zwischen den Handgelenken. Da sich an den Handgelenken mehrere Energiezentren befinden, verbinden sich die Energien und die meisten Menschen spüren dort etwas. Bringen Sie die Handgelenke etwa zwei bis drei Zentimeter näher zusammen, dann etwas weiter auseinander und wieder näher zusammen.

Was fühlen Sie zwischen den Handgelenken, wenn Sie die Entfernung verändern? Machen Sie sich keine Sorgen, wenn Sie die Energie *nicht* spüren, sie ist trotzdem da. Auch Ihre Handflächen strahlen eine erhebliche Menge feiner Energien ab. Machen Sie die Hände hohl (so, als wollten Sie einen imaginären kleinen Ball umfassen), bewegen Sie sie aufeinander zu und voneinander weg und achten Sie darauf, ob Sie die Energie zwischen Ihren Händen spüren.

**Experiment 2:** Versuchen Sie nun ein weiteres Experiment: Die meisten Menschen sind an den Schultern verspannt. Fassen Sie mit der rechten Hand zur linken Schulter und drücken Sie mit dem Mittelfinger auf irgendeinen Punkt. Tasten Sie ein wenig herum, bis Sie die empfindlichste Stelle gefunden haben. (Wenn Sie sich lieber auf eine andere Körperstelle konzentrieren möchten, ist das auch in Ordnung.) Bewerten Sie diesen Punkt auf einer Skala von 0 bis 10, wobei 0 keinerlei Beschwerden und 10 sehr starke Spannung oder Empfindlichkeit bedeutet.

Als Nächstes reiben Sie Ihre Hände kräftig aneinander und schütteln sie aus. Die Hände eines jeden Menschen weisen ein messbares Energiefeld auf. Machen Sie nun Ihre rechte Hand hohl und lassen Sie sie etwa fünf Zentimeter über der Stelle, an der Sie die Spannung gespürt haben, ungefähr zwölf Mal gegen den Uhrzeigersinn kreisen. Achten Sie darauf, ob Sie einen Austausch von Energien zwischen Hand und Schulter wahrnehmen. Halten Sie die Hand noch ein paar Sekunden über diesen Bereich und entspannen Sie sich dann. Was spüren Sie? Drücken Sie nun wieder mit dem Mittelfinger auf den vorher gefundenen Punkt und stufen Sie ihn erneut mit einem Wert zwischen 0 und 10 ein. Die meisten Menschen sagen dann, dass die Verspannung geringer geworden sei.

Obwohl diese Technik denkbar einfach ist, zeigt uns das Experiment, wie leicht wir unsere Energien bewegen können. Energiemedizin beginnt mit so einfachen Mitteln, Spannungen zu lindern und Heilung zu fördern, und setzt sich in komplexeren Verfahren fort, die geeignet sind, gezielt zu helfen und ernsthafte gesundheitliche Herausforderungen anzugehen.

## Die Heilung liegt in den eignen Händen

Die Energiemedizin gehört zu den von den *National Institutes of Health* (NIH; dt. etwa: nationale Gesundheitsbehörden der USA) ermittelten fünf Bereichen der komplementären und alternativen Medizin.[2] Sie arbeitet auch mit elektrischen Apparaten, Magneten, Kristallen, Nadeln, Aromen und Kräutern oder mit anderen, innerlich anzuwendenden Substanzen. Doch die weitaus meisten Anwender benutzen zur Veränderung und Harmonisierung der Energien und Energiefelder des Körpers nur ihre Hände. Das kann jeder, der dieses Buch liest. Jeder Mensch kann klopfen, massieren, kneifen, drehen oder spezielle Energiepunkte auf der Haut miteinander verbinden. Da die Hände aller Menschen messbar elektromagnetisch geladen sind, kommt es zu einem Feldeffekt, wenn man sie auf oder über ein bestimmtes Gebiet hält. Man kann die körpereigenen Energien aber auch harmonisieren, indem man bestimmte Energiebahnen auf der Haut mit den Händen nachfährt. Bestimmte Körperhaltungen und Bewegungen sind andere nichtinvasive Möglichkeiten, die sich positiv auf das Energiesystem des Körpers auswirken.[3]

Einer der fundamentalen Grundsätze der Schulmedizin ist – auch wenn er nicht immer befolgt wird –, dass bei einer Krankheit zuerst die am wenigsten invasive und doch Erfolg versprechende Maßnahme angewendet werden sollte. Zum Glück sind die praktisch ohne technischen Aufwand auskommenden Verfahren der Energiemedizin nicht nur leicht verfügbar, sondern auch nichtinvasiv, vorbeugend einsetzbar und verblüffend kostengünstig – im Gegensatz zu den schwindelerregenden und wenig wirtschaftlichen Kosten, die die herkömmliche Medizin in der Regel verursacht.

Die Überlegenheit der Energiemedizin gegenüber dem Motto „Schlucken oder schneiden!" der Schulmedizin zeigt sich auch darin, dass ihre Methoden den *gesamten* Körper und seine energetische „Kopie" schnell und ganzheitlich erfassen und sich nicht nur auf einzelne Körperteile konzentrieren. Woher kommt diese ganzheitliche Wirkung der energetischen Interventionen?

Das Bindegewebe ist ein recht bemerkenswertes Organ – auch wenn wir es in der Regel nicht als solches betrachten –, das energetische Impulse praktisch sofort an jeden Teil des Körpers weiterleitet. Laut Dawson Church (Autor von *Die neue Medizin des Bewusstseins*, ebenfalls bei VAK erschienen) wird jedes unserer Organe vom größten, als flüssiger, kristalliner Halbleiter wirkenden Organ des Körpers umhüllt, das sowohl Informationen als auch elektrische Signale weiterleitet, weil es Energien speichern, Signale verstärken und Informationen filtern und übertragen kann[4], und zwar zu jeder Zelle des Körpers.

Folgende sechs Grundprinzipien verleihen der Energiemedizin eine Stärke, die es in den konventionellen medizinischen Modellen nicht gibt. In einem Artikel, der in englischer Sprache als kostenloser Download zur Verfügung steht, werden diese weiter ausgeführt. (www.energymedicineprinciples.com)

1. **Reichweite:** Die Energiemedizin befasst sich mit biologischen Prozessen an ihrer energetischen *Basis* und kann so auf den gesamten körperlichen Zustand einwirken.

2. **Wirksamkeit:** Die Energiemedizin reguliert biologische Prozesse präzise, schnell und flexibel.

3. **Anwendbarkeit:** Die Energiemedizin fördert die Gesundheit durch leicht anwendbare, wirtschaftliche und nichtinvasive Interventionen.

4. **Selbstkompetenz des Patienten:** Die Energiemedizin bietet auch Methoden zur Selbsthilfe und wirksameren Gesundheitsfürsorge für zu Hause; so wird im Laufe des Heilungsprozesses eine kreativere Partnerschaft zwischen Patient und Anwender gefördert.

5. **Vereinbarkeit mit der Quantentheorie:** In der Energiemedizin werden nichtlineare Konzepte angewendet, die zusammenpassen mit Fernheilung, mit der Heilwirkung von Gebeten und der Rolle der Intention oder Absicht bei der Heilung.

6. **Ganzheitliche Orientierung:** Die Energiemedizin stärkt die Integration von Körper, Seele und Geist und richtet ihr Augenmerk nicht nur auf den Aspekt der Heilung, sondern auch auf das Erlangen von mehr Wohlbefinden, Frieden und Liebe zum Leben.

## Vom Erspüren feiner Energien

Kurz gesagt, für die westliche Medizin ist es an der Zeit, das energetische Paradigma anzuerkennen. Nur dann kann sie als eine wirkungsvollere, zeitgemäße und bedarfsgerecht handelnde Disziplin in die Zukunft gehen.

Wer mit den energetischen Techniken zu arbeiten beginnt, der öffnet sich einer Realität, zu der die meisten Menschen in technisch orientierten Kulturen keinen Zugang mehr haben. Für unsere Vorfahren stellten die feinen Energien der Umgebung jedoch eine wesentliche Informationsquelle dar, mit deren Hilfe sie feststellen konnten, ob hinter der nächsten Ecke eine Bedrohung lauerte oder ob sie eine bestimmte Pflanze gefahrlos verzehren konnten. Die körpereigenen feinen Energien waren für ihre täglichen Entscheidungsprozesse und Aktivitäten genauso entscheidend, wie die nicht ganz so feinen Energien einer Kopfschmerzattacke den heutigen Menschen dazu bewegen, sich vielleicht ein wenig hinzulegen.

Ich bin sicher, dass Neugeborene eine wesentlich bessere Wahrnehmungsfähigkeit für diese feinen Energien haben als wir Erwachsene. Wem ist nicht schon einmal aufgefallen, wie unverwandt Kleinkinder einen Menschen oft ansehen? Für mich steht es außer Frage, dass sie die Energien sehen, von denen er umgeben ist. Babys sehen, fühlen, erspüren und kennen Energie. Da das Gehirn jedoch so viel lernen muss und dieser Bereich kaum je angesprochen wird, wird diese Sensitivität inaktiviert und fällt beim Lernprozess durch das Raster.

Gelegentlich konnte ich jedoch eine schwangere Frau oder die Eltern eines Babys dazu ermuntern, von Anfang an mit ihrem Kind über Energien zu sprechen, unabhängig davon, ob sie sie selbst sehen konnten oder nicht. Auch durch die bloße Vorstellung stimmen sie sich auf etwas ein, was für ihr Kind Wirklichkeit ist. Daher kenne ich ein paar ältere Kinder, die immer noch Energie in lebhaften Farben sehen und frei und ungezwungen darüber sprechen können. Nachdem ich sieben Jahre lang die meiste Zeit als Lehrende unterwegs war, kehrte ich in die Stadt zurück, in der ich meine Privatpraxis hatte. Ich ging die Hauptstraße entlang und von der anderen Seite schlenderten mir fünf hochgewachsene junge Männer entgegen, die aussahen, als gehörten sie zur Fußballmannschaft ihres Gymnasiums. Ich erkannte sie nicht und sie wirkten etwas einschüchternd. Wir waren noch etwa einen halben Häuserblock voneinander entfernt, als mich einer von ihnen direkt ansah – er war, wie sich herausstellte, als Kind mit seiner Familie bei mir in Behandlung gewesen –, und so laut rief, dass es auch seine Kameraden hören konnten: „Hey, Donna!!! Du hast ja immer noch Rosa in deiner Aura!" Ich habe die Wiederentdeckung dieser tief verwurzelten, aber vergessenen Fähigkeit, Energien zu sehen oder genau zu erspüren, auch bei vielen Erwachsenen miterlebt, als sie mit den in diesem Buch vorgestellten Techniken experimentierten.

Folgendes trug sich dort ebenfalls zu. Eine Frau schleppte ihren Mann, einen Arzt, zu einem meiner wöchentlichen Abendkurse mit. Die Idee des energetischen Heilens leuchtete ihm nicht ein und den Gedanken, die Energien anderer in Form von Farben zu sehen, fand er geradezu aberwitzig. Doch wenn er seine manchmal recht sarkastischen Kommentare über das „Sehen" von Farben abließ, sprach er mit einer so tiefen und schönen Stimme, wie ich sie selten gehört habe. Er übte immer nur mit seiner Frau ganz hinten in einer Ecke des Raumes. Am letzten Kursabend krähte während des Übungsteils plötzlich jemand aus dieser Richtung mit einer hohen Piepsstimme: „Lila, ich sehe Lila!" Es war der Arzt. Vor lauter Überraschung, dass er die Farbe Lila im Energiefeld seiner Frau sehen konnte, sprang seine Stimme um drei Oktaven höher. Sein Weltbild geriet derart ins Wanken, dass er freiwillig weitere Kurse belegte und in seiner Praxis mit Energiemedizin zu arbeiten begann.

Wenn man lernt, wie Energien und Energiefelder sich ausdrücken, kann man in ihnen lesen, sie hören und sich mit ihnen verständigen. Zu den kompliziertesten Dingen beim Einüben der neuen Sensibilität sowohl hinsichtlich der eigenen Energien wie auch derjenigen anderer Menschen gehört es, dass sie sich oft nicht in der erwarteten Weise zeigen, weder bei einem selbst, noch bei den anderen. Die Energiewahrnehmung kann einfach in einen der normalen Kanäle der Sinneswahrnehmung rutschen und sich *darüber* ausdrücken. Man spricht dann von einer Synästhesie, das heißt: Jemand kann Farben *riechen* oder Töne *sehen*.

Ich habe Menschen kennengelernt, die die Energien eher hören, riechen oder schmecken, als dass sie sie *sehen* können, so wie ich. Mein eigener Geschmackssinn ist allerdings auch stärker geworden und Energiestörungen teilen sich mir intuitiv darüber mit. Ich erkenne meist am „Geschmack", welches der fünf Elemente – sie gehören zu den wichtigsten Energiesystemen – überwiegend an den gesundheitlichen oder psychischen Problemen eines Menschen beteiligt ist. Habe ich zum Beispiel einen metallischen Geschmack im Mund, so ist das ein Hinweis auf ein gestörtes Gleichgewicht im Element Metall. Ich kenne inzwischen mehrere Menschen, die die Bewegung von Energien *hören* und auf diese Weise energetische Blockaden ihrer Klienten lokalisieren können. Eine meiner Kolleginnen begann Energien mit einer solchen Intensität zu *riechen*, dass sie eine Zeit lang mit der Arbeit aussetzen musste. Man weiß nie im Voraus, auf welche Art man feine Energien wahrnehmen wird, zumal wir alle unterschiedliche Stärken haben und Dinge auf unterschiedliche Weise erfahren. Wer sich in die Sprache der Energie vertieft, kann lediglich eines sicher vorhersagen: Sie wird auf ihre eigene Weise mit ihm in Kontakt treten und nicht unbedingt so, wie er oder sie es sich wünscht oder erwartet.

Meine Freundin und Kollegin Sandy Wand sieht bei ihrer Arbeit häufig Symbole. Sie weiß nie, was sich daraus entwickelt, hat aber gelernt, sie ihren Klienten zu beschreiben. Oft hat sie keine Ahnung, was sie bedeuten, vertraut jedoch darauf, dass sie letztendlich einen Sinn ergeben.

## Beispiel: Sandy sieht Symbole

Sandy wusste nichts davon, dass ich gerade etwas Schreckliches erlebt und dass ich geglaubt hatte, ich würde sterben: Ich lag im Bett eines Londoner Hotelzimmers, spürte plötzlich, dass meine gesamte Energie wie ein außer Kontrolle geratener Lift in mein Wurzelchakra abstürzte und dort mit einem Ruck anhielt. Auf einmal konnte ich das Zimmer nicht mehr sehen. Ich sah nur noch ein tiefes Blauschwarz, das sich wie heiße, in meinem Wurzelchakra kochende, giftige Tinte anfühlte und in meinem ganzen Körper nach oben zu steigen begann. (Das Wurzelchakra ist das unterste der sieben Hauptchakren und wird zwischen Kreuzbein und Steißbein angesiedelt.)

Dieses Vergiftungsgefühl hielt an und als ich nach Hause kam, suchte ich Sandy auf. Nach einigen Minuten sagte sie: „Also, das ergibt jetzt nicht viel Sinn, aber weißt du, wie Tintenfische Tinte verspritzen, um sich zu schützen? Ich sehe ein Bild, das mir zeigt, wie dein Wurzelchakra wie ein Tintenfisch Energie verspritzt hat, um dich zu schützen." Während *ich* dieses tiefe Blauschwarz für eine Todesenergie hielt, sah *sie* darin genau das Gegenteil und zeigte mir, was ich nicht gesehen hatte. Hier handelte es sich um eine Lebensenergie, die sich selbst schützte. Tintenfische verspritzen Tinte, um sich unsichtbar und unangreifbar zu machen. Daraus zog ich eine überaus nützliche Lehre. Wenn ich mich nicht ab sofort besser schützte, könnte das mein Leben kosten. Da ich sehr schlecht Grenzen setzen konnte, versuchte mein Energiesystem für mich eine Grenze zu setzen. Die blauschwarze „Tinte" mobilisierte eine Kraft, um meine eigenen Energien aufzunehmen und zugleich die Energien anderer Menschen abzuwehren, also um mich vor Schaden und energetischen „Blutsaugern" zu schützen. Sandy wusste nichts von ihrer Begabung, als sie mit Energien zu heilen begann. Gibt man den Energien die Möglichkeit, sich zu zeigen, dann können sich auch die natürlichen Fähigkeiten für diese Arbeit entfalten.

## Besser leben mit Energiemedizin

Ich betrachte es als erfreulichen Nebeneffekt, dass sich seit dem Erscheinen meines ersten Buches oft völlig fremde Menschen per E-Mail bei mir melden und beschreiben, wie ein ernstes körperliches Problem mit den im Buch beschriebenen Methoden gebessert wurde. So erreichten mich zwei solche E-Mails am 21. September 2007, als ich gerade an diesem Abschnitt arbeitete. Ich habe mir daraufhin die Erlaubnis geben lassen, sie in dieses Buch aufzunehmen. Die erste Mail kam von einer Frau, die an Mukoviszidose litt, eine doppelseitige Lungentransplantation hinter sich hatte und an die verantwortliche Person für den Versand unserer Bücher und DVDs schrieb:

„Auf der Website www.cysticfibrosis.com scheint eine große Begeisterung über die Energiemedizin ausgebrochen zu sein. Ich dachte mir, es würde Ihnen allen gefallen, was andere dazu sagen." Unter den Kommentaren im interaktiven Blog fanden wir das Folgende:

> *Ich habe das Buch* Energy Medicine *schon mal erwähnt. Warum finde ich es so super? Aus vielen Gründen. Ich habe Energietests gelernt, die ich noch nicht kannte. Ich weiß, wie ich Nahrungsmittel, Vitamine und Arzneimittel testen kann, die meinem Körper guttun. Das steht im Buch. Meine neueste Entdeckung. Ich würde sagen, ich bin eine grenzwertige Diabetikerin. Ich hab mal nach dem Essen meinen Blutzucker gemessen, der Wert war 143 (eine Stunde, nachdem ich einen Energieriegel gegessen hatte). Ich machte die täglichen Routineübungen und fuhr alle meine Meridiane nach; acht Minuten später habe ich noch einmal die Glukose gemessen und der Wert hatte sich verändert. Er war um 19 Punkte gefallen. Nach acht Minuten, das ist ganz schön erstaunlich. Das hab ich mal drei Tage hintereinander gemacht, um zu sehen, ob da wirklich was dran ist, und ich hatte jedes Mal dasselbe Ergebnis. Vor zwei Tagen ging ich zu meiner halbjährlichen Kontrolle und erzählte den Ärzten von meinen Blutzuckerwerten; sie schienen sehr beeindruckt zu sein. Bevor ich jetzt etwas esse, mache ich die Energieübungen, die ich erwähnt habe. Ich hab das Buch jetzt seit vier Jahren und hab es schon x-mal gelesen.*

Die Person, die sich unmittelbar darauf zu Wort meldete (auch mit doppelseitiger Lungentransplantation), beschrieb ebenfalls ihre Versuche …

> *… mit dem Buch* Energy Medicine *und einigen Übungen bei Dingen wie Kopfschmerzen, Krämpfen, Verstopfung und schmerzhaften Blähungen. Für mich ist das Buch mit seinen Übungen fantastisch. Ich kann genau sagen, wie sich Herzfrequenz oder Blutdruck bei mir verändern, wenn ich die Übungen mache und wenn ich sie nicht mache. Ich habe meinen Blutdruck gemessen, als er hoch war – im Bereich 150/90 –, machte dann ein paar von den Energiemedizin-Techniken und habe ihn innerhalb von fünf Minuten noch einmal überprüft: Da war er tatsächlich auf einen normalen Wert von etwa 120/80 gesunken.*

In der zweiten E-Mail, die am 21. September eintraf, stand:

> *Hiermit möchte ich meinen aufrichtigen Dank an Donna und David dafür aussprechen, dass sie ihr unschätzbares Wissen in der Energiemedizin und*

*der Klopfakupressur so großzügig weitergeben. Bei mir wurde kürzlich Dengue-Fieber festgestellt, eine durch Moskitos übertragene Infektionskrankheit, gegen die es weder Impfungen noch eine medikamentöse Behandlung gibt. Durch die Symptome wird die Lebenskraft aus dem Opfer herausgepresst, man kann auch daran sterben. Ich wurde ins Krankenhaus eingeliefert; die Blutuntersuchungen ergaben, dass sowohl das Blut als auch die Leber infiziert waren. Letzteres hielt mein Arzt für sehr besorgniserregend. Die ganze Familie machte sich fürchterliche Sorgen, als sie davon erfuhr. Mir ging es genau umgekehrt. Ich versicherte allen, dass ich nach zwei bis drei Tagen aus dem Krankenhaus herauskommen würde (was für jemanden in meinem Zustand unmöglich schien). Ich weiß nicht, warum ich das gesagt habe, es rutschte mir einfach so heraus. Aber genauso kam es! Und hier möchte ich meine Erfahrungen mit Ihnen teilen:*

## Mit Energiemedizin gegen Dengue-Fieber

*Tag 1:* Ich erinnerte mich, was Donna auf ihren DVDs gesagt hatte: „Ein gut mit Sauerstoff versorgter Körper wird nicht krank. … Wenn du gesund sein willst, dann stärke deine Milz." Ich hatte nur eine Hand frei, denn über die Vene der anderen wurde mir Flüssigkeit zugeführt. Mein Problem war also, wie ich alle diese Übungen mit einer Hand machen sollte. Ich konnte atmen, den Schlüsselbeinpunkt Niere 27 drücken, den Thymuspunkt und die Milzpunkte unter den Armen auf beiden Seiten mit einer Hand klopfen, doch alles andere ging nicht. Ich erinnerte mich aber, dass Donna von einem Mann erzählte, der einen Schlaganfall erlitten hatte und dadurch wieder genesen war, dass er sich einfach nur *vorstellte*, wie er diese Übungen machte. Das tat ich auch.

Ich visualisierte also, wie ich meinen Milzmeridian bürstete, die „Brücke" machte, „Himmel und Erde" verband und liegende Achten machte, so weit meine Hand reichte. Ich arbeitete auch mit Klopfakupressur. Den Handkantenpunkt klopfte ich, indem ich die Hand auf den Oberschenkel schlug! Als ich unter massiver Übelkeit litt, machte ich noch mehr liegende Achten auf dem Magen. Außerdem würdigte ich jeden einzelnen Körperteil dankbar als gesund und alle Gegenstände (einschließlich des Spucknapfs) in meinem Zimmer dafür, dass sie da waren, sowie alle Menschen, die mit ihnen zu tun hatten. Ich erinnerte mich an Donnas Worte: „Dankbarkeit ist die beste Impfung gegen alles." [Dankbarkeit ist nicht nur etwas, was sich im Kopf abspielt – sie aktiviert eine als „Strahlende Bahnen" bezeichnete Heilenergie, auf die später in diesem Kapitel noch eingegangen wird.]

Meine Übelkeit verschwand innerhalb von zwölf Stunden. Jeder war überrascht, dass ich mein Leibgericht essen konnte. Das Fieber war unter Kontrolle und ich fühlte mich so energiegeladen, dass ich außer in den wenigen Nachtstunden zwischen den zweistündlichen routinemäßigen Blutabnahmen und Temperaturmessungen nicht schlief. Mein Arzt war so überrascht, dass er sagte: „Sie strahlen ja so. Was haben Sie denn angestellt?"

*Tag 2:* Die Ergebnisse der Blutuntersuchung zeigten einen Anstieg der Thrombozyten auf fast normale Werte. Ich wiederholte alles wie am ersten Tag. Bei der Abendvisite sagte mir der Arzt, dass Blutwerte und Temperatur fast normal seien. Es überraschte ihn zu hören, was ich aß und wie energiegeladen ich war.

*Tag 3: Vollkommen genesen und aus dem Krankenhaus entlassen!*

Niemand konnte es glauben. Patienten mit Dengue-Fieber sind in der Regel bettlägerig und brauchen im Durchschnitt sieben bis zehn Tage bis zur vollständigen Erholung, wenn es überhaupt dazu kommt. Der Arzt war so neugierig, dass er fragte: „Machen Sie irgendwelche Übungen oder so was?" Ich erzählte ihm sofort von der Energiemedizin und wie ich sie erlernt hatte. Als ich ging, sagte er lächelnd: „Ich werd's im Kopf behalten, Energiemedizin!" Meine Mutter, die überhaupt nicht daran glaubte, macht jetzt das tägliche Fünf-Minuten-Programm [siehe S. 69 ff.] Ich muss ihr noch das Geschenk geben, das ich für sie gekauft habe, Donnas Energiemedizin-„Paket". Mein Mann und meine Tochter sind von der Energiemedizin überzeugt und mein Bruder will mich besuchen, nur damit ich ihm das alles beibringe. Ich bin so glücklich und dankbar!

Einzelfälle könnten auch einfach „Spontanremissionen" sein, die nichts mit Energiemedizin zu tun haben. Aber es ist schon sehr befriedigend, angesichts so vieler unterschiedlicher gesundheitlicher Probleme immer wieder solche Kommentare von Menschen zu hören, deren Anliegen es gar nicht ist, zu „beweisen", dass Energiemedizin funktioniert. Vielleicht, liebe Leserin, lieber Leser, macht es Ihnen ja Mut, sich für Ihre eigenen gesundheitlichen Belange mit den hier dargestellten Methoden zu befassen, wenn Sie wissen, dass so etwas nicht ungewöhnlich ist.

Die Energiemedizin arbeitet mit der Lebenskraft und dazu gehört, dass sie sich auf das Wohlbefinden des gesamten Körpers konzentriert und nicht nur auf einzelne Bereiche oder Symptome. Nach dem westlichen Modell ausgebildete Ärzte lernen dagegen Anatomie an Leichen – dem Fleisch fehlt die Kraft, den Gliedmaßen das Leben. Da die Schulmedizin ihr Augenmerk mehr auf physische Strukturen als auf Energie richtet, sind ihre wichtigsten Werkzeuge natürlich diejenigen, die auf die Materie einwirken: Medikamente und Operationen. Und da die Energiemedizin ihren Blick auf diejenigen Kräfte lenkt, die den physischen Körper mit Leben erfüllen, sind ihre „Werkzeuge" subtiler. Sie sind im Allgemeinen nichtinvasiv und oft wirksamer. Diese Energie kostet außerdem nichts, ist unkompliziert und immer verfügbar, damit wir uns besser fühlen und unsere Aufgaben besser erfüllen können.

Wenn dem aber so ist, warum ist dann die Energiemedizin nicht *die* etablierte medizinische Richtung? Warum steht dieses Buch in der Abteilung für *alternative* Medizin? Die vorherrschende konventionelle Medizin ist eine Industrie, die jährlich eine Billion Dollar (das sind tausend Milliarden) umsetzt. Die Gesamtkosten der alternativen Medizin belaufen sich auf gerade mal 0,2 Prozent davon.[5] Im „Business" ist die Sprache des Geldes lauter als die anderer Wahrheiten, und die Gesundheitsindustrie ist zweifelsohne „Big Business". Die schnelle, wirksame und billige Energiemedizin kann hier zur Bedrohung werden. Ein außergewöhnlicher Anspruch? Ja!

Ich leugne die Stärken und Wundertaten der modernen Medizin gar nicht. Ich behaupte auch nicht, dass es eine Verschwörung gibt, die die Menschen vom Wissen über die Energiemedizin fernhalten soll. Ich behaupte eher, dass es sehr viele Gebiete gibt, auf denen die herkömmliche Medizin nicht besonders kompetent ist, wenn es darum geht, bestmögliche Gesundheitsvorsorge zu betreiben, und dass wirtschaftliche und intellektuelle Kräfte den Aufstieg der Energiemedizin zur etablierten medizinischen Richtung verhindert haben.

Inzwischen entwickelt sich jedoch mit ziemlicher Geschwindigkeit ein neues Paradigma, das die körpereigenen Energien zu einem zentralen Thema in der medizinischen Praxis machen wird. Dr. Mehmet Oz, einer der angesehensten Chirurgen in den Vereinigten Staaten und Direktor des Instituts für kardiovaskuläre Forschung am *Columbia University College of Physicians & Surgeons*, äußerte sich in der beliebten US-Talkshow „Oprah" vor einem internationalen Publikum: „Das nächste große Neuland in der Medizin ist die Energiemedizin." Dr. Oz steht mit seiner Meinung nicht allein. Dr. Norm Shealy, Gründungspräsident der *American Holistic Medical Association*, behauptete rundheraus, der Energiemedizin gehöre die Zukunft der Medizin. Dr. Richard Gerber sagte voraus, Heilbehandlungen würden einmal darin bestehen, dass man die Abweichungen in den feinen Energien beseitige, die überhaupt erst zur Entstehung der Krankheit führten.[6] Dieses Paradigma ist sowohl alt als auch neu. Albert Szent-Györgyi, Nobelpreisträger für Medizin, sagte einmal, in jeder Kultur und in jeder medizinischen Tradition vor uns sei Heilung durch das Mobilisieren von Energie bewirkt worden.

Einige der Grundelemente des Paradigmas skizziere ich auf den verbleibenden Seiten dieses Kapitels. Wer sie bereits kennt, sich nicht dafür interessiert oder lieber gleich mit dem Selbsthilfeprogramm weitermachen möchte, kann zu Kapitel 2 blättern. Vielleicht ist es aber doch interessant, etwas über die Wissenschaft zu erfahren, die den Gedanken bejaht, dass Gesundheit durch die *unsichtbare* energetische Anatomie des menschlichen Körpers grundlegend beeinflusst wird.

## Die verschiedenen Energiesysteme des Körpers

Energie gibt es in vielen Formen, etwa als kinetische, chemische, nukleare oder Wärmeenergie. Für die Energiemedizin sind wohl die elektrischen, die elektromagnetischen und die feinen, subtilen (auch „feinstofflich" genannten) Energien des Körpers am meisten relevant:

- Jede Zelle des Körpers verhält sich wie eine Miniaturbatterie; sie speichert Energie und gibt sie ab. Jeder Atemzug, jede Muskelbewegung und jeder Verdauungsvorgang erfordert elektrische Aktivität.

- Wo Elektrizität fließt, entstehen elektromagnetische Felder. Im Folgenden untersuche ich die Rolle solcher Felder für Gesundheit und Heilung.

- Die feinen Energien beschrieb Einstein als solche, die wir aufgrund ihrer Wirkungen zwar kennen, für deren direkte Sichtbarmachung uns aber die Instrumente fehlen. Obwohl diese feinen Energien nicht mit dem Ausschlag der Nadel auf einem Messgerät bestimmt werden können, wissen viele Heilkundige, wie sie zur Wiederherstellung von Gesundheit und Vitalität einzusetzen sind. Interessanterweise zeigt ein an der *Stanford University* entwickelter Detektor eine bis vor kurzem mit wissenschaftlichen Instrumenten nicht messbare Form von Energie an, die auf den menschlichen Willen reagiert.[7]

Im Körper sind auch noch andere Energien wirksam, die aber für die Energiemedizin nicht im Zentrum des Interesses stehen. Die Kräfte, die zum Beispiel einen Atomkern an seinem Platz halten, sind mehr als 10 Quadrilliarden ($10^{27}$) mal stärker als die Schwerkraft. Wer sich also am Nachmittag schlapp fühlt, mag es ganz anregend (wenn auch in diesem Augenblick nicht vorstellbar) finden, sich in Erinnerung zu rufen, wie viel Energie in jeder einzelnen Zelle steckt.

Ich kann neun Energiesysteme im menschlichen Körper sehen. Jedes System findet in der Heiltradition der einen oder anderen Kultur Würdigung und Anerkennung und jedes ist eine Mischung aus elektrischen, elektromagnetischen und feineren Energien. Die Chakren zum Beispiel, eines dieser neun Systeme, kann man anhand der elektromagnetischen Frequenzen in *der* Körperregion erfassen, in der sie sich befinden.[8] Doch die Chakren sind nicht einfach nur elektromagnetische Frequenzen. Sie enthalten auch Informationen, die eine sensitive Person intuitiv „lesen" kann, indem sie sich auf die in diesem Chakra vorhandenen feinen Energien einstellt. Deshalb kann ein Heiler die verborgenen traumatischen Erinnerungen eines Menschen sehen oder sogar nacherleben. Diese Visionen können durch den Klienten nicht nur sofort bestätigt werden; verschiedene Heiler, die mit derselben Person arbeiten, nehmen auch oft *dieselbe* Geschichte wahr. Handelt es sich bei einem Chakra um ein elektromagnetisches Feld? Ja. Enthält es eine feinere Energie als Träger von Informationen, die man von elektromagnetischen Feldern eigentlich nicht kennt? Nochmals ja.

Obwohl ich diese neun Energiesysteme immer gesehen habe, gelang es mir erst durch die Arbeit mit den Menschen in meiner Praxis, sie deutlich voneinander zu unterscheiden, und ich habe gelernt, dass jedes von ihnen definiert, benannt und bei traditionellen Heilungen in anderen Kulturen eingesetzt wurde. Die Namen dreier dieser neun Energiesysteme haben auch Eingang in unsere Sprache gefunden: die Meridiane, die Chakren und die Aura. Die Beschreibungen dieser Energien durch „Hellsichtige" entsprechen einander oft[9] und ihre reale Existenz wird immer häufiger durch Geräte bestätigt, die Elektrizität, elektromagnetische Felder, Licht oder andere Energieformen messen können. Es folgt nun ein Überblick über die neun Systeme. Zum besseren Verständnis, was das Charakteristische daran ist und wie sie funktionieren, wurde für jedes von ihnen eine Analogie zu bekannten Strukturen hergestellt, damit man sich diese unsichtbaren Systeme besser vorstellen kann.

1. **Die Meridiane:** So, wie in einer Arterie Blut fließt, so fließt in einem Meridian Energie. Als „energetischer Blutstrom" des Körpers transportiert das Meridiansystem die Lebenskraft, reguliert den Stoffwechsel, beseitigt Blockaden und bestimmt sogar Geschwindigkeit und Form der Zellerneuerung. Es ist gleichermaßen wichtig, den Kreislauf der Meridianenergie und den Blutkreislauf in Fluss zu halten, denn ohne Energie gibt es kein Leben. Jedes Organ und jedes physiologische System, auch das Immunsystem, die Nerven, die Hormone, der Kreislauf,

die Atmung, die Verdauung, die Knochen, die Muskeln und die Lymphe, unterliegen dem Einfluss der Meridiane. Jedes System wird von mindestens einem Meridian versorgt; ist seine Energie blockiert oder wird sie nicht kontrolliert, dann gerät das entsprechende System in Gefahr.

Zum Meridiansystem gehören vierzehn „Kanäle", die den Körper durchziehen und die die Energie hinein-, hindurch- und wieder hinausleiten. Hunderte winzige, elektromagnetisch unterscheidbare Punkte auf der Hautoberfläche, die bekannten Akupunkturpunkte, werden durch die Meridiane miteinander verbunden. Sie besitzen einen geringeren elektrischen Widerstand als andere Hautareale und können mit Nadeln oder durch physischen Druck stimuliert werden. Dadurch wird Energie entlang des Meridians freigesetzt oder umverteilt.

2. **Die Chakren:** Das Wort *Chakra* stammt aus dem indischen Sanskrit und wird mit „Scheibe", „Wirbel" oder „Rad" übersetzt. Die Chakren sind Zentren konzentrierter, wirbelnder Energie. Die sieben Hauptchakren des menschlichen Körpers liegen an bestimmten Stellen entlang der senkrechten Körperachse, von der Basis Ihrer Wirbelsäule bis hinauf zum Schädeldach. Während die Meridiane ihre Energie zu den Organen *hinleiten*, *umspülen* die Chakren sozusagen die Organe mit Energie. Jedes Chakra versorgt bestimmte Organe mit Energie, entspricht einem anderen Aspekt der Persönlichkeit und ist (vom untersten bis zum obersten Chakra) in Resonanz mit einem von sieben universellen Prinzipien, die mit Überleben, Kreativität, Identität, Liebe, Ausdruck, Verständnis und Transzendenz zu tun haben.

Alle Erfahrungen werden durch die Energien der Chakren verschlüsselt, so wie die Neuronen Erinnerungen kodieren. Jede emotional bedeutende Situation wird in den Chakrenenergien festgehalten. Hält ein sensitiver Behandler seine Hand über ein Chakra, kann es zu Schmerzen im zugehörigen Organ, zu einem Stau in einem Lymphknoten, einem leichten Anstieg der Körpertemperatur, zu schnellerem Puls oder aufwühlenden Emotionen kommen; vielleicht kommt es sogar zum Kontakt mit einer gespeicherten Erinnerung, die dann als Teil des Heilungsprozesses behandelt werden könnte.

3. **Die Aura:** Die Aura (oder das Biofeld, wie Fachwissenschaftler sagen[10]) ist eine vielschichtige energetische Hülle, die vom Körper ausgeht und mit den Energien der Umgebung zusammenwirkt. Sie umgibt den Menschen wie ein schützender Raumanzug und bewahrt ihn vor schädlichen energetischen Einflüssen, indem sie viele der auf ihn einwirkenden Energien herausfiltert und ihm nur solche zuführt, die er braucht und mit denen sie selbst in Resonanz ist. Die Aura ist eine Art Leiter

(für Energie) oder eine „Zwei-Weg-Antenne", die also sowohl Energie aus der Umgebung zu den Chakren bringt, als auch Energie von ihnen aus an die Umgebung versendet. Wer sich glücklich, attraktiv und lebendig fühlt, dessen Aura kann einen ganzen Raum ausfüllen. Wer traurig ist, sich mutlos und schwermütig fühlt, dessen Aura stürzt zusammen und bildet eine energetische Schutzhülle, die ihn von der Außenwelt abschirmt.

Es gibt Menschen, die andere mit ihrer Aura zu umschließen scheinen. Sicher kennt jeder solche Menschen, und wer deren Aura sehen könnte, der wüsste, dass die Aura-Energien tatsächlich auf seine eigenen gerichtet sind. Und jeder kennt wohl auch Menschen, deren Aura einen ganz dichten Schutzschirm bildet, Menschen, die einfach niemanden an sich heranlassen. Valerie Hunt, eine Neurophysiologin, die an der Universität von Kalifornien in Los Angeles (UCLA) im Labor zur Erforschung von Energiefeldern arbeitet, korrelierte in einer Studie „Aura-Readings" [das, was Sensitive an der Aura „ablesen" können; Anm. d. Übers.] mit physiologischen Messungen.[11] Die acht Personen, die die Auren wahrnahmen, stimmten nicht nur untereinander in ihren Aussagen überein, sondern auch mit den von Hautelektroden am entsprechenden Punkt aufgezeichneten Wellenmustern.

4. **Das elektrische System:** Das „elektrische" System ist eine Energie, die aus den elektrischen Anteilen anderer Energiesysteme zu stammen scheint. Es ist nicht unabhängig wie die Meridiane, die Chakren oder die Aura, steht aber in ziemlich enger Beziehung zu allen wichtigen Energiesystemen: Es unterscheidet sich also von ihnen und ist dennoch einer ihrer Aspekte. Man kann es mit Flüssigkeit vergleichen, die zwar Bestandteil eines Organs, aber nicht das Organ selbst ist. Das elektrische System hat eine Brückenfunktion, es verbindet alle Energiesysteme auf der untersten Stufe der Körperelektrizität.

Ich habe meist keine Ahnung, was passiert, wenn ich die elektrischen Punkte eines Menschen zum ersten Mal halte. Die Energie fließt dorthin, wo sie gebraucht wird. Es wird berichtet, dass Narbengewebe während einer solchen Sitzung heilt, dass Herzrhythmusstörungen verschwinden, dass anschließend auf ein künstliches Kniegelenk verzichtet werden kann und sich alle möglichen emotionalen Traumen auflösen. Im Sinne einer den ganzen Körper umfassenden Heilung ist jedoch am wichtigsten die Art und Weise, *wie* das elektrische System alle anderen Systeme miteinander verbindet. Sind es die Energiefelder, wie die Aura und die Chakren, die die Organe und andere Energien harmonisieren, indem sie sie umfließen, so ist es das elektrische System, das die Organe richtiggehend *durchdringt*, sie verbindet und koordiniert.

5. **Das Keltische Netz:** Die Energien des Körpers bewegen sich in Kreiseln, Spiralen, Krümmungen, Verdrehungen und Überkreuzungen und weben Muster von wunderbarer Schönheit. Das Gleichgewicht dieses Kaleidoskops von Farben und Formen wird von einem Energiesystem aufrechterhalten, das energetische Heiler auf der ganzen Welt unter verschiedenen Namen kennen. Im Fernen Osten wurde es „Tibetischer Energiering" genannt. Im Yoga wird es durch zwei gekrümmte, sich siebenmal kreuzende Linien dargestellt, die symbolisch die sieben Chakren umschließen. Im Westen zeigt es sich im Heroldstab, mit sich ebenfalls siebenmal kreuzenden Schlangen auf einem Stock, der, ursprünglich mit dem griechischen Götterboten Hermes in Verbindung gebracht, später als Symbol in der Alchimie und dann [als Äskulapstab; Anm. d. Übers.] in der Medizin verwendet wurde.

Ich benutze den Begriff Keltisches Netz nicht nur, weil ich eine persönliche Affinität zu keltischen Heilweisen habe, sondern auch, weil das Muster für mich wie das auf alten keltischen Zeichnungen dargestellte dynamische, spiralförmige Zeichen für Unendlichkeit aussieht, das ohne Anfang und ohne Ende ist und manchmal eine dreifache Spirale bildet. Wie unsichtbare Fäden, die alle Energiesysteme zu einer funktionellen Einheit verbinden, webt sich das Keltische Netz spiralförmig in liegenden Achten durch und um den Körper. Es ist ein lebendes System, das immer neue Querverbindungen bildet und sich ständig ausdehnt und zusammenzieht. Im Mikrokosmos entspricht die Doppelhelix der DNS diesem Muster. Die linke Gehirnhälfte kontrolliert die rechte Körperseite und die rechte Gehirnhälfte kontrolliert die linke Körperseite – so spiegelt sich dieses Muster im Makrokosmos wider. Diese den Körper durchdringenden, sich überkreuzenden Energien bilden das „Bindegewebe" des Energiesystems.

6. **Die fünf Rhythmen:** Meridiane, Chakren, die Aura und andere wichtige Energien unterliegen dem Einfluss eines noch tiefgründigeren Energiesystems. Ich betrachte es jedoch nicht als eigenständig, sondern eher als Rhythmus, der sich durch alle anderen Systeme hindurch fortsetzt und seine schwingende Markierung in Körper- und Persönlichkeitsmerkmalen sowie Gesundheitsprofilen hinterlässt. In der traditionellen chinesischen Medizin gibt es uralte Aufzeichnungen darüber, dass das ganze Leben in fünf „Elemente", „Entwicklungen" oder „Jahreszeiten" eingeteilt wurde. Eine perfekte Übersetzung gibt es dafür nicht, alle drei Begriffe wurden verwendet, um auf Eigenschaften wie materiell, dynamisch und zyklisch hinzuweisen. Diese Energien wurden als Bausteine des Universums betrachtet und dienten als Grundlage zum Verständnis vom Lauf der Welt, von der Selbstorganisation der

Gesellschaften und von den Bedürfnissen des menschlichen Körpers bezüglich seiner Gesundheit.

Die Metaphern zur Beschreibung dieser fünf ausgeprägten Rhythmen wurden aus den konkreten, beobachtbaren Elementen in der Natur (Wasser, Holz, Feuer, Erde und Metall) und aus den Jahreszeiten (Winter, Frühling, Sommer, Spätsommer und Herbst) hergeleitet. Der Grundrhythmus eines Menschen bestimmt zusammen mit den wechselnden Rhythmen der einzelnen Lebensabschnitte die Klangfarbe und Gestimmtheit des gesamten Energiesystems und schafft das Fluidum des jeweiligen Lebens – ähnlich der Hintergrundmusik bei einem Film.

7. **Der Dreifache Erwärmer:** Dies ist derjenige Meridian, der die Energien des Immunsystems zum Angriff gegen einen Eindringling miteinander vernetzt und in einem Notfall die körpereigenen Energien für eine Kampf-, Flucht- oder Erstarrungsreaktion mobilisiert. Sein Wirkungsbereich geht über den aller anderen Meridiane so weit hinaus, dass man ihn als eigenes System betrachten muss. Seine Energien arbeiten mit dem Hypothalamus (Bereich im Gehirn) zusammen, dem unter anderem die Wärmeregelung des Körpers obliegt und der auch für die Einleitung der Notfallreaktionen zuständig ist. Wie eine „Armee" macht der Dreifache Erwärmer mobil, wenn Gefahr droht, und koordiniert alle anderen Energiesysteme, damit die Immunreaktion aktiviert, der Mechanismus für Kampf, Flucht oder Erstarrung gesteuert und die bei Gefahr üblichen Reaktionen ablaufen und aufrechterhalten werden.

8. **Die „Strahlenden Bahnen" oder Extra-Meridiane:** Während die Meridiane an festgelegte Bahnen und bestimmte Organe gebunden sind, verhalten sich diese strahlenden Energien wie flüssige Felder und stellen ein individuelles, spontanes Informationssystem dar. Wie Hyperlinks, die Verknüpfungen auf einer Internetwebsite, springen sie sofort dorthin, wo sie gebraucht werden, und sorgen für neue Impulse, Freude und spirituelle Anbindung. Ist es der Dreifache Erwärmer, der die inneren „Streitkräfte" mobilisiert, so sind es die „Strahlenden Bahnen", die die innere „Mama" auf den Plan rufen, den Menschen mit Heilenergie überschütten, lebenserhaltende Reserven zur Verfügung stellen und für eine Verbesserung seiner seelisch-geistigen Verfassung sorgen.

Aufgabe der „Strahlenden Bahnen" ist es sicherzustellen, dass alle anderen Energiesysteme zum gemeinsamen Wohl beitragen. Sie verteilen Energien neu, schicken sie dorthin, wo sie am dringendsten gebraucht werden, und sind für alle erdenklichen gesundheitlichen Herausforderungen gewappnet. Vom Standpunkt der

Evolution betrachtet gibt es sie schon länger als die Meridiane. So „transportieren" primitive Organismen wie Insekten ihre Energien eher über „Strahlende Bahnen" als durch ein Meridiansystem, und in einem Embryo kann man sie schon sehen, bevor sich die Meridiane entwickeln. „Strahlende Bahnen" erinnern an die Entstehung von Flussbetten; es ist, als hätten sich aus ihnen, weil sie immer denselben Weg genommen haben, mit der Zeit die Meridiane entwickelt. [„Strahlende Bahnen" (engl.: *radiant circuits*) ist Donna Edens Bezeichnung für die acht Extra-Meridiane. Sie lassen sich auch als „leuchtende Flüsse" oder „strahlenförmige Kreisläufe" umschreiben. – Anm. d. Verlags]

9. **Das energetische Grundraster oder Gitternetz:** Das energetische Grundraster ist die Basisenergie Ihres Körpers; sie liegt allen anderen Energiesystemen zugrunde. Wer feine Energien sehen kann, weiß, dass jedes Chakra auf dieser Basisenergie ruht, zum Beispiel, wenn man sich hinlegt. Sie ist stabil und elementar, kann jedoch durch ein schweres Trauma beschädigt werden. In einem solchen Fall kommt sie meist nicht spontan von selbst wieder in Ordnung. Vielmehr gleichen sich die anderen Energiesysteme in ihrer Form dem beschädigten Grundraster an, so wie auch eine Persönlichkeit durch frühe traumatische Erlebnisse geformt werden kann. Dieses energetische Gitternetz eines Menschen wieder in Ordnung zu bringen gehört zu den am höchsten entwickelten und intensivsten Techniken der Energiemedizin. Ein *gesundes* Grundraster bemerkt man gar nicht; ist es jedoch beschädigt, wird auch alles andere davon in Mitleidenschaft gezogen.

## Energie ist real, Materie nur eine Illusion

Da erhebt sich doch die Frage: Auf welche von beiden wollen Sie Ihre Gesundheit gründen? – Seit Einstein wissen wir, dass Energie alles ist. Die moderne Physik hat im Wesentlichen bestätigt, dass der Grund-„Stoff" eigentlich gar kein Stoff ist, sondern *Energie* in einer Form, die wir als fest erleben. Möglicherweise denkt jetzt der eine oder andere, daraus ließe sich unser Ansatz zum Heilen ableiten, doch das ergibt keinen unmittelbaren Sinn, also lassen wir das beiseite. Ist die materielle Welt einfach nur eine Illusion?

Eigentlich schon. Wer sich bisher noch nicht damit beschäftigt hat: Die Atome, aus denen der Mensch besteht, setzen sich aus *einem* Teil *Kern* und 10 000 bis 100 000 Teilen *Raum* zusammen, das heißt, sie bestehen fast nur aus leerem Raum. Der leere Raum des Atoms wird von als Elektronen bezeichneten „Partikeln" umschlossen;

sie umgeben ihn wie eine Art Wolke, sind aber in Wirklichkeit gar keine Partikel. Sie sind Rätsel, die sich manchmal wie Partikel und manchmal wie (Licht-)Wellen verhalten. Einige Physiker sagen tatsächlich, ein Proton bestehe aus Licht, das um einen Punkt kreise, oder ein Elektron sei Licht, das sich zwischen zwei Punkten bewege – und genau das sind die Bausteine der Materie. Zur Veranschaulichung: Hätte ein Atomkern die Größe einer Billardkugel, wäre das am nächsten gelegene Elektron mehr als anderthalb Kilometer von ihm entfernt! Zwischen Kern und Elektron befindet sich Raum. Wenn Atome also die Grundbausteine einer Couch sind und Raum eine Grundeigenschaft dieser Atome ist, wie kann man dann darauf sitzen? Wenn der Mensch, seine Kleider und seine Couch fast nur aus Raum bestehen, warum kann er dann nicht einfach durch alles andere hindurchgehen?

Auf kleinster Fläche mag es tatsächlich scheinen, dass zwei Atome auf Kollisionskurs – als größtenteils aus Raum bestehende winzige Galaxien – durcheinander hindurchgehen könnten. Aber das ist nicht der Fall. Der Grund dafür ist ihre energetische Ladung. Da die jedes Atom umgebende Elektronen-„Wolke" negativ geladen ist, stoßen sich die Atome gegenseitig ab.[12] Gehen wir mit unserer Vorstellung auf eine höhere Ebene, auf die Ebene größerer Dinge, etwa auf die Ebene unseres Gesäßes, das auf einer Couch sitzt, so prallen die Elektronen der Couch also an den Elektronen des Gesäßes ab, sodass wir gewissermaßen *über* der Couch „schweben".[13]

Je genauer man die Grundbausteine der Materie betrachtet, desto rätselhafter wird tatsächlich alles. Niels Bohr, der weithin als einer der größten Physiker des zwanzigsten Jahrhunderts gilt, scherzte einmal: „Wer glaubt, er könne über die Quantentheorie sprechen, ohne dass ihm schwindlig wird, der hat überhaupt keine Ahnung davon." Wenden wir uns wieder der Frage zu, warum wir nicht alles als Energie *erfahren*, wenn es doch tatsächlich Energie ist. Es mag eben doch viel mehr geben, als unsere Sinne wahrnehmen. Wie Devon, der Sohn meiner lieben Freundin Ann Mortifee, im Alter von acht Jahren feststellte: „Wenn ich ein Hund wäre, dann wäre alles nur schwarz und weiß. Wenn ich ein Moskito wäre, würde ich nur Hitzewellen sehen. Wäre ich eine Schlange, so wäre alles infrarot. Also, ich glaube, man kann nie wirklich wissen, was *da* ist; es kommt immer darauf an, wer es anschaut." Ich jedenfalls sehe den menschlichen Körper als ein lebendes Energiesystem und die Energiemedizin scheint also alles andere als auf dem Holzweg zu sein.

## Was gibt den Ton an – Gene oder Felder?

Die westliche Medizin wird in der Regel erst dann aktiv, wenn an einzelnen Teilen des Körpers gesundheitlicher Schaden entstanden ist, und sie versucht dann, diesen wieder in Ordnung zu bringen. Die Energiemedizin konzentriert sich auf den gesamten Ablauf im Körper und ist sowohl zur Krankheitsvorsorge als auch zur Behandlung geeignet.

Im Biologieunterricht am Gymnasium wurde dem aktuellen Paradigma entsprechend gelehrt, dass der Plan für den Aufbau und die Erhaltung des Körpers in den Genen kodiert sei. Doch das ist nur ein Teil der Wahrheit. Tief im Zellkern jeder Körperzelle gibt es tatsächlich 46 Chromosomen (23 von jedem Elternteil), fadenförmige, aus der Nukleinsäure DNS bestehende Strukturen. Diese Chromosomen sind Träger von nahezu 24 000 Genen[14], den Grundeinheiten der Vererbung, durch die die Eltern Merkmale wie Gesichtsform, Haar- und Augenfarbe, Größe, Gestalt, Introversion/Extraversion und verschiedene Arten von Intelligenz sowie die Disposition für bestimmte Krankheiten an ihre Nachkommen weitergeben.

Es ist ein Rätsel, wie all das überhaupt miteinander koordiniert wird. Was wir wissen, ist dies, dass die Zellen Proteine und andere Moleküle aufgrund genetischer Steuerung herstellen. In jeder Zelle finden jedoch etwa 100 000 chemische Reaktionen pro Sekunde statt und diese sind mit den Aktivitäten von vielen der anderen etwa 100 Billionen Körperzellen exakt abgestimmt. Um ein solch aufwendiges Verfahren koordiniert durchzuführen, müsste jede Zelle über Sensoren und Schaltanlagen verfügen, deren Größenordnung die aller bekannten technischen Anlagen bei weitem übersteigt.

Und woher weiß das steuernde Gen, dass es Teil einer Nierenzelle und nicht einer Leberzelle ist? Die Chromosomen und Gene sind in jedem Zellkern identisch. Wurde jedoch primitives, undifferenziertes Zellgewebe aus einem Salamander in die Nähe des Schwanzes verpflanzt, so wurde daraus ein neuer Schwanz; verpflanzte man es in die Nähe des Hinterbeins, entstand ein neues Hinterbein.[15] Diese identischen Gene steuern ihre Programme je nach Standort, als wäre ihnen nicht nur voll bewusst, was im ganzen Körper abläuft, sondern auch, was von ihnen diesbezüglich erwartet wird. Woher wissen Gene, welche Steuerungsbefehle sie geben müssen? Lynne McTaggart fragt: „Wenn alle diese Gene zusammenarbeiten, wie ein unvorstellbar großes Orchester, wer oder was dirigiert sie dann?"[16]

Die westliche Wissenschaft kann dazu nichts sagen. Es wurden keine chemischen Mechanismen gefunden, die die Gene über den Zustand des gesamten Körpers informieren. Wie wäre es also mit der Vorstellung von einem „Energiefeld", das

Informationen mehr oder weniger auf die Gene „ausstrahlt"? Es ist kaum vorstellbar, dass Milliarden bisher unentdeckter chemischer Reaktionen dafür verantwortlich sein sollten. Man denke stattdessen an ein ausgestrahltes TV-Signal, das die Pixel des Fernsehers und die Spulen in den Lautsprechern aktiviert, um den nächsten Krimi auf den Schirm zu bringen. Es ist doch ganz plausibel, dass eine Art Feld Informationen ausstrahlt und das Verhalten der Zellen koordiniert. Wilde Spekulation? Vielleicht. Doch solange es keine *wissenschaftlichen* Instrumente gibt, die solche Felder zuverlässig aufspüren können, sind die Heiler mit der Sensitivität für die feinen Energien des Körpers eben genau diese Instrumente. Wenn man diese Felder beeinflusst, wie auf den folgenden Seiten dargestellt, kann man auf die Aktivitäten der Gene einwirken, die den Körper mit jedem Atemzug, jedem Herzschlag und jeder Gehirnwelle steuern. Ein unglaubliches Universum rotiert unter unserer Haut. Setzt man an den *Energiefeldern* an, die dieses „Universum" koordinieren, so ist man gegenüber Medikamenten und Operationen ganz entscheidend im Vorteil.

## Felder als Informationsträger

Biologen haben die Abläufe der Homöostase [Selbstregulation oder Aufrechterhalten eines relativ konstanten inneren Milieus; Anm. d. Übers.] und anderer komplexer Feedbackmechanismen sorgfältig entschlüsselt, doch das ist noch nicht alles. Kein chemisches Experiment offenbart, wie das gesamte Programm gesteuert wird. Die Intelligenz der körpereigenen Energien und Energiefelder ist jedoch verblüffend und kann vielleicht eine Erklärung liefern. Selbst auf subatomarem Niveau, wie Einstein beobachtete, „sind die Felder die alleinige steuernde Kraft des Partikels."[17]

Der Gedanke, dass Energiefelder Einfluss auf die biologische Entwicklung nehmen, taucht in der westlichen Wissenschaft immer wieder auf. Sir Isaac Newton gab 1729 die erste moderne Beschreibung der Aura; er schrieb über „ein elektromagnetisches Licht, ein feines, schwingendes, elektrisches und elastisches, erregbares Medium, das Phänomene zeigte wie Abstoßung, Anziehung, Empfindung und Bewegung". In den dreißiger Jahren des letzten Jahrhunderts maß der Neuroanatom Harold Burr von der Universität Yale das elektromagnetische Feld eines nicht befruchteten Salamandereis und stellte fest, dass es die Form eines ausgewachsenen Salamanders hatte, so als befände sich die Kopie für das erwachsene Tier bereits in seinem Energiefeld.[18] Er war ausgesprochen erstaunt, dass die elektrische Achse, auf der sich später Gehirn und Wirbelsäule anordnen würden, schon im nicht befruchteten Ei vorhanden war. Er fand weitere elektrische Felder, die alle Arten von Organismen umgaben, angefangen vom Schimmel über Pflanzen und Frösche bis hin zum Menschen, und es gelang ihm, entsprechende elektrische Muster für Gesundheit und Krankheit zu unterscheiden.

Die Rolle der elektromagnetischen Felder bei der Heilung ist gut begründet.[19] Wird beispielsweise ein Tier verletzt, so werden elektrische Ströme als Teil des Wachstums- und Reparaturmechanismus ausgelöst und verbinden riesige Mengen von Zellen miteinander. Wenn zusätzlich zu solchen innerlich generierten Feldern Ströme von außen auf ein Gewebe einwirken, arbeiten Unmengen von Zellen mit ihnen zusammen. Sie initiieren physiologische Veränderungen, die sich sowohl positiv als auch negativ auswirken können. Damit kann man vielleicht die therapeutischen Wirkungen einer heilenden Hand (die selbst ein messbares elektromagnetisches Feld erzeugt) über erkranktem oder verletztem Gewebe erklären.[20] Beginnt ein Heiler oder eine Heilerin nach einer Ruhepause mit einem Patienten zu arbeiten, nimmt das elektromagnetische Feld in den Händen erheblich zu.[21]

Unsere Kultur ist zwar mit dem Gedanken noch wenig vertraut, dass Felder Energieträger sind, dennoch sind bereits handfeste Beispiele an die Öffentlichkeit gelangt. Zu den dramatischen Momenten gehört es, wenn Patienten nach einer Herztransplantation plötzlich Informationen über den Menschen kennen, dessen Herz nun in ihrer Brust schlägt. Es gibt keine andere sinnvolle Erklärung dafür als die, dass das Herz sein eigenes Energiefeld besitzt und dass dieses Energiefeld Träger von Informationen über die Spenderperson ist. In der Tat ist die Amplitude des elektromagnetischen Feldes unseres Herzens etwa sechzig Mal höher als die des Gehirns und sein Magnetfeld ist einigen Schätzungen zufolge bis zu fünftausend Mal stärker.[22] Jeder möge für sich die folgende Geschichte prüfen, die eine Psychiaterin vor einer internationalen Gruppe von Psychotherapeuten über eine ihrer Patientinnen erzählte:

*Ich habe eine Patientin, ein achtjähriges kleines Mädchen, das das Herz einer ermordeten Zehnjährigen bekam. Ihre Mutter brachte das Mädchen zu mir, nachdem es nachts zu schreien begonnen hatte, weil es vom Mörder seiner Spenderin träumte. Sie sagte, ihre Tochter wisse, wer es gewesen sei. Nach mehreren Sitzungen war mir klar, dass das, was das Kind mir erzählte, stimmte. Ihre Mutter und ich entschlossen uns schließlich, die Polizei zu rufen. Aufgrund der Beschreibungen des kleinen Mädchens wurde der Mörder gefasst. Dank der Aussage meiner Patientin war es ein Leichtes, ihn zu verurteilen. Der Zeitpunkt, die Waffe, der Ort, die Kleider, die er trug, und was sein Opfer zu ihm gesagt hatte … alles, was die kleine Herzempfängerin berichtete, war völlig korrekt.[23]*

## Unterschiedliche Ansätze in Physik und Medizin

Diese Darstellung, die sich mit den Erfahrungen vieler Organempfänger deckt, scheint geradezu um eine Erklärung zu betteln, die über das konventionelle Verständnis der materiellen Welt hinausgeht. Die große Ironie besteht hier darin, dass das von der westlichen Medizin vertretene Paradigma dem der modernen Physik ein Jahrhundert hinterherhinkt. Im Jahre 1905 veröffentlichte Albert Einstein seine bahnbrechende Formel $e = mc^2$ und zeigte, dass Energie und Materie bzw. Masse austauschbar sind. Diese Entdeckung offenbarte, dass die Newton'sche, auf die Mechanik des Lebens konzentrierte Physik, die die Grundlage der westlichen Medizin ist, uns nur einen flüchtigen Eindruck von einer viel größeren Geschichte vermittelt.

Die Folgen dieser größeren Geschichte erschütterten unsere kollektive Psyche am 6. August 1945, als der Mythos von Prometheus, der den Göttern das Feuer stahl, zur schrecklichen Realität wurde: Die Menschheit war plötzlich im Besitz einer Atombombe. Doch die Erkenntnis, dass die billardkugelartigen Atome des vorigen Jahrhunderts tatsächlich Energiepakete sind – einzigartig in ihrer Verteilung von positiver und negativer Ladung, der Rotationsfrequenz und ihrer Schwingungsmuster[24] – ist ebenfalls im Begriff, einige unserer besonders lieb gewonnen Prometheus'schen Erfindungen zu revolutionieren, wie das Fernsehen, das Mobiltelefon und den Computer, die alle auf den Wirkungen des Elektromagnetismus beruhen.

Dennoch konzentriert sich die westliche Medizin weiterhin mehr auf die Physiologie und die Chemie des Körpers als auf seine Energien und hält in ihren Arztpraxen an der heiligen Kuh der medikamentösen und operativen Behandlung (statt energetischer Interventionen) fest. Doch die Avantgarde der Wissenschaft verweigert diesem einseitigen Ansatz die Gefolgschaft. Nach Aussage des Zellbiologen Bruce Lipton, der als Forscher an der medizinischen Fakultät der Universität von Stanford tätig war, haben mehrere Hundert wissenschaftliche Studien in den letzten 50 Jahren gezeigt, dass „jede Facette der biologischen Regulation" gravierend von den „unsichtbaren Kräften" des elektromagnetischen Spektrums beeinflusst wird. Er erklärt, dass spezifische Muster elektromagnetischer Strahlung DNS, RNS und Proteinsynthese regulieren, Form und Funktion von Proteinen verändern und Genregulation, Zellteilung, Morphogenese [Prozess, bei dem sich Zellen zu Organen und Geweben zusammenlagern], Hormonsekretion sowie Wachstum und Funktion von Nerven kontrollieren, im Wesentlichen also die fundamentalen Prozesse, die zur „Entfaltung des Lebens" beitragen. Doch, so klagt er, obwohl diese wissenschaftlichen Studien in einigen der angesehensten biomedizinischen Zeitschriften veröffentlicht worden seien, wurden ihre revolutionären Ergebnisse nicht in die Lehrpläne unserer medizinischen Fakultäten aufgenommen.[25]

Was bedeutet diese Missachtung der Rolle der Energie bei der Regulation biologischer Prozesse für den einzelnen Menschen? Sie bedeutet, dass die herkömmlichen Verfahren invasiver und ungenauer sind als die Energiemedizin. Elektromagnetische Schwankungen führen dazu, dass der Körper chemische Stoffe wie die Hormone Progesteron und Östrogen in exakt den benötigten Mengen bildet und sie nur dorthin leitet, wo sie gebraucht werden, um das Gleichgewicht wiederherzustellen. Medikamente, die dasselbe bewirken sollen, werden aufgrund von Durchschnittswerten und Mutmaßungen dosiert. Sie können in Bereiche des Körpers gelangen, in denen sie nichts zu suchen haben, und diese mit verheerenden Folgen schädigen. Dazu gehört, dass bei Frauen, die sich einer Hormonersatz-Therapie unterzogen haben, das Risiko von Herzerkrankungen, Schlaganfällen und Brustkrebs zunimmt. Obgleich man dann lapidar nur von „Nebenwirkungen" spricht, sterben beispielsweise in den USA jedes Jahr 100 000 bis 300 000 Menschen an vorschriftsmäßig eingenommenen Medikamenten, und einigen Schätzungen zufolge sind die unbeabsichtigten Folgen medizinischer Behandlung die häufigste Todesursache in den USA.[26] Eine Arbeitsgruppe, die die staatlichen Gesundheitsstatistiken der letzten zehn Jahre auswertete, kam zu folgendem Schluss: „Wenn in einer Gesellschaft das Gesundheitssystem selbst für die meisten Todesfälle verantwortlich ist, dann besteht die Hauptaufgabe dieses System darin, seine Fehler zu beseitigen …, und zwar von Grund auf."[27]

## Chemische und elektrische Signale: Der Hase und der Igel

Während das chemische Paradigma weiterhin die Basis der Schulmedizin bleibt, gewinnt das energetische aus gutem Grund an Boden. Elektromagnetische Frequenzen (die rund 300 000 km pro Sekunde zurücklegen), sind erheblich leistungsfähiger als chemische Signale (mit weniger als einem Zentimeter pro Sekunde). Hinzu kommt, dass bei chemischen Signalen der größte Teil der Informationen verloren geht, denn große Mengen davon werden allein für das Knüpfen und Lösen der chemischen Bindungen verbraucht.

Energiefelder können sich dagegen entwickeln, rasch umstellen und dadurch mit den schnellen und ständigen Veränderungen im physischen Körper, in der Umgebung und in anderen Energiefeldern Schritt halten. Lipton fasst die Vorteile und Kosten einer Behandlung mit Energie gegenüber einer Behandlung mit Medikamenten so zusammen: Energiesignale seien hundertmal leistungsfähiger und unendlich viel schneller als die physikalische Übertragung chemischer Signale. Welche Art von Signalübertragung würde wohl unser aus Milliarden von Zellen bestehendes Gemeinwesen bevorzugen, wenn man es fragte?[28]

Die schulmedizinischen Behandlungen machen sich die potenten Möglichkeiten der Energieübertragung in biologischen Systemen bisher kaum zunutze, sieht man von einigen bemerkenswerten Beispielen ab wie Herzschrittmacher, Gehirn-„Schrittmacher" für die Behandlung von Parkinson und Depressionen, Stoßwellen oder Ultraschall zur Zertrümmerung von Nierensteinen und Einsatz von Magneten bei Sehnenentzündung, Lähmung der Gesichtsmuskeln (Fazialisparese) und Schwund des Sehnervs (Optikusatrophie). Ironischerweise akzeptiert die konventionelle Medizin *Diagnoseinstrumente* auf der Grundlage von Energie problemlos als Informationsträger. Gesundes und krankes Gewebe haben unterschiedliche elektromagnetische Eigenschaften, die man durch bildgebende Verfahren sichtbar machen kann. Entsprechende Geräte analysieren die Frequenzen in diesen Geweben: Kernspintomografie (MRI), EEG (Elektroenzephalogramm), EMG (Elektromyogramm) und Computertomografie (CT) haben längst bewiesen, dass man Krankheiten auf nichtinvasive Weise feststellen kann.

Lipton beobachtete, dass krankes Gewebe seine eigene typische Energiesignatur aussendet, die sich von der Energie aus den umgebenden gesunden Zellen unterscheidet[29], und er mutmaßt weiter, dass es uns aufgrund wissenschaftlicher Beweise sehr wahrscheinlich gelingen wird, Energie und Wellenformen zu maßgeschneiderten therapeutischen Agentien zu machen, genauso wie wir heute chemische Strukturen mithilfe von Medikamenten anpassen.[30] Inzwischen stellen ursprünglich arbeitende Heiler Diagnosen aufgrund der typischen „Energiesignaturen" erkrankter Gewebe und ersinnen Möglichkeiten zur Heilung, indem sie mit den zweifellos auf die frühesten Anfänge unserer Geschichte zurückgehenden körpereigenen Energien arbeiten. Wenn wir uns ihre Fähigkeiten und ihren Blickwinkel wieder zu eigen machen, betreten wir zusammen mit dem nahezu ans Wunderbare grenzenden Potenzial der modernen medizinischen Technologie die Schwelle zu einer großartigen neuen Welt im Gesundheitswesen.

Doch auch ohne Technologie kann man bereits jetzt mit den von der Energiemedizin angebotenen Perspektiven und praktischen Fertigkeiten sein Leben nachhaltig verbessern. Die Konzepte und Techniken verhelfen zu einem besseren Umgang mit den eigenen Energien, den Hormonen, der Stimmung und der Gesundheit – das vorliegende Buch zeigt, wie das geht. Im nächsten Kapitel beginnen wir, dies anhand einiger meiner Lieblingsmethoden in die Praxis umzusetzen.

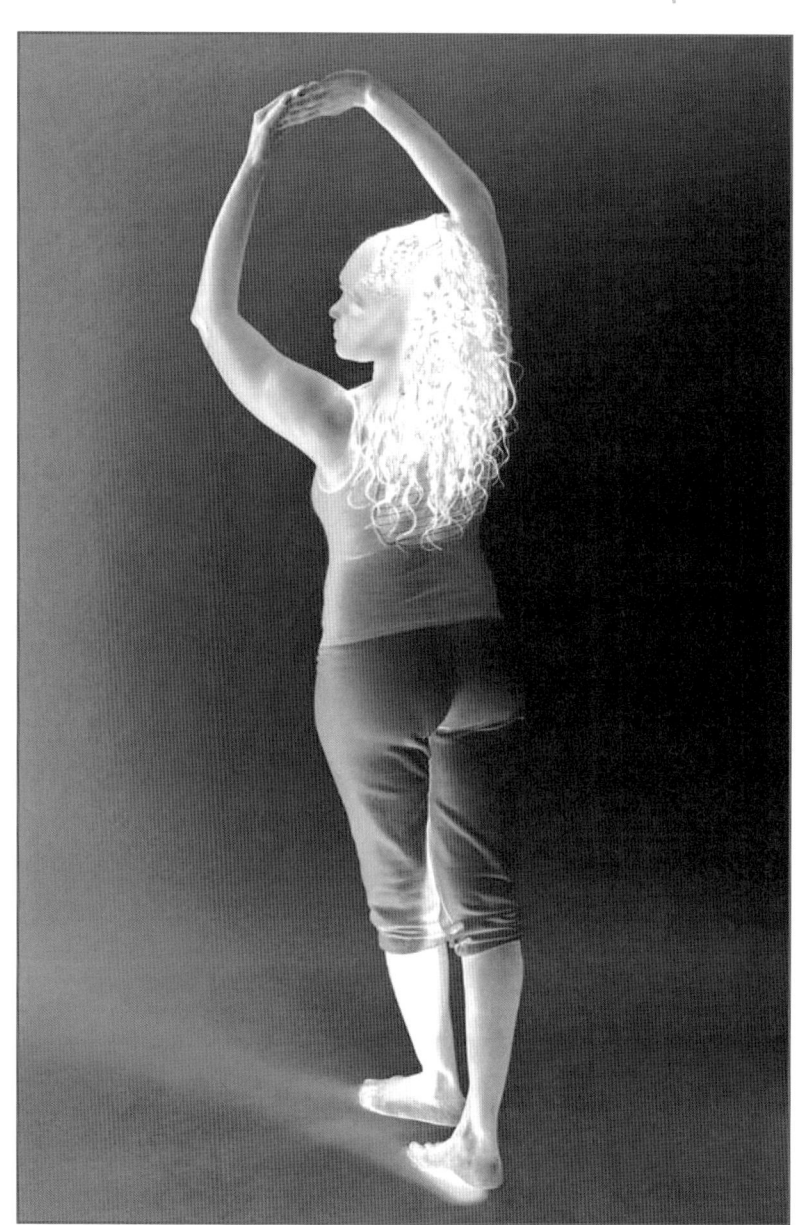

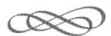

# Energieübungen für mehr Gesundheit und Vitalität

*Der Körper ist nicht nur eine Anhäufung physikalischer und chemischer Abläufe. Wie alle lebenden Systeme besteht er aus Energiefeldern. Verändert man die Qualität dieser Felder, so verändert man die Funktionsweise des Körpers zum Negativen oder zum Positiven.*

LESLIE KENTON
(in: *Passage to Power*)

Dieses Kapitel stellt eine Reihe von Übungen vor, die auf sechs Prinzipien beruhen:[1]

1. Dehnen schafft Raum im Körper, damit die Energien ganz natürlich fließen können.

2. Die Entgiftung des Körpers unterstützt seinen gesunden Energiefluss.

3. Eine Reihe von täglich wiederholten Übungen kann helfen, positive „energetische Gewohnheiten" zur Optimierung von Gesundheit und Vitalität einzuführen und beizubehalten.

4. Es lässt sich feststellen, wie die Energien in verschiedenen Körperteilen fließen, und der festgefahrene, blockierte oder auf andere Weise durcheinandergebrachte Energiefluss kann mit einfachen Maßnahmen verbessert werden.

5. Gesunde Energien bewegen sich in Überkreuzmustern.

6. Tiefsitzende energetische Muster in Körper und Geist lassen sich neu programmieren.

## *Raum schaffen für das Fließen Ihrer Energien*

Damit alle Zellen und Organe in der vorgesehenen Weise arbeiten können, müssen die sie versorgenden Energien Platz haben, sich zu bewegen. Dies ist ein physikalisches Grundprinzip der Energiemedizin. *Dehnen* ist eine der natürlichsten Arten, Platz zu schaffen, und gleichzeitig eine der besten zur Unterstützung der natürlichen Rhythmen und des körpereigenen Energieflusses. Dafür gibt es viele Vorbilder: Katzen und Hunde dehnen sich zum Beispiel ausgiebig, wenn sie aufwachen, und Yoga und Tai-Chi haben das Dehnen gar zu einer Art „Wissenschaft" gemacht. Ich zeige Ihnen zunächst eine grundlegende Dehnübung, die Ihre Energien in Fluss hält.

Diese einfache Übung, die ich „Himmel und Erde verbinden" nenne, ist leicht durchführbar. Zahlreiche Kulturen haben sie im Laufe der Geschichte in verschiedenen Versionen praktiziert. Ich habe sie in ägyptischen Hieroglyphen im *Museum of London* dargestellt gesehen und Varianten davon gibt es im Qigong, im Yoga und in anderen Disziplinen. Diese hier ist so gestaltet, dass die linke und die rechte Gehirnhälfte integriert und die „Strahlenden Bahnen" aktiviert werden, deren Energien als Freude erfahrbar werden. An einem langen Tag mit vielen Klienten mache ich zwischendurch am ehesten diese Übung, um meine eigenen stagnierenden Energien wieder in Fluss zu bringen und diejenigen abzubauen, die ich von Klienten aufgenommen habe. Sie sorgt auch für eine kleine meditative Pause und wirkt jedes Mal erfrischend.

### Himmel und Erde verbinden                    (Dauer: etwa 2 Minuten)

Vorbemerkung: Lassen Sie sich bitte nicht von den nachfolgenden umfangreichen Anweisungen abschrecken, wie Sie sie in diesem Buch noch öfter finden werden. Es ist tatsächlich einfacher, diese Übungen auszuführen, als sie zu lesen, und auch die Bilder werden Ihnen dabei helfen.

1. Reiben Sie Ihre Hände aneinander und schütteln Sie sie aus.

2. Legen Sie die Hände mit gespreizten Fingern auf die Vorderseite der Oberschenkel.

3. Atmen Sie tief ein und führen Sie die Arme in einer Kreisbewegung zur Seite.

4. Bringen Sie die Hände beim Ausatmen vor der Brust in Gebetshaltung zusammen.

5. Atmen Sie noch einmal tief ein und lösen Sie die Arme voneinander, strecken den einen hoch über den Kopf, wobei Sie die Hand nach außen kippen, als wollten Sie mit der Handfläche etwas nach oben schieben. Strecken Sie den anderen

Arm nach unten und kippen Sie wiederum die Hand nach außen, als wollten sie mit der Handfläche etwas nach unten schieben. Schauen Sie nach oben (siehe Abbildung). Halten Sie diese Position so lange, wie es für Sie angenehm ist.

6. Atmen Sie durch den Mund aus und bringen Sie die Hände wieder in Gebetshaltung vor die Brust.

7. Wiederholen Sie die Übung, aber wechseln Sie dabei die Arme. Machen Sie nach diesem ersten Durchgang noch zwei oder mehr.

8. Nach dem letzten Mal lassen Sie die Arme sinken und beugen sich in der Taille mit leicht gebeugten Knien nach vorne. Atmen Sie dabei zweimal tief. Richten Sie sich langsam wieder auf und rollen Sie die Schulter nach hinten.

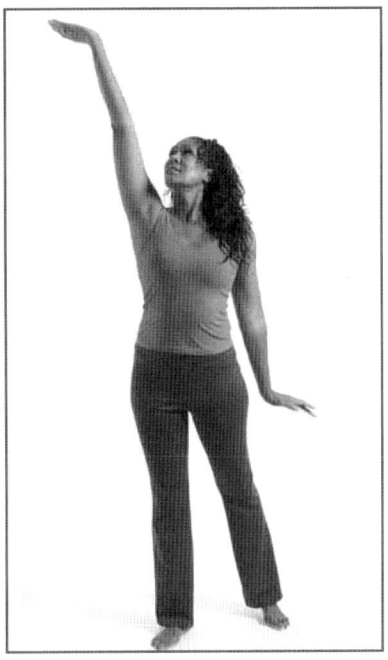

Abbildung 2-1:
Himmel und Erde verbinden

## Giftstoffe aus dem Körper entfernen

Das Entfernen giftiger Substanzen aus dem Körper ist für die Gesundheit immens wichtig. (Zum Vergleich: Auch eine Stadt muss durch das Abtransportieren von Müll sauber und lebensfähig gehalten werden.) Viele Krankheiten lassen sich auf das Anhäufen von Giftstoffen zurückführen, das geht immer auf Kosten von Vitalität und Wohlbefinden. Organe wie Leber, Nieren, Blase und Darm arbeiten harmonisch zusammen, um den Körper von solchen Giftstoffen zu befreien. Die Leber ist selbst eine Art chemische Fabrik, die ungefähr hundert verschiedene Aufgaben hat, wie zum Beispiel das Herausfiltern von Gift- und Abfallstoffen aus dem Blut, die Herstellung chemischer Substanzen zum Fettabbau und die Bildung von Harnstoff, dem Hauptbestandteil des Urins. Mit einer ebenso wirksamen wie einfachen Übung kann man seine Leber leistungsfähig und sauber halten und zudem den „Transport" von Hormonen im Blut unterstützen. Massieren Sie die nachfolgend genannten Punkte zur Stimulation der Leberfunktion an Händen und Füßen und atmen Sie dabei tief ein und aus.

Vorbemerkung: Bei dieser und bei allen weiteren Übungen in diesem Buch ist mit „tief atmen"das langsame Einatmen durch die Nase und das Ausatmen durch den Mund gemeint, wenn nichts anderes angegeben ist. Dieses Atemmuster verbindet die Energien von Zentral- und Gouverneursgefäß hinter dem Kehlkopf miteinander und schafft im Körper und um den Körper herum ein heilkräftiges Feld.

## Handmassage für eine saubere Leber                (Dauer: etwa 1 Minute)

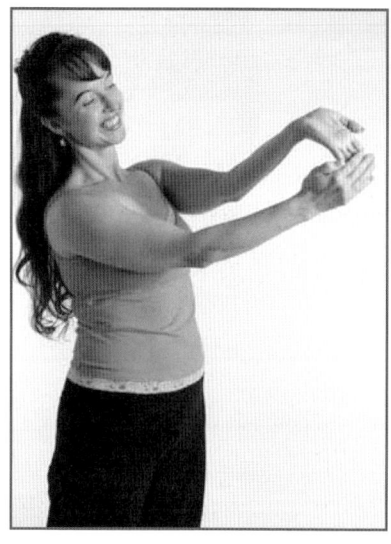

**Abbildung 2-2:**
Handmassage für eine saubere Leber

1. Massieren Sie die fleischige, schwimmhautartige Stelle zwischen Daumen und Zeigefinger der linken Hand auf dem Handrücken mit dem Daumen und an der Handfläche mit Zeige- und Mittelfinger der rechten Hand. Damit stimulieren Sie Dickdarm 4, den vierten Akupunkturpunkt auf dem Dickdarmmeridian, auch Hoku-Punkt genannt, einen der in Akupressur und Akupunktur am häufigsten behandelten Punkte. Wenn Sie schwanger sind, lassen Sie diesen Schritt allerdings besser aus.[2]

2. Massieren Sie mit dem rechten Daumen die linke Handfläche zum Körper hin und jeden Finger vom Körper weg.

3. Beenden Sie die Massage, indem Sie die Finger nach hinten überstrecken (siehe Abbildung).

Das Dehnen der entsprechenden Bänder löst gestaute Energie im Lebermeridian, zu dessen Einflussbereich sie gehören, und setzt zudem die Energien der sechs anderen Meridiane frei, deren Bahnen durch die Hände verlaufen.

4. Wiederholen Sie das Ganze an der rechten Hand.

## Fußmassage für eine saubere Leber                (Dauer: etwa 1 Minute)

1. Massieren Sie dort, wo die Großzehe mit der zweiten Zehe auf dem Fußrücken ein V bildet (siehe Abbildung); dieser Punkt am Fuß entspricht dem Hoku-Punkt an der Hand.

2. Massieren Sie das Gebiet zwischen den Sehnen der beiden Zehen mit dem Daumen und die entsprechende Stelle an der Fußsohle mit den Fingern.

3. Eine Massage der Reflexpunkte für die Schritt-
koordination (engl.: *gate reflexes*) tut auch
ausgesprochen gut; das sind die Stellen zwischen den Sehnen aller Zehen auf dem Fußrücken.

4. Verfahren Sie am anderen Fuß genauso.
Wenn Sie fertig sind, umfassen Sie die Fuß-
sohlen mit den Händen und drücken die
Seiten fest zusammen.

Ich massiere meine Hände fast jeden Tag und
eine Fußmassage kann man ganz einfach in der
Badewanne, bei einem heißen Fußbad oder beim
Zu-Bett-Gehen machen. So kann man großartig
für sich selbst sorgen und nicht nur die Leber
unterstützen, sondern auch die Hände und Füße
als „Energieantennen" offen und frei halten.

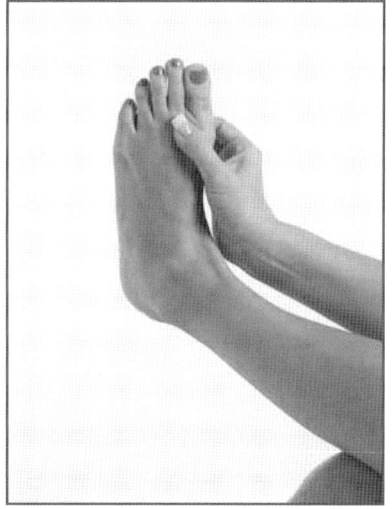

**Abbildung 2-3:**
Fußmassage für eine saubere Leber

## Das lymphatische System in der Energiemedizin

Die Lymphe kennen Sie als klare Flüssigkeit, die etwa dann austritt, wenn Sie sich
geschnitten haben; sie transportiert Fremdstoffe ab und bekämpft Keime. Dem lymphatischen System kommt innerhalb des Immunsystems eine Schlüsselrolle zu, denn
es ist beteiligt an der Abwehr eines breiten Spektrums von Beschwerden und Erkran-
kungen – von Erkältungen bis hin zu Krebs. Über die Lymphgefäße transportiert die
Lymphe Antikörper und Lymphozyten, das sind spezialisierte, unter anderem in den
Lymphknoten gebildete weiße Blutkörperchen; über sie gelangen auch Proteine,
Hormone und Fette in die Zellen; gleichzeitig werden tote Gewebepartikel und andere
Abfallstoffe entfernt. Lymphknoten befinden sich am Hals, in den Achselhöhlen, im
Darm und in der Leiste. Beim Entfernen von Giftstoffen – auch eine der Aufgaben von
Leber und Nieren – spielt das lymphatische System in der Energiemedizin eine
besonders wichtige Rolle. Neben dem Platzschaffen und Dehnen ist das Entfernen
von Giftstoffen aus dem Körper das zweite Grundprinzip der Energiemedizin, da
„energetische Toxine" wie etwa emotionale Überreste, stagnierende Energien, elektromagnetische Verunreinigungen und Strahlungen sowie chemische Giftstoffe den
Energiefluss blockieren. Das lymphatische System sorgt für ihre Ausleitung.

Im Körper zirkulieren zwei Flüssigkeiten, das Blut und die Lymphe; das lymphatische System wird daher manchmal als das andere oder zweite Kreislaufsystem des Körpers bezeichnet. Tatsächlich hat der Mensch doppelt so viele Lymphgefäße wie Blutgefäße, doch während das Blut vom Herzen durch den Herzkreislauf gepumpt wird, muss die Lymphe ohne eine solche Pumpe auskommen. Die tägliche Bewegung im Zusammenhang mit unseren Aktivitäten und besonders sportliche Betätigungen sorgen für den Lymphfluss. Doch manchmal häufen sich so viele Giftstoffe an, dass er blockiert und der Abtransport zunehmend behindert wird.

Reflexpunkte, die den Lymphfluss stimulieren, befinden sich an den verschiedensten Körperstellen, insbesondere auf der Brust, dem Rücken und oben an den Beinen. Werden sie massiert, kommt es zu einem schnelleren und effektiveren Abtransport der Toxine. Dieses Verfahren wurde in den dreißiger Jahren des letzten Jahrhunderts von dem Osteopathen Frank Chapman entwickelt und gehört zu den Eckpfeilern der *Applied Kinesiology*.[3] Die sogenannten „neurolymphatischen Reflexpunkte" haben sich nach meiner Erfahrung als außerordentlich förderlich für das Ausleiten von Giftstoffen sowie für das Lösen energetischer Blockaden im ganzen Körper erwiesen.

Mein Mann David wollte immer wieder von mir wissen, ob die Arbeit an diesen Punkten wirklich zur Energiemedizin gehöre. Er dachte nämlich, sie gehörten zur Massage. Also wirklich, David, wen interessiert das! Doch ich erwähne es, weil ein paar einflussreiche Vertreter der Legislative sich oft genug von Mitgliedern medizinischer Berufsverbände davon überzeugen ließen, dass ihre engstirnigen Interessen durch Gesetze geschützt werden sollten. In einigen Bundesstaaten der USA ist es tatsächlich gesetzlich verboten, dass Angehörige bestimmter Heilberufe einzelne Massagetechniken ohne Massagelizenz ausführen. Das bringt der Öffentlichkeit überhaupt nichts. Massagetechniken sind schon immer Bestandteil verschiedener Heilverfahren gewesen und so wird es auch bleiben, die Energiemedizin macht da keine Ausnahme. Um bestimmte Techniken korrekt und effektiv anzuwenden, muss man doch keine komplette Massageausbildung haben (– okay, ich habe zufällig eine)! Durch die Massage neurolymphatischer Reflexpunkte werden Giftstoffe in die lymphatischen Gefäße freigesetzt und nachfolgend zum Abtransport in den Blutstrom abgegeben. So wird mehr Platz geschaffen, damit Energie fließen kann, und deshalb ist die Arbeit mit diesen Punkten in der Energiemedizin so wichtig.

Es gibt etwas mehr als 90 neurolymphatische Reflexpunkte auf der Körperoberfläche, die manchmal einfach als „lymphatische Punkte" bezeichnet werden. Da sie jedoch Reflexpunkte sind, liegen sie nicht unbedingt direkt über den Lymphknoten, den Lymphgefäßen oder über anderem lymphatischem Gewebe. Die Abbildung auf

Seite 68 zeigt einige davon. Blockierte neurolymphatische Reflexpunkte ziehen jedes System im Körper in Mitleidenschaft. Sie sind empfindlich, wenn man sie massiert, daher sind sie leicht zu finden. Außerdem liegen so viele von ihnen dicht beieinander, dass man sie schon deshalb gar nicht verfehlen kann. Übt man mit dem Mittelfinger ein wenig Druck auf diese Punkte aus, dann findet man wahrscheinlich schnell ein paar, die behandlungsbedürftig sind; allerdings sollte sichergestellt sein, dass es sich dabei weder um eine Verletzung noch um eine sportbedingte Zerrung oder ein medizinisches Problem handelt.

### Die lymphatische Massage  (Dauer: etwa 10 Sekunden pro Punkt)

1. Tasten Sie mit dem Mittelfinger die neurolymphatischen Reflexpunkte auf der Brust, bis Sie einen gefunden haben, der empfindlich ist.

2. Drücken Sie mit zwei oder drei Fingern in diesen Punkt und massieren Sie ihn kräftig, indem Sie die Haut in alle Richtungen schieben.

3. Drücken Sie fest genug, um den Druck wirklich zu spüren, aber nicht so fest, dass Sie die Haut quetschen. Massieren Sie jeden empfindlichen Punkt etwa zehn Sekunden lang.

Die einfache Massage der lymphatischen Punkte fördert den Energiefluss und unterstützt gleichzeitig die natürliche Hormonfunktion. Sie sollten jedoch ein paar Dinge beachten. Punkte, die aufgrund einer Quetschung oder Verletzung schmerzen, sollten nicht massiert werden, auch nicht zu viele empfindliche Punkte auf einmal. Da dadurch Giftstoffe in die Lymphe und den Blutkreislauf freigesetzt werden, sollte die Ausscheidungsfähigkeit des Körpers nicht überfordert werden. Dies gilt besonders bei einer akuten oder kurz vorher überstandenen Krankheit und ebenso für Menschen, die an einer Autoimmunerkrankung (wie Multiple Sklerose oder Parkinson) leiden, da in solchen Fällen die Anpassung an die Veränderungen in der Körperchemie manchmal schwierig ist; also lieber langsam vorgehen.

Doch in aller Regel sind diese Punkte wunderbar geeignet für Massage. Allgemein ist diese Übung wohltuend im Sinne von „der Schmerz tut so gut", und oft wird der Energiefluss in dem geklärten Gebiet sofort nach der Massage als angenehmes Gefühl wahrgenommen. Damit stehen Ihnen nun schon vier einfache Übungen zur Verfügung – Himmel und Erde verbinden, die Handmassage, die Fußmassage und die lymphatische Massage –, die Sie einsetzen können, damit sich die Energien in Ihrem Körper wohler fühlen.

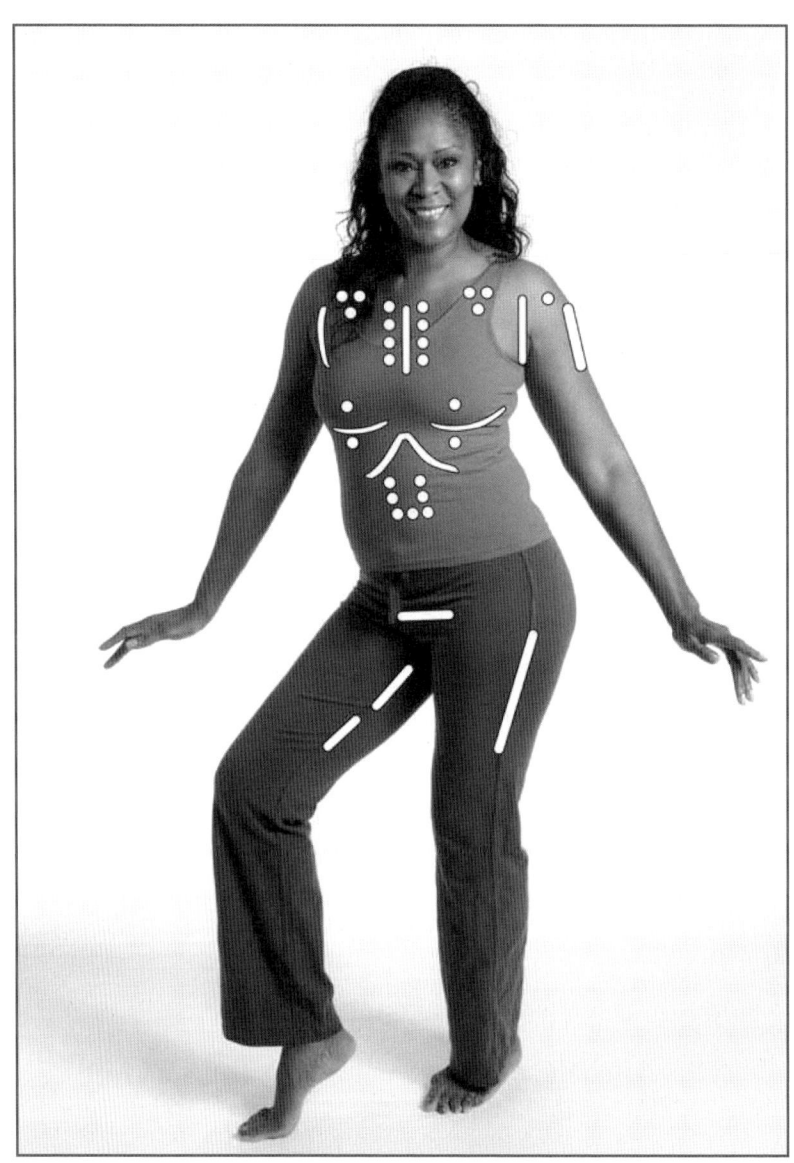

**Abbildung 2-4:**
Neurolymphatische Reflexpunkte und Reflexzonen

## Tägliches Fünf-Minuten-Energie-Programm zum Wohlfühlen

Einige der in diesem Buch vermittelten Techniken, insbesondere diejenigen in diesem Kapitel, tragen zur Gesunderhaltung und Ausgeglichenheit des energetischen Gesamt-status bei. Daneben harmonisieren sie auch diejenigen Energien, die sich auf die Körperchemie auswirken. Andere, in den nachfolgenden Kapiteln vorgestellte Übungen zielen mehr auf die Arbeit an speziellen Problemen ab, wie zum Beispiel PMS, Störungen der Fruchtbarkeit oder Hitzewallungen. Anfangs konzentrieren wir uns in der Energiemedizin jedoch oft auf die elementaren Energien für das allgemeine Wohlbefinden. Die folgende, als tägliches *Fünf-Minuten-Energie-Programm* vorge-schlagene Reihe hochwirksamer Techniken lege ich Ihnen für jeden Tag ans Herz.

Nachdem ich mit mehr als 10 000 Klienten in neunzigminütigen Einzelsitzungen gearbeitet, den meisten von ihnen Übungen für zu Hause gegeben und beobachtet habe, was daraufhin geschah, weiß ich ganz gut, welche Techniken am wirksamsten sind und fast alle Menschen positiv beeinflussen können. Als wir mein erstes Buch (*Energy Medicine*) schrieben, wollten wir ein einfaches Programm für jeden Tag anbieten, damit die Energien so richtig „brummen". Aus den Übungen wählte ich diejenigen mit der besten Wirkung auf die meisten Menschen aus und stellte daraus ein Programm zusammen, das tendenziell alle Energiesysteme des Körpers ins Gleich-gewicht bringen konnte.

Letztendliches Ziel ist die Wiedereinführung positiver „energetischer Gewohn-heiten". Während wir uns an den Stress und alles, was uns das moderne Leben an charakteristischen unnatürlichen Betätigungen und Substanzen beschert, gewöhnen und uns darauf einstellen, gehen unsere Energiesysteme bei dem tapferen Versuch, uns gesund zu erhalten, Kompromisse ein. Doch dadurch werden sie oft auf die her-kömmlichen Muster zurückgeworfen, die uns mehr schaden als nützen. Das tägliche *Fünf-Minuten-Energie-Programm* ist wie das Drücken eines Rückstellknopfes, es hilft, den natürlichen Energiefluss des Körpers wiederherzustellen. Ich beziehe mich das ganze Buch hindurch immer wieder darauf.

Bei allen nachfolgenden Techniken wird vorausgesetzt, dass der energetischen Gesamtstatus mit einem solchen Basisprogramm im Gleichgewicht gehalten wird, damit die Feinabstimmung wirksam werden kann. Eine Frau, die unscharf sieht und ihre Lesefähigkeit verbessern will, würde wahrscheinlich auch erst einmal an Augen-übungen denken, bevor sie sich zu einem Schnell-Lesekurs anmeldet.

Ich weiß, dass es nicht so einfach ist, eine *zusätzliche, regelmäßige Aufgabe* zu emp-fehlen. Wir alle haben schrecklich viel zu tun – das ist der Tribut an das moderne

Leben. Doch einige noch so kleine tägliche Investitionen zahlen sich aus, und das garantiere ich in Bezug auf das Befinden und die Leistungsfähigkeit durch das regelmäßige tägliche Übungsprogramm.

Außer meinem persönlichen Versprechen gibt es jedoch auch einige Forschungsergebnisse, die diesen Anspruch bestätigen. Eine meiner ehemaligen Schülerinnen, die Psychologin und Energiemedizin-Anwenderin Dr. Linda Geronilla, brachte einer Gruppe von achtzehn Lehrern eine modifizierte Version der täglichen Übungssequenz bei und untersuchte, ob sich ihre Gehirnmuster veränderten. Es zeigte sich, dass die Leistung spezifischer Gehirnareale durch bestimmte Aktivitäten optimiert wurde. Dr. Geronilla legte ihrer Studie die Arbeit von Dr. med. Daniel Amen zugrunde, der die Beziehung zwischen Gehirnaktivität und Gehirnfunktion an mehr als 30 000 Personen untersuchte.[5]

Nach acht Wochen täglichen Übens konnten in vier der sechs Hirnareale, die Dr. Amen als wichtigste Zielregionen für Programme zur Optimierung der menschlichen Leistungsfähigkeit identifizierte, positive Veränderungen festgestellt werden: im präfrontalen Kortex (Teil des Frontallappens der Großhirnrinde an der Stirnseite des Gehirns), im Kleinhirn, in den Schläfenlappen und im *Gyrus cinguli* anterior (zum Endhirn gehörende Struktur). Die Teilnehmer berichteten außerdem über eine Verbesserung der Gedächtnisleistung, der Konzentration und des Energieniveaus. Bei einer Kontrollgruppe zeigten sich diese Auswirkungen nicht, auch keine wesentlichen Veränderungen in den sechs Hirnarealen im Laufe der acht Wochen. Diese Ergebnisse untermauern Dr. Amens Vorhersage, dass Menschen mithilfe von *Brain-Gym*® klarer und schneller denken sowie ihre Urteilsfähigkeit, Aufmerksamkeit und die Gesundheit des Gehirns insgesamt verbessern können.[6] (*Brain-Gym*® ist ein ähnliches Übungsprogramm, entwickelt von Dr. Paul und Gail Dennison.)

Dies allein sollte Sie schon davon überzeugen, dass es einer ernsthaften Überlegung wert ist, sich das tägliche *Fünf-Minuten-Energie-Programm* zur Gewohnheit zu machen. Doch aus meiner Erfahrung weiß ich auch, dass es wahrscheinlich leichter fällt, so etwas in eine bereits bestehende Aktivität zu integrieren, beispielsweise zum Aufwärmen oder Abkühlen bei regelmäßigen Yoga-, Tai-Chi- oder Pilates-Übungen. Wer meditiert, kann sich damit zentrieren und die Meditation vertiefen. Vor allem solche Leute, die keine „Morgenmenschen", machen die Übungen gerne vor dem Aufstehen, andere betrachten sie als eine Art Abschaltritual, wenn sie von der Arbeit nach Hause kommen. Und es gibt Menschen, für die sie zum Duschen oder Baden dazugehören. Je wohler man sich fühlt, desto besser ist es. Es geht nicht um Prinzipien wie „Ohne Fleiß kein Preis!" – ganz im Gegenteil.

Das tägliche *Fünf-Minuten-Energie-Programm* umfasst die *drei Klopfpunkte*, die *Überkreuzbewegung*, die *Hook-ups (Cook-Übung)*, den *Kronenzug*, die *lymphatische Massage*, den *Reißverschluss* und die *Brücke*.

## Die drei Klopfpunkte  (Dauer: etwa 30 Sekunden)

Werden bestimmte Punkte auf unserem Körper mit den Fingern geklopft, so wird das Energiefeld in vorhersagbarer Weise beeinflusst und sendet elektrochemische Impulse an das Gehirn. Diese lösen die Freisetzung von Neurotransmittern aus. Werden drei bestimmte Bereiche auf unserem Körper, die ich hier die „drei Klopfpunkte" nenne, durch Klopfen stimuliert, so wird dadurch eine Reihe von Reaktionen ausgelöst, die zum Beispiel bewirken, dass man wieder munter wird, wenn man müde ist, dass die Vitalität erhöht und das Immunsystem bei Stress gestärkt wird. Machen Sie sich nicht zu viele Gedanken darüber, ob Sie die genaue Lage eines jeden Punktes finden. Benutzen Sie einfach mehrere Finger und klopfen Sie an der beschriebenen Stelle, dann werden Sie den richtigen Punkt mit Sicherheit treffen.

**Klopfpunkt Nr. 1: Niere 27** – Die Akupunkturpunkte (bei Techniken *ohne* Nadeln spricht man auch von „Akupressurpunkten") sind winzige Energiezentren, die auf den vierzehn Hauptmeridianen oder Energiebahnen des Körpers angeordnet sind. Da diese – mit Ausnahme von Zentralmeridian und Gouverneursgefäß, die sich auf der Vorder- bzw. Rückseite der Körpermitte befinden – sowohl auf der rechten als auch auf der linken Körperseite verlaufen, gibt es die jeweiligen Punkte auf beiden Seiten. Die Akupressurpunkte Niere 27, die Endpunkte des rechten und linken Nierenmeridians, sind Verbindungspunkte und beeinflussen als solche alle anderen Meridiane. Durch Klopfen oder Massieren dieser Punkte werden Signale an das Gehirn gesandt, die die Energien regulieren, sodass man wacher wird und effektiver arbeiten kann. Man kann diese Punkte auch dann klopfen, wenn man erschöpft ist oder die Konzentration nachlässt; das Energieniveau steigt dann wieder und die Aufmerksamkeit nimmt zu.

Sie finden diese Punkte, wenn Sie die Zeigefinger beider Hände an die Stellen in der Körpermitte legen, wo das Schlüsselbein mit dem Brustbein zusammentrifft. Dort spüren Sie das Ende des Schlüsselbeins als knöcherne Erhöhung. Etwa zwei bis drei Zentimeter genau darunter haben die meisten Menschen eine empfindliche Stelle oder eine kleine Vertiefung. Atmen Sie langsam und tief, wenn Sie Ihre Niere-27-Punkte kräftig, aber nicht zu kräftig zwei bis drei Atemzüge lang klopfen (s. Abb. auf S. 72).

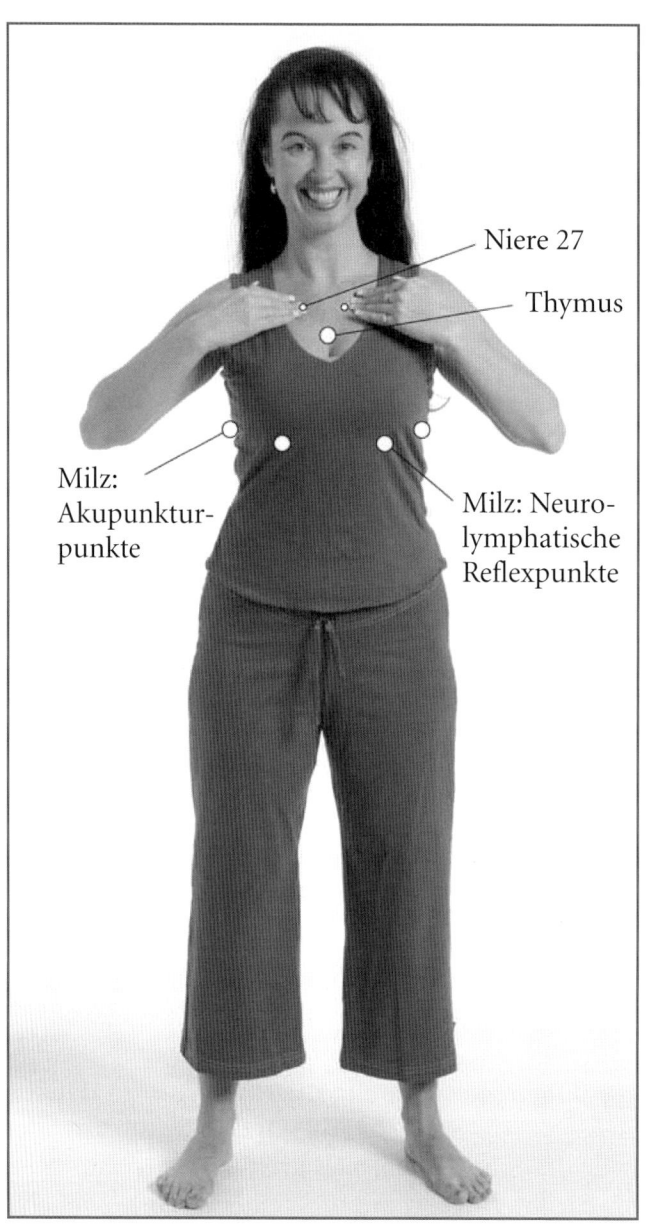

Niere 27

Thymus

Milz:
Akupunktur-
punkte

Milz: Neuro-
lymphatische
Reflexpunkte

**Abbildung 2-5:**
Klopfpunkte für Milz, Niere 27 und Thymus

**Klopfpunkt Nr. 2: Der Thymuspunkt (oder auch „Tarzan-Punkt")** – Das Klopfen der Thymusdrüse (denken Sie an Tarzan …) ist eine einfache Technik; sie weckt die Energien des Körpers, stärkt das Immunsystem und steigert Kraft und Vitalität. Es hilft beim Ansturm negativer Energien, wenn eine Erkältung im Anzug oder eine Infektion abzuwehren ist oder wenn das Immunsystem mit anderen Herausforderungen konfrontiert wird. Die Thymusdrüse unterstützt das Immunsystem. Werden ständig Entscheidungen getroffen, die mit dem Körper und seinen Bedürfnissen nicht im Einklang sind, so wird das Kontrollsystem des Thymus irritiert. Durch das Klopfen wird es stimuliert und neu eingestellt (engl.: *reset*):

- Legen Sie die Finger einer Hand oder beider Hände in die Mitte des Brustbeins auf die Thymusdrüse, etwa fünf Zentimeter unter Niere 27 (siehe Abbildung).
- Klopfen Sie nun mit allen Fingern und den Daumen kräftig und atmen dabei langsam und tief zwei- bis dreimal durch die Nase ein und durch den Mund aus.

**Klopfpunkt Nr. 3: Milzpunkt(e)** – Klopft man die den Milzmeridian beeinflussenden Punkte, kann man sein Energieniveau rasch anheben, den Blutzuckerspiegel ausgleichen und das Immunsystem unterstützen.

- Klopfen Sie die neurolymphatischen Reflexpunkte der Milz etwa fünfzehn Sekunden lang kräftig (siehe Abbildung). Sie befinden sich unterhalb der Brüste, beginnend etwa auf der Höhe der Brustwarzen und dann leicht abfallend, genauer gesagt: zwischen der 7. und 8. Rippe.

  Alternativ: Klopfen Sie die Akupunktur-Endpunkte des Milzmeridians etwa fünfzehn Sekunden lang kräftig. Sie befinden sich auf jeder Seite des Körpers etwa zehn Zentimeter unterhalb der Achselhöhlen.

- Wählen Sie unter diesen beiden Möglichkeiten diejenigen Punkte, die empfindlicher sind.

- Atmen Sie beim Klopfen langsam und tief durch die Nase ein und durch den Mund aus.

- Klopfen oder massieren Sie zwei oder drei Atemzüge lang kräftig.

## Die Überkreuzbewegung

(Dauer: etwa 30 Sekunden)

Die *Überkreuzbewegung* erleichtert das Kreuzen der Energie zwischen der rechten und der linken Gehirnhälfte. Dadurch fühlt man sich vitaler, kann klarer denken und sich besser koordiniert bewegen. Im Wesentlichen besteht sie sozusagen aus übertrieben ausgeführten Gehbewegungen. Die meisten Menschen empfinden diese Übung als Energiespender. Wer das Gefühl hat, dass sie eher Energie abzieht oder ermüdend wirkt, sollte stattdessen einfach die kombinierte Homolateral-Überkreuz-Bewegung (S. 86 ff.) machen. Die Überkreuzbewegung geht folgendermaßen:

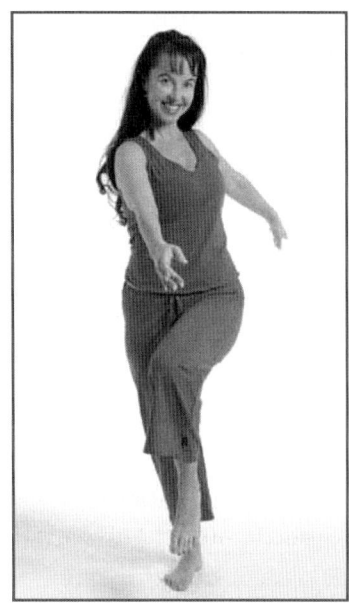

**Abbildung 2-6:**
Überkreuzbewegung

1. Klopfen Sie zuerst rasch Niere 27, um sicherzugehen, dass die Energien in den Meridianen in die richtige Richtung fließen.

2. Die Überkreuzbewegung ist so einfach wie das Gehen auf der Stelle. Heben Sie im Stehen gleichzeitig den rechten Arm und das linke Bein an (siehe Abbildung).

3. Beim Senken heben Sie den linken Arm und das rechte Bein an. Wenn Sie körperlich nicht dazu in der Lage sind, gibt es eine Alternative: Sie heben das rechte Knie und berühren es mit der linken Hand. Dann senken Sie es wieder, heben das linke Knie und berühren es mit der rechten Hand.

4. Bei der Wiederholung übertreiben Sie das Anheben des Beins und das Schwingen des Arms über die Körpermitte hinaus zur anderen Seite.

5. Setzen Sie das mindestens eine Minute lang fort und atmen Sie dabei wieder tief durch die Nase ein und durch den Mund aus.

## Die Hook-ups (auch: Cook-Übung)

(Dauer: etwa 90 Sekunden)

Ich mache die *Hook-ups*, wenn ich überfordert oder völlig aufgelöst bin, keine Klarheit in einer Situation bekomme, mich nicht konzentrieren kann, jemandem entgegentreten muss oder aufgebracht bin, weil mir jemand entgegengetreten ist. Die Übung wurde von Wayne Cook entwickelt, einem Pionier auf dem Gebiet der Erforschung bioenergetischer Kraftfelder; Paul Dennison übernahm sie unter dem Namen

*Hook-ups* in sein *Brain-Gym*®-Programm; ich zeige sie hier in einer von mir modifizierten Form. Die *Hook-ups* sind vielleicht besser als jede andere einzelne Übung aus meinem Programm dazu geeignet, zu beruhigen, die Gedanken zu ordnen, seine eigenen Probleme besser zu verstehen und sich ihnen zu stellen.

Diese Technik wirkt auch bei massiven Erschütterungen mit Weinkrämpfen, bei unkontrollierten emotionalen Ausbrüchen, völliger Verzweiflung oder totaler Erschöpfung. Sie hilft, die Stresshormone unter Kontrolle zu bekommen. Nahezu augenblicklich fühlt man sich weniger „durch den Wind" und nicht mehr so überfordert. Die Übung geht folgendermaßen:

1. Setzen Sie sich aufrecht auf einen Stuhl. Legen Sie Ihren rechten Fuß auf Ihr linkes Knie. Umfassen Sie mit der linken Hand den rechten Fußknöchel von vorn. Legen Sie die rechte Hand über den Ballen des rechten Fußes; die Finger umgreifen dabei die rechte Seite des Fußes (siehe Abbildung 2-7a).

2. Atmen Sie langsam durch die Nase ein; mit dem Einatmen sollte sich Ihr Körper leicht aufrichten. Ziehen Sie gleichzeitig Ihr Bein sanft zu Ihrem Körper hin,

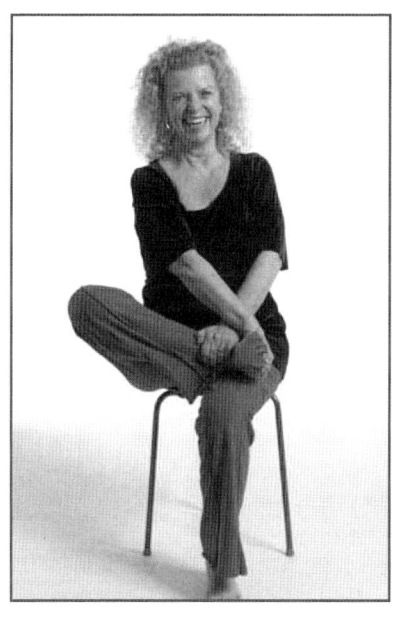
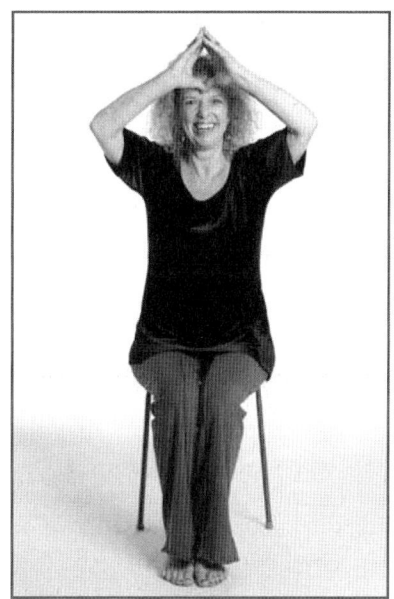

a                          b

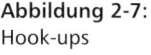

**Abbildung 2-7:**
Hook-ups

sodass eine Dehnung entsteht. Atmen Sie nun langsam durch den Mund aus und entspannen dabei Ihren ganzen Körper. Wiederholen Sie dieses langsame Atmen und Dehnen vier- bis fünfmal.

3. Wechseln Sie nun zum anderen Fuß. Legen Sie Ihren linken Fuß auf Ihr rechtes Knie. Umfassen Sie mit der rechten Hand den linken Fußknöchel von vorn. Legen Sie die linke Hand über den Ballen des linken Fußes; die Finger umgreifen dabei die rechte Seite des Fußes. Atmen Sie genauso wie bei Schritt 2.

4. Stellen Sie nun Ihre Beine fest nebeneinander auf den Boden und führen Sie die Fingerspitzen beider Hände zusammen, sodass sie eine Pyramide formen. Führen Sie die Hände nach oben, sodass Ihre Daumen auf Ihrem „dritten Auge", direkt über der Nasenwurzel zu liegen kommen. Atmen Sie drei- oder viermal langsam und tief durch die Nase ein und durch den Mund aus (siehe Abbildung 2-7b).

5. Bringen Sie mit dem letzten Ausatmen Ihre gebeugten Finger zur Mitte der Stirn und lassen Sie sie langsam nach rechts und links auseinandergleiten; dehnen Sie dabei die Haut auf Ihrer Stirn, aber nicht zu stark.

6. Bringen Sie nun Ihre Hände vor dem Körper wieder langsam nach unten und überlassen Sie sich Ihrem eigenen Atemrhythmus.

## Der Kronenzug                                      (Dauer: etwa 30 Sekunden)

Im Gehirn und im Schädel wird ein großer Teil der Energie verarbeitet, doch es kann zu Stauungen kommen, wenn sie nicht frei fließen und den Körper über das Energiezentrum auf dem Schädeldach verlassen kann, das im Yoga als Kronenchakra bezeichnet wird. Durch die als Kronenzug bezeichnete Übung wird dieses Chakra dafür geöffnet.

Der *Kronenzug* lichtet die Nebel im Kopf und beruhigt das Nervensystem, der mentale Stau löst sich auf, der Geist wird erfrischt und öffnet sich für höhere Einsichten. Die Menschen hungern heutzutage nach Inspiration und geistiger Führung, sie möchten enger an die Schöpferkraft (oder an Gott oder was immer sie sich unter dem größeren Ganzen vorstellen) angeschlossen sein. Das Kronenchakra ist einer der Schlüssel zu einem solchen seelischen Öffnungsprozess. Mit der nachfolgenden Übung können Sie das Chakra auf kraftvolle Weise zu öffnen beginnen. Gleichzeitig profitieren Sie von dem vergleichsweise banalen Nebeneffekt, dass sich gestaute Energien einfach auflösen. Atmen Sie während der gesamten Übung tief durch die Nase ein und durch den Mund aus.

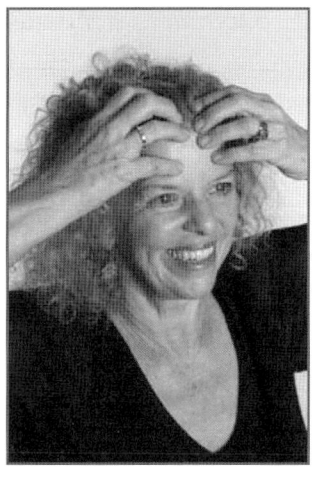 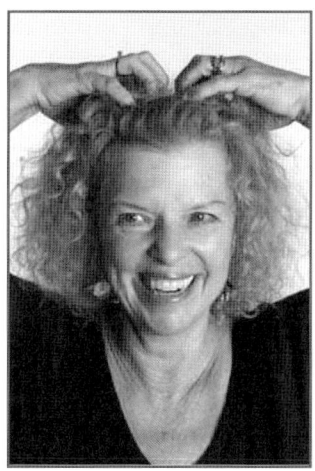 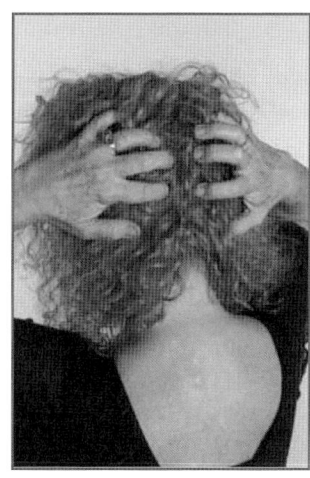

**Abbildung 2-8:**
Kronenzug
    a                   b              c

1. Legen Sie Ihre Daumen rechts und links an Ihre Schläfen. Die Fingerspitzen der anderen Finger liegen leicht gekrümmt auf der Mitte der Stirn.

2. Ziehen Sie Ihre Finger langsam und mit leichtem Druck in Richtung der Schläfen, sodass die Haut oberhalb der Augenbrauen gedehnt wird (siehe Abbildung 2-8a).

3. Legen Sie dann Ihre Fingerspitzen an den Haaransatz und wiederholen Sie auch hier die Dehnung.

4. Wiederholen Sie dieses Muster an den folgenden Stellen des Kopfes:

   a) Finger oben auf dem Kopf – die kleinen Finger liegen am Haaransatz. Ziehen Sie Ihre Hände auseinander und üben Sie dabei spürbaren Druck aus, so als wollten Sie Ihren Kopf auseinanderziehen (siehe Abbildung 2-8b)

   b) Finger auf der Rundung des Hinterkopfes; ziehen Sie Ihre Hände wiederum mit Druck auseinander (siehe Abbildung 2-8c).

   c) Finger auf dem Haaransatz des Hinterkopfes; ziehen Sie Ihre Hände wiederum mit Druck auseinander.

   d) Fahren Sie nun fort, indem Sie mit Ihren Fingerspitzen den Nacken in drei Schritten jeweils zur Seite auseinanderziehen: zunächst am Nackenansatz, danach in der Mitte des Nackens und dann auf der Höhe der Schultern; lassen Sie Ihre Finger schließlich auf den Schultern liegen.

   e) Nach einem tiefen Atemzug ziehen Sie Ihre Finger kräftig über den Kamm der Schultern und lassen die Arme fallen.

## Die lymphatische Massage (Dauer: mindestens 1 Minute)

Die Massage der bereits besprochenen neurolymphatischen Reflexpunkte ist von so hohem Wert, dass ich sie in die tägliche Übungssequenz aufgenommen habe. Man sollte versuchen, jeden Tag zwei oder drei empfindliche Punkte jeweils 10 bis 20 Sekunden lang zu „bearbeiten" (siehe Abbildung 2-4 auf Seite 68, die Auswahl ist groß). Manchmal sind bisher dauerhaft schmerzende Punkte sofort nach der Massage weniger empfindlich. Das ist ein Hinweis darauf, dass die Giftstoffe abtransportiert werden. Man kann die Punkte selbst massieren oder von jemandem massieren lassen und bei dieser Gelegenheit die Wirbelsäulen-Energiestrom-Übung beim jeweils anderen durchführen. Da die wichtigsten, jeden Meridian beeinflussenden neuro-lymphatischen Punkte an beiden Seiten entlang der Wirbelsäule liegen, eignen sie sich ganz besonders für eine Partnerübung, und der *Wirbelsäulen-Energiestrom* ist ein wahrer Genuss. Wenn wir nicht unterwegs sind, mache ich meinem Mann David fast jeden Morgen einen „Gesundheitstrank" und bekomme dafür von ihm den *Wirbelsäulen-Energiestrom*. (Ich komme dabei besser weg, daher hoffe ich, dass er das jetzt nicht liest und dann neu verhandeln will.

1. Legen Sie sich ausgestreckt auf eine Unterlage, mit dem Gesicht nach unten, oder stellen Sie sich in gut einem halben Meter Entfernung mit dem Gesicht zur Wand und stützen Sie sich mit beiden Armen ab. So stabilisieren Sie Ihren Körper, während die zweite Person Druck auf Ihren Rücken ausübt.

2. Ihr Partner / Ihre Partnerin massiert nun mit Daumen oder Mittelfingern die Punkte 2 bis 3 Zentimeter beiderseits der Wirbelsäule mit starkem Druck, den er/sie durch Einsatz seines/ihres Körpergewichts dosiert. Er/sie beginnt am Nacken und arbeitet sich nach unten bis zum Kreuzbein (siehe Abbildung 2-9).

3. Ihr Partner / Ihre Partnerin sollte so tief wie möglich in die Mulden zwischen den einzelnen Wirbeln hineingehen und diese Stellen kräftig massieren. Er oder sie sollte mindestens drei Sekunden lang auf jedem Punkt bleiben, dabei die Haut mit starkem Druck kreisförmig bewegen und sich immer wieder vergewissern, ob der Druck angenehm ist.

4. Ist Ihr Partner / Ihre Partnerin am Kreuzbein angelangt, so kann die Massage entweder wiederholt oder zum Abschluss gebracht und mit einem Ausstreichen der Energie vervollständigt werden. Dazu wird mit den Handflächen zwei- oder dreimal von oben, von den Schultern, den ganzen Rücken nach unten und weiter über Beine und Füße gestrichen.

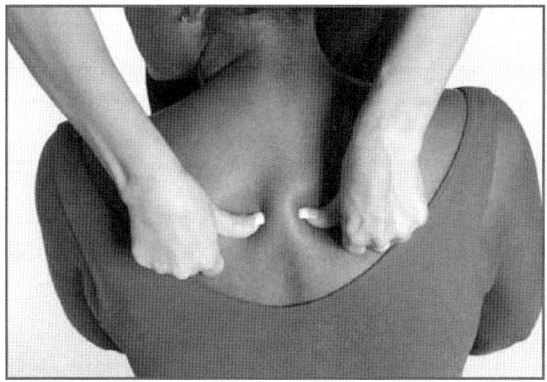

**Abbildung 2-9:**
Wirbelsäulen-Energiestrom

Machen Sie sich keine Gedanken darüber, ob Sie vielleicht einen Punkt vergessen. Jeder Ihrer Meridiane wird ausreichend aktiviert, indem Sie die Stellen zwischen allen Wirbeln massieren. Es ist auch nicht wichtig, die Namen der Meridiane zu kennen, die mit diesen Punkten in Verbindung stehen. Sie sollten jedoch Ihren Partner bitten, den Punkten, die empfindlich sind, besondere Aufmerksamkeit zukommen zu lassen. Wenn Sie gerade unter starkem emotionalen oder körperlichen Stress stehen oder Umweltgiften ausgesetzt waren, hilft Ihnen die lymphatische Massage oder der *Wirbelsäulen-Energiestrom* rasch dabei, das Lymphsystem frei zu machen. Er reinigt es nicht nur, er stimuliert auch die Gehirn-Rückenmark-Flüssigkeit und klärt so zusätzlich den Kopf.

Das ist eine schnelle Methode, wieder ins Gleichgewicht zu kommen, und von allen mir bekannten energetischen Techniken diejenige, die bei geringstem Aufwand für die meisten Situationen den wahrscheinlich größten Nutzen bringt. Ist etwa eine Erkältung im Anzug, kann der *Wirbelsäulen-Energiestrom* sie schon in den Anfängen stoppen. Ich empfehle auch Paaren regelmäßig, diese Übung zu machen, einmal als ein Zeichen liebevoller Fürsorge füreinander, aber auch, um Probleme abzufangen. Haben Sie das Gefühl, dass ein Streit zu entgleisen droht, sagen Sie so liebevoll wie möglich zu Ihrem Partner: „Marsch, an die Wand!", und bearbeiten die neurolymphatischen Reflexpunkte kräftig. Diese einfache Technik vermindert den aufgebauten Stress sofort und nimmt emotionalen Überreaktionen die Spitze.

## Der Reißverschluss

(Dauer: etwa 20 Sekunden)

Fühlt man sich traurig oder verletzlich, so ist man negativen Gedanken und Energien anderer Menschen ausgeliefert; der Zentralmeridian – eine der beiden Energiebahnen, die das Zentralnervensystem versorgen – kann diese dann wie ein Rundfunkgerät in das eigene System übertragen. Der Zentralmeridian verläuft wie ein Reißverschluss vom Schambein hinauf zur Unterlippe, und mit den Energien in den Händen kann man ihn „zumachen". Der *Reißverschluss* verhilft zu mehr Selbstvertrauen und positiveren Gefühlen über sich selbst, er ermöglicht Ihnen, klarer zu denken und sich vor negativen Energien aus der Umgebung zu schützen. Streicht man mit den Händen von unten nach oben am Zentralmeridian (oder: Zentralgefäß) entlang, so fließt Energie mit. Vor der Reißverschluss-Übung sollten Sie jedoch rasch noch die Niere-27-Punkte klopfen, um sicherzustellen, dass die Energien in den Meridianen in die richtige Richtung fließen.

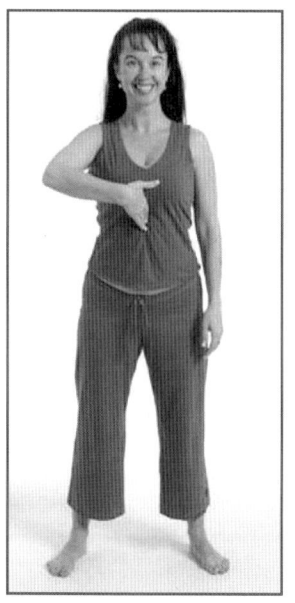

**Abbildung 2-10:**
Reißverschluss

1. Legen Sie eine Hand oder beide Hände auf das Schambein, wo der Zentralmeridian beginnt.

2. Atmen Sie tief ein und bewegen Sie dabei Ihre Hand (oder Hände) langsam und bedächtig in der Körpermitte nach oben (siehe Abbildung), bis zur Unterlippe, wo er endet.

3. Wenn Sie nicht an der Unterlippe aufhören, sondern die Hände schwungvoll weiter nach oben führen und zum Himmel heben, dann verbinden Sie den Zentralmeridian mit Ihrer Aura und den Kräften, die darüber hinausgehen.

4. Drehen Sie ihre Handflächen nach oben und atmen Sie dabei langsam aus, strecken Sie Ihre Arme – so weit es geht – zur Seite und bringen Sie sie dann wieder hinunter zum Schambein.

5. Wiederholen Sie diese Übung dreimal.

## Die Brücke

(Dauer: 15 bis 20 Sekunden)

Der *Reißverschluss* stärkt den Zentralmeridian. Dieser leitet seine Energie auf der Körpervorderseite nach oben und arbeitet mit dem Gouverneursgefäß zusammen, das wiederum seine Energie an der Wirbelsäule entlang nach oben schickt. Die beiden Meridiane treffen sich hinter dem Kehlkopf. Durch diese „Brücke" werden die Energien der beiden Meridiane zwischen der Vorder- und der Rückseite des Körpers sowie zwischen Kopf und Rumpf miteinander verbunden. Das Koordinationsvermögen erhöht sich und alle Energien, auch die der Aura, werden stabilisiert. Dies ist eine der potentesten Übungen, die ich kenne, wenn ich mich schnell zentrieren will; sie wirkt sofort auf das Nervensystem. Mehrere meiner Schüler berichteten, dass sie damit bei einer Person mit Anfallsleiden einen beginnenden Anfall nach fünfzehn bis zwanzig Sekunden stoppen konnten. Auch bei dieser Übung wird durch die Nase ein- und durch den Mund ausgeatmet.

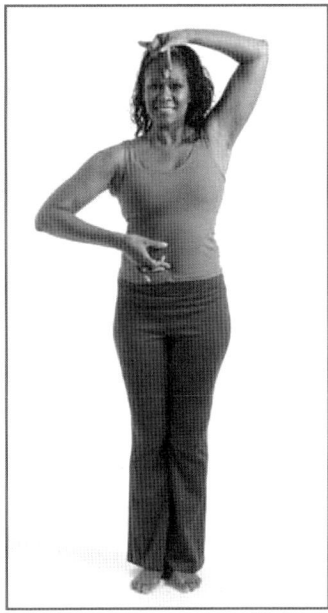

**Abbildung 2-11:**
Brücke

1. Legen Sie den Mittelfinger einer Hand auf Ihr „drittes Auge" (zwischen den Augenbrauen, über der Nasenwurzel).

2. Legen Sie den Mittelfinger der anderen Hand in Ihren Nabel.

3. Ziehen Sie die Haut mit sanftem Druck der Finger nach oben und halten Sie diese Position fünfzehn bis zwanzig Sekunden (siehe Abbildung).

## *Die Beurteilung des Energiestatus*

Manche Methoden in der Energiemedizin, wie das tägliche *Fünf-Minuten-Energie-Programm*, sind praktisch für jeden Menschen von Nutzen. Andere Verfahren sind auf die individuellen Energiemuster eines Menschen zugeschnitten. Unser Körper gibt Hinweise auf seine jeweiligen energetischen Bedürfnisse, wenn man einfach auf seine inneren Wahrnehmungen achtet und durch Beobachtung emotionaler Veränderungen oder körperlicher Symptome feststellt, wo Beschwerden lokalisiert sind.

Symptome sind Hinweise auf zugrunde liegende energetische Störungen. Zusätzlich kann eine Technik zur Beurteilung der energetischen Verhältnisse im Körper für die Wahl des individuellen Gesundheitsprogramms von unschätzbarem Wert sein.

Durch „energetisches Testen" lässt sich der Energiestatus des Körpers beurteilen und herausfinden, wo es Störungen gibt. [Donna Eden bevorzugt den Begriff des „energetischen Testens" (engl.: *energy testing*) gegenüber dem „Muskeltesten", um deutlich zu machen, dass es nicht um das Messen von Muskelkraft geht, sondern um das Sondieren des Energieflusses in dem Meridian, der dem getesteten Muskel assoziiert ist. In dieser deutschen Ausgabe des Buches werden die beiden Bezeichnungen *synonym* verwendet! – Anm. d. Verlags] So können hoch spezifische Informationen gewonnen werden. Der Lebermeridian kann zum Beispiel energetisch unterversorgt, der Nierenmeridian dagegen überversorgt und das dritte Chakra kann „träge" sein. Zudem kann man energetisch testen, ob ein bestimmtes schulmedizinisches oder alternatives Arzneimittel hilft, oder zumindest, welchen Einfluss es auf die körpereigenen Energien ausübt.

Das „energetische Testen" kommt aus der *Applied Kinesiology*, wo man es als *Muskeltesten* bezeichnet. Die *Applied Kinesiology* wurde in den sechziger Jahren des letzten Jahrhunderts von dem Chiropraktiker George Goodheart entwickelt. Er fand heraus, dass es Beziehungen zwischen Muskeln, Organen und Meridianen gibt. Auf den vierzehn Meridianen gibt es mindestens 670 Akupunkturpunkte. Das Nadeln eines Akupunkturpunktes (oder: das Massieren eines Akupressurpunktes) beeinflusst den Energiefluss des Meridians, auf dem er liegt. Goodheart konnte diese Beziehungen durch Testen verifizieren und stützte sich dabei auf die Kinesiologie. [Das Wort Kinesiologie ist aus den beiden griechischen Wörtern *kínesis* = Bewegung und *lógos* = Lehre abgeleitet. In der konventionellen Medizin steht „Kinesiologie" für Untersuchung der Muskeln und Bewegungslehre. Die „Angewandte Kinesiologie", wie sie hier gemeint ist, ist eine Methodik zum Sondieren und Ausgleichen (Balancieren) des energetischen Zustandes des menschlichen Organismus; dazu gehört auch das Verfügbarmachen oder Aktivieren aller seiner Funktionen. Die klassische Variante des Muskeltestens in Kurzfassung: Testen der Spannung im Deltamuskel am Oberarm durch leichten Druck auf das Handgelenk.[7] – Anm. d. Verlags] Da jeder Muskel mit einem Meridian in Verbindung steht, so Goodhearts Überlegung, weist eine Schwäche oder ein eingeschränkter Bewegungsumfang bei einem verletzten Muskel auf einen geschwächten Meridian oder einen verminderten Energiefluss in diesem Muskel hin. Daraus folgt, dass diejenigen Organe, die durch den Meridian mit Energie versorgt werden, ebenfalls in Mitleidenschaft gezogen sein könnten.

Mit der *Applied Kinesiology* wurde eine Brücke zwischen der traditionellen chinesischen Medizin und der westlichen Medizin geschlagen; viele moderne Ansätze in der Energiemedizin wurden erheblich davon beeinflusst, so auch meiner. Mit einer Vielzahl von Techniken – darunter das Halten, Massieren oder Klopfen bestimmter Akupressurpunkte – wird der verminderte Energiefluss in den durch einen Muskeltest identifizierten Meridianen korrigiert.

Die Aussagekraft des energetischen Testens wird zunehmend wissenschaftlich gestützt[8] – gleichwohl ist das Verfahren gleichermaßen Kunst und Wissenschaft. Es wird von verschiedenen Anwendern unterschiedlich durchgeführt und es gibt viele Variablen und Nuancen bei einem Test, sodass es nicht nur schwierig ist, jemandem das Verfahren beizubringen, sondern auch, vergleichende Forschungen darüber durchzuführen. In meinem ersten Buch habe ich das Testverfahren detailliert beschrieben und in meinen Kursen mehreren zehntausend Menschen beigebracht. Obwohl die Forschung große Übereinstimmung zwischen den Ergebnissen von Testneulingen und erfahrenen Testern zeigt,[9] weise ich immer eindringlich darauf hin, dass es erheblicher Übung bedarf, bis man die Methode beherrscht und weiß, wie man alle Variablen berücksichtigt und ob man seinen Ergebnissen vertrauen kann.

Der Kopf ist zum Beispiel einer der Faktoren, der einem korrekten Test in die Quere kommen kann; ein einfacher Gedanke kann Energien verändern. Wenn Sie zum Beispiel Visionen von einem Eisbecher mit Schokoladensoße haben, diese in Ihr Energiefeld aufnehmen und dann den Energiefluss eines Meridians testen, dann testen Sie vielleicht, welche Auswirkung Ihre Vorfreude auf den guten Geschmack hat, aber nicht, wie der *Zucker* auf Ihr Energiefeld wirkt. Wenn Sie nicht wissen, wie Sie die Auswirkungen Ihrer Gedanken unter Kontrolle halten können, zeigt Ihnen der Test vielleicht das, was Sie sich wünschen oder erwarten, und nicht das, was wirklich Sache ist.

Ich habe die Beschreibung des energetischen Testens aus dem vorherigen Buch überarbeitet und hier in den Anhang aufgenommen, da ich es in diesem Buch nicht allzu sehr hervorheben will. Diese Fähigkeit ist äußerst wertvoll und lebenslang von großem Nutzen. Doch am besten sollte man zuerst eine praktische Ausbildung machen oder zu Experten gehen und sich von ihnen testen lassen. Leider wird so viel Unsinn und Missbrauch mit der Methode getrieben, dass sie manchmal fast zu einem Salonkunststückchen verkommt. Doch ihr Potenzial ist enorm. Ich wurde in komplizierten Fällen schon oft von Ärzten um Hilfe bei der Bestimmung eines Medikaments und seiner Dosierung gebeten und war auch bereits mehrmals mit im Operationssaal, um bei heiklen Narkose-Entscheidungen zu helfen.

Ich habe dieses Buch so gestaltet, dass man ohne energetisches Testen auskommt, doch ich habe auch Hinweise gegeben, wo es von Vorteil sein kann, wenn man es selbst beherrscht oder Fachleute hinzuzieht. Das energetische Testen ist die wirksamste mir bekannte Methode, mit deren Hilfe Menschen, die Energie nicht „sehen", dennoch mit ihr arbeiten können, als würden sie sie sehen. Für die Anwendung der energiemedizinischen Verfahren und die Kontrolle ihrer Wirksamkeit ist sie von unschätzbarem Wert. Deshalb möchte ich Sie dazu ermuntern, die Anleitung im Anhang versuchsweise und mit Vorbehalt als Übungsmöglichkeit zum Entwickeln dieser Fähigkeit zu nutzen.

Wenn Sie lernen, energetisch zu testen, ziehen Sie allein schon aus der Einstimmung auf die Welt der Energien, in der wir alle leben, einen großen Nutzen, noch bevor Sie die Methode beherrschen oder spezielle Beurteilungen vornehmen können. Ein harmonischer Energiestatus verankert stärker im Leben und die Erfahrungen, die man mit den Energien in sich und um sich herum macht, lassen sich durch das energetische Testen bestätigen. Dadurch eröffnen sich zugleich andere Dimensionen. Wer Zugang zu den Energien hat, wird mit der Zeit ein Gespür dafür bekommen, dass unsere Existenz einer höheren Absicht unterstellt ist. Das energetische Testen ist ein wunderbares Werkzeug, das man sein ganzes Leben lang nutzen kann, sei es, dass man Antworten auf tägliche Gesundheitsprobleme sucht oder die Geheimnisse des Universums entdecken möchte. Der nachfolgende Abschnitt gibt Ihnen Gelegenheit, ein wenig damit zu experimentieren, wenn Sie mit der Technik bereits vertraut sind.

## Die lebenswichtigen Überkreuzmuster des Körpers

Energien müssen im ganzen Körper unbehindert die Mittellinie überkreuzen können. Das Überkreuzmuster, das ich als das Keltische Netz bezeichne, ist für die Gesunderhaltung der Energien und des Körpers von entscheidender Bedeutung. Ich hatte einmal zwei Krankenpfleger in einem Kurs – einen aus Brasilien und einen aus Nepal –, die dieses Energiesystem sofort erkannten, als ich es beschrieb. Beide waren von ihren Krankenhäusern angewiesen worden, mit ihren Patienten diese Übung zu machen, der eine auf einer Station für Brandverletzte, der andere auf einer allgemeinen internistischen Station; das Verfahren wurde nur jeweils anders genannt.

Das Keltische Netz kann sowohl als ein unabhängiges Energiesystem im Körper (ähnlich den Meridianen, Chakren und der Aura) betrachtet werden als auch wie ein Verfahren, das die Überkreuzmuster unseres Körpers unterstützt. Als *Energiesystem* durchsetzt es alle anderen Energiesysteme und sorgt dafür, dass sie miteinander in

Resonanz gehen; es „webt" Kraftfelder und hält die gesamte energetische Struktur zusammen. Als *Verfahren* verbindet das Keltische Netz alle Energien miteinander, sodass sie wie ein einziges Netz arbeiten. Berührt man einen „Gewebefaden", irgendwo, dann reagiert das gesamte System darauf.

Das Keltische Netz fasst alle Energiesysteme des Körpers zu einem dichten Kommunikationsnetz zusammen, sodass Informationen problemlos überallhin gelangen können, wo sie gebraucht werden. So können die Energiesysteme ihre Aufgaben gemeinsam und harmonisch erfüllen. Wenn das Keltische Netz dynamisch arbeitet, fühlt man sich kraftvoll, aufgeladen, und die Energien arbeiten auf Hochtouren. Ich kenne mehrere Heiler, die das Keltische Netz bei ihren Klienten *hören* können, insbesondere dann, wenn letztere gesund sind und ein ausgeprägtes Muster haben. Sie sagen, es höre sich buchstäblich an wie ein musikalisches Summen.

Die Energie eines jeden Menschen ist individuell, doch das Keltische Netz ist universal. Es sorgt für das Überkreuzen der Energien aus jeder Gehirnhälfte zur gegenüberliegenden Körperseite. Seine größte Ausprägung besteht in einer liegenden Acht – dem Zeichen für Unendlichkeit –, die vom Scheitel bis zur Sohle um den Körper läuft. Im Äskulapstab, in den gekrümmten, sich siebenmal kreuzenden Linien aus dem Yoga und in anderen Systemen, die sich auf die an der Wirbelsäule entlangziehende Energie konzentrieren, wird das Keltische Netz als eine Reihe von liegenden Achten dargestellt, die sich siebenmal um den Körper nach oben winden. Doch dieses Muster gibt es überall am Körper, über dem Kopf, dem Gesicht, dem Rumpf, den Beinen und den Füßen. Diese ineinander verflochtenen Energien werden immer kleiner und weben ihr ursprüngliches 8-förmiges Muster schließlich auf der Zellebene. Ein DNS-Strang mit seiner spiralförmigen Doppelhelix ist vielleicht der Prototyp des Keltischen Netzes als Energiesystem.

Demütig blicke ich auf die Intelligenz der Kräfte, die die komplexen Energien des menschlichen Körpers zu einer gedeihlichen Einheit vernetzen. Und hier wird nur ein ganz kleiner Teil beleuchtet. Innerhalb des Keltischen Netzes gibt es Spiralen, Kreise und liegende Achten aus hellem Licht, die andere Energien verbinden und stärken und auch über einem bestimmten Teil des Körpers Gestalt annehmen können, der „repariert" werden muss oder zusätzliche Unterstützung braucht. (Ich bespreche diese natürlichen geometrischen Wunder in einer Abhandlung mit dem Titel *Tibetan Energy Rings and the Celtic Weave* – dt. etwa: Die tibetischen Energieringe und das Keltische Netz –, die unter www.energymed.org/hbank/handouts/tibetan_energy_rings.htm. in englischer Sprache kostenlos heruntergeladen werden kann.)

Zusätzlich zur Übung mit dem Keltischen Netz gibt es noch drei andere Techniken, mit denen die Überkreuzmuster des Körpers direkt unterstützt werden können: Die kombinierte Homolateral-Überkreuz-Bewegung, die Rhythmischen Achten und die Hängebrücke. Ich stelle sie zuerst vor, denn das Keltische Netz „webt" sie alle zusammen, sodass schließlich alles im Energiekörper verwoben wird, wie es sein sollte. Bei allen drei Techniken erkläre ich, wie man feststellen kann, ob man sie braucht. Auch wenn man sie *nicht* unbedingt braucht, sind sie, wie alle guten Übungen, von allgemeinem Nutzen. Fließen diese Energiemuster gut, kann man durch das Keltische Netz als Übung dafür sorgen, dass das so bleibt, denn so wird die Kommunikation aller neun Energiesysteme untereinander verbessert (s. S. 45 ff.).

## Die kombinierte Homolateral-Überkreuz-Bewegung (Dauer: etwa 4 Minuten)

Energien fließen in einem *homolateralen* Muster, das heißt: nicht über Kreuz, wenn man niedergeschlagen, chronisch erschöpft oder krank ist oder sich selbst nach einer leichten Unpässlichkeit nur langsam wieder erholt. Damit schont der Körper seine Reserven vorübergehend auf Kosten der für die optimale Funktionsfähigkeit im Energiesystem so wichtigen Überkreuzmuster. Allzu oft wird das homolaterale Muster jedoch zur Gewohnheit, und Schätzungen zufolge sind die Selbstheilungskräfte in diesem Fall um 50 Prozent geringer. So gehört es zu den grundlegenden Verfahren der Energiemedizin, die Energien aus den homolateralen wieder in die Überkreuzmuster zu bringen, insbesondere, wenn jemand krank ist, unter depressiven Zuständen leidet oder einfach „energielos" ist.

Normalerweise schafft es die Kraft des Keltischen Netzes, dass die Energien über Kreuz fließen, angefangen von der kleinsten Zelle bis zum Gehirn, wo die eine Hälfte die jeweils gegenüberliegende Körperseite versorgt. Zwar ist es nicht ungewöhnlich, dass die Energien im *homolateralen* Muster am Rumpf hinauf- und hinunterfließen, aber es ist nicht in Ordnung, denn man verfügt dann nicht über seine volle Lebenskraft und kann nicht so klar denken.

Die kombinierte *Homolateral-Überkreuz-Bewegung* dauert etwa fünf Minuten. Die meisten Menschen spüren die positiven Auswirkungen sofort, sie werden vitaler und die Gedanken werden klarer. Wie lange das anhält, hängt jedoch vom energetischen Zustand ab, also von der Gesundheit und der Art der Energiemuster des Körpers. Zeigen die Energien schon lange ein homolaterales Muster oder sind sie erschöpft, so muss die kombinierte Homolateral-Überkreuz-Bewegung vielleicht zwei- bis dreimal täglich durchgeführt werden, um das Energiesystem wieder an die Überkreuzmuster zu gewöhnen.

Woher weiß man, ob man diese Übung braucht? Nun, man kann sie einfach ausprobieren und sich beobachten. Es gibt auch viele subjektive Anzeichen. Wie schon weiter oben erwähnt, fließen die Energien wahrscheinlich immer dann in einem homolateralen Muster, wenn man Schwierigkeiten bei der Überkreuzbewegung hat, wenn die Koordination der jeweils gegenläufigen Arme und Beine nicht richtig gelingt oder wenn die Übung von Anfang an verwirrend oder ermüdend ist. In einem solchen Fall fühlt sich eine normale Überkreuzbewegung an wie ein „Schwimmen gegen den Strom" der eigenen Energien. Wenn jemand etwa an depressiven Verstimmungen oder Erschöpfungszuständen leidet, nicht gesund werden kann, keinen Nutzen von den Übungen hat (auch von dem täglichen Energieprogramm nicht) und weder auf schulmedizinische noch auf alternative Behandlungen anspricht, die eigentlich wirksam sein sollten, so sind das weitere wichtige Hinweise darauf, dass die kombinierte *Homolateral-Überkreuz-Bewegung* angezeigt sein könnte.

Es gibt auch einen energetischen Test, mit dem man feststellen kann, ob die Energien im homolateralen Muster fließen. Wenn Sie das energetische Testen gelernt haben (siehe Anhang), so haben Sie jetzt die Gelegenheit, ein wenig damit experimentieren. Dazu brauchen Sie eine zweite Person, sodass Sie sich auch gegenseitig testen können. Der Test wird folgendermaßen durchgeführt:

- Zeichnen Sie ein großes X auf ein Stück Papier und zwei parallele Linien auf ein anderes.
- Schauen Sie auf das X und lassen Sie sich testen.
- Schauen Sie auf die parallelen Linien und lassen Sie sich wieder testen.

Wenn die Energien richtig über Kreuz fließen, dann testet der Arm stark, während man auf das X schaut. Blickt man dann auf die parallelen Linien, tritt eine momentane Irritation im Energiefluss auf und der Arm testet schwach. Fließen die Energien im *homolateralen* Muster, dann ist es umgekehrt, das heißt, das X führt zu einem „schwachen", die parallelen Linien führen zu einem „starken" Armmuskel.

Um die Energien wieder in das Überkreuzmuster zu bringen, *beginnt* die kombinierte *Homolateral-Überkreuz-Bewegung* mit homolateralen Übungen, die dem jeweils aktuellen, tatsächlichen Energiefluss entsprechen, anstatt dagegenzuarbeiten. *Danach* werden die Energien durch die Überkreuzbewegung wieder in ein Überkreuzmuster geführt. Der *Wechsel* zwischen diesen beiden Bewegungen stabilisiert das Überkreuzmuster. Die kombinierte *Homolateral-Überkreuz-Übung* geht folgendermaßen:

1. Massieren Sie zuerst die Niere-27-Punkte (die ersten der *drei Klopfpunkte*, S. 71) mit anschließendem Dehnen des gesamten Körpers; dehnen Sie sich so weit nach oben, als wollten Sie „nach den Sternen greifen".

2. Heben Sie dann den rechten Arm zusammen mit dem rechten Bein, danach den linken Arm mit dem linken Bein usw., immer abwechselnd, insgesamt zwölf Mal (siehe Abbildung 2-12). Sie können diese Übung im Stehen, Sitzen oder Liegen durchführen.

3. Marschieren Sie danach auf der Stelle, wie Sie es bei der Überkreuzbewegung machen, heben Sie den rechten Arm zusammen mit dem linken Bein und umgekehrt ... (siehe Abbildung 2-6, S. 74). Wenn Sie die Übung im Sitzen oder Liegen machen, können Sie die Bewegungen Ihrer Position anpassen.

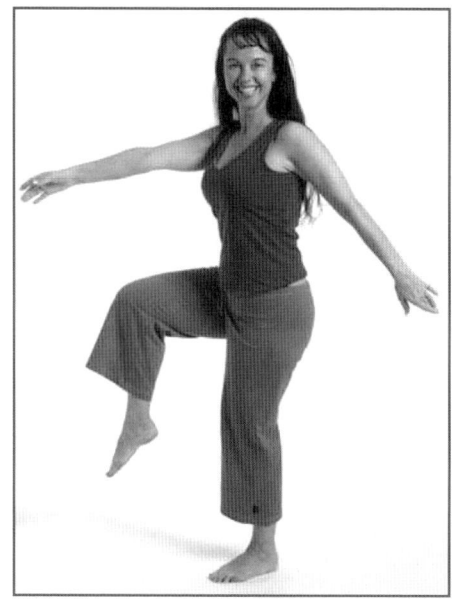

**Abbildung 2-12:**
Kombinierte Homolateral-Überkreuz-Bewegung

4. Nach etwa zwölf Überkreuzbewegungen kehren Sie zum homolateralen Bewegungsmuster zurück (jeweils Arm und Bein der *gleichen* Seite, im Wechsel) und führen dieses ebenfalls wieder zwölfmal aus.

5. Danach machen Sie wieder zwölf Überkreuzbewegungen (mit jeweils gegenüberliegendem Arm und Bein).

6. Wiederholen Sie den gesamten Ablauf noch zweimal.

7. Stabilisieren Sie das Muster mit einem weiteren Dutzend Überkreuzbewegungen und der Stimulierung der Niere-27-Punkte.

## Rhythmische Achten                          (Dauer: etwa 1 Minute)

Während die kombinierte *Homolateral-Überkreuz-Bewegung* für die Korrektur der *großen* Muster innerhalb des Keltischen Netzes sorgt, werden mit den Rhythmischen Achten alle äußeren und inneren Energien bis in jede Zelle hinein in ein Überkreuzmuster gebracht. Wer schlecht abschalten kann, in seinen täglichen Sorgen gefangen oder einfach frustriert ist, für den sind die Rhythmischen Achten ein wohltuender Spaß und sorgen immer für einen Energieschub. Mitreißende Musik tut ein Übriges.

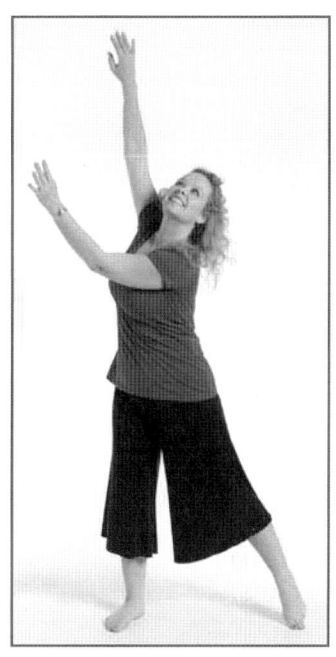

1. Schwingen Sie Ihren Körper rhythmisch hin und her (mit oder ohne Musik), verlagern Sie dabei das Gewicht von einer Hüfte auf die andere und lassen Sie die Arme zunächst hängen.

2. Schwingen Sie die Arme nun zusammen mit dem Körper. Sie werden feststellen, dass sich Arme und Körper ganz von selbst in liegenden Achten hin- und herbewegen. Holen Sie mit den Armen weiter aus, sodass sie ganz weit schwingen.

3. Strecken Sie die Hände vor sich aus und beschreiben Sie mit Ihren Armen liegende Achten von einer Seite zur anderen. Schwingen Sie zuerst nach links oben, kreisförmig hinunter, dann nach rechts oben, kreisförmig hinunter, wieder nach links oben und so weiter. Drehen Sie sich im Rhythmus der Arme aus der Körpermitte dorthin, wohin sie sich bewegen. Es handelt sich hier mehr um eine Form des freien Tanzens als um eine streng choreografierte Übung (siehe Abbildung).

**Abbildung 2-13:**
Rhythmische Achten

Die *Rhythmischen Achten* unterstützen die Zusammenarbeit der rechten und der linken Gehirnhälfte. Diese Technik wird auch in der Edu-K® (*Educational Kinesiology*) von Paul Dennison angeboten, die ebenfalls mit energetischen Techniken arbeitet und beispielsweise Kindern bei Leseschwäche und anderen Lernstörungen hilft. In mehreren Studien wurde nachgewiesen, dass solchen Kindern geholfen werden kann, wenn sie liegende Achten mit Kreide an die Tafel malen und dabei ihren ganzen Körper im selben Rhythmus bewegen.[10]

## Die Hängebrücke (Dauer: 30 bis 60 Sekunden)

Man kann seine Energien auch in Bewegung setzen und zum Kreuzen bringen, indem man die Wirbelsäule im Überkreuzmuster dehnt und streckt. Sind die Muskeln angespannt oder ist der Körper nicht so beweglich, wie man es gerne hätte, kann diese Übung wie ein Jungbrunnen wirken.

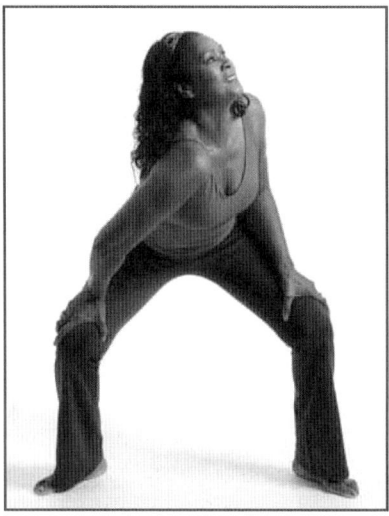

**Abbildung 2-14:**
Hängebrücke

1. Stellen Sie sich aufrecht hin, Ihre Beine sollten deutlich weiter als schulterbreit gespreizt sein.

2. Stützen Sie sich mit den Händen auf den Oberschenkeln ab, oberhalb der gebeugten Knie, und *strecken* Sie dabei die Arme. Atmen Sie mehrmals tief ein und aus. Es ist etwa so, als säßen Sie auf einem unsichtbaren großen Stuhl.

3. Strecken Sie den Kopf nach vorn und das Gesäß nach hinten; die Knie sollten nur so weit gebeugt sein, dass sie mit den Fußknöcheln auf einer Linie liegen, Ihr Rücken soll gerade bleiben. Sie bilden eine Art Hängebrücke.

4. Schieben Sie nun eine Schulter langsam schräg nach vorne und hinunter in Richtung des gegenüberliegenden Knies (siehe Abbildung). Dann machen Sie dasselbe mit der anderen Schulter. Dies ist also eine Überkreuzübung. Sie spüren die Dehnung im Rücken – wiederholen Sie sie mehrmals.

5. Heben Sie ganz langsam den Oberkörper, lösen Sie die Arme und lassen Sie sie hängen, richten Sie sich auf, bis Sie wieder gerade stehen.

## Das Stärken der Aura und der über Kreuz fließenden Energien mit dem Keltischen Netz (Dauer: etwa 1 Minute)

Die Aura ist eine vielschichtige Sphäre von Energie, die vom Körper ausgeht und mit der Atmosphäre der Erde zusammenwirkt. Sie umgibt den Menschen wie ein Schutz, filtert viele der auf ihn einwirkenden Energien heraus und führt ihm diejenigen zu, die er braucht. Die Gesundheit der Aura ist ein Spiegel der Gesundheit des Körpers und die Gesundheit des Körpers ist der Spiegel der Gesundheit der Aura.

Wer sich glücklich, charismatisch und lebendig fühlt, dessen Aura kann einen ganzen Raum ausfüllen. Wer traurig ist, sich mutlos und schwermütig fühlt, dessen Aura stürzt zusammen und bildet eine energetische Schutzhülle, die ihn von der Außenwelt abschirmt. Wenn ich mich durch zu viel einstürmende Energien beengt fühle, lege ich manchmal meine Hände ganz langsam mit den Handflächen nach außen an den inneren Rand meines Aurafeldes vor dem Körper und schiebe ihn weiter nach außen. Wenn ich das langsam genug mache, kann ich den Widerstand des Feldes spüren.

Versuchen Sie es einmal, wenn Sie Ihren Platz in der Welt nicht behaupten können oder sich traurig, klein oder buchstäblich zerdrückt fühlen. Stellen Sie sich vor, dass Sie von einer eierschalenförmigen Energie umgeben sind, und schieben Sie die Schale – etwa fünf Zentimeter vor dem Körper beginnend – von sich weg. Atmen Sie dabei langsam aus. Es ist einfacher, als es Ihnen vorkommen mag. Vielleicht spüren Sie eine auf Ihre Hände wirkende energetische Kraft; in jedem Fall bekommen Sie mehr Raum zum Atmen, energetisch und psychologisch gesehen.

Das *Keltische Netz* als Übung sorgt dafür, dass die Energien im Körper über Kreuz fließen, und trägt dazu bei, die Aura stark und gesund zu erhalten. Ein guter Zustand und eine harmonische Zusammenarbeit dieser beiden Energiesysteme wirken äußerst gesundheitsfördernd. Die Übung wird folgendermaßen durchgeführt:

1. Stellen Sie sich aufrecht hin und legen Sie die Hände auf die Oberschenkel. Atmen Sie während der Übung langsam und tief durch die Nase ein und durch den Mund aus.

2. Schwingen Sie die Arme nach außen und bringen Sie sie dann in eine Art Gebetshaltung vor der Brust.

3. Reiben Sie die Hände aneinander, schütteln Sie sie aus, drehen Sie die Handflächen zueinander und versuchen Sie, ob Sie die Energie zwischen ihnen spüren können. Machen Sie sich keine Sorgen, wenn das nicht klappt. Ihre Sensitivität wird zunehmen, wenn Sie weiterhin mit Energien arbeiten.

4. Reiben Sie Ihre Hände wieder aneinander, schütteln sie aus, halten sie in etwa sieben bis acht Zentimetern Entfernung neben die Ohren und atmen tief ein (siehe Abbildung 2-15a). Atmen Sie aus.

5. Bringen Sie mit dem nächsten Einatmen die Ellbogen zueinander.

6. Überkreuzen Sie Ihre Arme beim Ausatmen (siehe Abbildung 2-15b) und schwingen Sie sie dann nach außen (siehe Abbildung 2-15c).

7. Wiederholen Sie Schritt 6.

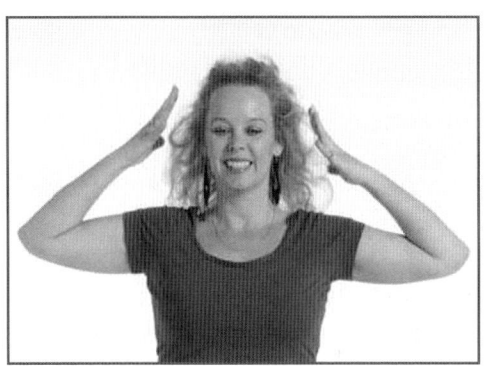

a

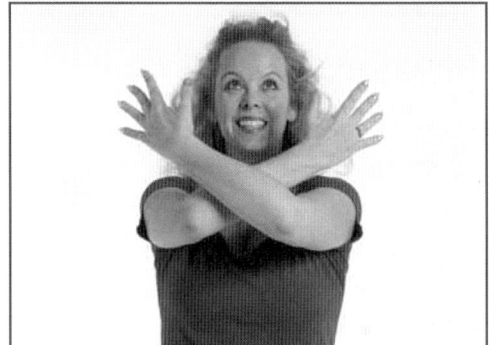

b

c

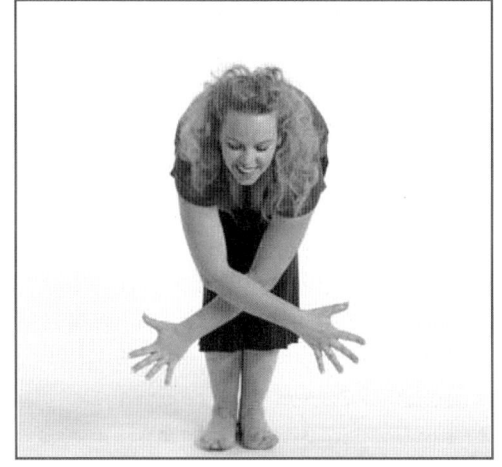

d

**Abbildung 2-15:**
Keltisches Netz

8. Überkreuzen Sie die Arme noch einmal, beugen Sie den Oberkörper aber beim Schwingen nach vorne und überkreuzen Sie sie dann über den Oberschenkeln (siehe Abbildung 2-15d).

9. Bleiben Sie in gebeugter Haltung. Schwingen Sie die Arme vor Ihren Knöcheln wieder nach außen.

10. Beugen Sie nun Ihre Knie leicht. Drehen Sie die Handflächen nach oben und schöpfen Sie diese Energie mit den Händen; stellen Sie sich dann aufrecht hin, heben Sie die Arme und gießen Sie sie über Ihrem gesamten Körper aus (vorne, an den Seiten und hinten).

## Tiefsitzende Energiemuster in Körper und Geist umprogrammieren

Energie bewegt sich in gewohnten Bahnen. Wie fließendes Wasser, das ein Flussbett gräbt, neigen auch täglich wiederholte Energiemuster dazu, sich „einzugraben". Sie zu verändern ist schwierig, selbst wenn sie nicht mehr gebraucht werden. Wäre eine Ihrer Vorfahrinnen während einer Hungersnot geboren worden, als es nur selten und unzureichend zu essen gab, dann hätte ihr Körper gelernt, das eigentlich für den Muskelaufbau gedachte Eiweiß als Fett zu speichern. Danach hätten die den Stoffwechsel kontrollierenden Energien trotz der wieder im Überfluss vorhandenen Nahrung weiterhin Fett gespeichert, wenn jetzt auch unnötigerweise. Diese Dynamik gilt auch für die Energien, die den Geist steuern. Die in der Zeit des Hungers geborene Vorfahrin wäre wahrscheinlich in einer Weise auf Essen fixiert gewesen, die ein *nach* der Hungersnot geborenes Geschwisterkind wohl nicht gekannt hätte.

Zum Glück kann man auch tief sitzende Körper und Geist beeinflussende energetische Gewohnheiten verändern. Mein Mann David Feinstein, Gary Craig und ich widmeten diesem Thema ein ganzes Buch, *The Promise of Energy Psychology* (dt. etwa: Die Chancen der *Energy Psychology*), und wir bekommen erstaunliche Rückmeldungen bezüglich der Wirksamkeit. (Siehe auch Gary Craigs Website www.emofree.com) Seit die westliche Medizin sich allmählich mit dem Konzept einer engen Verbindung zwischen Körper und Geist anfreundet, raten viele wohlmeinende medizinische Fachleute den Menschen, ihre Einstellungen, ihre Glaubensmuster oder ihr Selbstverständnis zu verändern, als ginge das so einfach, wie ein Paar Schuhe zu wechseln. Allzu oft geben sie ihnen jedoch keine Strategien dafür an die Hand, obwohl es sie gibt.

Ich bin zwar ein großer „Fan" der Willenskraft, aber einen tief im Energiesystem verankerten Glaubenssatz oder ein anderes geistiges Muster allein durch den Willen zu verändern, das liefert oft nur einen weiteren Grund für ein schlechtes Selbstgefühl, ohne dass man dieses unsinnige geistige Muster überhaupt verstanden hat. Man kann sich nicht allein mit Gedankenkraft aus einem dunklen Zimmer befreien, in der Regel auch nicht aus einer schweren depressiven Phase, oder vom Wunsch nach einer Zigarette oder von der Sehnsucht nach der Liebe eines Menschen, der dafür nicht zur Verfügung steht … Durch das Steigern der Energiezirkulation wird jedoch ein inneres Milieu geschaffen, das neue Wege des Denkens und Fühlens fördert.

Ich biete hier drei hochwirksame Techniken zum Ausprobieren an, die sich mit anderen im Buch vorgestellten Methoden kombinieren lassen. Die Übungsfolge *Ausblasen – Reißverschluss – Brücke*, das *Schläfenklopfen* und das *Meridianenergieklopfen* verknüpfen alle die Absicht, ein geistiges Muster zu verändern, mit dem Verändern der Energien, in denen es verankert ist.

## Ausblasen – Reißverschluss – Brücke       (Dauer: 1 bis 2 Minuten)

Wenn Sie Probleme haben, verärgert oder einfach frustriert sind, dass es Ihnen nicht gelungen ist, eine Gewohnheit in Ihrem Leben zu verändern, dann gehen Sie in dieses Gefühl und …:

1. Stellen Sie sich aufrecht hin. Strecken Sie die Arme vor sich aus, beugen die Ellenbogen leicht, drehen die Handgelenke nach oben und schließen die Hände zur Faust. Nehmen Sie einen ganz tiefen Atemzug (siehe Abbildung 2-16).

2. Beschreiben Sie mit den Armen einen schwungvollen Halbkreis nach hinten und hinauf zum Kopf. Halten Sie hier für einen Augenblick inne.

3. Drehen Sie oben Ihre Fäuste zueinander, sodass die Finger einander gegenüberliegen, und lassen Sie die Arme schnell nach unten fallen. Öffnen Sie dabei die Fäuste mit einer energischen Geste. Atmen Sie Ihre Emotionen mit einem Zischen oder einem anderen sich natürlich ergebenden Laut aus.

4. Wiederholen Sie diese Übung mehrmals. Sie fühlt sich gut an. Beim letzten Mal senken Sie Ihre Arme langsam und kontrolliert. Atmen Sie dabei durch den Mund aus. Bleiben Sie aufrecht stehen und atmen Sie tief.

5. In diesem Augenblick der Leere, Entlastung und Befreiung machen Sie eine einfache Aussage über sich, von der Sie sich wünschen, dass sie wahr wäre. Zum

Beispiel: „Ich bin ruhig und spüre Frieden. – Ich fühle mich stark und zuversichtlich. – Ich bin eine Kraft, mit der man rechnen muss." Affirmationen dieser Art werden in der ersten Person gemacht und so formuliert, als wären sie bereits wahr.

6. Schließen Sie nun diese Affirmation im Körper und im Geist ein. Sprechen Sie sie langsam und ganz bewusst aus und machen Sie dazu eine modifizierte *Reißverschluss*-Übung: Legen Sie Ihre Hände auf das Schambein, atmen Sie tief ein, und während Sie Ihre Affirmation sprechen, führen Sie Ihre Hände langsam und ganz bewusst an der Körpermitte entlang nach oben zur Unterlippe. Wiederholen Sie diese Übung noch zweimal.

7. „Verschließen" Sie sie mit der *Brücke*: Atmen Sie durch die Nase ein und durch den Mund aus. Legen Sie den Mittelfinger einer Hand zwischen die Augenbrauen über der Nasenwurzel und den Mittelfinger der anderen Hand in Ihren Nabel. Ziehen Sie die Haut mit sanftem Druck der Finger nach oben und halten Sie diese Position für etwa fünfzehn Sekunden (s. S. 81, Abb. 2-11).

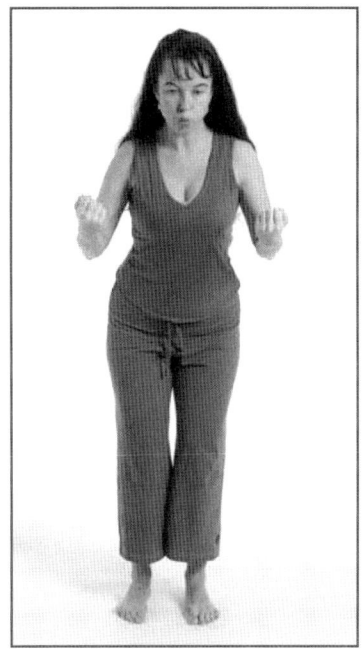

**Abbildung 2-16:**
Ausblasen

## Das Schläfenklopfen
(Dauer: etwa 1 Minute)

Das Schläfenklopfen wurde im alten China zur Schmerzbekämpfung eingesetzt. Doch jetzt hat man erkannt, dass es auch eine überraschend wirksame Methode ist, um mit negativen Gewohnheiten zu brechen und sie gleichzeitig durch neue, erwünschte zu ersetzen. Das Klopfen des Schläfenbeins von den Schläfen oberhalb der Ohren zum Hinterkopf macht das Gehirn aufnahmefähiger für Neues. Dabei wird anderer Input aus Sinneswahrnehmungen vorübergehend unterbrochen und der Dreifache Erwärmer, das für die Beibehaltung physiologischer Gewohnheiten zuständige Energiesystem, entspannt sich. So kann man sich etwas Neues leichter angewöhnen.

In den siebziger Jahren entdeckte George Goodheart, der Begründer der *Applied Kinesiology*, dass man die Mechanismen, die den Input der Sinneswahrnehmung filtern, durch das Klopfen entlang der Schädelnaht zwischen dem Schläfen- und dem Keilbein vorübergehend verändern kann. Eine Selbstsuggestion oder eine gesprochene Affirmation während des Klopfens wird besonders gut aufgenommen. Mit dem Schläfenklopfen macht man sich die Unterschiede zwischen der linken und der rechten Hemisphäre der Großhirnrinde zunutze. Bei den meisten Menschen ist die linke Hirnhälfte kritischer und skeptischer als die rechte. Negative Aussagen harmonieren besser mit der Funktion der linken Hemisphäre und werden dort wahrscheinlich eher angenommen. Solche Aussagen werden in die linke Kopfseite geklopft. Entsprechend klopft man positive Aussagen in die rechte Kopfseite, da die rechte Hemisphäre für Input dieser Art sehr empfänglich ist. Bei manchen Linkshändern ist dieses Muster vertauscht; das sollte sich aber durch energetisches Testen klären lassen: Bleibt der Arm während des Klopfens einer negativen Aussage in die linke Seite stark, geht man nach den Anweisungen vor; wird der Armmuskel schwach, vertauscht man einfach die Wörter „rechts" und „links".

Zuerst sollte man sich darüber im Klaren sein, welche Gewohnheit, Einstellung, automatische emotionale Reaktion oder welches gesundheitliche Problem man verändern will. Dann wird die angestrebte Veränderung mit einem Satz als Affirmation im Präsens so formuliert, als sei der gewünschte Zustand bereits erreicht. Sie muss jetzt noch nicht wahr sein – es genügt eine Aussage, von der man *möchte*, dass sie in Zukunft wahr sei. Zum Beispiel: „Unter Druck bleibe ich ruhig und zentriert." Meist hilft es, sich die Aussage aufzuschreiben.

Nun wird der Wortlaut durch Hinzufügen eines negativen Wortes (nein, nicht, nie usw.) verändert, die Bedeutung aber beibehalten. Aus „ruhig und zentriert" könnte negativ formuliert also werden: „Ich lasse mich unter Druck nicht mehr stressen." Man beachte, dass die Bedeutung trotz der Verneinung noch immer positiv ist. Noch ein Beispiel: „Ich esse, um gesund und fit zu sein", das kann man negativ wie folgt ausdrücken: „Ich esse nicht zwanghaft oder aus Angst." Aus „Meine Fingernägel wachsen lang und gesund" kann „Ich kaue nicht mehr Nägel" werden.

1. Klopfen Sie die linke Kopfseite von vorne nach hinten mit den drei mittleren Fingern der linken Hand. Beginnen Sie an der Schläfe (siehe Abbildung 2-17). Sprechen Sie die *negative* Version Ihrer Affirmation rhythmisch, während Sie klopfen. Sie sollten fest genug klopfen, um den Kontakt und ein leichtes Abprallen der Finger zu spüren. Klopfen Sie fünf Mal von vorne nach hinten und sprechen Sie dabei jedes Mal Ihre Affirmation.

2. Wiederholen Sie das Ganze auf der rechten Seite, diesmal mit der rechten Hand und dem *positiven* Wortlaut.

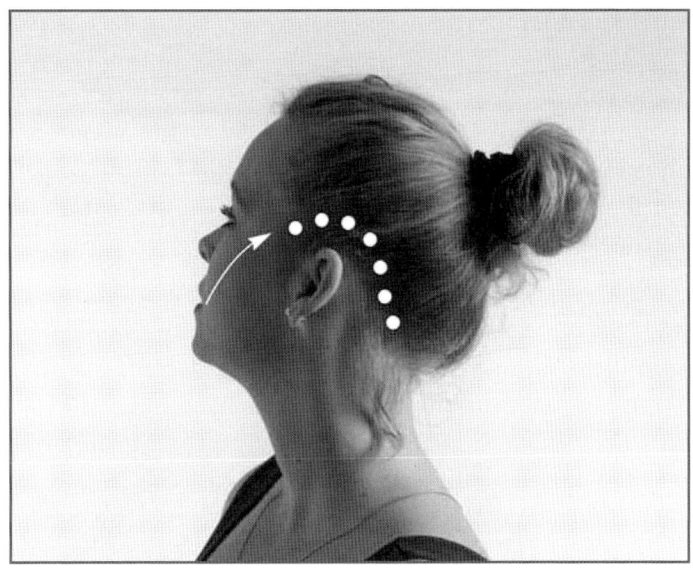

**Abbildung 2-17:**
Schläfenklopfen

3. Wiederholen Sie diese Übung mehrmals täglich. Je öfter Sie die Affirmation einklopfen, desto schneller und stärker wirkt sie auf Ihr Nervensystem und das Feld, in dem sich Ihre Gewohnheiten befinden.

Das Schläfenklopfen verbindet eine Reihe hochwirksamer Elemente miteinander, darunter die Wiederholung, die Autosuggestion und die neurologische Neuprogrammierung. Es beeinflusst nicht nur das Gehirn, sondern auch jeden Meridian, sodass die Zielbotschaft zu jedem System im Körper gelangen kann. Dies ist eine entwaffnend einfache Möglichkeit, viele Muster zu verändern, die mit dem Willen allein nicht überwunden werden können.

Die Parallelen zwischen körperlichen und seelischen Schwierigkeiten sind oft frappierend. Manchmal verhält sich ein Organ auf eine Weise, die das eigene Verhalten widerspiegelt. Ich nehme mich selbst als Beispiel. Manchmal habe ich Schwierigkeiten damit, anderen Menschen klare Grenzen zu setzen. In Anbetracht der Art meiner Arbeit kann das zu einem großen Problem werden. Vor ein paar Jahren hatte ich einen bestimmten Punkt erreicht und wurde sehr anfällig für Infektionen. Meine Thymusdrüse, die den Körper ja vor Infektionen schützen soll, schien mein Verhalten zu imitieren. Ich fing an, die Aussage „Meine Thymusdrüse lässt keine fremden

Eindringlinge mehr in mein System" in meine linke Schläfe einzuklopfen und in die rechte den Satz: „Meine Thymusdrüse achtet wachsam auf strenge Grenzen, die fremde Eindringlinge fernhalten." Meine Anfälligkeit ging nicht nur zurück, ich war fortan auch besser in der Lage, klare Grenzen zu setzen. Zu den schönen Dingen am Schläfenklopfen gehört, dass man beim Eintrichtern seines Ziels in Form von zwei kurzen Aussagen manchmal zum Kern einer komplexen und rätselhaften Beziehung zwischen Körper, Seele und Geist vordringen kann.

Das Schläfenklopfen ist ein solch wichtiges Instrument, besser mit dem Leben zurechtzukommen, dass ich ein paar Fälle schildern möchte, bei denen es *nicht* funktioniert hat, denn diese sind sehr lehrreich in Bezug darauf, was man dann anders machen muss. Wenn es nicht funktioniert, liegt das nach meinen Erfahrungen oft an der Formulierung der Affirmationen. Der Wortlaut muss für die betreffende Person *angenehm* sein. Manchmal heißt das, dass ganz *einfache* Worte gewählt werden müssen. Wichtig ist auch, dass diese jeweils zu den Werten des Menschen passen und mit seinen Gefühlen übereinstimmen. Man sollte nicht etwas sagen und dabei an etwas ganz anderes denken und auch nicht versuchen, ein Grundbedürfnis zu verleugnen.

## Erfahrungen mit dem Schläfenklopfen

Eine Frau, die mit dieser Methode zehn Pfund abnehmen wollte, nahm stattdessen mehr als sechzehn Pfund zu. Links klopfte sie ein: „Ich halte kein zusätzliches Gewicht mehr fest", und rechts: „Mein Sollwert fällt auf 134." Der Wortlaut schien vernünftig, doch das Klopfen hatte die umgekehrte Wirkung. Ich bat sie, darauf zu achten, ob sie während des Klopfens mit ihren Gedanken bei ihrer Affirmation war oder ob sie abschweifte oder sich irgendwelche Bilder in ihr Bewusstsein drängten. Es stellte sich heraus, dass sie jedes Mal beim Klopfen dachte: „Teufel auch, ich habe einen slawischen Körperbau und den werde ich immer haben und schließlich werde ich mal genauso aussehen wie meine dicke Tante Sophie." *Das* klopfte sie fünf Mal täglich ein – und es funktionierte! Dieser Gedanke und das Bild waren viel entscheidendere Selbstsuggestionen als die sorgfältig formulierten Affirmationen. Sie verlor übrigens eine ganze Menge Gewicht, als sie in die linke Seite einklopfte: „Ich habe Tante Sophies Körper nicht geerbt", und in die rechte: „Ich habe einen Körper geerbt, der schlank und geschmeidig sein kann."

Ein Mann, dessen Arbeitsplatz bei einer Firma nach vierundzwanzig Jahren wegfiel, wurde auf Firmenkosten zur Weiterbildung nochmals auf die Schule geschickt. Nach fünf Wochen im ersten Trimester hatte er bei den Halbzeitprüfungen Dreien (Cs) und Vieren (Ds) in mehreren Kursen, sodass seine Weiterbeschäftigung infrage stand. Er gab sich sehr viel Mühe, konnte sich aber nicht über einen längeren Zeitraum auf das Studieren konzentrieren.

Als er erfuhr, dass ich schon Menschen mit Lernstörungen geholfen hatte, meldete er sich zu einer Sitzung an. Ich konnte keine Lernstörung bei ihm feststellen, aber ich spürte, dass es in seinem „Gewohnheitsfeld" nach einem Vierteljahrhundert in einer Position, in der er viel mit Menschen zu tun gehabt hatte, kein Potenzial für ein nach innen gerichtetes, konzentriertes Studium gab. Ich erklärte ihm das und er war ganz begeistert, als ich ihm das Schläfenklopfen zur Veränderung seines für das Studium hinderlichen Gewohnheitsfeldes beibrachte. Doch eine Woche später kam er zutiefst entmutigt wieder. Er hatte meine Anweisungen wortwörtlich befolgt und die nötige Zeit investiert, aber er konnte keine Veränderung feststellen.

Er sagte mir, welche Affirmationen er einklopfte, und ich beobachtete ihn dabei. Der Wortlaut klang *für mich* gut, doch für *seine* Energien offenbar nicht. Als ich ihm erklärte, wie wichtig es sei, dass die Worte für ihn richtig klängen, erfuhr ich, dass er mit sechs Jahren in die USA gekommen und dass Englisch seine zweite Sprache war. Nachdem er das Schläfenklopfen eine weitere Woche fortgesetzt hatte, diesmal mir denselben Affirmationen in seiner Muttersprache, berichtete er von erstaunlichen Fortschritten beim Studium.

Eine Freundin wollte mit dem Rauchen aufhören, nachdem sie sich mehr als ein Jahr mit einem chronischen Husten herumgeschlagen hatte. Ich brachte ihr das Schläfenklopfen bei. Als sie ihre Affirmationen einklopfte – „Ich rauche nicht mehr" auf der linken und „Ich genieße mein Dasein ohne Zigaretten" auf der rechten Seite –, fing sie an, wie verrückt zu rauchen, und fühlte sich elend. Aus irgendeinem Grund wurde die Gewohnheit durch das Klopfen stärker und das machte ihr schreckliche Angst. Doch da es fraglos wirkte, wenn auch gegenteilig, versuchte sie herauszufinden, wie sie es für sich nutzen konnte.

Sie spürte, dass Angst ein Schlüssel zu ihrem Problem war, und fand heraus, dass der Satz „Ich rauche nicht mehr" ihre Angst auslöste, zum Teil deshalb, weil sie sich hauptsächlich beim Rauchen entspannte. Intuitiv suchte und fand sie neue Sätze. Sie begann damit, in die linke Seite einzuklopfen: „Angst ist kein Grund mehr, um zu rauchen", und in die rechte Seite: „Ich rauche jetzt nur noch zu meinem Vergnügen." Die Angst ging deutlich zurück und sie reduzierte ihren Zigarettenkonsum von einer Packung täglich auf etwa drei Zigaretten in der Woche. Auf diesem Stand blieb sie mehrere Monate lang und benutzte ihre gelegentliche Zigarette als Mantra, als Akt der Meditation. Ihr Husten wurde weniger und schließlich gab sie das Rauchen ganz auf.

Wie viele Techniken der Energiemedizin erfordert das Schläfenklopfen oft etwas mehr Raffinesse als das einfache Befolgen eines „Klopfrezeptes". Ich fasse hier die Überlegungen zusammen, von denen Sie sich leiten lassen sollten, damit die entsprechenden Affirmationen besser wirken.

- Der Wortlaut, den Sie in die linke Kopfseite einklopfen, sollte eine Negation enthalten, der Satz für die rechte Seite sollte positiv sein.

- Die Aussagen sollten den normalen Sprech- und Denkgewohnheiten entsprechen.

- Sie sollten sich, während Sie die Affirmation aussprechen, auf Ihre Worte und deren Bedeutung konzentrieren.

- Die Aussagen sollten den eigenen Grundwerten oder Grundbedürfnissen nicht widersprechen.

Ich habe das Schläfenklopfen bei einer breiten Palette von Problemen als wirksam erlebt: Menschen konnten mit Rauchen, Trinken, übermäßigem Essen und zwanghaftem Kratzen aufhören. Bemühungen um den Aufbau von Vertrauen, Optimismus und Selbstwert wurden unterstützt. Das Immunsystem konnte bei der Bekämpfung einer schweren Krankheit stimuliert, der Stoffwechsel beim Abnehmen angekurbelt und die Koordination bei dem Versuch, etwas Neues zu lernen, verbessert werden. Das Schläfenklopfen hatte auch einen Anteil am Schrumpfen von Tumoren, an der Beseitigung von Ekzemen und der Senkung des Blutdrucks.

Man wählt ein Verhalten, eine Emotion oder einen physiologischen Zustand als Ziel, das man erreichen möchte, und formuliert, wie besprochen, zwei Aussagen zum Einklopfen um das linke und das rechte Ohr herum. Um herauszufinden, ob die jeweilige Aussage mit den Energien übereinstimmt, kann man einen Klopfdurchgang mit Affirmation von einer zweiten Person energetisch testen lassen. Das Schläfen-klopfen sollte mindestens eine Woche lang vier oder fünf Mal am Tag durchgeführt werden. Sind Gewohnheiten ganz tief eingewurzelt, kann es bis zu dreißig Tagen dauern, bis Ergebnisse sichtbar werden. Skeptikern rate ich, nach den erzielten Ergeb-nissen zu urteilen.

## Das Meridianenergieklopfen                                (Dauer: 2 Minuten)

Wenn man verschiedene Akupressurpunkte hintereinander klopft und dabei an ein seelisches Problem denkt, scheinen sich die neurobiologischen Ursachen, in denen dieses Problem verankert ist, schnell zu verändern.[11] Von Verbesserungen mit der-selben Vorgehensweise bei körperlichen Problemen wird ebenfalls immer häufiger berichtet. Diese *Energy Psychology* ist leicht erlernbar und Literatur zum Thema ist leicht zu finden [auch bei VAK].[12] Ich könnte diesem Thema hier nicht gerecht werden, ohne den Rahmen des vorliegenden Buches zu sprengen. Doch ich möchte eine einfache Technik vorstellen, die hochwirksam ist und die man kennen sollte.

Mit dem Stimulieren einer Reihe über verschiedene Meridiane verteilter Aku-pressurpunkte kann man sein Meridiansystem in Schwung bringen. Pumpt man Adrenalin durch den Körper, so aktiviert er sein Abwehrsystem; lässt man Energie durch die Meridiane pulsieren, werden Körper und Geist mit neuer Lebenskraft ver-sorgt, oft mit unvorhergesehenen positiven Wirkungen. Dem Immunsystem tut das immer gut. Manchmal werden dadurch kleine körperliche Probleme behoben, ohne dass man sich überhaupt mit ihnen beschäftigt hat. Angst kann vermindert, das Gefühl von Wohlbefinden kann gesteigert werden. Es handelt sich hier um eine „Intervention für alle Fälle". Und sie geht einfach.

Wenn man sich dabei gleichzeitig auf ein Problem konzentriert, ist das zusätzlich von Vorteil. Denn dann reagiert der Körper mit genau dem Stress, der mit diesem Problem zusammenhängt. Versorgt man sein Meridiansystem zusätzlich mit Energie, gelingt es oft, diese Stressreaktion zu neutralisieren, und in vielen Fällen kann man ein Wiederauftreten bei demselben Problem sogar verhindern. Diese Übung ist gut, wenn man zerstreut ist, wenn man an etwas denkt, was einen ärgert, oder wenn man einfach einen Energieschub braucht.

1. Dehnen Sie die Haut auf Ihrer Stirn, um den Blutfluss anzuregen. Legen Sie dazu Ihre Daumen rechts und links an Ihre Schläfen. Die Fingerspitzen der anderen Finger liegen leicht gekrümmt auf der Mitte der Stirn. Ziehen Sie Ihre Finger langsam und mit leichtem Druck in Richtung der Schläfen, sodass die Haut gedehnt wird.

2. Klopfen Sie nun jeden der folgenden Punkte für die Länge eines tiefen, kräftigen Atemzugs (siehe Abbildung). Klopfen Sie kräftig und schnell, jedoch nicht so fest, dass Sie sich dabei verletzen oder quetschen:

   a) die Punkte am inneren Rand der Augenbrauen

   b) die Punkte am äußeren Rand der Augenbrauen

   c) mit allen Fingern an den Schläfen und weiter hinauf, über und um die Ohren und hinten hinunter zum unteren Ende der Ohren. Machen Sie das drei- oder viermal.

   d) die Punkte unter den Augen, auf den Backenknochen

   e) den Punkt zwischen Oberlippe und Nase

   f) den Punkt zwischen Unterlippe und Kinn

   g) die drei Klopfpunkte (s. S. 71 ff.) in der Reihenfolge Niere 27, Thymus und Milz

   h) die Punkte an den Außenseiten der Beine zwischen den Knien und den Hüften (Sie finden diese Punkte, wenn Sie die Arme seitlich hängen lassen und die Finger in Richtung der Beine beugen.)

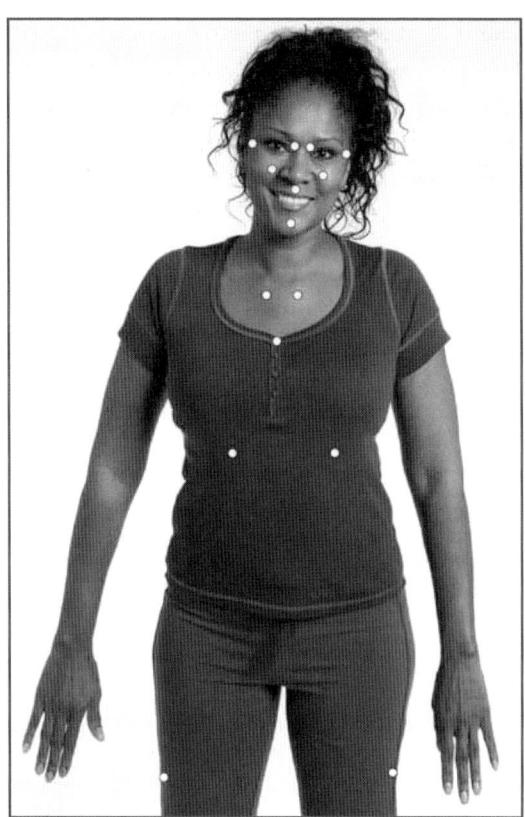

**Abbildung 2-18:**
Meridianenergieklopfen

\*

Dieses Kapitel war ein Einstieg in die Grundtechniken der Energiemedizin, die den Energiefluss im Körper erhöhen. Das folgende Kapitel ist das erste, in dem energetische Techniken speziell in Bezug auf Hormone vorgestellt werden, und konzentriert sich vor allem auf diejenigen, die das Immunsystem betreffen und mit Stress zu tun haben. Das Kapitel beginnt mit der Besprechung der Hormone aus chemischer Sicht, welche Rolle sie für die weibliche Gesundheit spielen und wie die Gesundheitspolitik Einfluss auf unser Verständnis von ihnen nimmt.

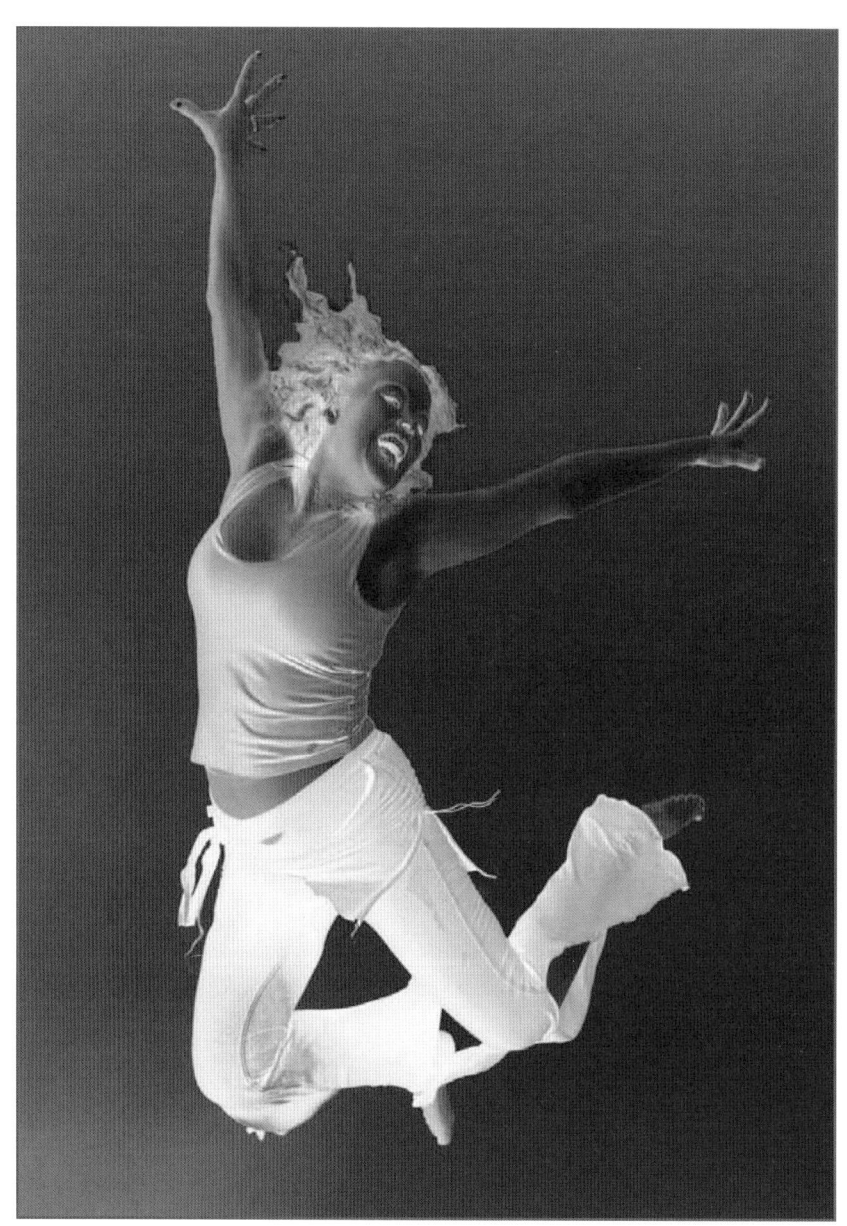

# Energieübungen für den Hormonhaushalt

*HORMONE:*
*Individueller als Ihr Fingerabdruck!*
*Lästiger als Ihre Oberschenkel!*
*Fähiger als Ihr Therapeut!*

*Ich kenne keine Frau, die nicht belastbar, lebendig und kraftvoll sein möchte. Eine jede möchte bei bester Gesundheit bleiben und sich eine strahlende Haut und üppiges Haar erhalten. Darüber hinaus möchte sie körperlich aktiv und vital sein, klar denken und sich an Fakten und Ereignisse erinnern können. Hier kommen die Hormone ins Spiel.*

DR. SUSAN LARK
(in: *Hormone Revolution*)

*Hormone dirigieren unser Leben wie ein Dirigent sein Orchester.*

D. LINDSEY BERKSON
(in: *Hormone Deception*)

D ie Intelligenz sitzt nicht nur im Gehirn. Stellt man sich den gesamten Körper als ein von unglaublicher Intelligenz durchdrungenes, riesiges Gehirn vor, dann kommt man der Wahrheit schon näher. Und die Hormone als chemische Botenstoffe sorgen jede Sekunde dafür, dass das ganze System auf die jeweilige Umwelt ausgerichtet oder abgestimmt wird. Wer in der Lage ist, seine Hormone klug und weise zu beeinflussen, der ist erheblich im Vorteil in Hinsicht auf die Anpassung an eine Welt, die sich radikal von derjenigen unterscheidet, für die unser Körper ursprünglich konzipiert war.

## Die Signalsysteme des Körpers

Die Energiemedizin ist ein wichtiger Schlüssel zur klugen Steuerung der Hormonfunktion. Der Körper ist ein Netzwerk aus feinen Energiefeldern, die sich alle auf die physiologischen Vorgänge im Körper auswirken, und die Hormonproduktion kann durch die Bewegung dieser Energien direkt beeinflusst werden. Dies ist eine nachweisbare Tatsache und sie ermöglicht das Beherrschen der Gesundheit und Gemütsverfassung in einer Weise, die andere Kulturen längst begriffen haben, unsere aber nicht. Hormone sind Botenstoffe, die für das Zusammenspiel von Organen, Geweben und Zellen sorgen. Sie steuern alle menschlichen Funktionen, von der Verdauung bis zur Fortpflanzung, vom Gedanken bis zur Ausführung. Sie eilen von Zelle zu Zelle und instruieren sie in jeder Sekunde millionenfach. Doch die Botschaften müssen die jeweils *richtigen* Informationen enthalten, damit Körper und Geist ausgeglichen und harmonisch arbeiten können. Wenn das Hormonsystem zu versagen beginnt, kann das Leben plötzlich aus dem Lot geraten und das kann zu Krankheit, Hoffnungslosigkeit und Leid führen. Werden die Hormonstörungen jedoch korrigiert, können Gesundheit und Stimmung rasch besser werden.

Die beiden wichtigsten Gedanken in diesem Buch sind:

- Fast jedes Gesundheitsproblem einer Frau hängt direkt oder indirekt mit Hormonschwankungen zusammen, und

- Sie können Einfluss auf Ihre Hormone nehmen und mit leicht erlernbaren energetischen Techniken Gesundheit, Vitalität und Wohlbefinden verbessern.

Für die Ärzteschaft bleiben die weiblichen Hormone in vielerlei Hinsicht ein Rätsel. Ihre biochemischen Geheimnisse sind gelüftet, doch was den so wichtigen Bereich der individuellen Unterschiede betrifft, sind westliche Medizin und Naturwissenschaft ratlos. Dasselbe Medikament für dieselben Symptome hilft *einer* Frau hervorragend, einer anderen überhaupt nicht und bei einer dritten ruft es Nebenwirkungen hervor, die mehr Schaden anrichten als das ursprüngliche Problem. Dazu kommt, dass die großen Widersprüche zwischen den anspruchsvollen wissenschaftlichen Studien zu Gefahren der Hormonersatz-Therapie sowie zu vielen anderen Aspekten der biochemischen Vorgänge im weiblichen Körper zu einer ungeheuren Peinlichkeit für die Ärzteschaft gerieten und die Tatsache noch unterstreichen, dass das, was bei *einer* Frau zur Heilung führt, für eine *andere* eine Katastrophe ist.

## Für alle dasselbe? Natürlich nicht!

Eine Stärke der Energiemedizin liegt darin, dass ihre Methoden auf die individuellen Energien und Bedürfnisse jedes Einzelnen zugeschnitten werden können. Gibt man zwei Menschen dasselbe Medikament oder dieselbe Behandlung, nur weil sie dieselben Symptome haben, so ist das eigentlich medizinischer Unfug. Wir unterscheiden uns genetisch, energetisch und vom Temperament her viel zu sehr voneinander, als dass man solche Entscheidungen auf breit gefächerte Generalisierungen oder auf Forschungsergebnisse stützen könnte, die besagen, dass ein gewisser Prozentsatz von Menschen durch eine bestimmte Behandlung eine Besserung erfährt. *Sie* verdienen etwas Besseres und in Kapitel 2 haben Sie gesehen, wie man die Vereinbarkeit zwischen den körpereigenen Energien und einer geplanten Behandlung beurteilen kann. Individuelle Unterschiede müssen bei einer wohl überlegten gesundheitlichen Entscheidung berücksichtigt werden.

Ich kenne das alles nur allzu gut, denn mein Körper hält sich nicht an die Regeln. Medizinische Behandlungskonzepte, mit denen es den meisten Menschen besser geht, führen bei mir oft zu einer Verschlechterung. Im Sommer 1974 nahm ich im Norden von San Diego an einem Versuch von Dr. Dorian Paskowitz teil, der damals dort Arzt am *Palomar College* war. Auf dem Campus gab es einen Garten mit einer großen Auswahl an Gemüsen und Kräutern. Wir waren zwei Dutzend Teilnehmer und aßen einen Monat lang nur das, was wir selbst ernteten, roh, frisch aus dem Boden. Die meisten von uns nahmen ab und gaben an, dass sie klarer denken konnten und sich energiegeladener fühlten. Doch obwohl ich regelmäßig mehrmals in der Woche eifrig Sport trieb und nicht mehr als die andern aß, nahm ich über fünf Kilo zu und fühlte mich schrecklich.

Dr. Paskowitz war mit seiner Weisheit am Ende. Er versuchte zu beweisen, wie gesund eine natürliche Ernährungsweise mit lebendiger Nahrung für jedermann sei –

er forderte die gängige Anschauung mit der Frage heraus: „Wie kann man vollkommen lebendig sein, wenn man tote Nahrung zu sich nimmt?" – und ich passte nicht in seine Theorie. Warum nicht? Er hatte mich mit seiner Begeisterung für eine natürliche Ernährungsweise angesteckt und ich hielt den Versuch für Erfolg versprechend. Ich schwindelte auch nicht und stibitzte nicht etwa nachts heimlich Tüten mit Chips. Ich unterschied mich offenbar aber auch nicht genetisch von den anderen. Warum reagierte ich so anders?

Im Laufe der Jahre ist mir klar geworden, dass des Rätsels Lösung aus einem Wort besteht: Hormone. Meine Hormone halten sich wirklich nicht an die Regeln. Einmal wurde ich ohnmächtig in ein Krankenhaus eingeliefert und die Behandlung dort brachte mich fast um. Ich litt auch am schlimmsten prämenstruellen Syndrom (PMS) von allen Frauen, die ich kannte, weil ich einen niedrigen Progesteron- und einen hohen Östrogenspiegel hatte, doch alle Mittel aus dem Reformhaus machten es nur noch schlimmer. Kein Arzt kam je auf die Idee, dass meine Schilddrüsenwerte schwankten. Ich passte praktisch überhaupt nicht in die westlichen Vorstellungen von Hormonen. In der Tat spielt mein Hormonsystem teilweise so verrückt, dass ich mir selbst so viel Wissen über Hormone aneignen musste, dass ich darüber schreiben und referieren konnte. Aber als Teenager und in den Jahren danach bis in die Dreißiger, als solche Informationen von unschätzbarem Wert gewesen wären, hatte ich keinen Zugang dazu.

## Ein energetischer Ansatz bei hormonellem Chaos

Obwohl Telisha sich manchmal durch die Anforderungen, die die Erziehung von vier kleinen Kindern mit sich bringt, überlastet fühlte, war sie doch gerne Mutter. Eine Woche in jedem Monat jedoch – man konnte fast die Uhr danach stellen – kam sie mit dieser Rolle und mit sich überhaupt nicht zurecht. In den sieben Tagen vor Beginn ihrer Menstruation kam es vor, dass sie ihre Kinder grundlos oder aus geringfügigem Anlass anschrie, dass sie sich ohne Rücksicht auf deren Bedürfnisse weinend in ihrem Bett verkroch und allgemein eine Zeit der düsteren Verzweiflung und der Schwäche durchlebte.

Dann – und auch danach konnte man die Uhr stellen – setzte die Menstruation ein, ihre Stimmung stieg, ihre Tüchtigkeit kehrte zurück und sie hatte für die nächsten drei Wochen Oberwasser, wohl mit einem Schuldgefühl wegen der Vorfälle während der letzten PMS-Attacke und der Drohung der unweigerlich bevorstehenden nächsten.

Telisha buchte bei mir eine Sitzung, erhoffte sich Hilfe bei ihrer monatlichen Qual, wusste aber nicht wirklich, was sie erwarten konnte. Die Sitzung fiel zufällig mit dem Beginn ihres PMS zusammen. Ich fand heraus, dass alle Systeme in ihrem Körper unter den energetischen Störungen litten. Einer von Telishas Hauptmeridianen litt unter Überenergie, mehrere andere an Unterenergie. Da man solche Ungleichgewichte rasch korrigieren kann, konnte ich bei ihr mit dem Umstellen oder Steigern des Energieflusses experimentieren und sie nach jeder Intervention fragen, wie sie sich fühlte. Ihr Körper entspannte sich, als jeder Meridian ausgeglichen war und sie spürte, dass sich ihre Stimmung sofort besserte.

Ich zeigte ihr mehrere Übungen, mit denen sie zu Hause ihr neues Gleichgewicht aufrechterhalten konnte. Sie machte sie gewissenhaft, bis ihre Periode einsetzte, und die normalerweise qualvollen Tage waren insofern erfreulich atypisch, als die sonst üblichen Anzeichen des PMS ausblieben. Sie dachte, sie sei geheilt. Beim nächsten Zyklus vergaß sie ihre Übungen zu machen und erlebte zu ihrer Überraschung wieder einen Albtraum. Ziemlich schnell stand sie bei mir vor der Tür.

Die Behandlung war kein Problem. Wir arbeiteten mit denselben Verfahren wie beim ersten Mal; ich legten jedoch mehr Wert darauf, wie wichtig es sei, jeden Monat zu Hause mit den Übungen weiterzumachen. Sie lernte anzuerkennen, dass ihr Monatszyklus ein natürlicher Rhythmus ist. Sie lernte außerdem, dass sie die energetischen Methoden auch außerhalb des PMS anwenden konnte, also wenn sie sich gut fühlte. Dadurch würde das Herannahen der Periode weniger extrem und beunruhigend erlebt werden. In der Folge veränderte sich ihr Leben ganz enorm. Zwei Jahre später erfuhr ich mit Freude, dass sie an unserem örtlichen Krankenhaus anderen Frauen den Umgang mit PMS beibrachte.

## Hormone in Aktion

Stellt man sich jede Zelle im Körper als ein Theater mit tausend Bühnen vor, dann sind die Hormone diejenigen, die für das Heben und Senken der Vorhänge zuständig sind. Ein Hormon kann von weither geschickt werden, um einen Vorhang zu heben und auf einer Bühne zu agieren, die das *Immunsystem* ankurbelt, oder auf einer anderen, die den *Stoffwechsel* reguliert. Nach getaner Arbeit kommt ein anderes Hormon und *senkt* den Vorhang; dann halten die „chemischen Schauspieler" ein Nickerchen, bis der Vorhang wieder aufgeht. Ein Hormon ist ein von einer Zelle hergestelltes Molekül, das anderen Zellen, Geweben und Organen Handlungsanweisungen gibt. Jedes Hormon ist bezüglich des Hebens und Senkens des jeweiligen Vorhangs sehr präzise und kann, in Abstimmung mit Millionen anderer Hormone, für das Auslösen einer sexuellen Stimulation, einer Hitzewallung oder für die Vergrößerung der Brüste als Vorbereitung auf eine Schwangerschaft sorgen.

Bevor man wusste, dass viele Prozesse *hormonell* gesteuert werden, glaubte man, sie würden in irgendeiner Weise von Gehirn und Nervensystem reguliert. Doch statt eines von oben nach unten funktionierenden Kommunikationssystems verfügen wir mit unseren Hormonen über eine aktive Gemeinschaft von Milliarden hochwirksamer und anscheinend unabhängiger Entscheidungsträger im Körper.

Hormone wirken über verschiedene Entfernungen; es gibt solche, die …

- in einer Zelle zur Regulierung der Aktivität dieser Zelle hergestellt werden; außerdem solche, die …
- über eine kurze Distanz hinweg durch bestehende Kanäle wandern, und schließlich solche, die …
- von endokrinen Drüsen produziert und dann in den Blutstrom sezerniert (= abgegeben) werden, wo sie Vorgänge auch in weiter entfernten Zellen und Organen steuern.[1]

Energiefelder sorgen entscheidend für die Verbreitung der Signale, mit deren Hilfe diese riesige Gemeinschaft von Entscheidungsträgern harmonisch zusammenarbeiten kann. Es ist schwer zu verstehen, wie potent unsere Hormone tatsächlich sind. Das Östrogen, das den Menstruationszyklus reguliert, die sexuelle Reaktionsfähigkeit beeinflusst und während der etwa dreißig fruchtbaren Jahre der Frau abgegeben wird, um sie auf eine Schwangerschaft vorzubereiten, wiegt *insgesamt* weniger als *eine* Olive. Ein winziger Bruchteil davon verwandelt in der Pubertät den Körper eines Mädchens in den einer Frau. Wir sprechen hier sozusagen von einem hochwirksamen Pharmakon.

Nimmt man dem Körper die Möglichkeit, bestimmte Hormone zu bilden, ist er nicht mehr lebensfähig oder es kommt zu einer Krankheit mit schwerwiegenden Einschränkungen. Selbst geringste Schwankungen können zu einer Reihe ernsthafter Erkrankungen führen. Der Arzt J. D. Ratcliff beschrieb die Rolle der Hormone und der hormonbildenden Drüsen und schrieb darüber in den 1950ern, als man gerade damit begann, ihnen ihren Platz im menschlichen Funktionssystem vollends zuzuerkennen: „Unsere erstaunlichen endokrinen Drüsen haben praktisch an allem, was wir tun, einen gewissen Anteil. Hebt man ein Augenlid, so sind es die Hormone, die dafür sorgen, dass genügend Blutzucker für die Muskelkraft vorhanden ist. Schneidet man sich in den Finger, sind die Hormone da, um die Entzündung eindämmen und Infektionen abwehren zu helfen. Die Hormone sind unser gemeinsamer Nenner mit den Tieren. Einige Sexualhormone des Filmsternchens sind die gleichen wie die eines Wals und einige der Hypophysenhormone des Preisboxers stimmen mit denen einer Maus überein.“[2]

Jede Pflanze, jedes Tier, jeder Organismus, der aus mehr als einer Zelle besteht, bildet Hormone – sie sind das Kommunikationsmittel der Zellen. Obwohl fast jedes menschliche Organ und Gewebe Hormone abgibt, kennt man hauptsächlich diejenigen der endokrinen Drüsen, zu denen Nebennieren, Hypothalamus, Eierstöcke, Bauchspeicheldrüse, Nebenschilddrüsen, Zirbeldrüse, Hoden, Schilddrüse und Thymus gehören. Insgesamt wiegen diese Drüsen nur ein paar Gramm, doch sie sind für unser „Funktionieren“ von so entscheidender Bedeutung, dass Ratcliff anmerkte, dieses winzige Stück Gewebe verhalte sich wie eine Art „Ministerrat“ des Körpers …, wie Meisterchemiker des Körpers. Die endokrinen Drüsen entlassen ihre hormonellen Boten mit eindeutiger Absicht und genauer Zielvorgabe direkt in den Blutstrom. Die Aufgabe eines einzelnen Hormons könnte in der Stimulation oder Unterdrückung von Wachstum, der Aktivierung oder Hemmung des Immunsystems, der Regulation des Stoffwechsels, der Vorbereitung auf Aktivität (wie Kämpfen, Fliehen oder Paaren) oder der Handhabung einer Wandlungsphase des Lebens (wie Pubertät, Schwangerschaft oder Menopause) bestehen.

Die meisten Menschen denken normalerweise nicht daran, dass Hormone bei der Entwicklung ihres Gehirns eine Rolle spielen. Wir sehen in unserem Gehirn etwas Ererbtes, dessen wunderbare Fähigkeiten und auch Grenzen vorgegeben und relativ festgelegt sind. Doch die Erfahrungen, die der Mensch täglich macht, verändern tatsächlich seine physische Struktur. Lernen führt zur Bildung neuer Neuronen. Unser Gehirn wird ständig neu „konfiguriert“[3] und laut Dr. Mona Lisa Schulz dienen unsere Hormone sogar dazu, die Verarbeitung von Gefühlen und Gedanken durch unser rechtes und linkes Gehirn zu gestalten. Schulz, die sowohl Neuropsychiaterin als auch intuitiv arbeitende Ärztin ist, erklärt in ihrem wegweisenden Buch *The New Feminine Brain*[4], wie unser Gehirn sich auf unsere jeweilige Welt umstellt und sich deshalb in der Tat von dem unserer Großmütter unterscheidet.

Wir stehen an der Schwelle zur Entwicklung eines „neuen weiblichen Gehirns" und dabei werden unsere geheimnisvolle Intuition und die einzigartige Verschaltung (*wiring*) der weiblichen Hirnrinde mit ihren gegenüber den Männern wesentlich zahlreicheren Verbindungen zwischen der rechen und der linken Hemisphäre berücksichtigt. Schulz zeigt, dass man das Gehirn in seiner Weiterentwicklung unterstützen kann, wenn man die Funktionsweise der Hormone versteht. Unterdessen ist es von besonderem Vorteil, wenn man die Energien versteht, die die Hormone steuern.

## Die Energien geben gegenüber den Hormonen den Ton an

Hormone können in winzigsten Mengen breit gefächerte Leistungen vollbringen, da sie als Katalysatoren die körpereigenen Energien anregen. Das Wort Hormon leitet sich von dem griechischen Wort *hormān* ab, das so viel bedeutet wie „in Bewegung setzen, anregen, antreiben". Hormone, also Botenstoffe, und Energien beeinflussen sich gegenseitig über eine Feedbackschleife. Hormone aktivieren die Zellen, Gewebe, Organe und deren Energien; die körpereigenen Energien wiederum aktivieren Hormone. Jedes der nachfolgenden Kapitel dieses Buches befasst sich mit der Steuerung Ihrer Energien zum besseren Einsatz der Hormone, die ihren Lebensweg entscheidend prägen.

Es ist ein Anliegen der Energiemedizin, mit den zwischen Energie und Chemie bestehenden Beziehungen zu arbeiten, um Gesundheit, Vitalität und Wohlbefinden zu fördern, und sie versteht sich diesbezüglich gleichermaßen als Kunst und als Wissenschaft. Es geht hier nicht um Energie *oder* Chemie, sondern um Energie *und* Chemie. Verändern sich die chemischen Vorgänge im Körper wie zum Beispiel beim Monatszyklus, so verändert sich auch die Energie, und umgekehrt führen Energieverschiebungen zu Veränderungen der chemischen Vorgänge. Das wurde in meiner Praxis immer wieder offenkundig. Oft haben einfache energetische Interventionen zu einer Veränderung des messbaren Hormonstatus geführt und das Gleichgewicht wiederhergestellt. Ich selbst kenne keine offiziellen Studien, doch ich habe mit vielen Krankenschwestern gearbeitet, die Zugang zu Labortests hatten. Ich habe sie oft dazu ermuntert, ihre Werte *vor* einer Sitzung und noch einmal unmittelbar *danach* zu messen. Veränderungen zeigten sich in ihrem „weißen Blutbild", im Blutzuckerspiegel sowie in den Spiegeln der Schilddrüsenhormone und des Östrogens.

## Der Mythos vom Irrweg der Natur

In Wissenschaft und Medizin herrschte beim Thema Hormone schon immer ziemlich viel Verwirrung. Zusammen mit tief verinnerlichten kulturellen Mythen, in denen die Abwertung charakteristischer körperlicher und seelischer Merkmale der Frauen gepflegt wird, sorgen nebulöse Fehlinformationen dafür, dass die meisten Frauen die Funktionen ihres Körpers gar nicht genau verstehen. Wer wie ich so meilenweit von der medizinischen Norm entfernt ist, dass das Wissen, wie man sich selbst um seine Hormone kümmern kann, von entscheidender Bedeutung ist, der ist hier erheblich im Nachteil. Aber auch wo die Hormone „normal" arbeiten, kann man enorm viel dazu beitragen, seine Stimmung, seine Gesundheit und seine Vitalität zu steuern, falls man die Funktionsweise seiner Hormone versteht. Korrekte Informationen sind also sehr wichtig.

Im Jahre 1963 erschien ein Artikel des New Yorker Gynäkologen Robert A. Wilson und seiner Frau, der Krankenschwester Thelma, der mit folgenden Worten begann: „Man muss der unangenehmen Wahrheit ins Auge sehen, dass alle Frauen nach der Menopause Kastraten sind." Dem im *Journal of the American Geriatrics Society* veröffentlichten Artikel folgte drei Jahre später das Buch *Die vollkommene Frau* (*Feminine Forever*)[5] vom selben Autor, ein Bestseller, der im großen Stil als Serie und in Auszügen in Zeitschriften und Zeitungen im ganzen Land verbreitet wurde. Wilson behauptete, die Wechseljahre seien eine „Mangelkrankheit" wie Diabetes und die damit verbundene Verarmung an Östrogen führe zu dem Schreckgespenst, bei lebendigem Leib zu verfallen.

Nach diesem Urteil beraubten die Wechseljahre eine Frau nicht nur ihrer Gesundheit, sondern auch ihrer Weiblichkeit sowie ihrer Sexualität und führten zu lähmender Depression oder zumindest dazu, dass sie sich „stumpf wie eine Kuh" fühle. Frauen nach der Menopause, so Wilson, vegetierten eher, als dass sie lebten, sie sähen die Welt durch einen grauen Schleier und verbrächten ihre Tage als fügsame, harmlose Kreaturen, denen die meisten Werte des Lebens abhandengekommen seien.[6]

An den Tausenden von Kulturen, die es im Laufe der Geschichte gab, die ihre weiblichen Stammes- oder Familienältesten verehrten, wäre diese Charakterisierung einfach vorbeigegangen. Doch Amerika stieg darauf ein. Wilsons Lösung: Man müsse darauf bestehen, dass Frauen Östrogenpillen schluckten, um zu ersetzen, was ihr Körper nicht mehr selbst herstellen könne, und er gründete eine private Treuhandgesellschaft zur Förderung der Östrogentherapie, die mit 1,3 Millionen Dollar aus der Pharmaindustrie ausgestattet wurde. Schon bald fanden, wie die Zeitung *Boston Globe* später berichten sollte, amerikaweit Hormonersatz-Therapie-Pillen wie pastellfarbene Bonbons Eingang in die Arzneischränkchen von Frauen mittleren Alters. Sie waren einfach anzuwenden, problemlos erhältlich und wurden als pharmazeutischer Inbegriff von Ponce de Leóns Jungbrunnen aggressiv beworben. So versprachen sie den Frauen in der Menopause und für die Zeit danach jugendliche Spannkraft, schärferes Denkvermögen und eine weichere Haut.[7]

Bis 1993 gab es vonseiten der Wissenschaft, die diese Entwicklung befürwortete, viele Studien, die in angesehenen medizinischen Fachzeitschriften, wie *The Lancet* und *Journal of the American Medical Society* (JAMA) veröffentlicht wurden. Sie behaupteten, dass durch die Hormonersatz-Therapie (HET) bei Frauen in und nach den Wechseljahren das Gedächtnis verbessert und das Risiko von Brustkrebs, Krebserkrankungen der Geschlechtsorgane, Herzkrankheiten, Schlaganfällen und Knochenschwund gesenkt werde. Dennoch brachen viele Frauen die HET wenige Monate nach Beginn aufgrund von Nebenwirkungen ab. Dazu gehörten Depressionen, Stimmungsschwankungen, Blutungen, Müdigkeit, Kopfschmerzen, Bluthochdruck, Brustschmerzen, Krampfadern, Wassereinlagerungen, Blasenschwäche und Gewichtszunahme.

Bis 2002 gab es nur noch *einen* Nutzen, dem in größeren und besser ausgelegten Studien nicht widersprochen wurde: die Verminderung des Knochenschwunds. Im selben Jahr kam eine im JAMA veröffentlichte Studie der *National Health Institutes* an 16 608 Frauen zu dem Ergebnis, dass die Durchführung der HET über einen Zeitraum von fünf Jahren das Risiko von Brustkrebs um 26 Prozent, von Schlaganfällen um 41 Prozent und von Herzerkrankungen um 29 Prozent erhöhte. In einem nachfolgenden Bericht aus derselben Studie stand, dass die HET das Risiko, an Demenz zu erkranken, verdopple.

## Wie konnte sich die Wissenschaft so irren?

Unter dem Titel „Aufstieg und Fall der Hormontherapie: Wissenschaft auf Abwegen" schrieb der *Boston Globe*: „Der kometenhafte Aufstieg und der spektakuläre Fall der Hormonersatz-Therapie gehört zu den größten Fehlern der Medizin in der Geschichte. Angeheizt wurde das Ganze durch ein Zusammenspiel von schwacher Wissenschaft, unerbittlichem Publicityrummel, Herdenmentalität der Ärzte und einer beginnenden Neudefinition der Menopause vonseiten der Frauen. Die Wechseljahre sollten von einer unvermeidlichen Veränderung des Lebens zu einem beherrschbaren Zustand werden."

Die Frauen waren die Verlierer! Viele der früheren Studien beruhten auf alten und manchmal unzuverlässigen medizinischen Unterlagen, in denen oft weder die Stärke der Medikation noch ihre exakte Bezeichnung angegeben war. Ein weiterer Fehler in der Forschung bestand darin, dass man es versäumte, individuelle Unterschiede herauszufinden. Eine Vielzahl von Ursachen kann zu denselben Symptomen führen. So ist es zum Beispiel möglich, dass *eine* Frau zu wenig Östrogen bildet, eine *andere* aber zu viel – und beide haben ähnliche Symptome. Behandelt man beide gleich, weil die Forschung zeigt, dass ein gewisser Prozentsatz von Menschen auf eine bestimmte Behandlung positiv reagiert, so ist das in der Tat unsinnig.

Die pharmazeutische Industrie bot Wilson eine riesige Plattform für seinen Kreuzzug zur Rettung der Frauen vor der, nach seinen Worten, „Tragödie" der Menopause. Wenn man die Wechseljahre als ganz *natürliches* Ereignis einstufte, würden schließlich Hunderte von Millionen Frauen weltweit *keine* entsprechenden Arzneimittel brauchen. Die von Wilson vertretene Meinung, dass es sich hier um eine „behandlungsbedürftige Krankheit" handelte, war die perfekte Botschaft an die pharmazeutische Industrie, den „größten Handelsmarkt der Welt" zu eröffnen.[8] Jedes Mädchen wird schließlich eines Tages in die Menopause kommen. In ihrem Klassiker zum Thema, *Passage to Power* (dt. etwa: Eine Reise in die Kraft), betont Leslie Kenton, dass die Arzneimittelhersteller jedes Jahr ein Vermögen für den Versuch ausgäben, Regierungen, Ärzte und die Öffentlichkeit davon zu überzeugen, dass Frauen keine andere Wahl hätten, als ihre Produkte zu benutzen, wenn sie diese gefürchtete, als Menopause bekannte „Krankheit" bekämpfen wollten.[9]

## Findet die Wissenschaft doch noch auf den richtigen Weg?

Man mag sich für die Komplexität und die Politik der wissenschaftlichen Forschung *interessieren* oder nicht – wer einen Arzt aufsucht, ihm seine Symptome schildert und eines der mehr als drei Milliarden Rezepte bekommt, die jährlich in den Vereinigten Staaten ausgestellt werden, der hat eigentlich allen Grund, sich dafür zu interessieren. Man setzt sein Wohlergehen, wenn nicht gar sein Leben gegen die Sorgfalt wissenschaftlicher Forschung. Jedes Jahr sterben mehr als 100 000 Menschen an vorschriftsmäßig eingenommenen Pillen; man kann es ihnen nicht ansehen, ob sie dem individuellen Körper mit seinen individuellen Symptomen tatsächlich helfen werden, ob die empfohlene Dosis zu schwach oder zu stark ist oder zu welchen unbeabsichtigten Nebenwirkungen die Einnahme führen könnte. Man muss sich darauf verlassen, dass die Forschungsergebnisse diese wesentlichen Fragen beantwortet haben, bevor der Arzt sie verschreibt.

Die wissenschaftliche Forschung wurde in unserer Kultur zur Säule der Wahrheit erhoben, zu dem Wissen, auf das man zählen kann. Während so viele andere Informationen nur dazu verleiten sollen, etwas zu kaufen oder zu glauben, was den Vorstellungen von jemand anderem entspricht, genießt die Wissenschaft die Autorität der Objektivität. Das ist doch so, oder? Nun, um ein altes Sprichwort neu zu formulieren: Wer gerne Wurst isst und wer wissenschaftlichen Ergebnissen vertraut, sollte bei beiden lieber nicht zusehen, wie sie zustande kommen … Das soll nicht heißen, dass die grundlegenden wissenschaftlichen Methoden nicht eine der größten Errungenschaften der Menschheit sind! Aber inzwischen wedelt der sprichwörtliche „Schwanz" (in Gestalt der Politik und der Wirtschaft) mit dem Hund (= der medizinischen Forschung). Bei drei Milliarden Verschreibungen pro Jahr wird das – je nachdem, wohin dieser „heilige Hund" zeigt – schon einige heftige interne Machtkämpfe mit sich bringen.

*The Boston Women's Health Book Collective* (dt. etwa: das Bostoner Kollektiv für Frauen-Gesundheitsbücher), bekannt durch *Our Bodies, Ourselves* (dt. etwa: Unser Körper, unser Leben), hat die „lautlose, aber radikale Umgestaltung" zusammengefasst, die im Laufe der letzten drei Jahrzehnte in der medizinischen Forschung stattgefunden hat.[10] Vor 1970 wurde die überwiegende Mehrzahl der klinischen Forschungen durch staatliche Mittel finanziert. Heute übernehmen Pharmafirmen die Kosten für drei von vier klinischen Versuchen, die in den angesehensten medizinischen Fachzeitschriften veröffentlicht werden. Etwa 80 Prozent der über sogenannte Drittmittel finanzierten Forschungen wurden 1991 wenigstens an Universitäten durchgeführt, wo die Unabhängigkeit und Objektivität der Forscher durch diverse Nachprüfungen gewährleistet wurde. Bis zum Jahre 2000 wurden zwei Drittel dieser Forschungsarbeit von profitorientierten Forschungszentren übernommen.

„Was soll's?", mögen Sie denken; Forschung ist schließlich Forschung und die Veröffentlichung in einer renommierten Fachzeitschrift unterliegt wissenschaftlichen Standards. Darüber sollten Sie noch einmal nachdenken. Wissenschaftler, die für Wirtschaftsunternehmen tätig sind, wissen ganz genau, wie sie zu den Ergebnissen kommen, die ihre Firma sehen will. *Eine* übliche Strategie besteht im Abbruch einer Studie, wenn sich abzeichnet, dass sie nicht die vom Pharmakonzern gewünschten, für die Öffentlichkeit bestimmten Ergebnisse liefert; in einem solchen Fall muss nicht veröffentlicht werden. Eine weitere irreführende Praxis ist es, die Sicherheit eines vorwiegend für ältere Menschen bestimmten Medikaments an jüngeren, gesunden Probanden zu testen, bei denen Nebenwirkungen weniger wahrscheinlich sind und bei denen vermutet werden darf, dass sie keine anderen Medikamente nehmen, die sich mit dem getesteten Mittel nicht vertragen könnten. *The Women's Collective* fasst zusammen: Pharmafirmen gestalteten medizinische Erkenntnisse in ihrem Sinne, indem sie Einfluss darauf nähmen, wie die Forschungsarbeit angelegt werde, nach welchen Kriterien die teilnehmenden Patienten ausgewählt, wie die Daten analysiert und welche Ergebnisse veröffentlicht würden.

Machen diese technischen Gesichtspunkte wirklich so viel aus? Im Jahre 2003 wurden zwei voneinander unabhängige Untersuchungen zu eben diesem Thema veröffentlicht, die eine im JAMA, die andere im *British Medical Journal.* Und wissen Sie, was dabei herauskam? Wurde eine Studie von dem Unternehmen finanziert, das das untersuchte Produkt verkaufte, war die Wahrscheinlichkeit positiver Ergebnisse 3,6 bis 4 Mal höher, als wenn die Forscher bzw. ihre Auftraggeber *kein* wirtschaftliches Interesse am Erfolg hatten. Eine in der Folge im JAMA veröffentlichte Studie sollte ermitteln, ob es auch dann zu diesen unredlichen Verzerrungen kam, wenn nur die Topp-Fachzeitschriften bei der Veröffentlichung berücksichtigt wurden. Ja, und es kommt noch besser: In den prestigeträchtigsten Studien waren positive Ergebnisse für das Produkt des Sponsors um 5,3 Mal wahrscheinlicher als in Studien mit demselben Produkt, deren Forscher objektiv waren. Wenn diese tendenziösen Studien jedoch in einer medizinischen Fachzeitschrift erscheinen, dann klebt *kein* leuchtendes Neonschild daran mit dem Hinweis „Getürktes Material!" oder „Warnung, der Chefarzt hat entschieden, dass das, was Sie gerade lesen wollen, Mist ist." Sie gehören eher zu den vorrangigen Quellen, mit deren Hilfe der Arzt Entscheidungen darüber trifft, was seinem Patienten helfen kann oder schaden wird. Und bei diesen korrumpierten Forschungspraktiken bleibt es nicht. Wie das *Women's Collective* weiter darlegt, werden die Behörden, von denen wir erwarten, dass sie die Interessen der „Endverbraucher" auf dem Gesundheitssektor schützen, zunehmend desavouiert: Die Richtlinien, die über den Einsatz in Kliniken entscheiden, werden von Gremien verabschiedet, in denen Experten das Sagen haben, die möglicherweise finanziell an die Hersteller der Medikamente und anderer in Betracht kommender Produkte gebunden sind.

- Etwa 70 Prozent der laufenden Fortbildungsveranstaltungen für Ärzte werden von Pharmaunternehmen und Herstellern anderer medizinischer Produkte bezahlt.

- „Objektive" medizinische Fachzeitschriften sind abhängig von Werbeanzeigen der pharmazeutischen Industrie und vom Verkauf von Nachdrucken veröffentlichter Artikel an Sponsoren, die sie dann an Ärzte verteilen.

- Mehr als die Hälfte des Finanzbedarfs der für die Zulassung neuer Medikamente und die Überwachung der Arzneimittelsicherheit zuständigen Abteilung der amerikanischen Gesundheitsbehörde (*Food and Drug Administration*, FDA), wird durch die von den Pharmafirmen entrichteten Gebühren gedeckt.

Kurz gesagt, finanzieller Gewinn wird zum Kriterium einer neuen „Objektivität" in der Gesundheitsindustrie. Haben Sie in letzter Zeit ein Rezept eingelöst und waren über die Kosten entsetzt? Stellen Sie sich vor, es gibt jedes Jahr in den Vereinigten Staaten drei Milliarden solcher Rezepte. Obwohl uns die Forschung *keine Gewissheit* darüber gibt, ob die verschriebenen Mittel wirken oder ob sie sicher sind, sprengen die Erträge aus den laufenden Verordnungen jede Vorstellung. Nach Ermittlungen von Kongressmitgliedern stiegen die Ausgaben nur für das Arzneimittelmarketing von 11 Milliarden Dollar im Jahr 1997 auf fast 30 Milliarden im Jahr 2005. Die Gewinnmargen der führenden Pharmakonzerne sind üblicherweise drei- bis viermal höher als die der anderen, zu den umsatzstärksten zählenden US-Gesellschaften.

Was die naturheilkundlichen Behandlungsmethoden betrifft, so können Arzneimittelhersteller nur das Gewinn bringend vermarkten, was patentfähig ist, und natürliche pflanzliche Wirkstoffe sind nicht patentfähig. Daher wurde für das synthetische Progesteron (Progestin) eine riesiger Markt geschaffen. Progestin ist zwar im Allgemeinen weniger wirksam und zeigt mehr Nebenwirkungen als natürliches Progesteron, aber es ist patentfähig. Da dies für das natürliche Progesteron nicht gilt, wird es von der Gesundheitsindustrie nicht beworben und nicht gefördert. Arzt und Patient wissen *darüber* weniger Bescheid (mehr zu Progesteron in den nachfolgenden Kapiteln).

Und weil wir schon dabei sind: Sie werden von Ihrem Arzt wahrscheinlich auch nichts über Energiemedizin erfahren. Schließlich sind die Pharmafirmen noch nicht dahintergekommen, wie man Energie patentrechtlich verwerten könnte. Zurückgehaltene, falsche und widersprüchliche Informationen sind nicht auf die HET beschränkt, sie erstrecken sich auf einige der wesentlichsten gesundheitlichen Probleme der Frau, mit denen die westliche Medizin zu tun hat, angefangen von der Mammografie über die Osteoporose bis hin zum PMS. Kurz gesagt, die von dem komplexen Netz aus Arzneimittelherstellern, Forschern und staatlichen Regulierungsbehörden vermittelten Informationen orientieren sich nicht notwendigerweise daran, was *für Sie* das Beste ist.

Die meisten Ärzte, die ich kenne, beklagen die Tatsache, dass ihr Berufsstand von sozialen und wirtschaftlichen Kräften kontrolliert wird, die keinen Bezug zum Wohl ihrer Patienten haben. Dieser kleine Angriff bis hinein in die Werbeindustrie des Gesundheitswesens soll niemanden anschwärzen. Ich würde mich jedoch zugegebenermaßen dazu bekennen, dass ich behaupte, dass es schon ein kleines bisschen

Befangenheit im System der Institutionen gibt, zumindest bei einigen der drei Milliarden Male in diesem Jahr, in denen ein Arzt nach seinem Rezeptblock greift, anstatt ein *natürliches* Mittel zu empfehlen. Oder dass die 100 000 bis 300 000 Menschen, die in den USA jährlich an ihren vorschriftsmäßig eingenommenen Medikamenten sterben, besser hätten geschützt werden können.

Doch mein hauptsächliches Anliegen ist es, meine Leserschaft zur Wachsamkeit gegenüber einer solchen Parodie auf Wissenschaft aufzurufen, denn das hier ist ein Selbsthilfebuch. Lassen Sie es nicht zu, dass die Behörden alles, was Sie an fundiertem Wissen über Ihren Körper und seine Bedürfnisse beitragen können, ignorieren. Wie widersprüchlich die Informationen oder wie elegant die Werbebotschaften auch sein mögen, Sie haben ihrem entmündigenden Einfluss etwas entgegenzusetzen. Wenn Sie die Verantwortung für die Energien Ihres Körpers übernehmen, können Sie die in Frage kommenden Mittel im Krankheitsfall durch Beobachtung der subtilen Wirkungen auf Ihr Energiesystem selbst einschätzen. Daraus können Sie dann auch die wahrscheinlichen Langzeitwirkungen auf Ihren Körper ableiten.

## Mythen, die uns die Köpfe vernebeln

Die Mythen der Medizin, die unsere gesundheitlichen Entscheidungen beeinflussen, hängen mit einer Reihe weiterer Mythen zusammen, die uns noch persönlicher betreffen. Wir leben in einer Kultur, in der Schönheit und Jugend einen höheren Stellenwert besitzen als Weisheit, Mitgefühl und Leistungsfähigkeit zusammen. Wir leben in einer Kultur, deren Medien uns ständig mit Bildern der „perfekten" Frau bestürmen, mit der wir uns zwangsläufig vergleichen: hochgewachsen, gertenschlank, mit mindestens 20 Prozent weniger Gewicht, als die Größe erfordert, kaum älter aussehend als 25 und mit einer makellos glatten Haut. Wir leben in einer Kultur, in der die exemplarische Klage einer mutigen Frau wegen sexueller Belästigung abgewiesen und ihr die Teilhaberschaft in einer der zehn besten Wirtschaftsprüfungs- und Steuerberatungsfirmen verweigert wurde, „weil sie noch lernen musste, wie eine Frau zu gehen und zu sprechen sowie sich weiblicher zu kleiden."[11] In dieser Kultur weiß jede Frau, wovon ich spreche.

### Zum Beispiel Tina

Als Tina zum ersten Mal zu mir kam, war sie erschöpft und niedergeschlagen, ihre gesamte Lebenskraft schien aufgebraucht. Sie war Anfang fünfzig und ihr ganzes Leben bemüht gewesen, es Männern recht zu machen, hübsch zu sein und alles zu tun, was sie tun „sollte", um geliebt zu werden, doch nun hatte sie das Gefühl, dass es zu spät war. Drei Männer hatten sie wegen jüngerer Frauen verlassen. Sie war sehr wütend, hatte sie doch „alles richtig gemacht", die Regeln befolgt, ihre eigenen Bedürfnisse anderen geopfert, sich mit Kollagen [Eiweißsubstanz zur Faltenunterspritzung. – Anm. d. Übers.] behandeln lassen und trotzdem hatte sie nicht bekommen, was sie haben wollte. Sie war nicht hübsch genug, sie war nicht schlank genug und nun war sie auch nicht mehr jung genug.

Als sie in die Wechseljahre kam, schien das der letzte Nackenschlag zu sein. Sie glaubte, von nun an werde es nur noch bergab gehen. Nun stand sie vor der unausweichlichen Erkenntnis, dass sie ihr Leben nicht für sich selbst gelebt hatte. Sie hatte ihre eigenen Bedürfnisse und ihre gesamte Lebenskraft unterdrückt für …, ja, wofür eigentlich? Sie zeigte mir eine Liste mit gesundheitlichen Problemen, darunter Schilddrüsenunterfunktion, geschwächte Nebennieren, Wechseljahrsbeschwerden, chronische Müdigkeit, schlimme Depressionen und Selbstmordgedanken.

Ihre körperlichen Beschwerden hingen zweifelsfrei mit ihren seelischen Problemen zusammen. Zunächst konzentrierte ich mich direkt auf das gestörte energetische Gleichgewicht, das mit den körperlichen Symptomen zusammenhing. Lebenslanges Verleugnen von berechtigten Bedürfnissen kann die Energien ganz schön durcheinanderbringen. Tinas Lebenskraft, insbesondere die lebendige Energie, die durch den Nierenmeridian fließt, war gefährlich erschöpft.

Als wir diese „aufpäppelten" und den Energiefluss stärkten, fühlte Tina sich auf eine neue Weise kraftvoller und der Welt gewachsen. Mit den Energien veränderte sich auch ihr Bewusstsein. Anstatt sich weiter zu isolieren, konnte sie erkennen, dass sie sich das erste Mal in ihrem Leben nicht um andere kümmerte und nun die Gelegenheit hatte, wirklich etwas für sich zu tun. Das allein munterte sie schon auf. Außerdem: Dem Nierenmeridian wird die Emotion Angst zugeordnet. Sie fand neuen Mut, ohne Angst vor Zurückweisung sie selbst zu sein. In einer inneren Atmosphäre, die niemandes Zustimmung ersehnte oder suchte, konnte sie aufblühen.

Tinas Geschichte ist nicht ungewöhnlich. Hübsch nach den üblichen Maßstäben, steckte sie als junge Frau eine Menge ihrer Lebenskraft in die Verwirklichung eines makellosen Bildes, das im wahren Leben nicht erreichbar ist. Heutzutage wird in den USA mehr Geld für Kosmetika ausgegeben als für Bildung oder Soziales. In jeder Minute gehen 2055 Tiegel mit Hautpflegeprodukten und 1484 Lippenstifte über den Ladentisch.[12] Jede Woche lassen Zehntausende von Frauen ihren Körper verstümmeln, um einem Schönheitsideal gerecht zu werden, das der Natur nicht entspricht. Frauen bezahlen einen hohen Preis, um schlanker, jünger oder vollbusiger auszusehen – und schließlich festzustellen, dass die Schönheitschirurgie meist keinen wirklich höheren Selbstwert implantieren, oft jedoch unvorhergesehene Probleme mit sich bringen kann. Darin spiegelt sich auf traurige, aber weit verbreitete Weise das Problem wider, dass wir uns nicht annehmen können, wie wir sind.

Laut Susun Weed sollten sich Frauen während ihres Reifeprozesses einer lebenswichtigen und einsamen Herausforderung stellen, denn sie müssten ihr eigenes Schönheitsideal so umformen, dass auch *alte* Frauen Platz darin haben.[13] Der Einfluss der kulturell geprägten Botschaften rund um Schönheit und Alter auf unser Selbstverständnis ist so nachhaltig, dass es schwierig ist, gedanklich von der Prämisse des „Mythos Schönheit" abzurücken.[14] Das wirkt sich nicht nur auf das Selbstgefühl und die Maßnahmen zur Beeinflussung des Erscheinungsbildes aus, sondern auch auf die Art der Gesundheitsvorsorge. Das wurde mir auf den Fidschi-Inseln auf tragische Weise bewusst. Als ich Mitte der siebziger Jahre dort lebte, hatte ich nirgendwo vorher glücklichere Menschen kennengelernt. Die Inselfrauen waren stämmig, sinnlich und voller Lebensfreude. Fernsehen gab es bis 1995 dort nicht. Innerhalb von drei Jahren entwickelten elf Prozent der Fidschi-Mädchen, die sich mit den im Fernsehen präsentierten dürren Schauspielerinnen und Models verglichen, eine Bulimie und nahmen regelmäßig Abführmittel.

Die krankhaften Standards unserer Kultur in Bezug auf Schönheit und Gewicht greifen seuchenartig auf andere Kulturen über, wenn diese über den technischen Fortschritt Zugang zu unserem Denken finden. Wir geben kein schönes Bild ab. Gäbe es im Gesundheitsministerium eine Abteilung für geistige Gesundheit und wäre diese ebenso einflussreich und mit denselben finanziellen Mitteln ausgestattet wie die Abteilung für Kriegsangelegenheiten im Verteidigungsministerium, dann wären wir eine Gesellschaft, die ihren Mädchen ganz energisch und eindeutig beibrächte, ihren Körper als einzigartiges Naturgeschenk zu achten und wertzuschätzen. Stattdessen haben wir mächtige Industrien geschaffen, die den Mädchen keine andere Wahl lassen, als sich zu ihrem Nachteil mit den unerreichbaren Kunstprodukten zu vergleichen, die nach dem Willen von Hollywood und der *Madison Avenue* als ideale Vorbilder zu gelten haben. Damit machen wir auch unsere Männer ganz kirre und es gibt nur Verlierer.

Dr. Christiane Northrup philosophiert, dass die „Abwertung" des weiblichen Körpers, wie er wirklich ist, in unserer Gesellschaft gemeinsam mit unserem kulturellen Erbe – „das Männliche ist dem Weiblichen überlegen und das Junge dem Alten" – Robert Wilsons frauenfeindlichem Feldzug den Boden bereitete, auf dem seine Saat aufgehen konnte: Unsere Besser-leben-durch-Chemie-Gesellschaft sei bereitgestanden, um uns bei der Zähmung unserer widerspenstigen weiblichen Physiologie durch die Antibabypille während der fruchtbaren Jahre und durch Östrogen während der Menopause zu helfen.[15]

Als Frauen waren wir offen für die Botschaft der medizinischen Industrie, die uns mit dem Östrogenersatz vom Horror der Wechseljahre zu erlösen versprach, und wir waren es selbst dann noch, als sich die Beweise häuften, dass viele von uns in der Folge weitaus schlimmere Probleme bekamen, als sie vorher gehabt hatten. Mit der bereitwilligen Annahme dieser Botschaft hängt noch eine ganze Reihe anderer kultureller Mythen zusammen, deren Einfluss wir alle unterliegen. Wir haben gelernt, dass wir unsere natürlichen Rhythmen und Zyklen bekämpfen und kontrollieren sollten, anstatt sie wertzuschätzen und zu ehren.

## *Durch Rituale und Wissen die Herrschaft über uns selbst zurückgewinnen*

Der Übergang vom kleinen Mädchen zur Frau wird in unserer Kultur nicht feierlich mit einer speziellen Zeremonie begangen, wie die Konfirmation, die Bat-Mizwa [Feier für Mädchen zur Einführung in die jüdische Glaubensgemeinschaft, im Gegensatz zur Bar-Mizwa für Jungen; Anm. d. Übers.] oder die Hochzeit. In einer Zeit, in der wir wirklich noch kleine Mädchen sind, die Führung, Schutz und Gewissheit brauchen, was mit uns geschieht, wohin unser Weg führt und was das alles zu bedeuten hat, bekommen wir in dieser Hinsicht sehr wenig, es sei denn, wir haben außergewöhnliche Eltern. Doch selbst für sehr kluge Eltern ist es nicht einfach, ein Ritual aus dem Ärmel zu zaubern, wenn die eigene Kultur dem Umstand des Erwachsenwerdens ihrer Töchter so ambivalent und verworren gegenübertritt.

Ich selbst allerdings gehörte und gehöre zu einer Generation des Umbruchs. Frauen standen auf, um ihr Selbstverständnis kollektiv zu feiern, vielleicht zum ersten

Mal in vielen tausend Jahren seit der Zeit, bevor das Patriarchat zur vorherrschenden gesellschaftlichen Kraft wurde.[16] Und wir wollten Rituale, um unsere Töchter zu feiern. Wir wurden uns bewusst, was es bedeutet, Frau zu sein, und wir wollten diese süßeste aller Offenbarungen an die nächste Generation weitergeben.

Die Frauenbefreiungsbewegung (in USA: *Woman's Liberation Movement*) vermittelte ein Bewusstsein, das sich für viele von uns mit dem Erblühen einer Blume vergleichen ließ. Welche Dimensionen an Kraft, Kreativität und weiteren Fähigkeiten in uns schlummerten, das wurde in aufregendster Weise wiederentdeckt. Das Pendel schwang zur anderen Seite, weg von der nicht hinterfragten Inkaufnahme des weiblichen Status einer abhängigen Hausfrau und Mutter, die ihrem Mann ergeben ist, das Essen rechtzeitig auf den Tisch bringt und möglichst keinen Ärger macht. Ich erinnere mich an einen Autoaufkleber, der ausdrückte, was uns bei der Bewusstwerdung unseres „Platzes" in der Gesellschaft zu dämmern begann: „Brave Frauen schreiben nie Geschichte."

Dieser Umbruch brachte auch heftige Diskussionen darüber mit sich, wie die erste Monatsblutung eines jungen Mädchens rituell zu feiern sei. Ich persönlich war ganz aufgeregt, wollte diesen großartigen Übergang getreulich weitergeben und meinen Töchtern vermitteln, welch wunderbares Ereignis in ihrem Körper stattfand. Doch wir hatten keine Rollenvorbilder. Wir konnten nur mit der Vorstellung arbeiten, wie wunderbar es hätte gewesen sein können, wenn unser Mütter und Väter ein solches Ritual für uns bereitgehalten hätten. Aber solche Weisheit war nicht bis zu uns vorgedrungen. Durch unsere Erinnerungen zogen sich stattdessen Bilder, wie alle Mädchen der siebten Klasse in den Film über die Menstruation geschickt wurden.

In meiner Klasse gingen wir im Gänsemarsch in den Raum, in dem er gezeigt werden sollte, vorbei an den Jungs, die alle mit dem Finger auf uns zeigten, lachten und uns mit Spott überzogen. Irgendwie wussten die alle, worum es ging. Einige der Mädchen schämten sich und weinten sogar. Dann sahen wir einen blöden Film, in dem die Fakten so knapp wie möglich dargestellt wurden und der uns Angst machte.

Allen Lehrern war das Thema peinlich und sie wussten nicht, wie sie damit umgehen sollten. Mrs. McDonald gehörte zu den Jüngeren, wollte uns aber trotzdem den Rat und die Weisheit ihrer 24 Jahre nicht vorenthalten: „Merkt euch einfach: Es liegt ganz an euch, dass ihr nicht schwanger werdet. Jungs können nicht anders, also dürft ihr euch nie mit ihnen einlassen. Wenn ihr schwanger werdet, wird es nichts mit dem Abschlussball, ihr fliegt von der Schule und müsst allein mit dem Baby klarkommen." Die Menstruation wurde von vielen Müttern noch als „Fluch" bezeichnet und von denselben düsteren Warnungen vor einer Schwangerschaft begleitet. Die Pille gab es damals noch nicht.

Die Frauenbefreiungsbewegung war ein mit großer Energie auf die Beine gestellter Versuch, das alles zu ändern und unseren Zyklus (und was damit zusammenhing) aus dem Dunkel der Verschwiegenheit herauszuholen. Unsere kleinen Mädchen sollten sich darüber freuen können. Auch wenn unsere Gesellschaft die Menarche eines jungen Mädchen ignorierte, in meiner Familie sollte es ganz sicher anders sein.

Leider kam mir mein damaliger Mann zuvor, noch bevor eine unserer Töchter sich überhaupt mit einem Jungen getroffen hatte. Er hatte beschlossen, „das Gespräch" mit ihnen zu führen. Ich war sofort beunruhigt. „Bist du sicher, dass du weißt, was du sagen sollst, Ray?" Er war zwölf Jahre älter als ich, gehörte also sozusagen einer Generation vor mir an und interessierte sich definitiv nicht für die Frauenbewegung. Er versicherte mir, dass er das ganz genau wisse. Und so kam es dann auch. (In der Folge hatte meine Entscheidung, mich von ihm scheiden zu lassen, bevor die Mädchen richtige Teenager waren, sehr viel damit zu tun.) In diesem Gespräch sagte er ihnen ruhig und bestimmt: „Wenn ihr schwanger werden solltet, kommt gar nicht erst nach Hause." Ende der Diskussion.

Als die Reihe an mich kam, lieferte auch ich allerdings nicht gerade ein Paradebeispiel für andere Eltern. Dondi bekam ihre Periode früher als erwartet, sie war erst elf und ich hatte überhaupt nicht damit gerechnet. Da ich aber geradezu versessen darauf war, ihre erste Blutung zu einem schönen Erlebnis für sie zu machen, nahm ich sie liebevoll in die Arme und sprach davon, dass sie nun dabei sei, eine Frau zu werden, und was das bedeute. Ich wusste nicht, was ich falsch machte, doch sie sah mich entsetzt an und begann zu weinen. „Ich will sterben!", wimmerte sie. Ich hatte mich so an meinen Traum geklammert, diesen Moment für sie perfekt und schön zu gestalten, dass ich ihre Reaktion nicht ertragen konnte. Ich gab ihr eine Ohrfeige, wie man das vielleicht aus lauter Panik bei einem Schlafwandler machen würde, der auf eine Hecke zusteuert. Dies war das erste und einzige Mal, dass ich sie schlug.

Als wir darüber sprachen und versuchten, das Chaos zu ordnen, zu dem ich diesen wertvollen Augenblick gemacht hatte, erfuhr ich den Grund: Sie wollte weiterhin Kind sein dürfen. Was ich ihr erzählte, klang für sie nur wie der Gegensatz von Schwarz und Weiß: Am Morgen war sie noch das kleine Mädchen, das spielen und Spaß haben konnte, und nun glaubte sie, dass das alles vorbei sei und vorbei sein müsse. Nun sollte sie sich plötzlich wie eine erwachsene Frau verhalten. Doch sie fühlte sich noch immer als kleines Mädchen und wollte mir nicht auf dem Weg folgen, den ich ihr aufgezeigt hatte.

Wir alle müssen Rituale und Praktiken entwickeln, die auf einem solide gegründeten Verständnis unserer eigenen Natur und unseres Platzes im Leben beruhen. Und die Medizin muss Verfahren entwickeln, die auf einem solide gegründeten Verständnis unseres Körpers und seiner weniger „soliden"Energien beruhen. Bis jetzt steht das noch aus. Aber wir selbst, auch Sie, sind dazu in der Lage. Dazu ein Zitat von Judith Duerk:

> *Wie anders hätte es für Sie sein können, wenn Ihre Mutter Ihnen am ersten Tag Ihrer ersten Monatsblutung einen Blumenstrauß geschenkt und Sie zum Mittagessen ausgeführt hätte? Und wenn Sie beide sich dann mit Ihrem Vater beim Juwelier getroffen hätten, wo Ihnen Ohrlöcher gestochen worden wären für Ihre ersten Ohrringe, die Ihr Vater Ihnen gekauft hätte? Und wenn Sie dann zusammen mit ein paar von Ihren Freundinnen und einigen von Ihrer Mutter Ihren ersten Lippenstift gekauft hätten und dann zum ersten Mal in die Frauenloge gegangen wären, um etwas über der Weisheit der Frauen zu hören? Wie anders könnte Ihr Leben dann sein?*[17]

## Energiemedizin für Ihre Hormone

Damit im Körper eines jeden Menschen das kaskadenartige chemische Feuerwerk zünden kann, das für Gesundheit und Wohlbefinden verantwortlich ist, müssen drei wichtige Hormone in korrekter Weise zusammenarbeiten: Insulin, Adrenalin und Kortisol. Stress aller Art, Schadstoffe und eine unausgewogene Ernährung gehören zum modernen Leben und führen dazu, dass diese drei Hormone oft in zu großen Mengen ausgeschüttet werden. Dr. Diana Schwarzbein weist darauf hin, dass man die wichtigen Hormone wieder ins Gleichgewicht bringen könne, wenn man seine Ernährung und seine Lebensgewohnheiten einer sachkundigen Überprüfung unterziehe und sie entsprechend verändere; der Ausgleich einiger *wesentlicher* Hormone führe zur Ausgeglichenheit *aller* Hormone.[18]

Insulin, Adrenalin und Kortisol arbeiten optimal, wenn man sich richtig ernährt, Sport treibt und das Energiesystem durch Übungen wie das tägliche *Fünf-Minuten-Energie-Programm* (Seite 69 ff.) verbessert. Zwar hat die Energiemedizin bei mangelndem Gleichgewicht unter diesen drei wichtigen Hormonen viel zu bieten, doch ist das Hauptaugenmerk dieses Buches auf die speziell für den weiblichen Körper wichtigen Hormone und die Wunder und Rätsel von Menstruation, Fruchtbarkeit, Schwangerschaft und Menopause gerichtet, die das Leben einer Frau begleiten. Es gibt allerdings ein Energiesystem – den Dreifachen Erwärmer –, das die Bildung von Adrenalin und

Kortisol reguliert und zusammen mit dem Milzmeridian auch die Bildung von Insulin beeinflusst. Bis zum Ende dieses Kapitels wird der Umgang mit dem Dreifachen-Erwärmer-Meridian im Mittelpunkt stehen.

**Der Dreifache Erwärmer:** Dieser Meridian ist eines der potentesten und am wenigsten verstandenen Energiesysteme des Körpers. Der Hypothalamus wird zwar als „Meister-Struktur" angesehen, da er an der Steuerung von Atmung, Herzschlag, Körpertemperatur, Blutdruck und Hormonproduktion beteiligt ist; er tut sich aber mit dem Dreifachen Erwärmer bei der Ausübung all dieser Funktionen zusammen. Letzterer gehört zu den größten Errungenschaften der Evolution und hat den Auftrag, uns am Leben zu erhalten. Der Dreifache Erwärmer reguliert drei der außergewöhnlichsten Mechanismen des Körpers:

- das Immunsystem
- die Notfallreaktion auf Bedrohung (kämpfen, fliehen oder erstarren)
- die Fähigkeit, physiologische und verhaltensmäßige Gewohnheiten für den Umgang mit Stress oder Bedrohung herauszubilden.

Die Energien des Dreifachen Erwärmers bewegen sich auf zweierlei Weise. Sie folgen ihrem Meridian und sie können diese Bahn verlassen und sofort an jeden Punkt des Körpers gelangen, an dem ihre Hilfe gebraucht wird. Diese natürliche Fähigkeit zur Vernetzung ist eine Eigenschaft der „Strahlenden Bahnen". Der Dreifache Erwärmer ist sowohl Meridian als auch eine solche „Strahlende Bahn"; seine höchste Verantwortung besteht daran, den Menschen am Leben zu erhalten, egal, wie feindselig die Umstände sich auch gestalten mögen.

Wenn man sich überlegt, wie genial das Immunsystem (das bedrohliche Eindringlinge erkennt und abwehrt) und die Kampf-oder-Flucht-Reaktion (die reflexartiges lebensrettendes Handeln ermöglicht) konzipiert sind, beginnt man die Kraft hinter diesen Überlebensstrategien als eine der wohl größten Errungenschaften der Evolution zu schätzen. Das Haar in der evolutionären Suppe ist jedoch, dass das Immunsystem und die Kampf-oder-Flucht-Reaktion meisterliche Anpassungen an eine Welt sind, die es so nicht mehr gibt. Die Strategien des Dreifachen Erwärmers sind dafür konzipiert, dem Menschen in der brutalen Welt seiner Vorfahren überleben zu helfen.

**Die Erschöpfung der Nebennieren:** Wir leben in einer Zeit, die als das leidvollste Jahrhundert in der Geschichte bezeichnet wurde, trotz gewaltiger Verbesserungen der Lebensqualität und der Chancen für persönliche Selbstverwirklichung. Was wir täglich an Stress und Informationsflut zu bewältigen haben, das hätten sich unsere Urgroßeltern in unserem Alter nicht im Traum vorstellen können. Das Empfinden unserer eigenen Welt und des Platzes, den wir darin einnehmen, das früher über Generationen hinweg gleich blieb, verändert sich für uns alle zehn Jahre, und im Laufe dieses Prozesses schwindet unser Sicherheitsgefühl immer mehr. Ein Kinderpsychologe erzählte mir kürzlich, dass ein *durchschnittliches* Kind heute von *mehr* Ängsten geplagt werde als die Kinder, die vor ein paar Jahrzehnten in psychiatrischer Behandlung waren. Nicht bewältigter Stress, so eine Studie, stellt ein größeres Risiko für Krebs und Herzerkrankungen dar als das Zigarettenrauchen.

Die Erschöpfung der Nebennieren wurde als *das* Stress-Syndrom des 21. Jahrhunderts[19] bezeichnet. Die Nebennieren sind zwei walnussgroße Drüsen, die wie Kappen auf den Nieren sitzen. Sie bilden rund 150 lebenswichtige Hormone (oder tragen zumindest zu deren Bildung bei), die jeden wichtigen physiologischen Prozess im Körper beeinflussen, und setzen zwei der drei „wichtigen" Hormone frei: Adrenalin und Kortisol. Beide helfen dem Körper beim Umgang mit Stress. Kortisol unterstützt auch die Funktionen des Immunsystems.

**Der Dreifache Erwärmer und die Nebennieren:** Der Dreifache Erwärmer, der die Nebennieren und damit die Bildung von Adrenalin und Kortisol reguliert, ist in Bezug auf fremde Eindringlinge ständig in Alarmbereitschaft. Angesichts einer Bedrohung von außen triggert er die Kampf-oder-Flucht-Reaktion und das Immunsystem, wenn der Körper über Nahrung, Wasser oder Luft Fremdsubstanzen aufnimmt. Die Strategie war großartig zu einer Zeit, als Nahrung, Wasser und Luft rein und die Bedrohungen von außen auf Angriffe von menschlichen oder tierischen Feinden oder Krisensituationen wie Nahrungsknappheit begrenzt waren. Heute hat das Immunsystem mit Zehntausenden künstlicher Chemikalien in unseren Nahrungsmitteln zu tun. Da sie nicht zu den im Laufe der Evolution als bekannt und sicher geltenden Stoffen gehören, muss es entscheiden, ob eine biologisch aufwendige Immunantwort zu ihrer Bekämpfung einzuleiten ist. Der Dreifache Erwärmer muss zudem zwischen wirklichen Bedrohungen und Stress-Situationen des modernen Lebens unterscheiden, für die keine vollständige Kampf-oder-Flucht-Reaktion erforderlich ist. Wenn Ihr Computer abstürzt, kurz bevor Sie Ihre begeisterten mitternächtlichen Ergüsse für die Rede in der kommenden Woche abspeichern konnten, dann bedeutet das sicherlich Stress. Aber dieser rechtfertigt nicht dieselbe biologisch intensive Reaktion wie das Auftauchen eines Säbelzahntigers in der Höhle Ihrer Vorfahren.

Der physische und psychische Preis, der für solchermaßen falschen Alarm bezahlt werden muss, ist beträchtlich und führt zu einem unbemerkten Auslaugen der Lebenskraft. Zu den physiologischen Veränderungen im Rahmen der Kampf-oder-Flucht-Reaktion gehören folgende Symptome: Die Herzfrequenz kann sich verdoppeln oder verdreifachen; der Blutdruck steigt durch die Erweiterung der Herzkranzgefäße; die Atemfrequenz nimmt zu; die Muskelspannung erhöht sich; Hormone wie Adrenalin, Noradrenalin, Kortisol, Oxytocin und Vasopressin werden in den Blutstrom freigesetzt; Salzsäure wird in den Magen abgegeben (oder ausgeschüttet); Glukose wird aus der Leben freigesetzt; der Grundumsatz steigt; das Blut wird aus dem Vorderhirn und dem Verdauungstrakt abgezogen und zu den Muskeln und Gliedmaßen gelenkt; die Pupillen werden weit gestellt und verbessern das Sehvermögen; diejenigen Systeme, die für das Kämpfen oder Entkommen keine wesentliche Bedeutung haben (wie das Immunsystem, der Verdauungstrakt und der Urogenitaltrakt), werden praktisch ausgeschaltet.

Das ist jedes Mal eine hohe Investition an biologischem Kapital, wenn Ihr Computer abstürzt, ein Freund oder eine Freundin sich über Sie aufregt, Ihr Mann spät von der Arbeit nach Hause kommt oder Ihre Tochter flucht. Aber für jede dieser relativ geringen Störungen laufen dieselben Reaktionen (nach demselben Schema) ab, die auch schon der Säbelzahntiger damals in der Höhle auslöste. Und das meine ich damit, wenn ich sage, dass der Körper für eine Welt entwickelt wurde, die es nicht mehr gibt.

Zu den physischen Auswirkungen kommen noch die psychischen Folgen. Die Fähigkeit, den Überblick zu behalten, nimmt zusammen mit anderen mentalen Funktionen deutlich ab. Man verlässt sich tendenziell mehr auf instinktive oder *gewohnte* stressbedingte Verhaltensmuster, anstatt *kreativ* mit der Situation umzugehen. Dazu kommt, dass eine Kampfreaktion eher von Wut oder Zorn, die Fluchtreaktion im Allgemeinen von Angst oder Panik begleitet und unterstützt wird. Hysterie, das Gefühl des Überwältigtseins oder Starre sind oft die Folge, wenn die Kampf-oder-Flucht-Reaktion erst aktiviert, dann aber gehemmt oder auf andere Weise nicht ausgelebt wird.

Außer dem unmittelbaren Preis, den eine ständig aktivierte Stressreaktion fordert, können die physiologischen Konsequenzen zu Störungen im Immunsystem und im autonomen Nervensystem führen. Dazu gehören Infektanfälligkeit, Autoimmunerkrankungen, chronische Angststörungen, chronische Müdigkeit und Depressionen. Zudem erschöpft sich die Fähigkeit des Körpers, zwei seiner „Meister-Homone" zu bilden: Adrenalin und Kortisol.

**Die „Umschulung" des Dreifachen Erwärmers:** Kurz gesagt wird in unserer heutigen Welt der Dreifache Erwärmer jedes Menschen tendenziell übersteuert. Viele unserer gesundheitlichen Probleme sind einzig und allein dieser evolutionären Wendung geschuldet oder werden zumindest dadurch verschlimmert. Die gute

Nachricht ist, dass der Meridian buchstäblich „umgeschult" werden kann, damit er nicht übersteuert. Das ist in der Tat eines der wichtigsten Geschenke, die die Energiemedizin zu bieten hat.

Nehmen wir an, ein x-beliebiger Stress löst das Kampf-oder-Flucht-Programm aus und 80 Prozent des Blutes aus dem Vorderhirn gehen für den *Kampf* in Arme und Brust oder zum Wegrennen in die Beine, dann läuft die ganze Kaskade der chemischen Vorgänge aus grauer Vorzeit zur Vorbereitung auf eine Reaktion ab, zu der es wahrscheinlich gar nicht kommen wird. Mit einer einfachen Technik aus der Energiemedizin, dem Stressauflöser, lässt sich dieser Prozess unterbrechen:

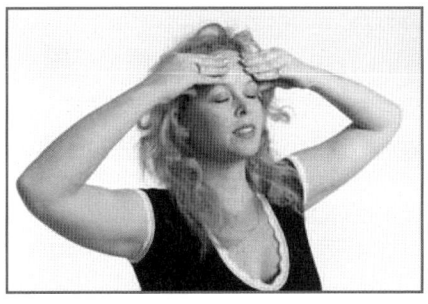

**Abbildung 3-1:**
Der Stresslöser

Legen Sie die Fingerspitzen beider Hände leicht auf die Stirn und die Daumen an die Schläfen (siehe Abbildung). Bleiben Sie, ohne Druck auszuüben, eine oder zwei Minuten in dieser Haltung. Atmen Sie bei dieser Übung tief durch.

Alternativ können Sie auch eine Hand auf die Stirn und die andere an den Hinterkopf oberhalb des Halsansatzes legen (Handrücken nach außen).

Dadurch werden jeweils neurovaskuläre Punkte aktiviert, die Einfluss auf den Kreislauf nehmen, das Blut zurück zum Gehirn bringen und die Stressreaktion abklingen lassen, da es physiologisch unmöglich ist, diese Position länger als ein paar Minuten zu halten und gleichzeitig auf Kampf oder Flucht programmiert zu bleiben.

## Stabilisierung des Dreifachen Erwärmers in einem Notfall

Als ich dieses Kapitel schrieb, kam ich zu einer eindrucksvollen Erfahrung mit dieser und anderen Übungen für den Dreifachen Erwärmer. Wir hatten uns zum Schreiben nach Baja zurückgezogen. Eines Abends war ich allein mit dem Auto unterwegs und wollte gerade zu einem Markt abbiegen, als ich Zeugin einer grauenhaften Szene wurde. Ein Bus hatte gerade eine junge Frau überfahren und stand mit einem seiner Hinterreifen direkt auf ihrem Becken, der Hüfte und den Oberschenkeln. Ich war als Erste am Unfallort, fuhr an den

Straßenrand, sprang aus dem Wagen und ging direkt zu ihr hinüber. Der Busfahrer, der selbst aussah, als habe er einen Schock, sagte nur „nein, nein" und gestikulierte wild, ich solle sie bloß nicht anfassen. Offensichtlich fürchtete er, ein Laie könne versehentlich noch mehr Schaden anrichten.

Ich spreche nicht Spanisch, doch ich hörte mich in dieser Sprache sagen: „Ich bin Ärztin." Die Leute, die im Bus gewesen waren oder jetzt dazukamen, machten gleich Platz für mich, sodass ich zu ihr konnte. Die Zeit blieb stehen; alles schien so unwirklich. Das Mädchen war bewusstlos. Ich sah, dass ihre Lebenskraft sie verließ. Ihre Aura war vollständig in den Körper kollabiert und die Energien sickerten an den Füßen hinaus. Ich konzentrierte mich auf die Möglichkeiten, sie am Leben zu halten. Der Hinterreifen, der auf ihr stand, wurde zweitrangig. Ich befand mich rechts von ihr und begann sofort damit, die Punkte ihres Dreifachen Erwärmers zu halten, die ihre Energien stabilisieren und sie aus dem Schock holen konnten. Diese Punkte befinden sich beidseitig am Körper. Ich bedeutete der am nächsten stehenden Person, einem mexikanischen Jungen von vielleicht etwa dreizehn Jahren, dieselben Punkte auf ihrer linken Seite zu halten, und er machte sofort nach, was ich tat; irgendwie gelang es ihm, um den Reifen herum zu fassen.

(Fortsetzung folgt nach den Übungsanleitungen)

## Das Ausgleichen des Dreifachen Erwärmers (Dauer: 20 Sekunden)

Die Energie des Dreifachen Erwärmers beginnt an der Spitze des Ringfingers, zieht hinauf zum Hals, hinter die Ohren und endet an den Schläfen. Mithilfe der elektromagnetischen Energien in den Händen kann man eine Überenergie im Dreifachen Erwärmer ausgleichen, indem man einen Teil seiner Bahn gegen die Fließrichtung abfährt. Die einzelnen Schritte:

1. Legen Sie Ihre Finger an die Schläfen und belassen Sie sie während eines tiefen Atemzuges dort. Atmen Sie dabei wieder durch die Nase ein und durch den Mund aus (Abb. 3-2a).

2. Beim nächsten tiefen Einatmen gleiten Sie mit den Fingern langsam nach oben und um die Ohren herum und glätten die Haut; üben Sie dabei etwas Druck aus (Abb. 3-2b).

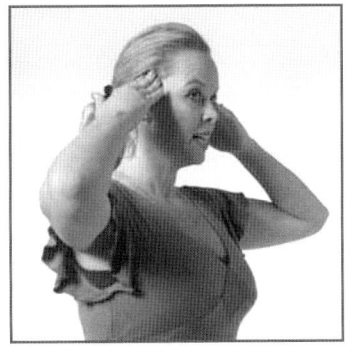 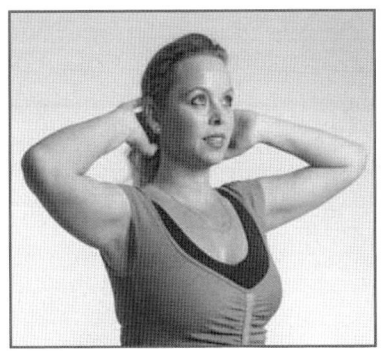 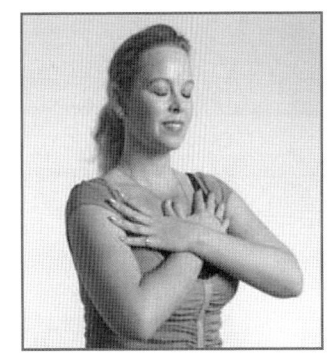

a       b       c

**Abbildung 3-2:**
Ausgleichen des Dreifachen Erwärmers

3. Beim Ausatmen lassen Sie die Finger hinunter und hinter die Ohren gleiten, dann mit Druck zu den Seiten des Halses hinunter, lassen Sie sie auf den Schultern liegen.

4. Drücken Sie die Finger in die Schultern, ziehen Sie sie dann fest darüber und streichen Sie damit zur Brustmitte hinunter, wo sie über Kreuz zu liegen kommen. Hier befindet sich das Herzchakra. Es bringt Sie zu sich selbst.

5. Lassen Sie sie dort liegen und atmen Sie mehrmals tief ein und aus.

## Das Klopfen des Dreifachen Erwärmers    (etwa 1 Min. oder nach Bedarf)

Das ist ein großartiges „Sedativum", wenn Sie Angst haben. Einfach, schnell und wirksam sorgt es dafür, dass die Angst- oder Stressreaktion gestoppt wird.

1. Legen Sie die Hand, die geklopft werden soll, in die Körpermitte auf die Brust.

2. Klopfen Sie mit der anderen Hand die Mulde zwischen Ring- und Kleinfinger oberhalb des Knöchels der Mittelhand in Richtung des Handgelenks. Klopfen Sie etwa 10 Mal fest und atmen Sie tief (Abb. 3-3).

3. Machen Sie eine Pause und atmen Sie einmal tief durch.

4. Klopfen Sie noch 30 Mal.

5. Wiederholen Sie das Ganze an der anderen Hand.

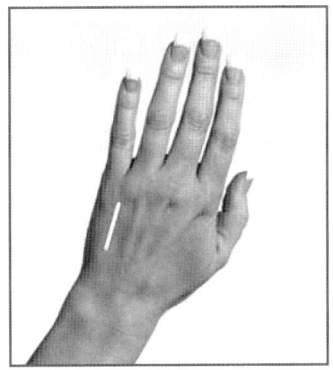

**Abbildung 3-3:**
Klopfen des Dreifachen Erwärmers

131

Wir hielten diese Punkte, bis ich spürte, dass der Schock nachzulassen begann. Obwohl ich die meiste Zeit ganz automatisch arbeitete, wusste ich im Nachhinein, dass es am wichtigsten gewesen war, sie zu stabilisieren und aus dem Schock herauszuholen. Dann konnten wir andere Punkte des Dreifachen Erwärmers halten. Dadurch wurde ihre Lebenskraft unterstützt, die die schwindenden Energien erneut mobilisieren und dazu bringen konnte, den Kampf um ihr Leben aufzunehmen. Ich vermute, wir mussten die ersten Punkte etwa drei Minuten lang halten, bevor es sinnvoll war, mit den nächsten zu beginnen. Wir saßen einfach auf dem Boden und hielten unsere Finger auf diese Punkte. Es fühlte sich so an, als hielten wir ihre Lebenskraft in unseren Händen. Der Junge war zuverlässig und ausdauernd, doch ich bemerkte, dass er Tränen in den Augen hatte.

Schließlich spürte ich eine Kraft unter meinen Händen, so als ob ihre Lebenskraft zurückkehrte. Sobald sich dieses Gefühl stabilisierte – ich denke, wir hielten diese Punkte ungefähr drei oder vier Minuten –, zog es mich zu den neurovaskulären Punkten (Beschreibung s. S. 129). Ich zeigte dem Jungen, wie er die Endpunkte des Herzmeridians halten solle, um ihr Herz mit ganzer Kraft zu unterstützen, und wandte mich den neurovaskulären Punkten auf der Stirn zu. Neben der Unterbrechung der Kampf-oder-Flucht-Reaktion, die hier ganz klar nicht angebracht war, stabilisieren diese Punkte das Kreislaufsystem und unterstützen den Blutfluss im Körper.

Ungefähr zu dieser Zeit kam ein Rettungswagen mit zwei Sanitätern. Der Busfahrer erklärte ihnen sofort, dass ich Ärztin sei. Sie kamen heran und übernahmen, doch ich hatte das Gefühl, der Blutfluss müsse noch weiter stabilisiert werden. Ich konnte ihnen klarmachen, dass sie mich weitermachen lassen sollten, und sie waren einverstanden. Irgendwie, mit ein paar spanischen Wörtern, die mir einfielen, und mit dem, was sie an Englisch verstehen mochten, konnte ich ihnen erklären, dass der Junge die Punkte zur Stabilisierung des Herzens hielt und ich diejenigen, die gut für den Blutfluss und die inneren Blutungen waren.

Die Sanitäter überlegten inzwischen, wie der Bus von der Frau entfernt werden konnte, der immer noch mit einem Reifen direkt auf ihr stand. Etwa fünf Männer beratschlagten kurz mit dem Busfahrer; es ging darum, ob vorwärts oder rückwärts gefahren werden sollte. Ich hatte das Gefühl, wenn sie vorwärts fuhren, würden noch mehr innere Organe verletzt, und bedeutete ihnen, sie müssten rückwärts fahren. Ich hatte außerdem das Gefühl, wenn der Bus sie noch einmal überrollte, würde sie wieder in einen Schockzustand fallen, sodass ihre neurovaskulären Punkte erst noch weiter stabilisiert werden mussten.

In diesem Augenblick konnte ich einen Puls auf ihrer Stirn fühlen, sie öffnete die Augen und sah mich an. Dann schloss sie sie wieder. Ich signalisierte den Sanitätern und dem Busfahrer, dass sie nun den Bus in Bewegung setzen konnten. Ich hielt die Punkte auf der Stirn weiterhin, als der Bus zurückfuhr, herunter vom Becken, von der linken Hüfte und den Beinen. Fast im selben Moment, so schien es wenigstens, war sie auf einer Trage und im Rettungswagen, der davonraste. Der Busfahrer umarmte mich.

Ich hatte selbst einen kleinen Schock erlitten. Ich ging zu meinem Wagen zurück und weinte. Dann hielt ich meine eigenen neurovaskulären Punkte und atmete tief, bis ich das Gefühl hatte, dass ich fahren konnte. Am nächsten Morgen fuhr ich zurück zu dem Markt, um mich nach dem Krankenhaus zu erkundigen, in das man die Verunglückte gebracht hatte. Als ich dort ankam, wusste eine Frau, die gebrochen Englisch sprach, wen ich meinte. Sie rief einen Arzt, der kam und mich begrüßte. Die Sanitäter hatten ihm offenbar das seltsame Verhalten dieser sonderbaren blonden Gringo-Frau beschrieben. [Gringo: in Mexiko und Südamerika Bezeichnung für weiße Amerikaner und Engländer. Der Ausdruck ist abwertend gemeint, doch hier hat ihn die Autorin wohl ironisch auf sich selbst angewandt. – Anm. d. Übers.]

Der Arzt lächelte, nahm meine Hände in die seinen und sagte in gutem Englisch: „Sie haben Maria bei ihrem Unfall geholfen. Da ist etwas ganz Wunderbares geschehen. Irgendwie ist ihr Blut geronnen und hat die innere Blutung zum Stillstand gebracht. Hatte das etwas mit dem zu tun, was Sie gemacht haben?" Ich legte meine Finger auf seine Stirn und sagte: „*Das* habe ich gemacht." Noch nie habe ich Anerkennung so schnell in Fassungslosigkeit umschlagen sehen.

**Möglichkeiten, mit dem Dreifachen Erwärmer zu arbeiten:** Ich hoffe, niemand von Ihnen wird diese Techniken je unter solch extremen Umständen anwenden müssen. Man kann sie immer dann einsetzen, wenn man in einer akuten Gefahrensituation unangemessene Angst empfindet oder in andere Stress-Situationen gerät. Mit einer oder mehreren der nachfolgenden Techniken für den Dreifachen Erwärmer gibt man ihm in solchen Fällen den direkten „Befehl", kein unnötiges Adrenalin und Kortisol in das System zu pumpen. So arbeitet man mit ihm zusammen, trainiert ihn darauf, den Stress-Situationen des modernen Lebens gegenüber angemessener zu reagieren, und hilft ihm damit buchstäblich, sich weiterzuentwickeln. Wer regelmäßig mit diesen Verfahren arbeitet und zum Beispiel eines oder mehrere davon in sein tägliches *Fünf-Minuten-Energie-Programm* integriert, dessen Dreifacher Erwärmer wird nicht mehr in der üblichen, uns gut bekannten Weise überreagieren, die zu Problemen mit den fast alle anderen Hormone im Körper regulierenden Hormonen Adrenalin, Kortisol und Insulin führt. Zwei der Techniken wurden Ihnen bereits vorgestellt, das *Meridianenergieklopfen* (S. 102) und der *Stresslöser* (der auf S. 129 genauer beschrieben wird). Im Folgenden zeige ich Ihnen zusätzliche Techniken, deren man sich zum Ausgleichen des Dreifachen Erwärmers bedienen kann.

## Die Umarmung von Dreifachem Erwärmer und Milzmeridian
(Dauer: etwa 1 Minute)

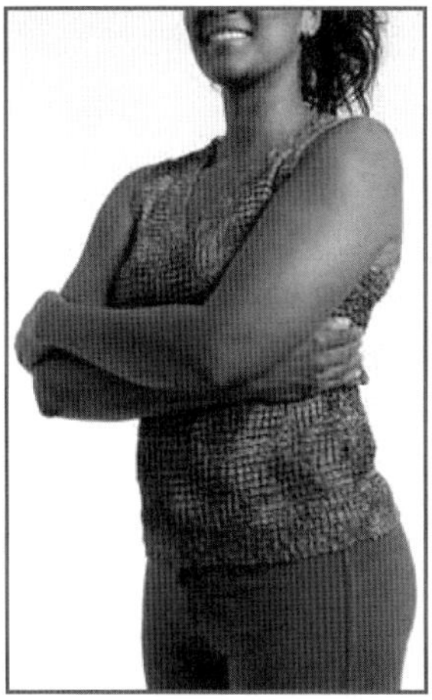

Diese angenehme Haltung beruhigt den Dreifachen Erwärmer, während sie gleichzeitig den Milzmeridian mit Energie versorgt. Setzen Sie sie immer dann ein, wenn Sie aufgebracht sind oder Trost brauchen:

1. Umfassen Sie mit der linken Hand den rechten Arm über dem Ellenbogen.

2. Umfassen Sie mit dem rechten Arme die linke Körperseite unterhalb der Brust.

3. Halten Sie diese Position mindestens drei tiefe Atemzüge lang.

4. Wechseln Sie die Seiten.

**Abbildung 3-4:**
Umarmung für den Dreifachen
Erwärmer und den Milzmeridian

## Die Sedierungspunkte
## des Dreifachen Erwärmers halten (Dauer: 6 Minuten)

Wenn Sie mit den Fingern bestimmte Kombinationen von Akupressurpunkten halten, werden erschöpfte Energien wieder regeneriert (– man nennt diese Punkte „Stärkungspunkte") oder blockierte oder stagnierende Energien freigesetzt (– hierbei handelt es sich dann um „Sedierungspunkte").

Die Stärkungspunkte stärken Meridiane, indem sie ihnen Energie zuführen, die Sedierungspunkte stärken sie, indem sie überschüssige Energien abgeben. Wie schon erwähnt, ist der Dreifache Erwärmer in unserer stressgeplagten Kultur fast immer überenergetisiert. Wenn man ihn sediert, arbeitet er nicht nur wirksamer, es wird auch verhindert, dass er Energien von anderen Meridianen abzieht. Hält man die Sedierungspunkte, so erreicht man damit dasselbe wie mit dem Ausgleichen des Dreifachen Erwärmers, dem Klopfen und dem Umarmen, doch die Wirkung ist tiefer greifend. Man sollte es sich möglichst bequem machen, wenn man diese Punkte hält, denn die Akupressurpunkte für die Sedierung oder Stärkung Ihrer Meridiane gehören zu den aufwendigsten Verfahren, die in diesem Buch vorgestellt werden. Aber meine Klientinnen und ich lieben die Ergebnisse. Und zudem ist das ein Verfahren, auf das man sich nicht konzentrieren muss. Man kann die Punkte beim Fernsehen, beim Gespräch mit einer Freundin oder beim Entspannen in der Badewanne halten. Die Nummern, die bei den entsprechenden Anweisungen genannt werden (wie etwa „Magen 36"), beziehen sich auf den Namen des zu haltenden Akupressurpunktes.

So können Sie den Dreifachen Erwärmer sedieren:

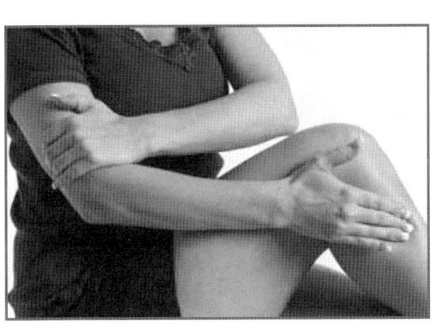 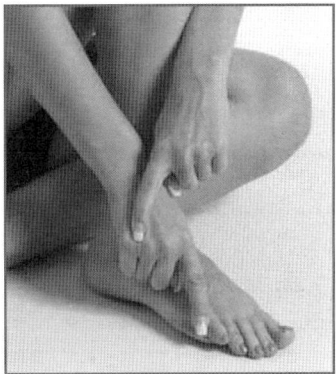

a                                          b

**Abbildung 3-5:**
Die Sedierungspunkte des Dreifachen Erwärmers

1. Legen Sie den Mittelfinger einer Hand auf Magen 36 und gleichzeitig den Mittelfinger der anderen auf Dreifacher Erwärmer 10 (Abb. 3-5a) auf derselben Körperseite.

2. Halten Sie diese Punkte etwa 2 Minuten lang.

3. Wiederholen Sie dasselbe auf der anderen Körperseite.

4. Legen Sie dann den Finger einer Hand auf Blase 66, den Finger der anderen auf Dreifacher Erwärmer 2 (Abb. 3-5b) und halten Sie diese Punkte etwa 1 Minute lang.

5. Wiederholen Sie dasselbe auf der anderen Körperseite.

Die Energiemedizin kann Ihnen dabei helfen Ihren Körper auf neue Weise zu verstehen, und sie kann Ihnen natürliche und hochwirksame Methoden zur Selbsthilfe an die Hand geben. Nachdem einige der verzerrten medizinischen Mythen untersucht wurden, habe ich mehrere Grundübungen für den Umgang mit den „Meister"-Hormonen des Körpers vorgestellt, insbesondere in Bezug auf den Stress des täglichen Lebens.

In den nachfolgenden Kapiteln geht es um die Anwendung der energiemedizinischen Methoden bei einer Reihe von Problemen, die insbesondere den weiblichen Körper betreffen, wie PMS, Sexualität, Fruchtbarkeit, Schwangerschaft und Menopause. Und ich werde aufzeigen, wie man die energetischen Interventionen mit energetischen Tests kombinieren kann, die es der Patientin und ihrem Arzt leichter machen zu entscheiden, welche natürlichen Hormone oder anderen Ergänzungen vielleicht gebraucht werden und in welchen Mengen. Ein energetischer Ansatz ersetzt nicht unbedingt das Beste, was die medizinische Wissenschaft zu bieten hat. Doch er kann es verfeinern, sodass schließlich *mehr* dabei herauskommt als eine bloße chemische Intervention. Wer über die Energien seines Körpers Bescheid weiß, kann in eigener Verantwortung darauf bestehen, mit seinem Arzt bei der Behandlung zusammenzuarbeiten, und gemeinsam werden beide viel mehr erreichen.

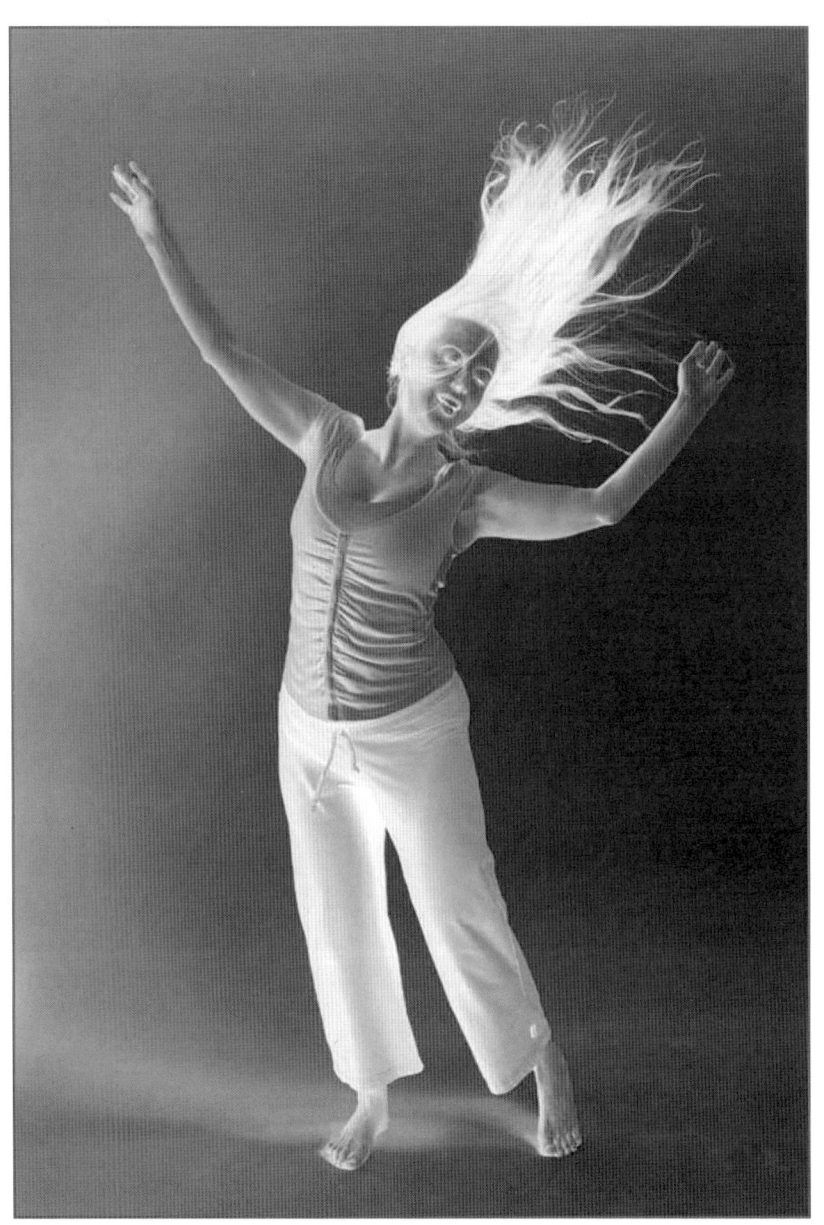

# KAPITEL 4

## ∞

# Linderung des prämenstruellen Syndroms

*Wir können den Sinn des Menstruationszyklus wiederfinden, indem wir uns auf unsere in Zyklen ablaufende Natur einlassen und sie als Quelle unserer weiblichen Kraft ehren.*

DR. CHRISTIANE NORTHRUP
(in: *Women's Bodies, Women's Wisdom*)

Sechzig Prozent aller Frauen in den USA leiden unter dem prämenstruellen Syndrom (PMS), einer medizinisch diagnostizierbaren Störung, die bei extrem starker Ausprägung eine Frau schier um den Verstand bringen kann. Über die rein körperlichen Symptome hinaus gestaltet sich dieser Zustand für viele Frauen wie ein gnadenloser Ringkampf mit tiefen inneren Kräften. Es ist, als versuchte die Seele, aus allen Nähten zu platzen, während die irreführenden biochemischen Schwankungen des Körpers dagegen ankämpfen. Unsere Kultur hat sich bisher nicht besonders damit hervorgetan, uns auf diese Herausforderung vorzubereiten. Die Arbeit mit den körpereigenen Energien kann nicht nur dazu führen, dass wir uns sofort spürbar besser fühlen, sie kann auch die chemischen Vorgänge im Körper so verändern, dass der monatliche Zyklus eher zu einem Abenteuer der weiblichen Seele als zu einem Kampf mit dem weiblichen Körper wird.

In diesem Kapitel geht es zunächst um die chemische, emotionale und energetische Dynamik des weiblichen Zyklus und dann werden Maßnahmen besprochen, mit denen man den Monat über arbeiten kann, um die Zeit unmittelbar vor der Menstruation erträglicher zu machen. Im Anschluss daran werden energetische Techniken für den Einsatz bei ersten Anzeichen eines herannahenden PMS vorgestellt, außerdem ein weiteres Modul für unser tägliches Energieübungsprogramm, damit der Körper mit den vor der Periode stattfindenden chemischen Veränderungen besser fertig wird. Darüber hinaus werden spezielle energetische Hilfen für körperliche Beschwerden und emotionale Schwierigkeiten angeboten, die mit einem PMS einhergehen können. Schließlich werden energetische Testmöglichkeiten hormoneller und anderer Ergänzungsmittel zur Unterstützung des energetischen Ansatzes beschrieben.

## Ist das PMS wirklich ein „Syndrom"?

*Hystéra* und *uterus* haben sprachlich gesehen dieselbe Wurzel; *hystéra* ist das altgriechische, *uterus* das lateinische Wort für Gebärmutter. Große Schwankungsbreiten in der Stimmung, die mit dem Monatszyklus vieler Frauen einhergehen, haben zu Begriffen wie „hysterisch" (und schlimmer) geführt, die außergewöhnliche Verhaltensweisen aufgrund des monatlichen hormonellen Ungleichgewichts charakterisieren. Von ängstlich bis niedergeschlagen, von aggressiv bis weinerlich, von aktiv bis starr reichen diese Schwankungen, die als Teil des PMS beschrieben werden und nicht von bestimmten Ereignissen abhängig sind. Zudem können in der Zeit vor der Menstruation auch deutliche physiologische Veränderungen auftreten, etwa Blähungen, Schwellungen, Müdigkeit, Hartleibigkeit oder Hautveränderungen.

Gleichzeitig ist unsere Einstimmung auf die Ebbe und Flut unserer natürlichen Zyklen eine unergründliche Quelle weiblicher Kraft – oder sie könnte es zumindest sein. Wenn die Ärzteschaft jedoch einen natürlichen Vorgang als PMS etikettiert, rutscht dieser schnell in die „Schublade" des Krankhaften, das behandelt werden muss. Damit beginnen wir uns abzulehnen, entfernen uns von der Intelligenz des von der Natur vorgesehenen Plans, von einer altehrwürdigen Weisheit. Hier kann man sehen, wie die Gesundheitsindustrie die Realität neu gestaltet. Zunächst einmal hat der Begriff „prämenstruelles Syndrom" für jede Frau eine individuelle Bedeutung. Einige haben gar nichts damit zu tun, andere leiden einen großen Teil des Monats darunter. Bei manchen scheint es mit ihrem niedrigeren Progesteronspiegel zu tun zu haben und in einem solchen Fall führt die Einnahme von Progesteron zu einer erheblichen Besserung der unangenehmen Begleiterscheinungen ihres Monatszyklus.

Wieder andere profitieren davon überhaupt nicht. PMS bezeichnet eine Vielzahl unterschiedlicher hormoneller Gegebenheiten mit einem einzigen Begriff.

Für alle Betroffenen hat das PMS potenziell eine positive, kreative und rehabilitative Funktion. Wie die in den schamanischen Heilzeremonien verwendeten heiligen Pflanzen, die das Tor zur geistigen Welt öffnen sollen, verändert das PMS die Chemie im Körper, um einen Weg für den bewussten Zugang zum Reich der Seele freizumachen. Es setzt die tiefgründige Kraft innerer Regionen frei, oft in einer als überwältigend empfundenen Weise, und kann uns in unmittelbaren Kontakt mit Kräften bringen, die normalerweise in der Unterwelt herrschen. Wer das PMS nur als medizinischen Zustand betrachtet, dem entgeht die Hälfte. Stammeskulturen wussten, dass die Tage vor der Menstruation eine heilige Zeit waren, eine Zeit, der mit Ehrerbietung und Respekt zu begegnen war, die mit Bräuchen wie der „Mondhütte" begangen wurde. [In Stammesgesellschaften war das wohl eine Art Rückzugsort für Frauen kurz vor oder während ihrer Menstruation. – Anm. d. Übers.]

Wer mich kennt, weiß jedoch, dass ich das spirituelle Potenzial des PMS nicht romantisch verkläre oder mit übergroßer Sentimentalität behandle. Ich kenne es von seiner dunklen, aber auch von seiner lichten Seite, und die dunkle Seite des PMS ist ein „Hammer".

## Der monatliche Zyklus – ein „Spiel" zweier Hormone

Die scheinbar verworrenen biochemischen Vorgänge des monatlichen Zyklus einer Frau gehören wirklich zu den bemerkenswertesten Konzepten der Natur. Während man seine täglichen Aufgaben erledigt (wie Essen, Schlafen, Arbeiten, Einkaufen, Spielen, Lieben und Kinder erziehen), ist der Körper damit beschäftigt, den Ablauf eines äußerst erstaunlichen, seit Menschengedenken sich wiederholenden Wettbewerbs zu organisieren. Eine der etwa zwei Millionen Eizellen, die sich von Geburt an in den Eierstöcken befinden, wird zur „Königin" erwählt und macht sich durch einen der Eileiter in Richtung des „Reproduktionspalastes" auf den Weg, sprich: zur Gebärmutter. Wer dem Drang der Natur zum richtigen Zeitpunkt nachgegeben hat, ermöglicht es der „Königin", auf Millionen von „Freiern" zu treffen, einen äußerst stabilen und gesunden auszuwählen und sich mit ihm zu vereinigen. Gemeinsam wachsen sie dann heran zu einem neuen „Prinzen" und „Thronfolger", der der Mission der Menschheit dient, nämlich: ihre Art zu erhalten.

Der „Königin" bleibt nur etwa ein Tag, um ihren „Prinzgemahl" zu finden. Wenn das nicht gelingt, hat sie ihr Leben verwirkt und es werden Vorbereitungen für eine neue „Königin" getroffen. Die Natur scheint ziemlich gnadenlos zu sein. Aber sie will nur Ihr Bestes. Und wissen Sie, was? Die komplexe Bühnenregie für diesen Wettbewerb hängt größtenteils von der Freisetzung zweier chemischer Botenstoffe ab – der Hormone Östrogen und Progesteron.

Sie sind jedoch nicht die einzigen. Tatsächlich beginnt der ganze Zyklus, sobald der Hypothalamus [Hirnregion, Teil des Zwischenhirns; Anm. d. Übers.] die Hypophyse (Hirnanhangdrüse) anweist, das follikelstimulierende Hormon (FSH) und andere, mit dem Eisprung in Verbindung stehende Hormone in den Blutstrom freizusetzen. Follikel sind winzige Bläschen in den Eierstöcken, die die unreifen Eizellen beherbergen. Die von der Hypophyse freigesetzten Hormone veranlassen den Follikel, der die am weitesten gereifte Eizelle enthält, weiter zu reifen – sie ist als „Königin für einen Tag" die Gewinnerin in diesem Wettbewerb. Jetzt geht es zur Sache!

Während die „Königin" sich also aufplustert, platzt der Follikel und sie ist auf einmal frei. Inzwischen fließt immer mehr Blut zu den Eierstöcken, ihre Bänder ziehen sich zusammen und ziehen sie näher an die Eileiter heran: Der Weg für die Reise der „Königin" ist bereitet. Damit ist die Arbeit des Follikels aber noch nicht getan. Er will nicht nur ein unnützes leeres Nest sein, also unterstützt er seinen Sprössling weiter, indem er rasch neue Zellen bildet und damit zum größten Bewohner des Eierstocks wird; er heißt jetzt Gelbkörper (*Corpus luteum*) und beginnt mit der Bildung von Östrogen und Progesteron, die den Wettbewerb inszenieren.

Östrogen ist dafür zuständig, dass der Körper für das voraussichtlich zu erwartende Kind auf dem Weg hinunter zur Gebärmutter durch die Verdickung der Gebärmutterschleimhaut eine Kinderstube vorbereitet, in der das neue Leben rasch heranwachsen kann. Gleichzeitig sorgt Progesteron dafür, dass die Sekrete der Drüsen in der Gebärmutter die Oberfläche der Schleimhaut, das Endometrium, stabilisieren. Inzwischen wird mithilfe von Östrogen die Konsistenz des Zervikalschleims verändert, um das flüssige Milieu „gastfreundlicher" zu machen. „Fruchtbarer" Zervikalschleim lockt die Spermien in den Eileiter, wo das „Fest" stattfinden soll, und sorgt für ihr Überleben, während sie auf die Gunst der Stunde warten (engl.: *lady of the hour*).

Ist jedoch, trotz aller Vorbereitungen, keiner der „Bewerber" durchgekommen oder sind sie gar nicht erst erschienen, so hat der Gelbkörper seine Schuldigkeit getan und zieht sein Östrogen und Progesteron aus dem „Familienunternehmen" zurück. Ohne diese beiden Hormone kontrahieren die Blutgefäße in der Gebärmutterwand, die Schleimhaut wird abgelöst, das Menstrualblut reinigt alles und löst dabei den Beginn eines neuen Zyklus aus.

Es überrascht nicht, dass sich dieses innerliche „Königsdrama" um Leben und Tod auf Ihre Stimmung auswirken kann. Selbst wer die missglückte Zeugung nicht wahrnimmt, kann die beteiligten Hormone vielleicht nicht so leicht ignorieren. Manche Frauen empfinden die hormonellen Veränderungen innerhalb eines Monats als extrem, andere spüren sie kaum. Einige Frauen sind auch neurologisch betroffen und reagieren stark auf die geringsten hormonellen Veränderungen, andere nehmen massive Schwankungen kaum wahr. Die Veränderungen bei Östrogen und Progesteron triggern auch Neurotransmitter, insbesondere Serotonin und Gamma-Aminobuttersäure (GABA), die die Stimmung dramatisch beeinflussen können.

Ein zu schneller Anstieg und Abfall der Hormonspiegel führt zu einer Belastung der Nebennieren, die mit der Sekretion abnormaler Mengen des Stresshormons Kortisol reagieren. Dadurch wird das gesamte endokrine System strapaziert und es wird immer schwieriger, hormonelles Gleichgewicht zu erreichen, da Östrogen und Progesteron die Zellteilung anregen. Wurde die Eizelle nicht befruchtet und muss die Gebärmutter also kein Baby austragen, verflüssigen Enzyme die nun für diesen Monat überzählige Gebärmutterschleimhaut, die Blutung setzt ein und löst sie ab. An diesem Geschehen hat der ganze Körper Anteil. Selbst die Knochen sind Östrogen- und Progesteronrezeptoren. Ist es überhaupt *möglich*, mit diesen ständig wechselnden „Zutaten" in der gottgewollten biochemischen „Suppe" fertig zu werden? Hier sind meine Erfahrungen.

## Monatliche Besuche in der hormonellen „Hölle"

In Augenblicken der Reflexion betrachte ich die vielen gesundheitlichen Herausforderungen, denen ich mich zu stellen hatte, gerne als notwendigen Teil meiner Ausbildung zur Heilerin. Der Begriff der „verletzten Heilerin" – die Idee, dass schreckliche Krankheiten und Verletzungen die Fachkompetenz des Heilers ausmachen – passt zu mir. Multiple Sklerose, Tuberkulose, Herzprobleme, eine Tumorerkrankung und Asthma – alle waren sie meine persönlichen Lehrer. Doch selbst davon abgesehen gibt es vermutlich wenige Menschen, die durch ihren eigenen Lebensweg besser darauf vorbereitet sind (als ich), ein Buch über den Umgang mit hormonellen Herausforderungen zu schreiben.

Meine erste Periode hatte ich mit zehn Jahren. Weil ich noch so jung war, hatte meine Mutter noch kein „Gespräch" mit mir geführt. Zu meinem Entsetzen war meine Unterhose plötzlich rot von Blut. Ich glaubte, ich müsse irgendetwas Schreckliches angerichtet haben, aber ich hatte keinen blassen Schimmer, was es war.

Es war so schlimm, dass ich beschloss, meine Unterhose auf dem Dachboden zu verstecken, damit sie niemand sah. Vor allem wollte ich nicht, dass Mama sich ängstigte. Da sie aber eine Nase für solche Tricksereien hatte, fand sie sie schnell. Als sie mich dann das nächste Mal sah, hörte ich von ihr ein wissendes und mitfühlendes „Oh, Donna!" … Oh, Mama, Gott segne dich!

Von da an kam jeden Monat, zwei Tage, bevor meine Periode begann, zu den schrecklichen Krämpfen, Rücken- und Leistenschmerzen zusätzlich eine Veränderung meiner Wahrnehmung und meiner emotionalen Reaktionen hinzu. Einen Tag vorher waren die Schmerzen und der Druck im Bauch, in der Leiste und oben an den Beinen so heftig, dass ich kaum stehen konnte.

Diese Erfahrung ist absolut biologisch zu begründen. Frauen mit extremem PMS machen in der Tat etwas durch, was dem Drogenentzug sehr ähnlich ist; die körpereigenen Opiate fallen in den Tagen vor der Menstruation stark ab. Es fühlte sich an, als würde ich ganz dicht auf den Boden gezogen, zur Erde hin und tief in mich selbst hinein. Ich konnte nichts dagegen tun. Meine Beine fühlten sich schwer an. Die chemischen Vorgänge, die für meine übliche Ausgeglichenheit verantwortlich waren, ließen immer mehr nach. Energien von anderen Menschen und aus der Umgebung verletzten nun meinen Körper und meine Seele.

Dann gab es da einen Tag in jedem Monat, kurz bevor meine Periode begann, an dem ich so hellwach war, dass ich die ganze Nacht aufbleiben und schier alles zustande bringen konnte. Das Haus wurde makellos sauber gemacht, Briefe wurden beantwortet, Papiere geordnet, Chaos beseitigt. Nichts konnte mich ermüden, ich war voller Freude und Energie. Dann, genau vor der Periode, fühlte ich mich bleischwer, niedergedrückt, zur Ruhe gezwungen. Das machte mich ganz fertig und dann schlief ich immer wieder lange. Für mich war das wie ein urtümlicher Winterschlaf. In dieser Zeit war mein Körper mit wichtigen innerlichen Arbeiten beschäftigt; er musste bei der Umstellung von der monatlichen Vorbereitung auf eine Schwangerschaft jede Menge Anpassungen vornehmen und in einen neuen Zyklus eintreten.

Mein Mann David beschrieb einmal, wie ein Tag in meinem Leben mit PMS verlief, wenn ich keine Möglichkeit hatte, mich zurückzuziehen: „Es war, als würde ich mit Frau Jekyll schlafen gehen und mit Frau Hyde aufwachen. Es war, als würde die glücklichste, fröhlichste Person, die ich kenne, zu einer lamentierenden, gequälten Seele, überzeugt von der Verantwortung, die ganze Welt von ihren Leiden heilen zu müssen. Jeder Fehltritt des letzten Monats wurde einer akribischen Betrachtung unterzogen, er wurde dutzendfach aufgeblasen und es wurde ewig darauf herumgeritten;

allerdings ging es dabei sehr demokratisch zu – *meine* Fehltritte zeigten sich genauso deutlich wie *ihre*. Meinen Worten des Trostes entnahm sie den Beweis dafür, dass ich sie niemals würde verstehen können. Ihr Elend war extrem und meine übliche erste Reaktion – Einsicht und Wiedergutmachung – machte alles nur noch schlimmer. Ich fragte mich dann, ob es in meiner psychologischen Ausbildung denn nichts gab, was mich auf jede neue Runde vorbereitete und mir – wie die Uhr mit den Klappziffern in dem Film ‚Und täglich grüßt das Murmeltier' (*Groundhog Day*) – wenigstens eine geringe Chance gab, es hinzukriegen?" – Ich möchte dem gerne hinzufügen, dass *meine* Qual wesentlich größer war als Davids Frustration darüber, dass er das nicht hinkriegte!

Obwohl ich damals noch nicht in diesen Begriffen dachte, wurde die Rolle der Hormone während meiner ersten Schwangerschaft ganz deutlich: Kein monatlicher Absturz in die körperliche und emotionale Agonie! Zum ersten Mal in meinem Leben musste ich auch nicht auf mein Gewicht achten. Es war, als dürfe ich Nahrung wie alle anderen Leute verwerten. Vorher konnte ich tagelang fasten, ohne dass ich ein einziges Pfund verlor – es schien fast so, als würde ich allein durch das Einatmen des Küchengeruchs zunehmen! Jetzt konnte ich auf einmal essen, was ich wollte, und nahm überhaupt nicht zu! Und ich aß und fühlte mich besser als je zuvor. Mein Körper und mein Geist liebten es, schwanger zu sein. Und als meine Tochter Tanya als vollkommen gesundes Kind geboren war, wog ich neun Kilo weniger als bei ihrer Empfängnis.

Inzwischen weiß ich, dass eine Frau während der Schwangerschaft eine große Menge Progesteron bildet, um den Uterus und den Mutterleib auf das Austragen eines Babys vorzubereiten. Progesteron sollte sich später als mein Arzneimittel der Wahl erweisen. Es lag zum Teil an den erhöhten Progesteronspiegeln, dass ich gerne schwanger war, aber ich war auch gerne Mutter. Die Progesteronbildung sank jedoch wieder auf das vorherige Niveau ab und so wurde ich erneut vom PMS terrorisiert. Nach Tanyas Geburt kehrten meine hormonbedingten Krämpfe und Zyklusschwankungen unbarmherzig zurück, zusammen mit Verzerrungen der Realität, die gefährlich werden konnten: Unsere Wohnung war oben. Manchmal schien es mir in meinen glücklichen Tagträumen als junge Mutter ganz „logisch", Tanya in ihrem Korb sanft über das Geländer nach unten schweben zu lassen, selbst die Treppe hinunterzugehen und sie, bequem in ihr Körbchen gekuschelt, aufzuheben und zur Tagesordnung überzugehen …

Ich bin sehr dankbar, dass mich eine leise Stimme tief in mir davon überzeugen konnte, dass das keine so gute Idee war. Doch ich sage, ohne zu übertreiben, dass ich diesen Impuls bekämpfen musste, und ich möchte gerne wissen, wie viele Mütter im Gefängnis sitzen, weil sie während der ersten Zeit nach der Geburt solche Tagträume nicht von der Realität unterscheiden konnten. Es hatte nichts damit zu tun, dass ich ihr etwas antun wollte, und auch nichts mit Wochenbettdepressionen; es handelte sich eher um eine vorübergehende Unfähigkeit, die Fantasie von der Realität zu unterscheiden.

Als ich mit meiner zweiten Tochter Dondi schwanger war, war ich genauso glücklich und voller Freude, Kraft, Begeisterung und guter Laune: Kein Zyklus. Keine Verzerrungen. Keine Schmerzen. Und nach der Geburt verschwand dieser magische Zustand ebenso abrupt wieder, wie er gekommen war. Es bedurfte einiger Selbstbeherrschung, nicht fünfzehn oder zwanzig Kinder zu bekommen, nur um so lange wie möglich die Freuden der Schwangerschaft zu erleben.

Im Laufe der Jahre wurde ich in der Woche vor der Periode noch viel empfindlicher. Jeden Monat, wenn das PMS näher rückte, machte sich Beklemmung in mir breit. Was sollte ich machen, wenn sich ein Klient angemeldet hatte oder ein Kurs zu halten war? Ich bin ein sehr positiver Mensch und habe jede Menge Energie, aber wenn das PMS kam, lief ich aus, chemisch, energetisch und emotional. Während dieser Zeit des Monats konnten die Energien anderer Menschen meine Sicherungen durchbrennen lassen. Ganz besonders irritierend waren positive, aufgeschlossene Menschen von der Sorte, die jeder gerne um sich hat. Die Verpflichtung, auf die Schmeicheleien oder Bedürfnisse anderer eingehen zu müssen, während ich nichts sehnlicher wollte, als mich nach innen zurückzuziehen, empfand ich als qualvoll. Dennoch versuchte ich immer, mit ihnen in Verbindung zu kommen.

Ich habe niemanden kennengelernt, der so stark unter PMS litt wie ich. Frauen, die damit keine großen Probleme haben, können mit meinen Erfahrungen oft nichts anfangen. Als eine meiner engsten Freundinnen einmal wütend auf mich war, weil ich „es" in einem höchst unpassenden Moment „vergeigt" hatte, und mich anschrie: „Sollte man dich nicht für das zur Verantwortung ziehen, was du gemacht hast?", dachte ich einen Augenblick darüber nach und antwortete dann mit der Sicherheit einer neuen und tiefen Einsicht: „Nein, ich bin dafür absolut nicht verantwortlich!" Es gab keinerlei Hinweis darauf, dass ich vielleicht gleich explodieren würde. In einem Moment konnte ich ganz normal, sogar glücklich und gelassen sein, dann gab es irgendeinen Auslöser und ich drehte durch, schrie oder löste mich in Tränen auf. Nur wenn ich mich zurückziehen konnte, war ich vor solchen Auslösern geschützt. Aber bei all den Anforderungen, die Mutterschaft und Beruf mit sich brachten, kam das nur selten vor, und so hatte ich oft mit diesem Problem zu kämpfen.

Meine monatlichen Schwierigkeiten sollten nicht nach außen dringen. Frauen sollten nichts von schwerem PMS zu hören bekommen. Selbst meine Gynäkologin wollte, dass ich meine Erfahrungen verschwieg. „Donna", sagte sie, „ich glaube nicht, dass ich darüber in der Öffentlichkeit sprechen und den Leuten sagen würde, wie schlimm das für eine Frau sein kann. Wir wollen doch schließlich, dass eine Frau für das Präsidentenamt kandidiert." Zu dieser Zeit waren Frauen gerade dabei, sich emporzuarbeiten, und wer solche Zustände hatte und mit sich selbst nicht zurechtkam, konnte erst recht nicht mit seinem Land zurechtkommen. Man wollte nicht, dass Frauen ihr monatlich eingeschränktes Urteilsvermögen und ihre inneren psychischen Kämpfe zur Schau stellten. Man fand, PMS bringe die Frauen in Verruf. Es gab bereits diese gläserne Decke und man wollte nicht, dass sie durch irgendetwas tiefer gehängt würde. Ich aber hatte das Gefühl, dass das Land genau das brauchte – Führungspersönlichkeiten, die einmal im Monat nach innen gingen und sich mit ihrer Seele auseinandersetzten.

Nichtsdestotrotz graute es mir und den Menschen, die mich liebten, jeden Monat vor dem PMS. Aber nicht meinen Klienten. Sie waren begeistert. Die Menschen in meiner Heimatstadt markierten in ihren Kalendern, wann ich vor der Periode stand, und versuchten, in dieser Zeit Sitzungen zu buchen. Persönliche Grenzen, die schon zu allen anderen Zeiten nie meine starke Seite waren, existierten praktisch überhaupt nicht, wenn ich PMS hatte. Es war mir unmöglich, in jemandes Gegenwart nicht zu fühlen, was mit ihm los war, oder ihm nicht jedes Gramm meiner Lebenskraft zu geben. Ich kannte ihre Schmerzen, die Dynamik ihrer Krankheiten und ihre persönlichen Sorgen, als ob es meine eigenen wären, und mein Mitgefühl sowie der Wunsch zu helfen gingen weit über das vernünftige Maß hinaus. Doch die Menschen bemühten sich in der Woche vor meiner Periode vor allem deshalb so sehr um Termine, weil ich während dieser Zeit ganz extrem übersinnliche Kräfte hatte. Die Informationen, die ich über sie erhielt, waren unheimlich exakt. Keine Grenzen zu haben wird auch honoriert.

Für mich war es jedoch schrecklich, während dieser Zeit zu arbeiten. Meine Hormone gerieten noch mehr durcheinander. Gerade, wenn ich mich ganz nach innen hätte wenden, mich von der Welt hätte zurückziehen müssen, wurde meine Sensitivität ganz besonders intensiv. Ich litt so sehr für andere, dass ich immer einen Weg fand, um mich mit ihnen zu treffen, egal welchen Preis ich persönlich dafür zu zahlen hatte oder wie spät es war. Und die Klienten wurden nicht weniger. Doch genau in dieser Zeit hätte ich für mich sorgen, tief in mich gehen und sehen müssen, was ich nicht sah. „Heiler, heilt euch selbst" – dieses Prinzip, das mir schon so oft in meinem Leben geholfen hatte, war von meinem Bildschirm verschwunden, wenn ich vor der Periode stand.

## Die gute Seite der „Kehrseite" des PMS

Aber nun kommt eine überraschende Offenbarung. Ich liebte das PMS! Natürlich nicht, während ich es hatte. Aber ich liebte es, wenn es vorüber war. Und ich liebe es jetzt, wenn ich zurückblicke. Abgesehen von seinen vielen entsetzlichen Anteilen: Wenn ich auf meine Seele und meinen Körper hörte, fand ich, dass es auch viel Gutes hatte. Ich war sehr froh, dass ich meinen Körper jeden Monat durch eine solch unkontrollierbare Kraft hatte erschüttern lassen, die mich demütig machte und mich auf einen monatlichen spirituellen Pfad führte. Meine Seele gab mir ein Zeichen. Dies war nicht meine Rolle. Es war kein Trick meiner Psyche oder ein chemisches Ungleichgewicht. Ich rang mit den tiefsten Kräften meines Seins. Meine ureigene Natur zeigte sich an den Bruchstellen meiner hormonell veränderten Realität. Das war ein großes Geschenk, selbst wenn es in Furcht erregender Verpackung präsentiert wurde.

Die Forderung meines Körpers, tief in mich einzudringen, war nicht so leicht abzuwehren. Es fühlte sich schmerzhaft an und falsch, wenn ich von dort auftauchte, um mit Menschen umzugehen. Positive Energie fühlte sich negativ an. Doch die tiefe innere Energie, die mich anzog, machte auch Angst, wenn ich mich darauf einließ. Ich fürchtete mich vor all den Dingen, die ich nicht kontrollieren konnte, ganz besonders vor meinem eigenen Emotionen. Ich fühlte mich, als würde ich in einen Fahrstuhlschacht fallen, ohne zu wissen, wie weit es hinunterging.

Doch es gab kein Entkommen. Die Weisheit der weiblichen Seele lässt das nicht zu. Schwierige Wahrheiten, die ich den Monat über ignorieren oder verleugnen konnte, drängten nach oben in mein Herz, oft übertrieben als negativ getönte Karikaturen ihrer selbst. Die Polarität, außen und in der Welt sowie innen und tief in mir selbst zu sein, wurde begleitet von einem Schwenk aus dem Licht ins Dunkle. Aus dieser Versenkung in die tiefe Nacht der Seele kam ich transformiert zurück. So infernalisch, wie das auch ist, musste ich wenigstens nicht Tausende von Dollars für ein Visionssuche-Projekt hinblättern. [Engl.: *Vision Quest*, ein angeleiteter Selbsterfahrungsprozess, bei dem man sich zeitweise (mehrere Tage und Nächte) ganz der freien Natur aussetzt, um eine Vision für sein Leben zu finden. – Anm. d. Verlags] Und wenn ich mich auf den Prozess einließ – die weltliche Zeit verließ und mich in die Rückzugszeit begab –, kam ich zum Besseren verwandelt zurück.

Mit diesem Wiederaufstieg wusste ich, dass ich verändert war, berührt durch tiefgründige Wahrheiten und eine erweiterte Perspektive. Diese Reise war wie Meditieren, aber nicht im üblichen Sinne, sondern in Bezug auf Steroide [Gruppe biologisch wichtiger organischer Verbindungen, zu denen unter anderem die Geschlechtshormone gehören. Anm. d. Übers.] Ich bin strenger Meditation gegenüber immer etwas ambivalent gewesen, denn mein Körper stürzte mich auf die beschriebene Weise in die Tiefen. Ich konnte durchaus anerkennen, dass die Meditation Menschen an tiefgründige Stellen führen kann, doch schien sie in meinen Augen ein eleganter Ersatz zu sein, vielleicht etwas für Männer oder auch für solche Frauen, die nicht den Vorzug hatten, unter extremem PMS zu leiden.

Wenn ich auf die *gute* Seite meines Zyklus gelangte, war ich immer tief dankbar dafür, denn ich begriff vieles über mich und mein Leben, das ich, so glaube ich wenigstens, anders nicht begriffen hätte. Abgesehen von seiner Rolle bei der Erneuerung unseres monatlichen Ovulationszyklus *brauchen* wir das PMS, weil es unseren Kontakt mit den inneren Kräften im Zentrum des Lebens erneuert. In unserer Kultur jedoch, die den Frauen in dieser Zeit des Monats ihren eigenen Rhythmus nicht zugesteht, kommen wir nicht dazu, dem Ruf unserer Seele zu folgen. Weil wir versuchen, draußen in der Welt und „normal" zu sein, wird unser PMS stärker und manchmal hinderlich.

Eine Frau, die ihren Zyklus und die Tiefen, in die er sie führen kann, voll annimmt, entwickelt eine emotional bereichernde und intuitive Weisheit. Sie wird ihren eigenen vertrauten Rhythmen und den größeren Rhythmen des Lebens gegenüber sensibler. Sie lernt ihren Körper und seine energetischen wie auch seine hormonellen Wege kennen. Sie muss jeden Monat kapitulieren, und so lernt sie den Wert der Kapitulation anzunehmen. Am besten daran war für mich, wie meine Seele darauf bestand, dass ich bewusst mir ihr in Kontakt war. Ich konnte sie nicht ignorieren und ich lernte mich ihren Signalen zu ergeben. Die Weisheit meines inneren Impulses bekam weitere Unterstützung, als David sich einschaltete und mir tatsächlich eine „Mondhütte" als Rückzugsort in den Garten hinter unserem Haus baute. (Spielt es eine Rolle, wenn sie mit Propangas, einem Spitzenbett von Simmons und einer Stereoanlage ausgestattet ist?)

Trotz der Art und Weise, wie mich das PMS aus meiner Mitte holte, war es auch mein Wahrheitsserum. Alles, was ich verleugnen oder unterdrücken oder nicht sehen konnte, erschien plötzlich ganz groß auf dem Bildschirm meines inneren Lebens, in grellen Tönen und lebhaften Emotionen. Blockierte Gefühle, missachtete Wahrheiten, ignorierte Ungerechtigkeiten während des Monats standen mir vor Augen. Gnadenlos. Ich konnte Lügen oder arrogantes Verhalten oder jemanden, der einen anderen herabwürdigte, nicht ertragen. Ich hatte keine Prüfinstanz in mir. Keine Toleranz für den Unsinn, den wir alle als Teil des täglichen Lebens akzeptieren. Keine Chance,

Gefühle zurückzuhalten, die durch Diskretion vielleicht unterdrückt worden wären. Ich konnte mich den Vorstellungen eines anderen Menschen nicht fügen. Ich wusste oft nicht einmal, ob meine Ehe die allmonatliche Zeit vor der Menstruation überstehen würde. Das PMS ist von der Natur dafür gedacht, dass man sein Leben jeden Monat ein paar Tage lang gründlich überprüft, und es gibt nur weniges, das dieser genauen Prüfung standhalten kann. (In Wahrheit hat David mir die Mondhütte wohl nur aus Notwehr gebaut!)

Im Körper einer Frau ist ständig eine elementare Lebenskraft am Werk. Während unserer fruchtbaren Jahre dringen wir jeden Monat tief in diesen Raum ein. Der Zyklus ist sowohl etwas intim Persönliches als auch etwas Universelles. Der körperliche Weg durch die Tage vor und während der Menstruation ist wundersam, doch das PMS führt auch durch ein Tor zu einem heiligen Ort. Es ist eine geheiligte, intime Reise mit dem Selbst und der Seele.

Während ich das PMS durchlebte, waren meine Träume oft hellsichtig und kraftvoll. Manchmal konnte ich tagsüber nicht sagen, ob ich tagträumte oder hellsichtige Visionen hatte. In Yin und Yang ausgedrückt, war ich extrem im Yin, extrem weiblich. In der anderen Hälfte meines Zyklus wusste ich, dass ich das Glück hatte, zu den Frauen zu gehören, die dieses extreme Frausein kennen. Obwohl es oberflächlich so scheinen mag, dass Frauen, die nicht unter PMS leiden, sehr glücklich sind, habe ich insgeheim gespürt, dass sie dadurch auch sehr viel verpassen. Während der Zeit vor der Menstruation schien sich die Evolution für mich zu beschleunigen und meine Seele führte mich in einer Art, die an meinen normalen Arbeitstagen einfach nicht möglich gewesen wäre. Ihre Stimme rief und ich musste antworten. Das PMS ist ein Pfad der Kraft und Weisheit, aber in einer Welt ohne „Mondzeit" kann es auch ein Weg voller Leiden und Verzweiflung sein.

## Die Suche nach der „magischen" Pille

Während derjenigen Tage im Monat, an denen der Kopf klar und die Stimmung euphorisch war, begann ich auszuprobieren, was mir in den Tagen der Herausforderung helfen könnte. Die Ärzte hatten keine Medikamente für PMS, außer den Mitteln gegen Kopfschmerzen und Krämpfe, doch diese halfen bei meinen Symptomen nicht. Also suchte ich in Naturkostläden und Reformhäusern Hilfe. Dort wurden verschiedene Kräuter angeboten, die bei PMS helfen sollten, doch diese verschlimmerten meine Symptome durchweg. Später erfuhr ich, dass der Wirkstoff bei allen ein natürliches Östrogen war. In den siebziger Jahren glaubte man allgemein, dass der Östrogenspiegel bei PMS erhöht werden müsse. Während das bei einigen Frauen die Krämpfe linderte, brachte es bei den anderen Symptomen oft gar nichts; vielen Frauen schadete es sogar, da die Beschwerden ihres PMS durch das im Vergleich zu Progesteron ohnehin schon viel zu hohe Östrogen verursacht wurden. Die Pharmaindustrie hatte kein Interesse an der Erforschung natürlicher Substanzen, da sie darauf keine Patente bekommen konnte. So waren die Bemühungen der Hersteller von Kräuterarzneien zwar gut gemeint, doch es mangelte ihnen an genauen Informationen.

Ich hatte so viele schlechte Erfahrungen mit Kräutern gemacht, die gegen PMS oder hormonelle Probleme bei Frauen helfen sollten, dass ich die neu auf den Markt gekommenen nicht ausprobieren wollte. Doch dann – noch bevor ich das energetische Testen kennenlernte – bemerkte ich, wie mein Körper *energetisch* auf die verschiedenen Kräutern in den Regalen reagierte. Meine Energie fiel buchstäblich bei einem Kraut ab, das mir nicht gut tat, sie zog sich zurück. Es war, also wollten meine Energien und die Energien der Substanz sich nicht mischen. So testete ich gewissermaßen energetisch, noch bevor ich das energetische Testen kannte. Ich erspürte die energetische Wirkung, die das Kraut auf mich hatte, und musste nicht weiterhin Substanzen kaufen und einnehmen, die mir schadeten.

Eines Tages sah ich zufällig, wie eine mir bekannte junge mexikanische Frau auf der Wurzel einer Pflanze herumkaute. Zwischen ihr und der Pflanze bestand eine sehr schöne energetische Verbindung, das konnte ich sehen. Ich fragte sie, was sie da hatte. Sie erklärte mir, dass es ihr nicht gut gehe („die monatliche Zeit", gestand sie) und dass das Kauen dieser Wurzel ihr sehr helfe. Die Energie dieser Wurzel fühlte sich für mich so gut an, dass ich sie fragte, wie ich sie mir besorgen könne. Großzügig schnitt sie mir ein Stück ab und gab es mir.

Bei den nächsten Symptomen von PMS begann ich die Pflanze zu kauen, die mexikanische Yamswurzel, die sehr viel natürliches Progesteron enthält. (Mexikanische und sibirische Yamswurzeln sind von den vielen mir bekannten Arten die besten.) Sie tat mir so gut, als hätte ich einen Zaubertrank bekommen. Doch sie schmeckte scheußlich. Ich überredete ein Reformhaus am Ort dazu, sie zu Pulver zu vermahlen, damit ich sie in kleine Kapseln füllen und schlucken konnte, um den Geschmack zu umgehen. Bei jeder vom PMS geplagten Frau, die ich kannte, probierte ich aus, ob sich ihre Energien verbesserten, wenn ich die Yamswurzel in ihr Energiefeld hielt. War das der Fall, hing ihr PMS mit einem zu niedrigen Progesteronspiegel zusammen. Schon bald ließen sich auch meine Freundinnen und Klientinnen die Wurzel mahlen und berichteten von so guten Ergebnissen, dass die Betreiber des Reformhauses bei ihren Lieferanten nach mexikanischer Yamswurzel in Kapseln fragten. Sie waren damals noch nirgends erhältlich, doch der Vertreter von Solaray trug diese Idee an seine Firma heran und man entschloss sich, die Produktlinie um das Pulver der mexikanischen Yamswurzel in Kapseln zu erweitern. Solaray schickte mir einen Jahresvorrat und ein Dankschreiben für meine Anregung.

Wenige Jahre später führte die englische Ärztin Dr. Kathryn Dalton eine Untersuchung mit weiblichen Gefangenen durch, die wegen impulsiver Gewaltdelikte verurteilt worden waren. Sie hatte den Verdacht, dass diese Frauen unter extremem PMS durch Progesteronmangel litten. Als sie ihnen während der prämenstruellen Phase Progesteron gab, hörten das emotionale Ungleichgewicht und die Wutausbrüche auf. Dies war für alle Beteiligten so offensichtlich, dass es ihr tatsächlich gelang, mehrere Frauen aus dem Gefängnis zu holen – gegen das Versprechen der zuverlässigen Einnahme von Progesteron während der entsprechenden Zeit.

Als mein Vater 1987 starb und ich eine Zeit intensiver Emotionen durchlebte, reichte die Yamswurzel für mein extremes PMS nicht aus. Ich griff Kathryn Daltons Hinweis auf und bemühte mich darum, reines, natürliches Progesteron zu finden. Wie es der Zufall wollte, befand sich eine der wenigen Apotheken im Land, die natürliches Progesteron liefern konnten, in meiner Heimatstadt Ashland in Oregon. David hätte den Apotheker Jack Sabin daraufhin am liebsten für den Friedensnobelpreis vorgeschlagen …

Doch wie bei allen guten Dingen kann das Pendel zu weit ausschlagen. Ich betrachtete Progesteron als das Geschenk Gottes an die Frauen und nahm an: „Viel hilft viel." Immer, wenn ich emotional ein wenig neben der Spur war, vertraute ich auf Progesteron. In der Folge begann meine Gebärmutter zu wachsen und sich zu verdicken. Schließlich ist es die Aufgabe von Progesteron, die Gebärmutter zu festigen, damit sie ein Baby tragen kann. Da dieser Prozess unbemerkt vor sich ging, wurde es ziemlich problematisch, bis ich die Überdosierung von Progesteron mit den Veränderungen in meiner Gebärmutter in Verbindung brachte. Man sagte mir, meine Gebärmutter sei so groß, als sei ich etwa in der elften Woche schwanger …

Die Lehre daraus lautet: Nichts übertreiben, alles muss im Gleichgewicht sein. Und deshalb besteht der große Wert des energetischen Testens darin, dass man an jedem Punkt zu jeder Zeit feststellen kann, was der Körper braucht. Inzwischen bin ich alarmiert, dass man in unserer Gesellschaft Progesteron nun auch als Wunderdroge zu betrachten beginnt. Selbst seriöse Gesundheitsfachleute raten jedermann zur Einnahme von Progesteron ohne vorherige Bestimmung des eigenen natürlichen Progesteron-Östrogen-Gleichgewichts und in Dosierungen, die meiner Erfahrung nach zu hoch sind.

Wenn man zu viel Progesteron nimmt, verschiebt sich das Verhältnis zwischen dem Progesteronspiegel und allen anderen Hormonen, sodass es zu unvorhergesehenen Wirkungen kommen kann. Ich gehöre zu den Menschen, die selten depressiv werden – ich werde eher hysterisch –, aber auf einmal war alles umgekehrt. Östrogen war nun im Verhältnis zu Progesteron zu niedrig und ich hatte ein Gefühl der Gefühllosigkeit, das ich nie zuvor gekannt hatte. Als ich die Progesterondosis verringerte und vor allem als ich es außerhalb der prämenstruellen Zeit überhaupt nicht mehr einnahm, verschwand dieses Gefühl wieder. Kurz gesagt, das Wundermittel Progesteron hat seine Grenzen. Wenn ich es einsetzte, um meine Emotionen unter Kontrolle zu halten, schadete es meinem Körper und letztlich meinem Geist.

Mit der Zeit kam ich dahinter, dass eine Kombination energetischer Techniken mit dem Einsatz von Progesteron dazu führte, dass beides besser wirkte. Das PMS hat mit einem gestörten *chemischen* Gleichgewicht in den Hormonen zu tun, das chemisch oder energetisch korrigiert werden kann, und es hat mit einem gestörten *energetischen* Gleichgewicht zu tun, das durch beide Methoden korrigierbar ist. Doch die direkte Arbeit mit den Energien des Körpers schließt unerwünschte Nebenwirkungen aus! Und sie kann zu denselben chemischen Veränderungen führen, die gute Gefühle hervorrufen, wie die Einnahme von Hormonen.

Wenn ich PMS hatte, konnte ich unversehens hysterisch werden. Die meisten Frauen kennen die Anzeichen dafür, dass sie chemisch, hormonell oder energetisch neben der Spur sind, und sie können dieses Ungleichgewicht mithilfe energetischer Interventionen korrigieren. Dabei können sie auch von Familienmitgliedern unterstützt werden. David hat sehr schnell gelernt. Wenn er sah, dass ich hysterisch, ängstlich oder extrem emotional wurde, fragte er nicht mehr spöttisch: „Ach du lieber Himmel, ist es mal wieder so weit?!!", sondern sagte liebevoll: „Komm, lass mich die Punkte deines Dreifachen Erwärmers halten." Diese Art von Erster Hilfe beruhigte mich augenblicklich. Nun konnte man in weiteren Schritten für Ausgeglichenheit und Stabilisierung sorgen.

Das PMS ist auch mit einem energetischen Ansatz anstelle chemischer Eingriffe behandelbar, obwohl die biochemischen Vorgänge ausgesprochen komplex sind. Auch wenn die Energien des Körpers genauso komplex erscheinen mögen, sind die Möglichkeiten, sie zu beeinflussen, doch viel einfacher. Ich zeige Ihnen jetzt, wie ich es sehe.

## Der monatliche Zyklus – ein „Spiel" vieler Energien

Wenn eine neue Klientin zu mir kommt, sehe ich erst einmal dasselbe, was jeder Mensch sehen würde. Doch zusätzlich sehe ich ein leuchtendes Feld um ihren Körper herum, das in vielen Heiltraditionen als Aura bezeichnet wird (S. 47). Ist eine Frau gesund und hormonell ausgeglichen, erscheinen diese Energien kräftig und wellenförmig und sie strahlen weit nach außen. Macht die Frau aber gerade eine schwierige prämenstruelle Zeit durch, ist ihre Aura zusammengefallen, dicht und nahe am Körper. Die Energien, die sich normalerweise leicht mit der Umgebung austauschen, wirken zusammengepresst. Die Farben in der Aura, die den Körper sonst wie geschichtete farbige Bänder umgeben, sind dann eher fleckig und nicht weich fließend. Außerdem verändern in den verschiedenen Phasen des Zyklus auch die *innerhalb* des Körpers fließenden Energien ihr Aussehen.

Wenn ich die *inneren* Energien einer Frau betrachte, sehe ich vielleicht nur irgendeine von den vielen möglichen Variationen, in denen ihre Energien fließen. In diesen Energien drücken sich ihre Emotionen aus und *unterschiedliche* Emotionen zeigen sich unterschiedlich. Bei einer Depression mag es scheinen, als würden die Energien absinken; bei einer Panik mag es so aussehen, als würden sie steigen, und manchmal sieht es so aus, als würden sie gar explodieren wollen. Wenn eine Frau erschöpft ist oder krank, sehe ich manchmal, dass die Meridianenergie rückwärts fließt, dass die Chakren (Energiewirbel) sich kaum drehen, oder vielleicht, dass die gesamte Energie sehr langsam ist. Ich kann auch Blockaden sehen, die gelöst werden müssen. Ich hoffe dann, dass ich die Meridianenergien noch vor Ende der Behandlung wieder vorwärts fließen sehe, dass die Chakren sich dynamisch drehen und die Blockaden gelöst sind.

In den Energien zeigen sich auch oft hormonelle Ungleichgewichte. Bei einer Frau, die unter PMS leidet, wirken die Energien häufig träge. An manchen Stellen gibt es fast gar keine Bewegung; dort fehlen sie ganz. Bei stockenden Energien kommt es manchmal zu plötzlichen Bewegungen oder Richtungswechseln oder sie treten chaotisch auf. Sie wirken verdichtet und möchten platzen.

Ich lasse mich von diesen Energiemustern einer Frau leiten. Wenn wir ihre Energien ins Gleichgewicht und in Harmonie bringen können, wird die Zeit vor ihrer Menstruation viel leichter. Natürlich werden sie nicht ganz so aussehen wie in anderen Phasen des Zyklus, aber sie sind dann nicht so zusammengefallen, verdichtet oder schmutzig, und das Fließen der Farben ist weicher. Diesen Veränderungen passen sich auch die Hormone an: Die Chemie folgt der Energie! Einfache energetische Maßnahmen harmonisieren die Hormone.

Ich arbeite mit einfachen, wirksamen Körpertechniken. Dazu muss man die Energien nicht sehen können und man muss nicht an ihre Wirksamkeit glauben. Es ist sogar eine Grundannahme meines energiemedizinischen Ansatzes, dass die Techniken auch dann wirksam sind, wenn man die Energien *nicht* sieht. In dreißig Jahren praktischer Erfahrung konnte ich das immer wieder feststellen.

## Energetische Techniken bei PMS

Jede der individuellen Übungen des täglichen *Fünf-Minuten-Energie-Programms* kann während des PMS als eine Art Erste-Hilfe-Maßnahme dienen. Wenn Sie plötzlich das Gefühl haben, dass Sie gleich die Fassung verlieren, dann können Sie schreien, Sie können sich verstecken … – oder aber Sie machen die *Brücke* (S. 81). Fühlen Sie sich überempfindlich, müssen aber unter Leute gehen, dann machen Sie den *Reißverschluss* (S. 80). Die *drei Klopfpunkte* (S. 72) laden Ihre Batterien augenblicklich wieder auf. Die *Cook-Übung* (*Hook-ups*, S. 75), dessen bin ich mir sicher, hat oft zur Rettung meiner Ehe beigetragen, weil sie mich wieder zur Besinnung brachte, bevor ich den Anwalt anrief … Sie gehört zu meinen absoluten Lieblingsübungen, um Störungen zu beheben. Greifen Sie darauf zurück, wenn Sie sich gestresst oder überfordert fühlen.

Es gibt noch eine andere außerordentlich wertvolle Technik, wenn Sie nicht klar denken können, wenn die körperliche Koordination verloren gegangen ist oder wenn Sie in eine Depression abdriften (– lauter Zeichen dafür, dass Ihre Energien in einem homolateralen Muster fließen): die *kombinierte Homolateral-Überkreuz-Bewegung* (S. 88). Ich kenne tatsächlich nichts Wirksameres, wenn die Energien der beiden Gehirnhälften sich nicht kreuzen. Wenn Sie nicht in die Gänge kommen, wenn nichts anderes zu funktionieren scheint, gehen Sie einfach davon aus, dass Sie das brauchen.

Die energetischen Techniken bei PMS lassen sich in folgende sechs Gruppen unterteilen:

I.   Unterstützung für gute Energien während des *gesamten* Monats

II.  Beruhigende Maßnahmen bei den ersten Anzeichen von PMS

III. „PMS-Modul" für Ihr tägliches Energieübungsprogramm

IV. Techniken bei Beschwerden und Schmerzen

V.  Erste Hilfe bei emotionalen Ausrastern

VI. Energetisches Austesten hormoneller und anderer Nahrungsergänzungen

## I. Unterstützung für gute Energien während des *gesamten* Monats

Energetische Grundmuster oder Gewohnheiten, also die Formen, in denen Ihre Energien *üblicherweise* fließen, können sich als gut oder als schlecht erweisen. Wenn es gelingt, in weniger stressigen Zeiten positive Grundmuster im Körper zu verankern, kann er – falls er einmal in Stress gerät – wirksamer damit umgehen. Prägen Sie sich diese Grundsätze aus Kapitel 2 gut ein:

- Dehnen schafft Raum im Körper, damit die Energien ganz natürlich fließen können.

- Das Ausleiten von Giftstoffen unterstützt den gesunden Energiefluss im Körper.

- Energien müssen in Überkreuzmustern fließen.

- Eine einfache tägliche Übungsfolge kann alle Ihre Energiesysteme stimulieren und für eine bessere Schwingung in den Organen, im Immunsystem und in Ihrem Geist sorgen.

Kombiniert man das tägliche Fünf-Minuten-Energie-Programm nach Bedarf mit anderen Dehn- und Überkreuzübungen aus Kapitel 2, hilft das dem Körper beim Aufbau gesunder energetischer Grundmuster, die sich während des monatlichen Zyklus unterstützend auswirken können. Mit der Zeit werden sie sich verankern; der Körper erhält damit sozusagen ein Geschenk und revanchiert sich dafür.

Die meisten Frauen wissen ganz intuitiv, dass ihnen am meisten gedient ist, wenn sie sich während der prämenstruellen Phase nach innen zurückziehen. Tun Sie das auch! Planen Sie keine vermeidbaren sozialen Aktivitäten. Planen Sie Zeit ein für den Rückzug in Ihre reale oder imaginäre „Mondhütte". Lassen Sie Ihr Leben so ruhig und einfach wie möglich laufen. Und seien Sie vorbereitet: Wenn die Probleme losgehen, sollten Sie Ihre Energien rasch umstellen können. Die folgenden Techniken zeigen Ihnen, wie das geht. Ich schlage vor, dass Sie sich schon *vor* der prämenstruellen Phase damit vertraut machen, sodass Sie sie ohne große Anstrengung einsetzen können. So ist die Wahrscheinlichkeit viel größer, dass Sie sie auch nutzen, wenn Sie sie brauchen.

Es mag Ihnen scheinen, dass Ihnen mit den Techniken im restlichen Kapitel und auf den weiteren Seiten des Buches, die sich mit diesem Thema beschäftigen, noch zusätzliche tägliche Pflichten aufgebürdet würden. Doch sie funktionieren und sie dauern nicht lange. Sie benötigen weniger Zeit, als ein Spaziergang oder die Fahrzeit der meisten Menschen hin zu einer sportlichen Aktivität in Anspruch nimmt. In dieser Hinsicht sind sie sehr effizient. Außerdem sind diese Übungen viel leichter zu machen, als es beim ersten Lesen den Anschein haben mag. Und schon ein Teil davon bringt Hilfe. Ich bemühe mich, Ihnen gute Kriterien dafür an die Hand zu geben, welche Übungen *für Sie* am nützlichsten sind.

Dieses Buch stellt Ihnen wirksame und einfache Instrumente zur Verfügung, damit Sie mehr Verantwortung für Ihr Leben übernehmen, es friedlicher gestalten und besser mit seinen Herausforderungen umgehen können. Ich hoffe, Sie lassen sich von mir auf diesen Weg mitnehmen und geben den Techniken eine faire Chance. Beginnen Sie also mit den täglichen Energieübungen aus Kapitel 2 und unternehmen Sie bei den ersten Anzeichen von PMS die nachfolgend beschriebenen Schritte.

## II. Beruhigende Maßnahmen bei den ersten Anzeichen von PMS

Bei den ersten Anzeichen von Reizbarkeit, Lethargie, Blähungen oder anderen Hinweisen auf das PMS nehmen Sie sich einfach ein wenig Zeit und machen es sich bequem. Ich bin am liebsten in der Badewanne oder im Whirlpool. Das Eintauchen in warmes Wasser erinnert vielleicht am ehesten an die Erfahrungen im Mutterleib. Das Energiefeld wird verändert und der Körper ist für Heil- und Energieübungen zur Beruhigung der Hormone empfänglicher. Sobald Sie sich ein wenig entspannt haben (beruhigende Hintergrundmusik wirkt verstärkend), legen Sie sich in der Wanne zurück, machen es sich so bequem wie möglich und tun Folgendes:

### A. Sedieren des Dreifachen Erwärmers          (Dauer: 20 Sekunden)

Diese Besänftigungsübung wurde im letzten Kapitel vorgestellt. Bei Stress aufgrund äußerer Umstände oder körperlicher Störungen tritt der Dreifache Erwärmer auf den Plan. Sie werden sich vielleicht erinnern, dass er für Ihre Sicherheit zu sorgen hat und in dieser Eigenschaft die immunologische Kampf-oder-Flucht-Reaktion in Gang setzt sowie das Überlebensprogramm steuert. Doch, wie schon erwähnt, gilt dies für eine Welt, die es nicht mehr gibt, und so kommt es oft zu einer Überreaktion. Bei PMS ist es fast immer sinnvoll, die durch den Körper fließenden Energien des Dreifachen Erwärmers zu beruhigen. So erholt sich das gesamte Energiesystem, die Spannung lässt nach und die Angst geht zurück. Zum Glück kann man den Dreifachen Erwärmer auf diese Weise rasch und einfach ausgleichen und manchmal ist es damit schon getan. Das *Klopfen* des Dreifachen Erwärmers (S. 131) und die *Umarmung* von Dreifachem Erwärmer und Milzmeridian (S. 134) sind ebenso einfach und wirksam. Eine tiefer wirkende, jedoch zeitaufwendigere Übung stellt das *Halten der Sedierungspunkte* des Dreifachen Erwärmers dar (S. 135).

## B. Halten der Tonisierungspunkte des Milzmeridians

(Dauer: etwa 5 Minuten)

Die Meridiane von Milz und Dreifachem Erwärmer tauschen ihre Energien in Form einer Art Wippe aus. Wird der Dreifache Erwärmer zum Beispiel bei PMS aktiviert, zieht er Energie zur eigenen Versorgung aus der Milz ab. Der Milzmeridian wird dadurch oft so ausgelaugt, dass sich das auf das Immunsystem und die Regulationsmechanismen bedrohlich auswirkt. Bei einem solch niedrigen Energieniveau besteht der Körper auf einer Entschleunigung. Passt man sich diesem langsameren Energiefluss bewusst an, zum Beispiel in der Badewanne oder in einer anderen angenehmen Umgebung, geschieht sehr viel, um das Gleichgewicht wiederherzustellen. Wird dann der Dreifache Erwärmer sediert und der Milzmeridian tonisiert, weiß Ihr Körper, dass Sie sich auf die bevorstehende monatliche Veränderung einstellen. Sie sprechen mit ihm in der ihm eigenen Sprache – Energie. So werden Sie auf den Beginn dieses Zeitraums vorbereitet und auf die Bedürfnisse von Körper, Seele und Geist eingestimmt. Das Tonisieren des Milzmeridians hilft manchmal bei schweren, schwachen und schmerzenden Beinen, die auch oft zum PMS gehören.

Meridiane können auf verschiedene Arten tonisiert werden. Eine der besonders kraftvollen ist das Halten der entsprechenden Akupressurpunkte. Das Verfahren ähnelt dem für das Sedieren des Dreifachen Erwärmers aus dem letzten Kapitel. Sie legen Ihre Finger einfach auf die Punkte, halten diese für ein paar Minuten und halten dann noch eine Reihe anderer Punkte. Egal, ob Sie es sich dafür in der Badewanne gemütlich machen, auf der Couch oder in einer anderen Umgebung – es kann für Sie zu einer angenehmen, zentrierenden, meditativen Zeit werden. Ich ziehe diese ruhige Art vor, doch Sie können dabei auch andere Dinge tun, zum Beispiel fernsehen, über die Freisprechanlage telefonieren oder sich mit einer Freundin oder einem Freund unterhalten. Sie können sich die Punkte sogar von jemand anderem halten lassen, wenn Sie ihn entsprechend anweisen.

1. Zum Tonisieren des Milzmeridians legen Sie den Mittelfinger einer Hand auf den Punkt Milz 2 und gleichzeitig den Mittelfinger der anderen auf den Punkt Herz 8 (auf einer Körperseite). Halten Sie sie etwa zwei Minuten lang (Abb. 4-1a). Wiederholen Sie das auf der anderen Körperseite.

2. Danach halten Sie mit Daumen und Zeigefinger die Punkte Leber 1 und Milz 1 (Abb. 4-1b). Diese Punkte können Sie an beiden Füßen gleichzeitig halten. Dauer: etwa 1 Minute.

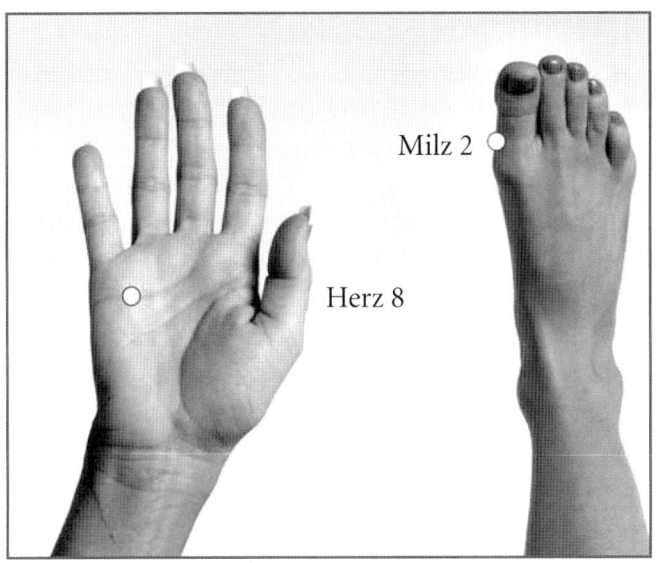 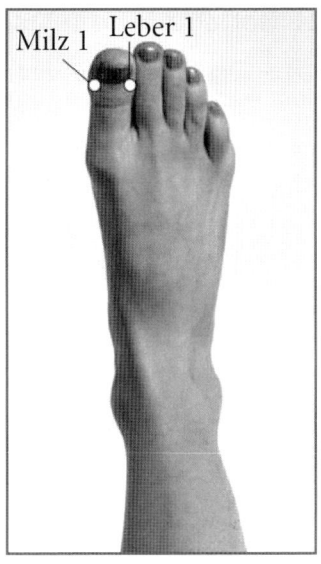

a                                                                    b

**Abbildung 4-1:**
Die Tonisierungspunkte des Milzmeridians

## III. „PMS-Modul" für Ihr tägliches Energieübungsprogramm

Um die Energien während der Zeit vor der Menstruation auf hohem Niveau zu halten, wäre es gut, das tägliche Programm *zweimal* zu machen, einmal früh am Morgen und noch einmal am Nachmittag oder am Abend, insbesondere wenn Sie einen Durchhänger haben. Ich schlage vor, es in dieser Zeit um die folgenden Techniken zu erweitern und bis zwei oder drei Tage nach Einsetzen der Periode dabei zu bleiben. Schieben Sie die folgenden fünf Techniken gleich nach der *lymphatischen Massage* (S. 67) ein und schließen Sie wie üblich mit dem *Reißverschluss* und der *Brücke* ab.

### A. Himmel und Erde verbinden                    (Dauer: etwa 2 Minuten)

Dies ist eine sehr alte Übung, die Frauen in vielen Kulturen der Geschichte angewendet haben. Wie sie geht, erfahren Sie auf Seite 63.

## B. Das Drei-Achsen-Halten  (Dauer: etwa 30 Sekunden)

Diese Technik geht schnell und einfach und bringt sofortige Linderung. Sie beruhigt die Hormone, gleicht sie aus und kommt insbesondere der Hypophyse und dem Hypothalamus zugute.

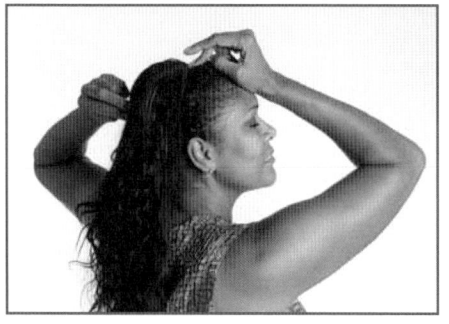

**Abbildung 4-2:**
Drei-Achsen-Halten

1. Legen Sie den Handballen einer Hand auf die Stirn und den Mittelfinger von dort aus auf den obersten Punkt des Kopfes.

2. Bringen Sie Daumen, Zeige- und Mittelfinger der anderen Hand zusammen und legen Sie sie genau unter die hintere Rundung des Kopfes.

3. Belassen Sie sie während dreier tiefer Atemzüge dort.

## C. Die Bauchdehnung  (Dauer: etwa 30 Sekunden)

Der Bauch und alle seine Organe können vor der Periode prall und fest werden und so den normalen Energiefluss behindern. Dieses Geblähtsein verursacht in der Körpermitte das Gefühl, als wäre ein Damm aufgestaut worden. Die *Bauchdehnung* öffnet die Räume, nimmt einigen Druck weg und lässt frische Energie in das Gebiet einströmen, sodass Sie sich nicht mehr so unangenehm „ausgestopft" fühlen.

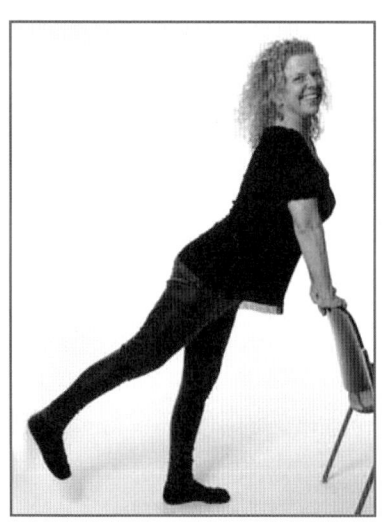

**Abbildung 4-3:**
Bauchdehnung

1. Stellen Sie sich hinter einen Stuhl oder ein anderes Möbelstück von ähnlicher Höhe und legen Sie die Hände oben auf. Strecken Sie die Arme. Alternativ können Sie Ihre gestreckten Arme so auf einen etwa schulterhohen Sims (zum Beispiel an einem Fenster) legen, dass Sie eine Armlänge davon entfernt stehen.

2. Schauen Sie nach oben und schwingen Sie Ihr rechtes Bein mit gestrecktem Knie nach hinten, während Sie gleichzeitig den Kopf sanft zurücknehmen. Sie sollten die Dehnung am Hals und am Bauch spüren.

3. Richten Sie sich wieder gerade auf.

4. Wiederholen Sie die Übung mit dem linken Bein.

5. Wenn Ihnen das guttut, machen Sie die Übung, sooft Sie wollen.

## D. Die Seitendehnung                         (Dauer: weniger als 1 Minute)

Diese Übung dehnt auch die Bänder im Bauchraum und wirkt sich besonders günstig auf das energetische Funktionieren von Herz, Leber, Milz und Gallenblase aus, die alle während der Zeit vor der Menstruation unter Stress geraten können. Sie wirkt, wie die vorige Übung, ebenfalls dem Gefühl des Geblähtseins entgegen.

1. Stellen Sie sich aufrecht hin, die Hände liegen auf den Oberschenkeln. Nehmen Sie einen tiefen Atemzug und atmen Sie dabei durch die Nase ein und durch den Mund aus.

2. Atmen Sie tief ein und schwingen Sie die Arme zur Seite und nach oben über den Kopf.

3. Umfassen Sie das rechte Handgelenk mit der linken Hand und neigen Sie sich beim Ausatmen zur linken Seite; ziehen Sie dabei den rechten Arm mit der linken Hand in dieselbe Richtung.

4. Kehren Sie beim Einatmen in die Ausgangsstellung zurück. Wiederholen Sie die Übung auf der anderen Seite. Machen Sie sie auf jeder Seite mindestens dreimal.

5. Beenden Sie die Übung, indem Sie die Hände mit den Handflächen nach außen über den Kopf heben und die Arme dann in einem Kreis zu den Seiten hinunterbringen.

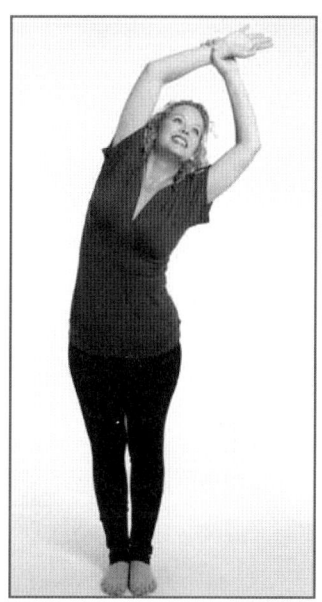

**Abbildung 4-4:**
Seitendehnung

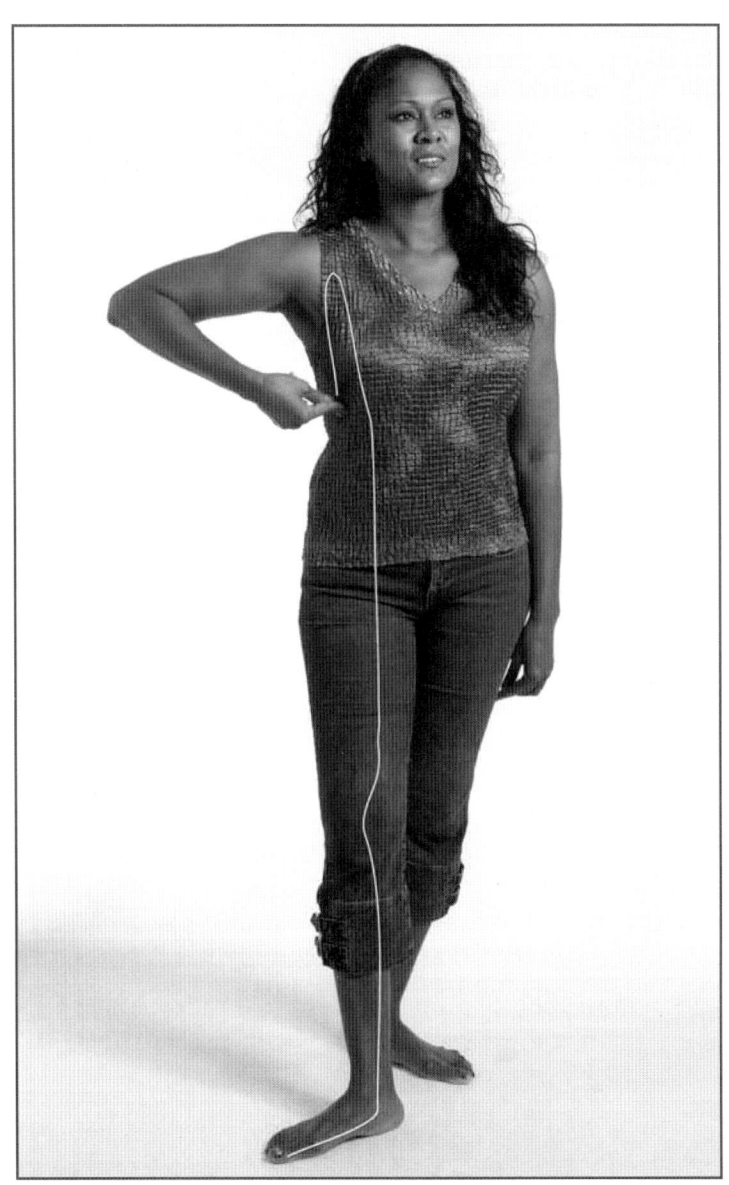

**Abbildung 4-5:**
Bürsten und Klopfen des Milzmeridians

## E. Bürsten und Klopfen des Milzmeridians   (Dauer: weniger als 1 Minute)

Wenn man sich während der prämenstruellen Phase schwach fühlt, muss der Milzmeridian fast immer tonisiert werden. Das geht sehr gut mit dem sogenannten *Bürsten*, das heißt, durch Abfahren einmal *gegen* die Energieflussrichtung und dreimal *in* Energieflussrichtung, als würde man einen Filter durchspülen. Dadurch kommen stagnierende Energien wieder in Gang. Man kann den Meridian mit den Händen leicht berühren, man kann aber auch ein paar Zentimeter darüber arbeiten; die Bewegungen sollten langsam und bedächtig ausgeführt werden. Der Meridianverlauf ist in Abbildung 4-5 zu sehen; er beginnt am inneren (zur Körpermitte hin gelegenen) Nagelfalz der Großzehe. Gehen Sie folgendermaßen vor:

1. Stehen Sie aufrecht; die Hände ruhen flach auf der Taille, die Finger zeigen nach unten.

2. Atmen Sie tief ein und ziehen Sie die Finger beiderseits hinauf zu den Achselhöhlen.

3. Atmen Sie aus, während Sie mit den Fingern an den Seiten flach am Körper nach unten fahren. An der Taille fahren Sie mit den Händen beiderseits zu den vorderen Hüftknochen und von dort aus an der Innenseite der Beine mit flachen Händen und gespreizten Fingern nach unten.

4. Streichen Sie über die Knöchel und weiter an den Fußinnenseiten zu den Großzehen.

5. Atmen Sie tief ein und wiederholen Sie diese Schritte in der umgekehrten Richtung. Beginnen Sie an den Innenseiten der Füße an den Großzehen, die Hände sind flach am Körper, und fahren Sie an den Innenseiten der Beine wieder hinauf, streichen Sie über die Hüften hinaus an den Körperseiten nach oben zu den Achselhöhlen und dann wieder hinunter zum Ende des Brustkorbs am Rippenbogen. Wiederholen Sie die Übung in dieser Richtung noch zweimal.

6. Klopfen Sie nun etwa zehn Sekunden lang die neurolymphatischen Reflexpunkte zwischen der siebten und achten Rippe, etwa in einer Linie mit den Brustwarzen. Atmen Sie dabei tief ein und aus (s. Abb. 2-5, S. 72).

7. Gleiten Sie mit den Fingern zu den Akupressurpunkten für die Milz an den Körperseiten und klopfen Sie dort nochmals zehn Sekunden lang (Abb. 4-5; dort wo sich die Finger befinden).

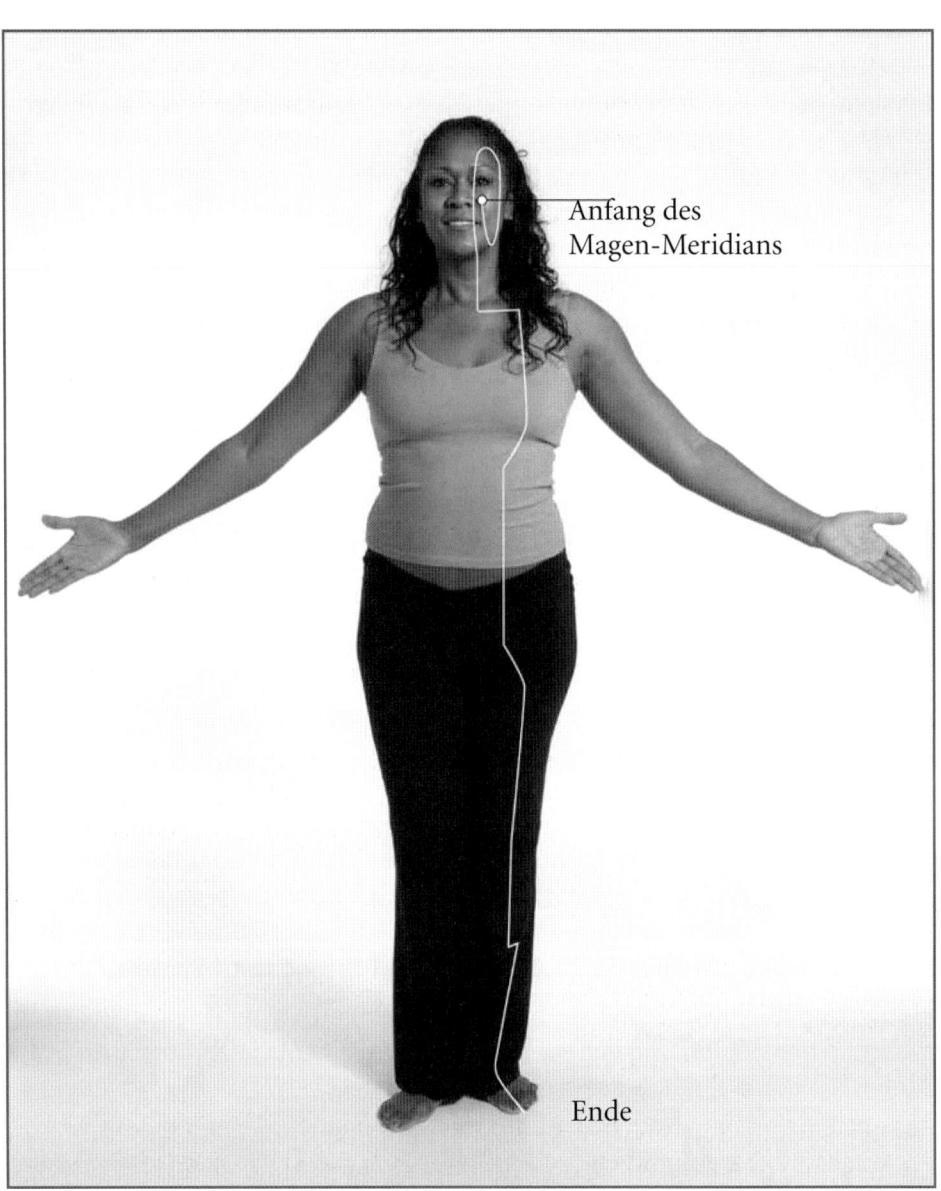

Anfang des
Magen-Meridians

Ende

**Abbildung 4-6:**
Bürsten des Magenmeridians

# IV. Techniken bei Beschwerden und Schmerzen

Zu den häufigsten Beschwerden bei PMS gehören Blähungen, Empfindlichkeit der Brust, Krämpfe, Rückenschmerzen und Schmerzen in der Leistenbeuge. Bei Krämpfen und vielen anderen Schmerzen reiben die Menschen oft intuitiv kreisförmig über die schmerzende Stelle. Dafür gibt es gute Gründe. Mit der Hand kann man blockierte oder stagnierende Energien in diesem Gebiet durch Kreisen *gegen* den Uhrzeigersinn lösen. Durch Kreisen *im* Uhrzeigersinn werden die vorhandenen Energien eher stabilisiert. Dabei braucht der Körper nicht einmal mit der Hand berührt zu werden. Kreisen Sie einige Zentimeter über der schmerzenden Stelle gegen den Uhrzeigersinn und beobachten Sie, ob Sie spüren können, wie die Hand die Energie aus dem Körper zieht. Schütteln Sie sie von Zeit zu Zeit aus, als wollten Sie die überschüssige Energie in den Boden ableiten. Sobald Sie sich ein wenig besser fühlen, können Sie diese Verbesserung durch Kreisen *im* Uhrzeigersinn stabilisieren.

## A. Das Bürsten des Magenmeridians          (Dauer: etwa 1 Minute)

Eine andere gute Technik bei PMS-Beschwerden ist das Bürsten des Magenmeridians. Anders als das Herausnehmen der Energie aus dem schmerzenden Bereich durch Kreisen ist das Abfahren des Meridians gegen die Energieflussrichtung (erster Teil des Bürstens) wie das Reinigen eines Pfades, der die am PMS beteiligten Energien in Fluss hält. Die unmittelbare Entspannung des gesamten Magenareals ist die natürliche Reaktion auf Krämpfe oder Magenschmerzen. Doch auch in schwierigen *emotionalen* Situationen, insbesondere bei Kummer, Herzeleid oder Schmerzen anderer emotionaler Genese, deren körperliche Entsprechung der Magen oder die Brust ist, kann diese Technik hilfreich sein. (Verständigen Sie trotzdem vor allem bei Herzschmerzen in jedem Fall den Notarzt oder Ihren Hausarzt!)

Sie können den Magenmeridian wie den Milzmeridian in langsamen, bedächtigen Bewegungen leicht mit den Händen direkt auf der Haut bürsten oder einige Zentimeter darüber. Beginnen Sie mit dem Abfahren des Meridians *gegen* die Energieflussrichtung; benutzen Sie dazu beide Hände (Abb. 4-6).

1. Beginnen Sie mit den Fingern jeweils an der äußeren, das heißt, der Kleinzehenseite der zweiten Zehe des rechten und linken Fußes, fahren Sie über die Knöchel und geradewegs am Körper hinauf; die Bahn verläuft am äußeren Innenrand der Beine.

2. Fahren Sie an der Vorderfront des Körpers entlang, über die Eierstöcke, über die Brust, gerade am Hals hinauf, über den Kiefer und am inneren Augenwinkel vorbei zum Haaransatz.

3. Beschreiben Sie dort einen Bogen nach außen zum Rand des Gesichts, folgen ihm hinunter zum Unterkiefer, beschreiben dort wiederum einen Bogen nach innen und fahren in gerader Linie hinauf zu dem Punkt unter dem Auge (am Jochbein, auf einer senkrechten Linie mit der Pupille, wenn Sie geradeaus schauen).

4. Schütteln Sie Ihre Hände aus und wiederholen Sie das Abfahren gegen die Energieflussrichtung noch ein- oder zweimal, wenn Sie möchten.

5. Fahren Sie nun den Meridian *in* Energieflussrichtung ab (s. wiederum Abb. 4-6).

6. Wiederholen Sie Schritt 5 insgesamt dreimal und schütteln Sie zum Schluss Ihre Hände aus.

## B. Weitere Möglichkeiten bei speziellen PMS-Beschwerden

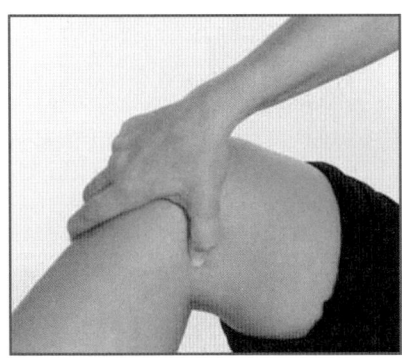

**Abbildung 4-7:**
Massieren von Milz 9

**Blähbauch:** Die besten Übungen, die ich dagegen kenne, sind die *Bauchdehnung* und die *Seitendehnung*, die ich bereits als Ergänzungen zum täglichen Übungsprogramm vorgeschlagen habe.

Jede Dehnung, die den Magen einschließt, öffnet Räume, damit die Energie fließen kann. Man kann auch einen Akupressurpunkt, Milz 9, etwa zehn Sekunden lang gegen den Uhrzeigersinn massieren und dann fünf Sekunden lang klopfen. Er befindet sich an der Beininnenseite unterhalb des Knies in der Grube hinter dem Wadenbein (s. Abbildung). Dies ist eine traditionelle Behandlung bei Ödemen; schwangere Frauen sollten davon jedoch absehen.[1]

**Geschwollene, empfindliche Brüste:** Die Schmerzen und Schwellungen bei PMS sind Zeichen hormoneller Veränderungen, die den Energiefluss blockieren und dafür sorgen, dass die überschüssige Energie akkumuliert, sich verdichtet und träge wird. Der Magenmeridian verläuft über die Brüste, den Bauch und die Eierstöcke. Während des PMS ist er oft überlastet und versucht, mit den komplexen Veränderungen in diesen Bereichen zurechtzukommen. Es kommt häufig zur Akkumulation von Überenergie. Wenn die Brüste anschwellen und empfindlich werden, kann eine Ableitung dieser Energie zur Erleichterung führen:

Beginnen Sie mit dem Abfahren des Magenmeridians gegen die Energieflussrichtung, wie weiter oben beschrieben. Mit seiner Beruhigung wird der Druck in seinen

Einflussbereichen vermindert, die Krämpfe, die Empfindlichkeit der Brüste und die Schmerzen in den Eierstöcken lassen nach. Es ist so, als würde man einen Hahn aufdrehen, damit die Energie abfließen kann und die normale Zirkulation wieder in Gang kommt. Die Vorgehensweise zur Beruhigung des Magenmeridians und anderer am PMS beteiligter Meridiane wird nach der hier folgenden Besprechung von Krämpfen, Rückenschmerzen, Leistenschmerzen, verzögertem Einsetzen der Menstruation und dem Sedieren der Meridiane erklärt.

**Krämpfe:** Das Sedieren oder Beruhigen des Magenmeridians hilft auch bei Krämpfen. Speziell bei Krämpfen massiert man den vierten Akupressurpunkt auf dem Milzmeridian. Entspannen Sie sich, finden Sie eine Position für Ihre Füße, sodass Sie beide leicht erreichen können, und massieren Sie die Punkte gleichzeitig. Sie befinden sich jeweils an der Innenseite des Fußes, auf der Hälfte zwischen Großzehe und Ferse (Milz 4, s. Abb. 4-8). Drücken Sie gegen den Knochen und massieren Sie gegen den Uhrzeigersinn mindestens zehn Sekunden bis zu einer Minute. *Klopfen* Sie die Punkte dann, während Sie zwei tiefe Atemzüge nehmen. Das Massieren von Leber 4 (s. ebenfalls Abb. 4-8) erleichtert den Druck auf die Gebärmutter und kann auch bei Krämpfen hilfreich sein. Massieren Sie auch hier wieder gegen den Uhrzeigersinn und klopfen Sie die Punkte dann, während Sie dabei ein paar Mal tief durchatmen.

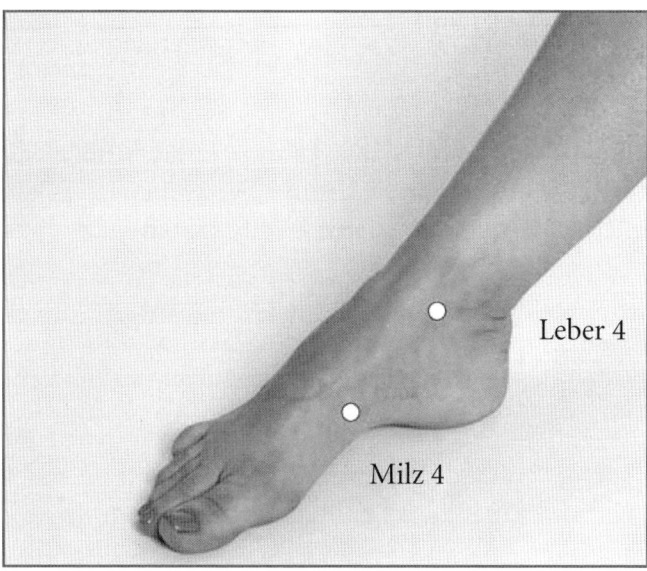

**Abbildung 4-8:**
Hilfe bei Krämpfen

**Rückenschmerzen:** In der Energiemedizin werden Schmerzen über das zugrunde liegende Problem behandelt und nicht damit, dass man den Schmerz durch Schmerzmittel „ausschaltet". Die Techniken der Energiemedizin zur Schmerzlinderung korrigieren die *Ursachen* des Schmerzes auf der Ebene der Körperenergien. PMS kann in einem starken Rücken Schmerzen verursachen, weil die Nieren während dieser Zeit mehr Blut und Hormone filtern müssen und dadurch stärker gefüllt und mehr gestresst sein können, sodass es zu Schmerzen in der Umgebung kommt. Sediert man den Nierenmeridian, wird die dichte Energie aus den Nieren abgezogen, sie entspannen sich und es kommt zu einer Erleichterung. Bei Schmerzen im oberen Rücken, die mit Krämpfen einhergehen, kann das Sedieren des Dünndarmmeridians, der die gesamte Bauchhöhle energetisch versorgt, hilfreich sein. Dadurch können sowohl Krämpfe als auch Spannungen im Rücken gelöst werden. An Schmerzen in der und um die Wirbelsäule im Bereich der Taille ist oft der Dickdarmmeridian beteiligt, sodass sein Sedieren zu einer Schmerzlinderung führt.

**Leistenschmerzen:** Während des PMS verdickt sich die Gebärmutterschleimhaut und das Gewicht des Uterus nimmt zu. Dadurch geraten die Leistenbänder, die sich zu seiner Unterstützung straffen, unter Spannung und können Leistenschmerzen verursachen. Die einfachste Technik besteht darin, die Fingerspitzen genau in die Leistenbeuge zu legen. Die Hände sollten entspannt und flach etwa zwei Minuten lang aufliegen; sie bringen gute Energien zu den Eierstöcken, den Rändern der Gebärmutter, zur Ileozökalklappe und zur Kohlrausch-Falte (auch: Houston-Klappe), die während des PMS oft aus ihrem Rhythmus geraten und Verstopfung verursachen.

Zur Linderung von Leistenschmerzen kann man auch mit dem Lebermeridian arbeiten. Dieser Meridian ist für die energetische Versorgung der Bänder des Körpers zuständig; die Leber selbst muss die freigesetzten Hormone wieder abbauen. So macht also auch der Lebermeridian während des PMS „Überstunden". Wird er sediert (wie auf S. 174 beschrieben), kann unnötige Spannung aus den Bändern genommen werden, das System wird bei seiner Restabilisierung unterstützt und die Leber erhält Hilfe bei der Verarbeitung der Hormone, die ihre Aufgabe erfüllt haben.

**Verzögerte Menstruation:** Die Menstruation kann oft durch das Entspannen des Gesäßmuskels und der gesamten Beckenregion in Gang gesetzt werden. Sediert man den Meridian, der für die energetische Versorgung des Kreislaufsystems, des Herzbeutels (Pericardium) und der Gesäßmuskeln zuständig ist – also den sogenannten Kreislauf-Sexus-Meridian –, kann man eine verzögerte Menstruation (ohne das Risiko eines eventuellen Aborts) auslösen. Man sollte diesen Meridian schon allein deshalb gut in Fluss halten, weil er in Synergie mit den Meridianen von Milz, Magen und Dreifachem Erwärmer arbeitet und daher ungeheuer wichtig ist.

## Das Sedieren der am PMS beteiligten Meridiane

Viele der mit einem PMS zusammenhängenden unangenehmen Symptome beruhen eher auf Über- als auf Unterenergie. Dies mag insofern nicht einleuchten, als vielleicht das Gefühl vorherrscht, dass man *mehr* Energie braucht (– was auch richtig ist). Des Rätsels Lösung: Wenn sich in einer Körperregion zu viel Energie ansammelt, wird der normale Energiefluss blockiert und das verursacht Müdigkeit und Schmerzen; er kommt zum Stillstand, und andere Gebiete bekommen dadurch zu wenig. Zu Über-energie kommt es, wenn ein Meridian – wie beim PMS – überlastet wird und dann überkompensiert oder wenn andere Meridiane ihm zur Unterstützung zusätzlich Energie zuführen.

Eine hochwirksame Möglichkeit, die blockierten Energien wieder in Gang zu setzen, besteht darin, dass man den Meridian, in dem sich die blockierte Energie angesammelt hat, „sediert". Dadurch wird sie wieder in Bewegung gesetzt, es kann zu einer enormen Linderung kommen und gleichzeitig kommt das ganze System erneut ins Gleichgewicht. Das Verfahren ist für jeden Meridian gleich, die Akupressurpunkte sind jedoch für jeden unterschiedlich; in Kapitel 3 wurde das Sedieren des Dreifachen Erwärmers gezeigt.

Wenn man einen Meridian sedieren möchte, legt man die Finger auf den ent-sprechenden Akupressurpunkt, belässt sie dort für einige Minuten (es ist eine feste *Berührung*, jedoch weder ein tiefer Druck noch eine Massage) und hält danach eine zweite Serie von Punkten für etwa eine Minute. Die Gesamtdauer beträgt drei bis sechs Minuten, je nachdem, ob es von der Lage der Punkte her möglich ist, beide Seiten gleichzeitig zu halten. Man sollte während des Haltens der Punkte für eine bequeme Position sorgen, sodass der Körper nicht strapaziert wird. Die am stärksten an den körperlichen Symptomen des PMS beteiligten Meridiane sind Magen, Dünndarm, Niere, Dickdarm, Leber und Kreislauf-Sexus. Aus der Erörterung der spezifischen PMS-Symptome weiter oben wird klar, wann es wichtig sein könnte, sie zu sedieren.

### Das Sedieren des Magenmeridians –
### bei Empfindlichkeit der Brust und Krämpfen    (Dauer: etwa 5 Minuten)

Man kann anhand der Abbildungen vorgehen und die erste Serie von Punkten (Abb. 4-9a) je zwei Minuten lang auf jeder Seite halten, die zweite Serie (Abb. 4-9b) *gleichzeitig* etwa eine Minute lang. Im Folgenden wird die Vorgehensweise detaillierter beschrieben.

1. Halten Sie mit Daumen und Mittelfinger der rechten Hand die zweite Zehe des rechten Fußes über dem Zehennagel (deckt den Akupressurpunkt Magen 45 ab).

2. Halten Sie gleichzeitig mit Daumen und Zeigefinger der linken Hand den Zeigefinger der rechten Hand über dem Nagel – das deckt den Punkt Dickdarm 1 ab (Abb. 4-9a).

3. Halten Sie die Punkte etwa zwei Minuten lang. Sorgen Sie für eine körperlich bequeme Position.

4. Wiederholen Sie dies auf der anderen Seite.

5. Bringen Sie Ihre Füße in eine Position, in der Sie beide mit den Händen problemlos erreichen können.

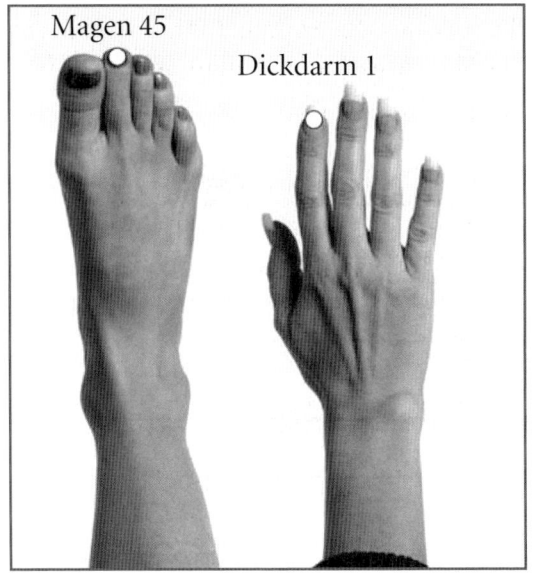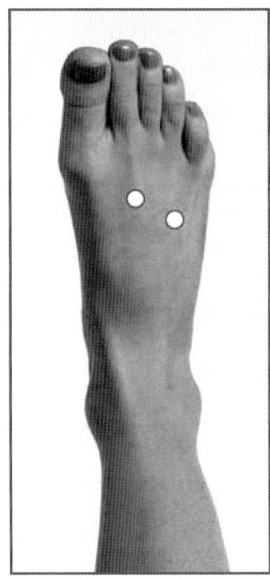

a                    b

**Abbildung 4-9:**
Sedierungspunkte des Magenmeridians

6. Schieben Sie die Daumen an der Vertiefung der Bänder zwischen der zweiten und dritten Zehe entlang auf den Körper zu, bis Sie etwa drei Zentimeter vom Ansatz der Zehen entfernt sind (Magen 43).

7. Legen Sie die Zeigefinger etwa drei Zentimeter weit von der Position des Daumens entfernt (in Richtung Knöchel) auf das Band, das von Ihrer vierten Zehe ausgeht (Gallenblase 41; s. Abb. 4-9b).

8. Halten Sie die Punkte etwa 60 Sekunden lang.

## Das Sedieren des Dünndarmmeridians –
## bei Schmerzen im oberen Rücken mit Krämpfen    (Dauer: 6 Minuten)

1. Arbeiten Sie zunächst nur auf *einer* Körperseite. Legen Sie den Zeigefinger einer Hand auf Magen 36 (eine Handbreit unterhalb des Knies, in einer Linie mit der zweiten Zehe) und gleichzeitig den Zeigefinger der anderen Hand auf Dünndarm 8 (etwa drei Fingerbreit unterhalb des Ellenbogens in einer Linie mit dem Kleinfinger); halten Sie die Punkte etwa zwei Minuten lang (Abb. 4-10a). Wiederholen Sie das auf der anderen Körperseite.

2. Arbeiten Sie dann wieder auf einer Körperseite: Legen Sie den Zeigefinger einer Hand auf Dünndarm 2 (unterhalb des Kleinfingers am Grundgelenk) und den Zeigefinger der anderen Hand auf Blase 66 (in der Einbuchtung am äußeren Ende der Kleinzehe); halten Sie die Punkte etwa eine Minute (Abb. 4-10b). Wiederholen Sie das auf der anderen Körperseite.

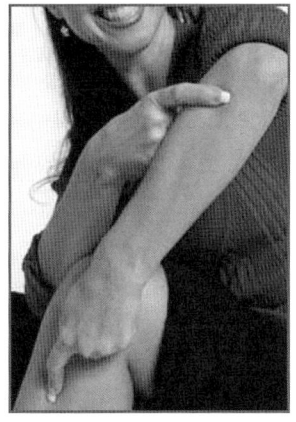
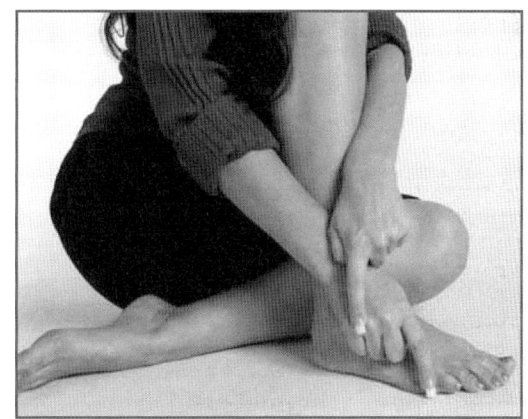

a                           b

Abbildung 4-10:
Sedierungspunkte des Dünndarmmeridians

## Das Sedieren des Nierenmeridians – bei Rückenschmerzen (Dauer: etwa 3 Minuten)

1. Um beide Seiten auf einmal zu bearbeiten, setzen Sie sich auf einen Stuhl und ziehen Ihre Füße zu sich heran, sodass Sie sie mit der Ferse am Rand der Sitzfläche abstützen können. Legen Sie den Mittelfinger jeder Hand jeweils zwischen die zweite und dritte Zehe und quer über den Fußballen, sodass die Fingerspitze den Punkt Niere 1 berührt. Sie können den Fuß mit der rechten oder linken Hand halten, wie es für Sie einfacher ist.

2. Legen Sie die Daumen an den Nagelrand des großen Zehennagels auf *der* Seite, die neben dem zweiten Zeh liegt (Leber 1; Abb. 4-11a).

3. Sie sollten es sehr bequem haben. Halten Sie die Punkte ungefähr zwei Minuten. Wenn Sie schwanger sind, halten Sie lediglich 30 Sekunden.[1]

4. Legen Sie den Mittelfinger der rechten Hand an die Großzehenseite und gleiten Sie über die „Ballenzehe" zur Vertiefung unterhalb davon (Milz 3). Suchen Sie denselben Punkt am linken Fuß auf.

5. Legen Sie die Daumen unter die Vertiefung gleich hinter den inneren Knöcheln (Niere 3; Abb. 4-11b).

6. Halten Sie die Punkte etwa 60 Sekunden.

## Das Sedieren des Dickdarmmeridians – bei Schmerzen im unteren Rücken (Dauer: etwa 6 Minuten)

1. In Abbildung 4-12a sehen Sie das erste Punktepaar, Dickdarm 2 (daumenseitiges Grundgelenk des Zeigefingers) und Blase 66 (in der Einbuchtung am äußeren Kleinzehengrundgelenk). Halten Sie die Punkte etwa zwei Minuten auf jeder Seite.

2. In Abbildung 4-12b sehen Sie das zweite Paar, Dickdarm 5 (am oberen Rand des Handgelenks in einer Linie mit dem Zeigefinger) und Dünndarm 5 (am oberen Rand des Handgelenks in einer Linie mit dem Kleinfinger). Halten Sie die Punkte etwa eine Minute auf jeder Seite.

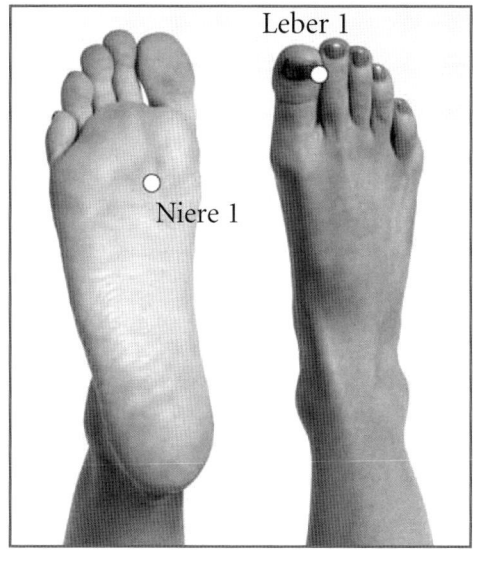 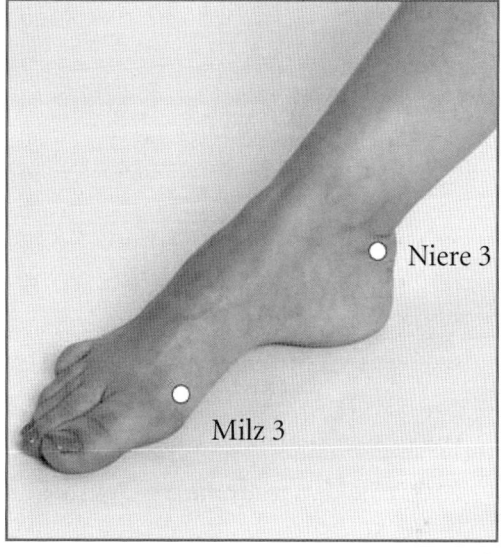

a                                          b

**Abbildung 4-11:**
Sedierungspunkte des Nierenmeridians

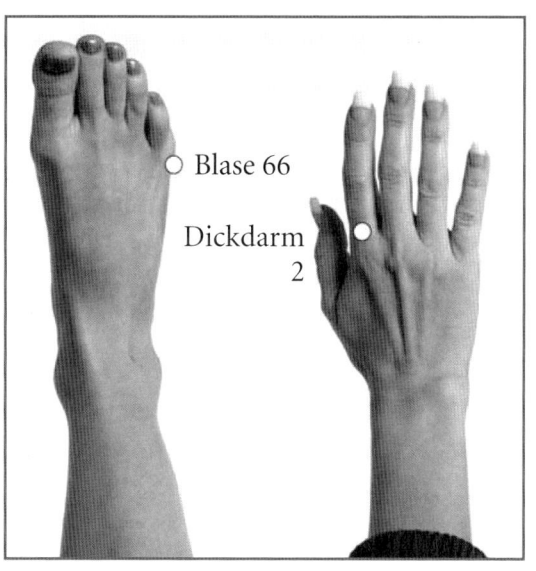 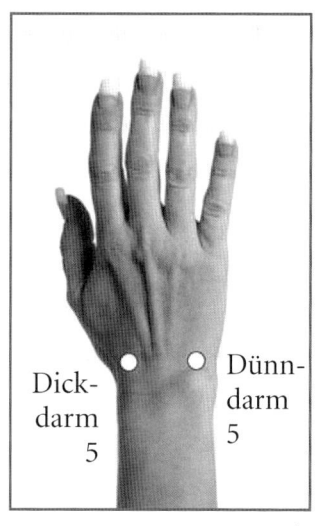

a                                          b

**Abbildung 4-12:**
Sedierungspunkte des Dickdarmmeridians

173

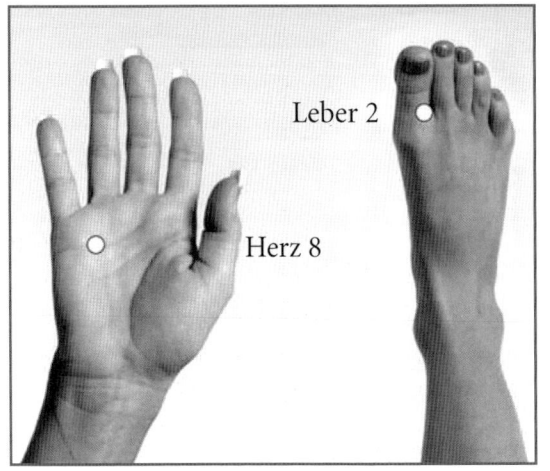 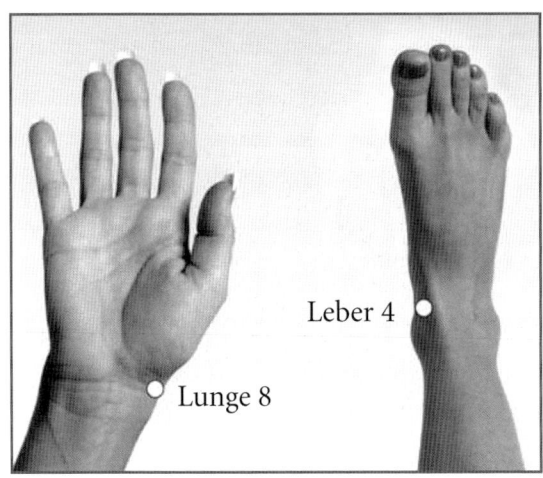

a b

**Abbildung 4-13:**
Sedierungspunkte des Lebermeridians

## Das Sedieren des Lebermeridians –
## bei Leistenschmerzen  (Dauer: etwa 6 Minuten)

1. Arbeiten Sie zunächst auf *einer* Körperseite. Legen Sie den Mittelfinger einer Hand auf Leber 2 und gleichzeitig den Mittelfinger der anderen Hand auf Herz 8 (Abb. 4-13a); halten Sie die Punkte etwa zwei Minuten lang. Wiederholen Sie das auf der anderen Seite.

2. Legen Sie dann, wiederum zuerst auf einer Seite, den Mittelfinger einer Hand auf Leber 4 und den Mittelfinger der anderen Hand auf Lunge 8 (Abb. 4-13b). Halten Sie die Punkte etwa eine Minute lang. Wiederholen Sie das auf der anderen Seite.

## Das Sedieren des Kreislauf-Sexus-Meridians –
## bei verzögerter Menstruation  (Dauer: etwa 6 Minuten)

1. Arbeiten Sie zunächst auf *einer* Seite. Legen Sie den Mittelfinger einer Hand auf Milz 3 (auf der Großzehenseite des Fußes, gleich unterhalb des Zehenballens) und gleichzeitig den Mittelfinger der anderen Hand auf Kreislauf-Sexus 7 (auf der Mitte des Handgelenks in einer Linie mit dem Mittelfinger); halten Sie die Punkte etwa zwei Minuten lang (Abb. 4-14a). Wiederholen Sie das auf der anderen Seite.

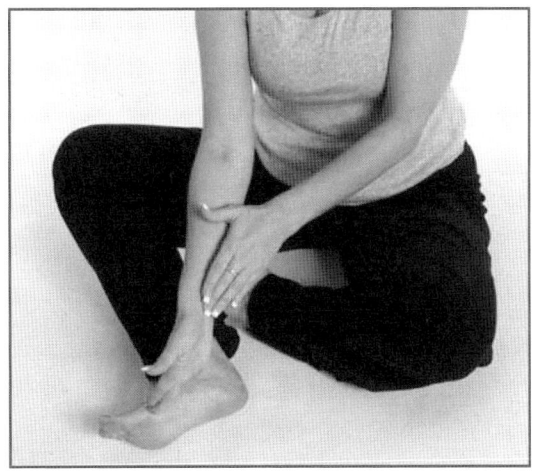
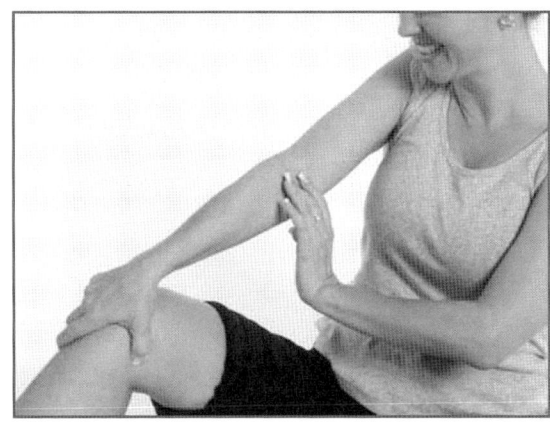

a b

**Abbildung 4-14:**
Sedierungspunkte des Kreislauf-Sexus-Meridians

2. Legen Sie dann, wiederum zuerst auf einer Seite, den Mittelfinger oder Daumen einer Hand auf Niere 10 (auf der Beininnenseite am Beugefalz des Knies) und den Mittelfinger der anderen Hand auf Kreislauf-Sexus 3 (auf der Mitte der Ellenbeuge); halten Sie die Punkte etwa eine Minute lang (Abb. 4-14b). Wiederholen Sie das auf der anderen Seite.

## V. Erste Hilfe bei emotionalen Ausrastern

Die Energiemedizin bietet eine Reihe von Techniken an, die man parat haben sollte, wenn man emotional Achterbahn fährt, und PMS kann *der* Anlass dafür sein. Sie gehen schnell und sind hochwirksam. Sie können sie erlernen, bevor Sie sie brauchen, und haben Sie dann gleich zur Verfügung. Sie werden die Energieverlagerung spüren.

Folgende drei Grundregeln sollten Sie sich unbedingt merken: Dehnen – klopfen – überkreuzen + halten. Wenn Sie sich an nichts weiter erinnern, dann atmen Sie tief, während Sie …

- Ihre Mitte dehnen,

- irgendwohin auf Ihr Gesicht, Ihren Kopf und Körper klopfen und

- die Arme überkreuzen und die Schultern halten.

175

Sie haben auch schon einige andere großartige Erste-Hilfe-Techniken gelernt: die *Brücke*, den *Reißverschluss*, die Sedierung oder den *Ausgleich des Dreifachen Erwärmers* und die *Hook-ups*. Vier weitere, mit denen Sie experimentieren können, sind das *Aufladen der Batterien*, das *Ausleiten von Gift*, das *Halten der neurovaskulären Punkte* und das *Darth-Vader-Atmen* [*Darth Vader* ist eine Figur aus dem Science-Fiction-Film *Star Wars*. Anm. d. Übers.]

## A. Das Aufladen der Batterien          (Dauer: etwas mehr als 1 Minute)

Bei Erschöpfung oder Gereiztheit oder kurz vor dem Ausbrechen in Tränen kann diese Technik die Meridiane von Leber, Milz, Blase und Niere entspannen, unterstützen und stärken. Sie alle können durch das PMS schwer unter Stress geraten. Bei regelmäßiger Anwendung bleiben die Hormone im Gleichgewicht und der Zyklus wird mit mehr Ruhe ablaufen.

1. Setzen Sie sich hin, winkeln Sie das linke Bein ab und legen Sie den Fuß auf den rechten Oberschenkel. Drücken Sie dann die Seiten des linken Fußes zusammen (Abb. 4-15a).

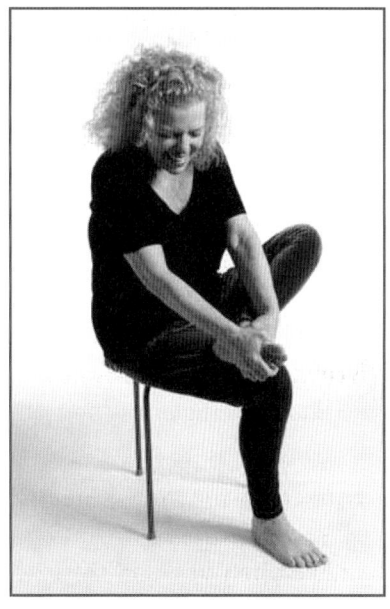
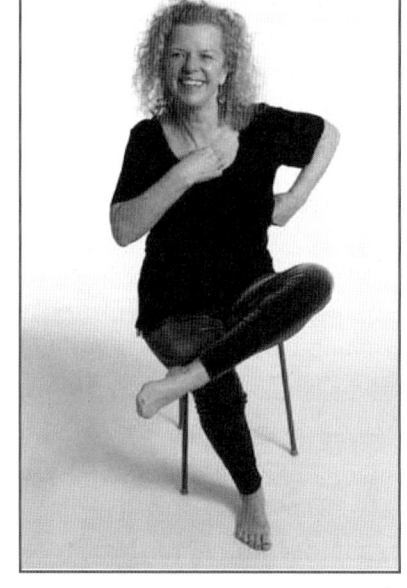

a                                         b

**Abbildung 4-15:**
Ihre Batterien aufladen!

2. Ziehen Sie die Finger der linken Hand an der Beininnenseite nach oben und üben Sie dabei Druck aus.

3. Ziehen Sie nun die Hände über den Körper nach oben und üben Sie dabei ebenfalls Druck aus. Die linke Hand geht dabei an der linken Körperseite, die rechte Hand links von der Mittellinie an der Körpervorderseite nach oben.

4. Sind Sie mit der rechten Hand unterhalb des Schlüsselbeins (bei Niere 27) und mit der linken Hand seitlich der Brust am Brustkorb (bei Milz 21) angekommen, klopfen Sie beide Stellen 10 oder 12 Mal und atmen dabei tief ein und aus (Abb. 4-15b).

5. Wiederholen Sie das auf der anderen Seite.

## B. Das Ausleiten von Gift

(Dauer: weniger als 1 Minute)

Die ersten beiden Teile der Technik *Ausblasen – Reißverschluss – Brücke* aus Kapitel 2 (S. 94 ff.) sind so wirksam, dass ich sie, wenn sie zusammen gemacht werden, als *Ausleiten von Gift* bezeichne. Sie befreien den Körper von Stress und Wut, lösen blockierte Energien und machen den Geist frei.

1. Stellen Sie sich aufrecht hin. Sie strecken die Arme vor sich aus, beugen die Ellenbogen leicht, drehen die Handgelenke nach oben und schließen die Hände zur Faust. Nehmen Sie einen ganz tiefen Atemzug (s. Abb. 2-16, S. 95).

2. Beschreiben Sie mit den Armen einen schwungvollen Halbkreis nach hinten und hinauf zum Kopf. Halten Sie hier für einen Augenblick inne.

3. Drehen Sie oben Ihre Fäuste zueinander, sodass die Finger einander gegenüberliegen, und lassen Sie die Arme schnell nach unten fallen. Öffnen Sie dabei die Fäuste mit einer energischen Geste. Atmen Sie Ihre Emotionen mit einem Zischen oder irgendeinem anderen sich natürlich ergebenden Laut aus.

4. Wiederholen Sie diese Übung mehrmals. Sie fühlt sich gut an. Beim letzten Mal senken Sie Ihre Arme langsam und kontrolliert. Atmen Sie dabei durch den Mund aus.

5. Beenden Sie die Übung mit dem *Reißverschluss*: Atmen Sie tief ein und legen Sie Ihre Hände auf das Schambein (s. Abb. 2-10, S. 80). Ziehen Sie sie entlang der Mittellinie auf der Körpervorderseite gerade nach oben vor das Gesicht. Strecken Sie sie nach oben über den Kopf und drehen Sie die Handflächen nach außen. Während Sie langsam ausatmen, strecken Sie die Arme so weit wie möglich zur Seite aus und bringen sie wieder hinunter zum Schambein.

## C. Die neurovaskulären Punkte halten            (Dauer: 1 bis 3 Minuten)

Wenn man gestresst ist oder sich traurig fühlt, löst diese Technik die Spannung im Körper und im „Kopf" (in Bewusstsein und Psyche). Der Körper reagiert auf Bedrohung und Stress noch immer in derselben Weise wie unsere Vorfahren vor Millionen von Jahren. Um weglaufen oder kämpfen zu können, musste ihr Blut aus dem Gehirn abgezogen und in den Körper gepumpt werden, damit schnelles Handeln möglich wurde. Der Mensch ist so konzipiert, dass er im Notfall *handelt* und nicht denkt. Das bereits im vorigen Kapitel erwähnte neurovaskuläre Halten unterbricht die Kampf-oder-Flucht-Reaktion und bringt das Blut zum Vorderhirn zurück, damit man klarer denken kann.

1. Sitzen Sie sich oder legen Sie sich hin. Lassen Sie sich auf den Stress, den Sie gerade empfinden, ein oder konzentrieren Sie sich auf einen stressigen Gedanken, eine Erinnerung oder eine Situation.

2. Legen Sie die Daumen beiderseits an die Schläfen und die Fingerspitzen über den Augenbrauen auf die Stirn (s. Abb. 3-1, S. 129)

3. Lassen Sie die Finger bis zu drei Minuten lang sanft dort ruhen, atmen Sie dabei tief durch die Nase ein und durch den Mund aus.

*Alternativ:* Legen Sie die Handfläche einer Hand auf die Stirn und die der anderen Hand auf den Hinterkopf. Halten Sie auch diese Position sanft bis zu drei Minuten lang und atmen Sie tief ein und aus.


## D. Das Darth-Vader-Atmen            (Dauer: weniger als 1 Minute)

Diese Technik beruhigt den Dreifachen Erwärmer, bringt die Hormone ins Gleichgewicht, löst Stress und bringt Stabilität in Körper und Seele. Atmen Sie bei dieser Technik sehr langsam und kontrolliert.

1. Stellen Sie sich hin und atmen Sie vollständig aus.

2. Atmen Sie durch den Mund ein, ziehen Sie dabei Ihren Atem sehr langsam an der Rückseite der Kehle entlang und machen Sie ein krächzendes Geräusch in der Art von Darth Vader.

3. Atmen Sie wieder sehr langsam aus und machen Sie dabei dasselbe Geräusch.

Manche dieser Methoden werden Ihnen besser gelingen als andere, doch jede kann wirksam sein. Probieren Sie es einfach aus.

# VI. Energetisches Austesten hormoneller und anderer Nahrungsergänzungen

Wir haben hier vor allem Wert auf die Techniken zur Umstellung der Körperenergien gelegt und eine Definition aus Kapitel 3 liefert uns den Kontext: Unter Energiemedizin versteht man die Kunst und Wissenschaft des Arbeitens mit den *Beziehungen zwischen der Energie und der Chemie* zum Wohle von Gesundheit, Vitalität und Wohlbefinden. Wir konzentrieren uns auf die Energie, denn abgesehen davon, dass das mein Spezialgebiet ist, wird dieses Gebiet sowohl von der konventionellen Medizin als auch bei den alternativen Ansätzen in der Frauenheilkunde stark vernachlässigt. In der Praxis ist die Energiemedizin jedoch sehr auf chemisches und energetisches Gleichgewicht ausgerichtet. Alle Kräuter und Medikamente haben doch energetische Eigenschaften. Und das energetische Testen (s. Seite 82 ff. und Anhang) ist ein Instrument, mit dem man bestimmen kann, welche Hormon-, Nahrungs- und anderen Ergänzungsmittel die praktischen energetischen Interventionen am besten vervollständigen.

Wer weiß, dass es ihm nach der Einnahme eines bestimmten Kräutermedikaments zur Krampflinderung immer besser geht, der braucht es nicht energetisch zu testen. Doch das Testen ist hilfreich, wenn man entscheiden muss, welches der acht Kräuter im Reformhaus dem individuellen Körper mit seinen Beschwerden und seinem Energiesystem am wahrscheinlichsten helfen wird. Jedes Nahrungsmittel, jede Pille oder Kapsel hat ein Energiefeld. Durch das energetische Testen kann man vor der Einnahme des jeweiligen Präparats herausfinden, ob die individuelle Schwingung der Substanz mit den Energien des eigenen Körpers und seinen Bedürfnissen in Resonanz geht und kompatibel ist. Da die Chemie der Energie folgt, bekommt man damit einen Hinweis, wie der Körper auf die Substanz reagiert.

Bei mir selbst und bei meinen Klientinnen versuche ich immer zuerst, die monatlichen Schwankungen allein mit den energetischen Techniken zu behandeln, da sie weniger invasiv sind. Führt man eine chemische Substanz, die der Körper selbst herstellt, von außen zu, wird die eigene Produktion dieses Stoffes oft gedrosselt (eine wichtige Ausnahme ist hier das Progesteron). Gewiss, energetische Techniken arbeiten unabhängig von anderen Interventionen. Doch es gibt Zeiten, da Kräuter und andere bei PMS eingesetzte Supplemente die Energiearbeit ergänzen können. Daher unterstütze ich diese Kombination voll und ganz, wenn sie notwendig ist.

Selbst wenn man auf das Erlernen des energetischen Testens verzichten will, kann man mit den hier beschriebenen Substanzen immer noch auf der Grundlage von

Versuch und Irrtum experimentieren. Ich selbst habe während solcher Experimente sehr viel über meinen Körper und seine Bedürfnisse gelernt, insbesondere, *bevor* ich in den siebziger Jahren in die Kunst des energetischen Testens eingeführt wurde. Bevor Sie eine Substanz zu sich nehmen, über die Sie nicht genügend Informationen besitzen, suchen Sie bitte im Internet nach möglichen Kontraindikationen und tauschen Sie sich mit einem kompetenten Fachmann aus.

Wer eine gewisse Erfahrung im energetischen Testen erlangt oder einen Fachmann an der Hand hat, der zuverlässig testen kann, macht sich nicht nur weniger abhängig von Versuch und Irrtum, sondern kann schon im Voraus feststellen, wie viel er zu welchem Zeitpunkt von einer Substanz braucht. Mein Körper braucht an einem Tag vielleicht nur eine *geringe* Menge an Progesteron – das Dreifache davon könnte mein Progesteron-Östrogen-Gleichgewicht über den Haufen werfen. Am nächsten Tag brauche ich vielleicht gar nichts, am übernächsten möglicherweise die dreifache Menge am Morgen und die einfache am Nachmittag … Ich kenne keine bessere Methode als das energetische Testen, um die fluktuierenden chemischen Substanzen des Körpers ins Gleichgewicht zu bringen und dem Körper dafür dasjenige anzubieten, was ihn zur optimalen Leistung führt.

Die monatlichen Veränderungen des Östrogen- und Progesterongleichgewichts sind die Ursache schwerster Symptome von PMS. Kurz vor der Ovulation sind die Östrogenspiegel am höchsten, also dann, wenn man sich, hormonell gesehen, mit einem Partner zusammentun soll. Mit der Ovulation beginnt das Progesteron zu steigen. Wer sich dem Ruf der Natur entsprechend verhalten hat, dessen Körper muss jetzt beginnen, sich auf ein Baby einzustellen. Progesteron sorgt dafür, dass die Gebärmutter das Kind austragen kann. Während Östrogen stimulierend wirkt und für größeres sexuelles Interesse und mehr Aktivität sorgt, wirkt Progesteron dämpfend und beruhigend auf das Zentralnervensystem. Wenn aber in der Zyklusphase nach der Ovulation nicht genügend Progesteron gebildet wird, kommt es zu einer tief im Körper sitzenden Angst, dass die Gebärmutterschleimhaut nicht genügend aufgebaut werden kann, um das erwartete Kind auszutragen – es stimmt etwas nicht! Außerdem ist das gesamte Nervensystem aus dem Gleichgewicht, da das erwartete Progesteron nicht gebildet wird.

Ungenügende Progesteronspiegel können viele Ursachen haben. Wie es die Natur manchmal will, werden manche Frauen mit mehr Östrogen, andere mit mehr Progesteron versorgt. Bei vielen Frauen beginnt die Absenkung des Progesteronspiegels mit Mitte bis Ende dreißig. Wer während des PMS unter vermehrter Angst, Hysterie oder Empfindlichkeit leidet, bildet vielleicht weniger Progesteron, als der Körper braucht.

Die Energieübungen in diesem Kapitel können zwar zu einer größeren Ausgeglichenheit führen, dennoch könnte man sich überlegen, ob man nicht das, was der Körper selbst produziert, ergänzen möchte. Weitere Anzeichen eines geringen Progesteronspiegels bei menstruierenden Frauen sind neben Reizbarkeit und extremen Stimmungsschwankungen auch unregelmäßige Menstruationszyklen, starke Blutungen, Blähungen, Rückenschmerzen, Ödeme, Müdigkeit, exzessives Verlangen nach bestimmten Nahrungsmitteln, Endometriose, Fasergeschwülste in der Gebärmutter und empfindliche Brüste.

Während für mich das PMS *emotional* am schlimmsten war, erlebte meine jüngere Tochter Dondi jeden Monat *körperliche* Schwächezustände mit starkem Schwitzen und Zittern, schlimmen Krämpfen und Schmerzen. Sie wusste nie, wann ihre Periode kommen würde, also konnte sie sich auch nicht darauf einstellen, und das kam sie in ihrem Beruf als Schauspielerin teuer zu stehen. Während Progesteron für mich ein Wundermittel war, half es bei ihr überhaupt nicht. Die überraschende Lösung kam für sie, als sie begann, die Antibabypille zu nehmen, die den Östrogenspiegel anhob. Ihre Periode war plötzlich dauerhaft regelmäßig und alle Symptome verschwanden.

Wer Progesteron ergänzen möchte, nimmt einfach mexikanische oder sibirische Yamswurzel-Kapseln. Manche Frauen nehmen auch frei verkäufliche Yamswurzel-Creme oder andere Progesteroncremes. [In Deutschland empfiehlt sich eine Recherche im Internet. – Anm. d. Übers.] Die stärksten Progesteronpräparate gibt es nur auf Rezept. Man sollte darauf achten, dass es sich um natürliches Progesteron und nicht um synthetisches Progestin handelt, das eher schaden kann. Natürliches Progesteron gibt es als Zäpfchen oder zum Einnehmen als Kapseln. Man kann aber auch ein Loch in die Kapsel stechen und eine kleine Menge auf dem inneren Handgelenk oder dem Bauch verteilen; damit ist die Dosierung genau steuerbar. Es wird direkt über die Haut ins Blut aufgenommen, wohingegen die Leber es bei Einnahme erst verarbeiten muss. Man kann die Substanzen von der Yamswurzel bis zum rezeptpflichtigen Progesteron ausprobieren und schauen, was passiert, oder durch energetisches Testen herausfinden, in welcher Form und Menge es der Körper täglich braucht. Manchmal schwankt der Bedarf von einer Stunde auf die andere. Bitte machen Sie nicht denselben Fehler wie ich, indem Sie Progesteron als Allheilmittel ansehen und es so häufig einnehmen, dass es Schaden anrichtet. Zu den möglichen Symptomen eines Progesteronüberschusses gehören Reizbarkeit, Mattigkeit, Depression, verminderte Libido, Gebärmutterkrämpfe, Kopfschmerzen und Schlafstörungen.

Bevor ich die Yamswurzel fand, war Vitamin B$_6$ das einzige Mittel, das mir bei meinen extremen Stimmungsschwankungen während des PMS half, da es das Nervensystem beruhigt. Ich nahm es höher dosiert, als allgemein empfohlen wird, aber auch das kann ja wieder energetisch getestet werden. Ich nehme Vitamin-B-Komplex, mit dessen Hilfe die hormonellen Folgen des täglichen Stresses besser verarbeitet werden, zusammen mit B$_6$. Kalium, manchmal auch eine Multimineral-Kapsel, trägt zur Normalisierung des Blutdrucks und zur Erhaltung des Gleichgewichts der Elektrolyte bei – beides wichtig für das Nervensystem. Viele Frauen mit PMS haben zu wenig Magnesium. Es entspannt die Muskeln und hilft somit bei zahlreichen Symptomen, von Bauch- und Beinkrämpfen bis zu Kopfschmerzen und Hartleibigkeit. Ein weiterer meiner Favoriten war Chrom, das den Blutzuckerspiegel ausgleichen hilft. Viele Frauen sind während des PMS ganz versessen auf Zucker und Schokolade. Das heftige Verlangen nach Schokolade zeigt oft, dass der Körper Magnesium braucht; bei Süßem ist es der Bedarf an Chrom.

Viele Frauen haben während der Zeit vor ihrer Menstruation eine Schwäche in den Beinen. Ein Kraut namens Stechender Mäusedorn (*Ruscus aculeatus*) war diesbezüglich für mich ein wahres Geschenk des Himmels. Ich konnte es schlucken, bevor ich tanzen oder zum Klettern in die Berge von Oregon ging. Ich hätte mir nie träumen lassen, was meine Beine dann alles mitmachten, obwohl sie sich schwach und schmerzhaft anfühlten. Die Herleitung des Namens der Pflanze, die im Englischen *Butcher's Broom*, Metzgerbesen, heißt, ist sehr interessant. Als die Pest in Europa wütete, blieben die Metzger davon verschont. Es stellte sich heraus, dass sie besondere Besen aus einer buschigen, immergrünen Pflanze herstellten, deren offenbar stark wirksame medizinische Eigenschaften von den Händen aufgenommen wurden, insbesondere dann, wenn sie sich geschnitten hatten. Der Wirkstoff lagert sich an das Kollagen an und stärkt die Blutgefäße; dadurch wird die Zirkulation des Blutes durch den Körper unterstützt.

Andere Kräuter, die häufig bei PMS empfohlen werden, sind unter anderem Herzgespannkraut, Löwenzahnwurzel, *Dong quai* (Engelswurz, auch weiblicher Ginseng genannt) und *Ginkgo biloba*. Man kann sie ausprobieren oder energetisch testen und sich mit ihnen über das Internet besser vertraut machen. Kurz gesagt, das Herzgespannkraut soll die Emotionen dämpfen und innere Sicherheit bringen. Löwenzahnwurzel wird zur Stärkung des Milz- und des Lebermeridians sowie bei Wassereinlagerungen eingesetzt. *Dong quai* gleicht bei einigen Frauen die Spiegel von Östrogen und Progesteron aus; bei mir führte es immer zu Verschlechterungen, ein Grund mehr für das energetische Testen. *Ginkgo biloba* ist gut für das Gedächtnis, für „Nebel" im Gehirn und für den Blutkreislauf. Ich erinnere mich aber nicht, ob es mir geholfen hat. Die Erhöhung der faserigen Anteile in der Ernährung unterstützt ein etwas träges

Verdauungssystem. Manche Frauen bekommen einen Energieschub durch Vollspektrallampen; dadurch bessert sich auch ihre Stimmung.

Der monatliche Zyklus, welche Herausforderung er auch sein mag, ist ein wahrhaft wundersamer Prozess. Ich hoffe, dass die in diesem Buch beschriebenen einfachen Energietechniken dazu beitragen, effektiver damit umgehen zu können. Ferner wünsche ich mir, dass jede Frau die Quellen der tiefen Weisheit mit größerer Bereitschaft aufsucht, auf die sie mit jedem Mondzyklus Zugriff hat.

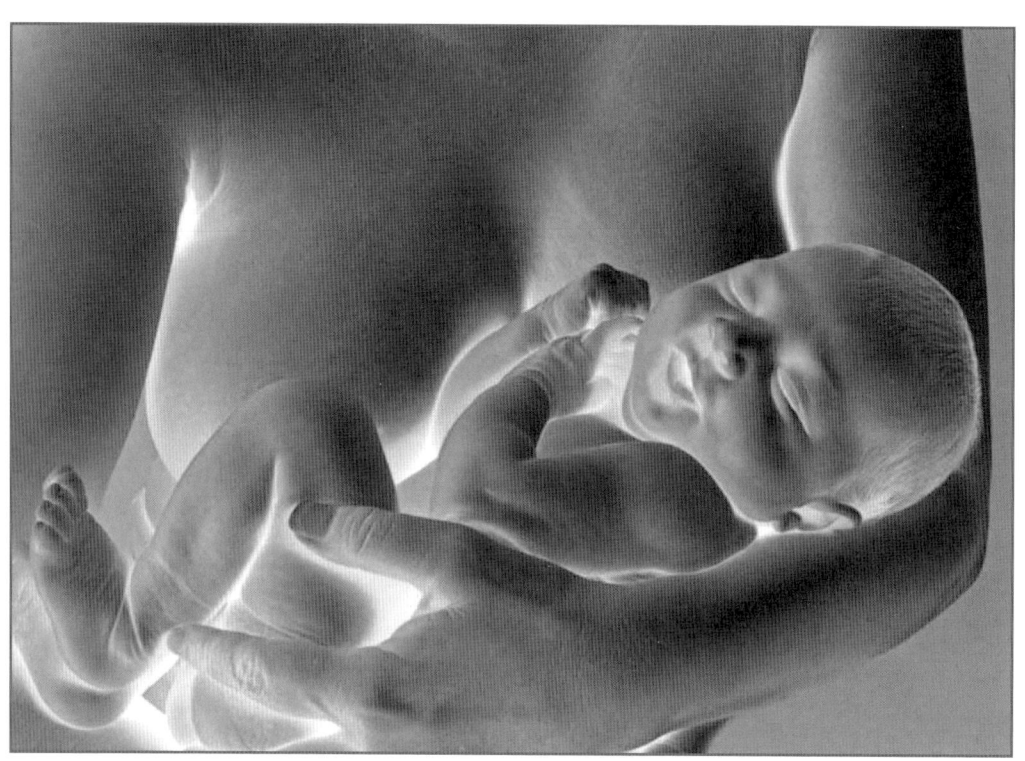

KAPITEL 5

∞

# Sexualität, Fruchtbarkeit, Schwangerschaft und Geburt

*Über viele Jahrhunderte hinweg standen die Frauen in ihren Höhlen, rührten mit einer Hand die Suppe, ließen ihr Baby auf der Hüfte hüpfen und kickten das wollige Mammut mit dem Fuß aus der Tür. Im Laufe der Jahrhunderte haben Frauen eine Gehirnstruktur entwickelt, die sich in charakteristischer Weise von der der Männer unterscheidet.*

JEAN HOUSTON

Der Mensch ist – so sagt eine etwas reduktionistische Darstellung – das Ergebnis der Vervielfältigung seiner Gene. Wir erleben diesen Prozess etwas vielschichtiger: Sexualität schenkt uns den Reiz von Ekstase und Unwiderstehlichkeit; in der Fortpflanzung erleben wir die Möglichkeit, unser Potenzial voll auszuschöpfen, in der Schwangerschaft die Entwicklung von einem winzigen Punkt bis zu einem großen Wunder und schließlich in der Geburt ein Musterbeispiel dafür, wie etwas Geistiges in der materiellen Welt in Erscheinung tritt (engl.: *manifestation*).

Unser Körper kennt den Plan. Unsere innerste biologische Programmierung führt uns durch jedes dieser Stadien. Doch selbst hier hat die moderne Welt das „Spielfeld" auf den Kopf gestellt. Die Süße und Leidenschaft der Sexualität, einst eine private Angelegenheit zwischen zwei Menschen mit arglosen Reaktionen der Seele, des Herzens und der Hormone, wurde herausdestilliert und in allgegenwärtige Medienbilder eingespeist, die nun unser Selbstverständnis und unsere Vorstellungen von Liebe und Sex bestimmen. Unsere Fruchtbarkeit muss sich der Vorherrschaft künstlicher Hormone in der Nahrung und elektromagnetischer Verschmutzung in der Luft stellen. Alle Auswirkungen, die sich in unserem komplexen Lebensstil als ungesund erweisen können, verstärken sich während einer Schwangerschaft. Selbst der Vorgang des Gebärens wurde von unseren natürlichen Rhythmen und Instinkten abgetrennt.

Hier eröffnet sich der Energiemedizin ein weites Feld. Ihr Körper, der führende Experte auf dem Gebiet Ihrer Sexualität, Fruchtbarkeit, Schwangerschaft und Geburt, kann sich mit Ihnen in seiner eigenen Sprache unterhalten, indem er Ihre Kommunikation mit Ihren Energien verbessert. Die Energiemedizin kann Sie nicht nur darin unterstützen, sich wieder auf Ihre natürlichen Instinkte zu besinnen, sie gibt Ihnen auch das Werkzeug in die Hand, mit dessen Hilfe Sie feststellen können, was auf diesen Gebieten schief gegangen ist, und bietet wirksame Korrekturen an. Gleichzeitig können Sie Ihren Körper damit energetisch in jeder Beziehung erfolgreich auf alle mit der Fortpflanzung zusammenhängenden Aspekte vorbereiten, zu denen dieses Kapitel entsprechende Grundkonzepte und Methoden anbietet.

# Sexualität

In meinen Adern fließt auch das Blut der Cherokee. Großmütter aus dem Stamm der Cherokee lehren ihre Enkelinnen, wie sie sich ohne Mann vergnügen können. Dabei geht es nicht um Zügellosigkeit, sondern um eine grundlegende Fähigkeit, die Unabhängigkeit und Selbstverantwortung zu behalten, bis sie bereit für einen Gefährten sind. Die ursprüngliche Bedeutung des Wortes Jungfrau war in der Tat: „eine Frau, die sich selbst gehört". Für eine Frau beginnt gesunde Sexualität damit, dass sie ihren Körper von Anfang an kennenlernt, ihn verehrt, damit vertraut wird, ihm Freude zu bereiten, ihn als heiliges Gefäß wertzuschätzen, das eines Tages ein Kind tragen wird, und dass sie sich leidenschaftlich dafür einsetzt, ihn nicht zu verletzen. Wenn einer jungen Frau ihr Körper selbst gehört, dann heißt das auch, dass sie ihre Jungfräulichkeit oder eine ernsthafte sexuelle Bindung nicht beiläufig verspielt, um gemocht, akzeptiert oder beliebt zu werden, um einen Hunger nach Liebe oder Anerkennung zu stillen oder sich einem anderen Menschen auf Kosten der eigenen Integrität anzubiedern.

All das ist heute so relevant wie eh und je; damit möchte ich aber nicht den Zeiten der Prüderie das Wort reden. Abgesehen von sexuell übertragbaren Krankheiten und einem geringen Selbstwertgefühl, das man oft bei Mädchen mit häufig wechselnden Geschlechtspartnern findet, reagiert auch der Körper. Das Risiko, an Gebärmutterhalskrebs zu erkranken, ist bei Frauen mit vielen Partnern enorm erhöht. Manche Frauen, die in der Jugend den Partner häufig wechselten, können keine tiefe Freude mehr am Sex empfinden, selbst wenn sie jemanden sehr lieben. Meine Klientinnen haben mir so häufig davon berichtet, wie traurig sich der Überschwang des Zeitalters der freien Liebe auswirkt, dass es mich erstaunt, wie wenig darüber offen gesprochen wird, jetzt, da wir immer noch dabei sind, mit den Freiheiten zurechtzukommen, die uns die Geburtenkontrolle eröffnet hat.

## Eine Cherokee-Großmutter lüftet ihr Geheimnis

Obwohl ich nicht in der Tradition der Cherokee aufwuchs, wurde ich, als ich in den Dreißigern war, von einer alten Frau aus dem Stamm der Cherokee in Großmutters Geheimnis eingeweiht, wie man (oder besser: „frau"?) Unabhängigkeit (vom Mann), sozusagen Autarkie erlangt. Ich war überrascht, denn ich hatte es mit elf Jahren ganz plötzlich selbst „entdeckt", als wäre es wie ein Echo von meinen Vorfahren an mich herangetragen worden. Damals habe ich es nie mit Sexualität in Verbindung gebracht, es konzentriert sich auch nicht speziell auf die Genitalien. Ich verband damit eher ein Gefühl immensen Wohlbehagens und wunderbarer Stärkung. Ich hätte nicht das Gefühl, dass ich es weitergeben darf, wenn ich es nicht selbst entdeckt hätte, aber so – bitte kommen Sie ein wenig näher, meine Damen.

Dem Geheimnis der Cherokee-Großmutter kann man sich auf zwei Arten nähern, einmal in vollkommener Ruhe und einmal mit Bewegung. Es war die erstere, die ich mit elf Jahren entdeckte. Ich lag auf einem großen Stein, meinem Lieblingsplatz, hinter unserem Haus in Ramona in Kalifornien in der Sonne. Über meinen Körper und meine Seele hatte sich tiefe Ruhe gesenkt. Aus dieser Stille heraus fühlte ich ein starkes Pulsieren, das aus der Erde auf meinen Körper überging. Es war, als würde meine Atmung nicht mehr von den Lungen gesteuert, sondern von der Erde. Nach einer Weile ging das Pulsieren in die Energieform einer liegenden Acht über, die sich wellenförmig über meinen Rumpf ausbreitete. Hinauf und hinüber, darum herum und darunter verlief die Energie, immer wieder, in einem perfekten Rhythmus. Ich fühlte mich wie ein Instrument, das von einer mir unerklärlichen, ganz besonderen Kraft gespielt wurde. Ich genoss dieses damit verbundene Gefühl im ganzen Körper und empfand eine unglaublich tiefe Zufriedenheit, sowohl körperlich als auch emotional und spirituell. Es war reine Freude, unbeschreiblich, sich auf diese innersten Energien einzulassen, die sinnliches Vergnügen, Frieden und Regeneration anregen.

Bis heute gehe ich in diese tiefe Ruhe, wenn ich mich pflegen und regenerieren will, und die „energetische Acht" nimmt ihren Weg. Man muss dafür nicht auf einem Felsen, im Gras oder auf der Erde liegen. Ein Bett oder der Fußboden gehen genauso gut. Ich glaube, dass diese lebendigen Energien der liegenden Acht immer um uns sind und nur darauf warten, dass wir uns auf sie einlassen. Ich werde einfach ganz ruhig, formuliere meine Intention und überlasse meinem Körper alles weitere. Dies erfordert einen gewissen Grad an Loslassen. Die Version, zu der Bewegung gehört, eignet sich gut zum Erlernen der Methode. Ich habe Rückmeldungen von Klientinnen, dass sie mithilfe der körperlichen Bewegung ihre latent vorhandenen Energien wahrnehmen können, selbst wenn es ihnen schwerfällt, sich auf die liegende Acht einzustimmen oder sich ihr zu überlassen. Irgendwann werden sie vielleicht die Bewegung auch nicht mehr brauchen.

Die alte Frau brachte mir damals die körperliche Bewegung bei, bemerkte aber dann, die Mädchen würden schlussendlich herausfinden, dass sie sich gar nicht bewegen müssten. Sie merkten, dass die Energiewelle von selbst einsetze – so wie ich es ursprünglich erfahren habe. Ich gebe hier weiter, wie mir die Übung beigebracht wurde.

## Großmutters Geheimnis

1. Legen Sie sich auf den Rücken und nehmen Sie zwei tiefe Atemzüge, atmen Sie dabei durch die Nase ein und durch den Mund aus. Vielleicht möchten Sie die Augen schließen. Überlassen Sie sich dann Ihrem natürlichen, ungezwungenen Atemrhythmus. Mit Kraft und Anstrengung erreichen Sie bei dieser Methode gar nichts. Lassen Sie los, wenn die Übung gelingen soll.

2. Richten Sie Ihre Aufmerksamkeit auf das Wurzelchakra, den unteren Teil des Beckens. Spüren Sie zu den Energien hin, die immer dort sind. Stellen Sie sich vor, wie Energie und Sauerstoff in jede Zelle einströmen und aus ihr herausfließen.

3. Kreisen Sie mit Ihren Hüften wellenförmig nach oben und nach unten, in Form einer liegenden Acht.

4. Stellen Sie die Beine auf und legen Sie die Hände jeweils an die Innenseite der Oberschenkel; die Daumenseiten liegen dabei in den Leistenbeugen. Bleiben Sie mit Ihrer Bewegung bei der liegenden Acht. Die Meridiane von Leber, Milz und

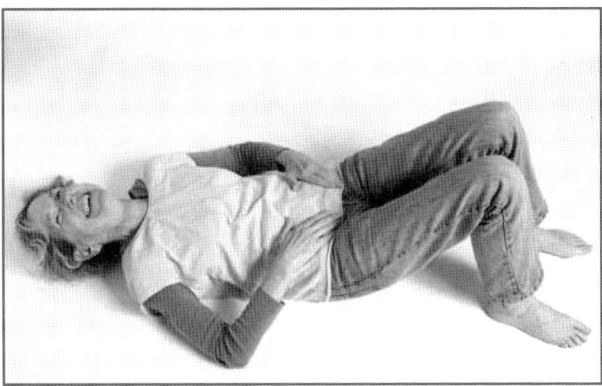

**Abbildung 5-1:**
Die sexuelle Energie wecken

Niere (lauter Yin- oder weibliche Energien) verlaufen an den Innenseiten der Beine nach oben und kreuzen an den Oberschenkeln. Mit den Punkten, die Sie in dieser Position mit den Händen berühren, können sie die sexuelle Energie freisetzen.

5. Lassen Sie die natürlichen Energien mit diesen Bewegungen fließen.

6. Strecken Sie nach einer Weile die Beine aus, legen Sie die Hände neben den Körper, verlangsamen Sie Ihren Atem und lassen Sie los. Vielleicht haben Sie das Gefühl, dass sich die Bewegung der liegenden Acht von selbst fortsetzt oder sogar erst beginnt.

Diese Methode ist offenbar nicht auf die Tradition der Cherokee beschränkt. Sie ist auf die Anatomie des weiblichen Körpers abgestimmt. Als ich sie in einem Energiemedizin-Kurs für Frauen unterrichtete, sagte eine Bauchtänzerin: „Das kommt aus dem Nahen Osten. Traditionelle Bauchtänzerinnen kennen diese Methode." Eine andere Frau äußerte sich wie folgt: „Sie stammt aus China. Das ist eine Technik für den Dreifachen Erwärmer und den Kreislauf-Sexus-Meridian, um dem Körper Wärme und Vergnügen zu bescheren. Sie ist sogar älter als das Tantra-Yoga."

## Ein Scherz der Evolution – ein Dilemma für die Gesellschaft

Die Erziehung in unserer Kultur orientiert sich mehrheitlich an dem Glauben, dass wir unsere Sexualität nicht außerhalb einer Liebesbeziehung genießen sollten. Und es gibt physiologische und emotionale Konsequenzen für Frauen, die gelegentlichen Sex mit verschiedenen Partnern haben. So unfair es in mancher Hinsicht scheinen mag, unsere Hormone unterstützen tendenziell das traditionelle Modell, das den Geschlechtsverkehr auf eine verbindliche, nicht ständig wechselnde Liebesbeziehung beschränkt. Nur um das klarzustellen, ich sage nicht: „Warten Sie auf den Richtigen, bevor Sie sich hingeben" – ich glaube selbst nicht einmal unbedingt, dass das für Frauen jederzeit das Beste ist –, doch lassen Sie uns die hormonelle Seite betrachten, die solchen Wahlmöglichkeiten zugrunde liegt.

Unsere sexuellen und romantischen Entscheidungen haben weniger mit klarem Denken und freiem Willen zu tun als mit unseren Hormonen. Dabei ist es nicht so, dass ein rationaler Gedanke und eine wohlerwogene Wahl dem Drängen der Hormone nichts entgegenzusetzen hätten. Das ist nicht nur möglich, es muss auch sein. Aber wir sollten die starke magische Anziehungskraft nicht unterschätzen, die unsere Hormone unterhalb unserer Wahrnehmungsschwelle ausüben können.

Von der Evolution her gesehen ist der freie Wille eine neuere Entwicklung. Anderen Arten ist es nicht im Entferntesten vergönnt, bewusst und frei zu wählen, so wie wir. Jedoch lange bevor die Natur sich auf das risikoreiche Experiment einließ, uns diesen freien Willen zu gewähren, war es Sache der Hormone und der chemischen Botenstoffe des Gehirns, die für das Überleben und die Zeugung von Nachkommen notwendigen Verhaltensweisen sicherzustellen. Diese Programme ergänzen unsere Wahl noch immer, manchmal beherrschen sie sie sogar. Die Kampf-oder-Flucht-Reaktion auf Bedrohung ist ein klassisches Beispiel dafür, ebenso wie die Bedürfnisse nach Nahrung, Wasser und Schutz. Diese Verhaltensweisen sind biologische Programme, die sich uns über Vergnügen oder Schmerz mitteilen. Am ursprünglichsten sind hier Verhaltensweisen, die unser persönliches Überleben sichern, danach folgen dann Verhaltensweisen, die die Erhaltung der Art sichern.

In dieser „Beziehung" sind Männer und Frauen so unterschiedlich „gewickelt" (*wired*), dass wir uns dem gar nicht entziehen können, was sich hier als Sinn der Natur für Humor (mit einem Hang zum tragischen Drama oder zur Gleichgültigkeit) darstellt. Häufiger Sexualverkehr mit verschiedenen Partnerinnen *erhöht* den Selbstwert bei jungen Männern, wohingegen sexuelle Zurückhaltung mit einem höheren Selbstwert bei jungen Frauen korreliert.[1] Die Fantasien der Männer kreisen mehr um

Sex, die der Frauen mehr um Romantik.[2] Männer und Frauen haben eindeutig unterschiedliche, biologisch gesteuerte sexuelle Vorstellungen. Man erinnere sich an die „Königin", die einzige fruchtbare Eizelle im Monat, die bereit ist, die Gene einer Frau auf Befruchtung, Schwangerschaft und Jahre der Brutpflege und des Beschützens auszurichten. Im Leben einer Frau böte sich die Gelegenheit mehr als 300 Mal, wobei die Befruchtung von einem monatlichen „Fest" zu einer Langzeitverpflichtung würde. Die Mindestforderung an den Mann ist damit erfüllt, dass er seinen Beitrag zum Genpool leistet. Die Befruchtung ist der einzige Akt in diesem Spiel, der für ihn wirklich von Bedeutung ist, und dafür stehen ihm Milliarden allzeit bereiter Spermien zur Verfügung, wann immer sich die Gelegenheit ergibt. Und seine Hormone sorgen dafür, dass er diese Gelegenheiten häufig sucht.

Wird ein Mann sexuell wach, so werden die Genitalien energetisch davon sehr schnell erfasst und die Energie strömt nach oben zum Herzen und wärmt es. Bei einer Frau beginnt die sexuelle Erweckung in der Seele oder im Herzen und bezieht dann erst die Genitalien mit ein.[3] Auch die Hormone Testosteron, Vasopressin und Dopamin sind als treibende Kräfte der sexuellen Bestrebungen des Mannes anerkannt. Die Rolle von Oxytocin ist jedoch besonders „witzig". Oxytocin, das Hormon, das „geneigt und behilflich" macht, wird eher Frauen zugerechnet, die sich untereinander zusammenschließen und sich um ihre Familien kümmern. Und tatsächlich ist seine Konzentration im weiblichen Körper oft zehn Mal höher als im männlichen[4] – mit einer einzigen Ausnahme, nämlich beim Orgasmus. Hier erleben Männer einen Augenblick tiefer Bindung. Ihr Oxytocin schnellt auf ein fünfmal höheres Niveau als normal. Für einen kurzen Moment gibt es in der Natur etwas, was einer emotionalen Parität der Geschlechter ähnlich ist. Abgesehen von der sexuellen Entspannung und abgesehen von seinem Jagdinstinkt ist es dieser Zustand, den der Mann immer wieder herbeiführen möchte, und deshalb ist er teilweise so fixiert auf die geschlechtliche Vereinigung.

Die allgemeine Erfahrung, dass Männer Liebe für Sex schenken, ist nur die eine Hälfte der Geschichte – sie wollen auch Sex, um Liebe zu fühlen. Während sich eine Frau jedoch in der gemeinsamen Intimität sonnt, sinkt das Oxytocin des Mannes schnell wieder auf seinen normalen niedrigen Wert ab, und so ist sie ein wenig ernüchtert, wenn sein romantisches Liebesgeflüster durch einen Fußballabend abgelöst wird. Wenngleich die Natur darauf hofft, dass – falls Sie ihn in 20 bis 30 weitere solche verbindenden Situationen hineinlocken können – dieses Verhalten weitere Teile seines Gehirns in den Prozess einbinden und zu einer Gewohnheit werden wird, sodass er in einer über das Hochgefühl des Jägers hinausgehenden Weise zu lieben beginnt und dableibt, um die Kinder zu beschützen – sollten die hormongesteuerten Unterschiede zwischen dem männlichen und dem weiblichen Sexualverhalten doch nicht unterschätzt werden. Und man sollte insbesondere nicht davon ausgehen, dass der weibliche Körper die Regeln befolgen sollte, die das männliche Gehirn festlegt.

Das ist weit mehr als eine rein persönliche Angelegenheit und geht weit über die Sexualität hinaus. Wir leben in einer Kultur, deren Steuerung viel mehr von Testosteron als von Oxytocin beeinflusst wird. Wenn eine Frau mit Stress konfrontiert wird, produziert ihr Körper Oxytocin, das die Kampf-oder-Flucht-Reaktion abpuffert und sie nach Möglichkeiten des Zusammenschlusses mit anderen suchen lässt. Nach jeder unmittelbaren körperlichen Bedrohung konzentriert sie sich auf die Rücksprache mit anderen Frauen und kümmert sich um das Wohlergehen der Kinder. Je stärker ihr Engagement hier ist, desto mehr Oxytocin produziert sie, das Verhalten verstärkt sich selbst. Davon abgesehen erhöht Östrogen die Bindungswirkung von Oxytocin.

Das Testosteron dagegen, das Männer bei Stress in großen Mengen bilden, führt zu einer tendenziellen Hemmung der Bindungswirkung von Oxytocin. Wenn eine Beziehung angespannt ist, möchten die meisten Frauen reden – die meisten Männer aber ziehen sich zurück (nach innen) und suchen Lösungen in der Isolation. Als die Natur unsere Unterschiede modellierte, stand die ungezwungene Kommunikation nicht ganz oben in der Prioritätenliste. Kulturell gesehen stehen wir vor der Herausforderung, die oxytocingesteuerten Strategien bei der Lösung unserer Probleme voranzubringen, indem wir bei der Kampf-oder-Flucht-Reaktion vermittelnd eingreifen und „geneigter und behilflicher" werden, sodass diese Möglichkeit für beide Geschlechter viel stärker Beachtung findet.

Die fortlaufende Unterdrückung weiblicher Werte berührt den Kern der Frage, ob die Menschheit sich wohl von ihrem derzeitigen rasanten Kurs der Selbstausrottung abwenden wird; und davon wird nicht nur unsere körperliche, sondern auch unsere geistige Gesundheit beeinflusst. Die Toleranz, mit der die Welt der Gewalt gegen Frauen begegnet, und die daraus resultierende Unterdrückung des weiblichen Prinzips ist nicht nur eines von vielen lästigen Problemen der Entwicklungsländer. Schwester Mary Eve beschreibt, wie sie sich der Schlüsselrolle dieses Problems bewusst wurde:

*Ganz langsam dämmerte mir, dass es nichts Wichtigeres gab, als der Gewalt gegen Frauen Einhalt zu gebieten – dass die Schändung von Frauen darauf hinwies, dass die Menschen nicht in der Lage waren, Leben zu ehren und zu schützen, und dass dieses Versagen, wenn wir es nicht korrigieren, unser aller Ende wäre. Ich glaube nicht, dass ich hier übertreibe. Wenn man Frauen vergewaltigt, schlägt, verletzt, verstümmelt, verbrennt, vergräbt und terrorisiert, zerstört man die essenzielle Lebensenergie auf dem Planeten. Man zwingt das, was offen, vertrauensvoll, sorgend, kreativ und lebendig sein soll, dazu, sich zu krümmen, unfruchtbar und gebrochen zu sein.*[5]

Warum ist ein solcher Exkurs mit gesellschaftskritischen Anmerkungen relevant für ein Gesundheitsbuch? Weil der weibliche Körper dafür bezahlt, wenn die Frauen entgegen den Kodierungen ihrer Hormone in der zu den besten evolutionären Strategien gegenläufigen Richtung aus der Reihe tanzt. In ganz besonderer Weise kommen die weiblichen Energien mit sich selbst in Konflikt, und Gesundheit, Glück und Sexualität der Frau können auf dem Spiel stehen. Die Energien der Klientinnen auf meiner Behandlungsliege spiegeln nicht nur ihre genetische Prädisposition und ihren körperlichen Zustand, sondern auch die Wahl, die sie in ihrem Leben getroffen haben. Dies gilt genauso für Männer wie für Frauen, und der Trick der Natur, uns mit so unterschiedlichen hormonell gesteuerten Strategien für Bindung, für die Lösung von Problemen und die Fortpflanzung auszustatten, ist das fundamentale Puzzle, von dessen Lösung unser kollektives Überleben abhängt.

## Wecken der Sexualität heißt mehr als Drücken einiger Punkte

Die Energiemedizin zeigt, welche Punkte wir halten, massieren oder klopfen müssen, um unsere sexuellen Energien (und andere) in Bewegung zu bringen. Wichtiger als das Halten von Punkten ist jedoch, dass der Mensch sich selbst als energetisches Wesen begreift. Mein allererster Klient war eine bekannte Persönlichkeit und Ende achtzig. Eigentlich hatte ich noch gar keine Praxis eröffnet, sondern gerade meinen ersten Kurs in Energiemedizin gehalten und einer der Teilnehmer hatte ihm von mir erzählt. Er hatte eine ganze Menge gesundheitlicher Probleme, doch nur ein Anliegen führte ihn zu mir: Er war zu keiner Erektion mehr fähig. Er wünschte sich eine Freundin, fand es aber einer Frau gegenüber unfair, sich um sie zu bemühen, dann aber sexuell zu versagen. Das war weiß Gott nicht mein Fachgebiet, doch ich war mir sicher, es wäre hilfreich, seine Energien zum Fließen zu bringen. Genau das war mein Plan und so öffnete ich die Kanäle an allen Stellen, an denen seine Energien blockiert waren.

Obwohl sich jedes seiner gesundheitlichen Probleme im Laufe einiger Sitzungen besserte, wollte er sich nur auf ein einziges Ziel konzentrieren: als Mann erfolgreich zu sein. Er machte keinen Hehl aus seinen Prioritäten. Eines Morgens erhielt ich einen begeisterten Anruf von ihm, er hatte eine Erektion bekommen. Er sagte mir, man müsse mich in Gold aufwiegen und nun wolle er sich eine Freundin suchen (was er dann auch tat). Das war eine lehrreiche Erfahrung für mich. Ich kannte die Punkte zur Stärkung der sexuellen Kraft nicht. Ich wusste überaupt nicht, wie man irgendetwas heilt. Ich wusste nur, wie man die Energien im Körper ausgleicht.

*Alle* Methoden zum Energieausgleich in diesem Buch tragen also dazu bei, dass Sie ein vitaleres, selbstbewussteres sexuelles Wesen zu werden. Es gibt jedoch ein paar spezifische Techniken, die chronisch blockierte oder gehemmte sexuelle Energie freisetzen können.

## Die sexuellen Energien erschließen

Abgesehen von einer Geburt ist der Beischlaf die intensivste körperlich intime Handlung, zumindest für die Frau, denn sie nimmt den Partner in ihren Körper auf. Wollten wir alle emotionalen, zwischenmenschlichen und spirituellen Dimensionen unserer Sexualität ansprechen, so würde das den Rahmen dieses Buches sprengen; ich kann und möchte nur einige Techniken zeigen, die sexuelle Energien freisetzen, die chronisch blockiert sind.

### Wie Sie Ihre sexuellen Gefühle zum Fließen bringen

Für die Energiemedizin sind die an einer gesunden Sexualität am stärksten beteiligten Meridiane die von Niere, Milz und Leber:

- In einigen traditionellen Lehren wird der Nierenmeridian als derjenige Bereich angesehen, in dem die sexuelle Energie gespeichert wird, und auch wenn ich das nicht ganz so sehe, trägt er sehr stark dazu bei, dass sie im Fluss bleibt.

- Der Milzmeridian unterstützt den Nierenmeridian in seiner Funktion sowie alle an der Sexualität der Frau beteiligten Organe.

- Der Lebermeridian kann blockierte Energien lösen und unterstützt die am sexuellen Geschehen beteiligten Muskeln und Bänder.

Für eine gesunde Sexualität sollten Sie also darauf achten, dass diese Meridiane immer mit genügend Energie versehen sind. Sie können dazu die folgenden Methoden beliebig kombinieren.

a) Wenn Sie entsprechend Cherokee-Großmutters Geheimnis während der wellenartigen Bewegungen des Körpers Ihre Hände an die Innenseiten der Oberschenkel legen, werden alle drei Meridiane stimuliert. Manche Frauen brauchen nur die Hände dorthin zu legen und die Energie fließt. Dadurch kann eine Empfindung von Wärme ausgelöst werden, die sich wie flüssig anfühlt. Wenn Sie hier nicht weiter vordringen wollen, genügt es, die Punkte an der Innenseite der Oberschenkel kreisförmig zu massieren, damit diese Energien stimuliert werden.

b) Mit den Händen können Sie die Meridiane von Niere, Milz und Leber offen und im Fluss halten. In Ihren Händen fließt elektromagnetische Energie; wenn Sie sie also segmentweise über die Meridianbahnen führen, können Sie diese Meridiane stärken. Legen Sie die geöffneten Hände auf die Innenseiten der Füße. Fahren Sie mit gespreizten Fingern ganz langsam und bewusst an den Innenseiten der Beine nach oben zum Ende der Oberschenkel-Innenseiten.

c) Die Akupressurpunkte der Meridiane von Niere, Milz und Leber liegen an den Furchen am Übergang von den Beinen zum Rumpf. Drücken oder massieren Sie dort entlang sanft, um die Energien in diesen Meridianen zu stimulieren.

d) Das Massieren von empfindlichen Punkten am Beckenknochen hält die Bahnen frei, sodass die sexuelle Energie fließen kann.

Wenn Sie die Energie von Niere, Milz und Leber ganz bewusst ein oder zwei Mal am Tag über die Oberschenkel anregen, verändern sich die energetischen Grundmuster im gesamten Beckenbereich, sodass Sinnlichkeit und sexuelle Erregung leichter abrufbar sind. Durch das regelmäßige Drücken der Punkte an den Oberschenkel-Innenseiten, in den Furchen zwischen Oberschenkel und Körper und am Schambein bleiben Sie sich Ihrer Natur als sexuelles Wesen bewusst.

**Die andere Seite der Sexualität:** Die Energien, die am Gesäß angesiedelt sind, gehören zum Versorgungsgebiet des Kreislauf-Sexus-Meridians. Stagnieren sie oder werden sie blockiert – Persönlichkeitsmerkmale wie „gehemmt", „extrem kontrolliert" haben oft eine physiologische Entsprechung –, so ist die sexuelle Erlebnisfähigkeit beeinträchtigt. Diese Energien sollten freigesetzt werden, unbehindert fließen und in das sexuelle Geschehen einbezogen sein.

Wenn man wissen möchte, ob Energien des Kreislauf-Sexus-Meridians blockiert sind, kann man sein Gesäß auf schmerzhafte Stellen abtasten. Das Sedieren dieses Meridians setzt blockierte Energien frei und sorgt für ihr ungehindertes Fließen durch das Wurzelchakra, ein Energiezentrum, das stark an der Sexualität beteiligt ist. Sediert man also den Kreislauf-Sexus-Meridian (s. S. 175), wird nicht nur der Sexualität ein Tor geöffnet, sondern damit wird auch die Stabilisierung eines unregelmäßigen Menstruationszyklus unterstützt.

## Das Öffnen des zentralen sexuellen „Kanals"

Eine weitere Reihe von Punkten, die Einfluss auf den Zentralmeridian und das Gouverneursgefäß nehmen, sowie eine der „Strahlenden Bahnen" (Extra-Meridiane) mit dem Namen „Durchdringungsgefäß" [auch „Breite Bahn" oder „Vital-Gefäß" genannt, engl.: *penetrating flow*; Anm. d. Verlags] öffnen die an einer tiefgehenden sexuellen Erfahrung des ganzen Körpers beteiligten Energien.

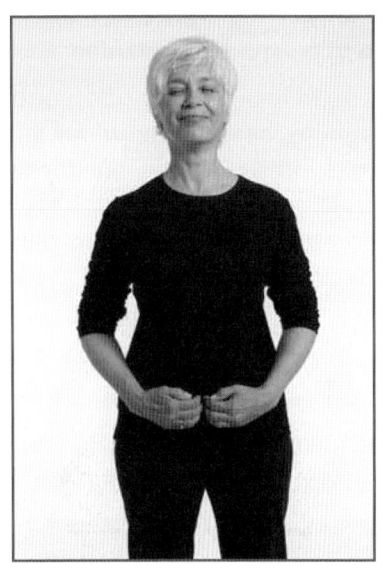

**Abbildung 5-2:**
Den zentralen sexuellen „Kanal" öffnen

a) Legen Sie sich hin, machen Sie Ihre Hände hohl und bringen Sie Zeige-, Mittel- und Ringfinger jeder Hand zueinander, Fingeraußenseite an Fingeraußenseite, sodass sich die Fingernägel berühren. Platzieren Sie sie etwa zwei bis drei Zentimeter über dem Beckenknochen (Abb. 5-2).

b) Üben Sie mit den Fingern Druck aus. Liegen Sie etwa drei Minuten ganz ruhig in dieser Haltung. Beobachten Sie, wie sich die Energie bewegt.

**Die „Wiederbelebung" des Wirbels:** Die weiblichen Genitalien unterscheiden sich von den männlichen auch in energetischer Hinsicht. Am Boden des Sexual- oder Wurzelchakras werden die Energien bei einer Frau wie von einem magnetischen Wirbel in den Körper hineingezogen, wohingegen der Mann über eine spiralförmige Kraft verfügt, die nach außen drängt. *Sie* nimmt auf – *er* stößt aus. Wir können als Frauen deshalb so tief empfinden, weil die Energien spiralig in unseren Körper eindringen. Männer, die so stolz davon sprechen, dass sie sachlicher sind als wir, verarbeiten ihre Emotionen in den spiraligen Chakraenergien *außerhalb* ihres Körpers. Um es mit einer Verszeile von Janis Joplin auszudrücken: „Sachlichkeit ist nur ein anderes Wort dafür, dass nichts nach innen dringt." (*Objective's just another word for nothing gets inside.*)

Natürlich haben Männer und Frauen Yin- und Yang-Energien in wechselnden Zusammensetzungen; Generalisierungen passen also nicht immer und sind auch nicht wirklich fair, aber größtenteils – bei Frauen mehr, bei Männern weniger – durchdringen uns unsere Beziehungen nicht nur körperlich, sondern auch energetisch. Wir nehmen unsere Partner körperlich, emotional und spirituell in uns auf und wenn wir zu sehr oder zu oft verletzt werden, wird diese spiralige innere Kraft, die die Energie unseres Partners in uns hineinzieht, weniger und verliert ihren magischen Sog. Ob Sie nun tatsächlich verletzt wurden oder diesen magnetischen Sog einfach nur neu anstoßen wollen – die folgende Übung energetisiert und belebt die natürlichen wirbelnden Energien in Ihrem Wurzelchakra wieder.

## Vorbereitungen für die „Wiederbelebung" des Wirbels

(Dauer: etwa 90 Sekunden)

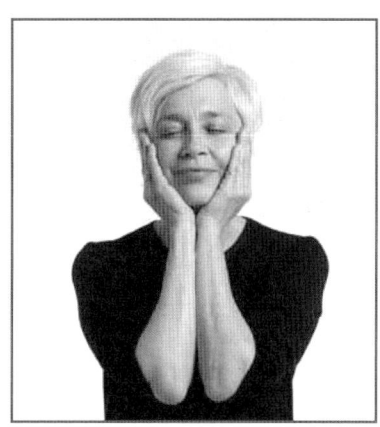

1. Setzen Sie sich auf einen Stuhl, umfassen Sie mit den Händen die oberen Hüftknochen, fahren Sie langsam und fest vorne und an den Außenseiten der Beine abwärts und massieren Sie die Energien aus den Füßen hinaus, als würden Sie eine Zahnpastatube ausdrücken. Fahren Sie dann mit Ihren Händen ebenso langsam und fest an den Innenseiten der Beine wieder nach oben und nach außen zu den Hüften. Machen Sie das zwei- oder dreimal.

2. Atmen Sie tief ein und ziehen Sie dabei Ihre Hände in der Mitte des Körpers vom Schambein bis zum Kinn (entlang des Zentralmeridians und des „Durchdringungsgefäßes") geradewegs nach oben. Atmen Sie dann aus.

**Abbildung 5-3:**
Die „Wiederbelebung" des Wirbels vorbereiten

3. Atmen Sie wiederum tief ein, schieben Sie dabei die Finger mit etwas Druck über das Kinn und die Backenknochen, bis Sie Ihr Gesicht mit den Händen umfassen. Die Mittelfinger liegen dabei an den Schläfen (Abb. 5-3). Atmen Sie aus.

4. Das Vorgehen bei Schritt 3 öffnet den Energiefluss der Meridiane von Magen, Dünndarm, Dickdarm, Gallenblase und Dreifachem Erwärmer.

5. Gleichen Sie den Dreifachen Erwärmer aus (S. 131) und machen Sie eine *Brücke* (S. 81).

Diese Schritte öffnen für sich genommen bereits die Meridiane, die an der Sexualität beteiligt sind. Sie sind aber auch ein gutes „Vorspiel" zum eigentlichen „Wiederbeleben" des Wirbels, das mehr einer Meditation ähnelt.

## Die „Wiederbelebung" des Wirbels  (Dauer: 5 bis 10 Minuten)

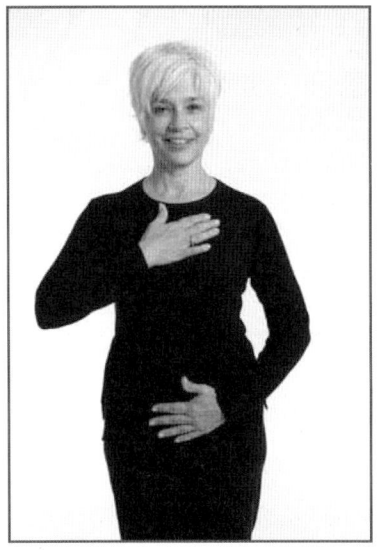

**Abbildung 5-4:**
„Wiederbelebung" des Wirbels

1. Legen Sie sich auf ein Bett oder auf den Boden, die Handflächen zeigen nach oben, die Hände sind geöffnet.

2. Stellen Sie sich eine wirbelnde, spiralige Energie an Ihren Fußsohlen vor.

3. Stellen Sie sich vor, wie sie nun ganz langsam und bewusst durch die Füße in Ihren Körper hineingezogen wird. Die Energie folgt der Vorstellung!

4. Stellen Sie sich vor, dass sie in Ihr Becken fließt und durch die Mitte des Körper höher steigt, sodass sich nun in und über dem Bereich Ihres Beckens eine wirbelnde Energie ausbreitet.

5. Stellen Sie sich diese Energie als spiralige Kraft vor, die buchstäblich Energie von außen in Ihren Körper saugt. In diesem Augenblick wird der Wirbel wiederbelebt! Spielen Sie eine Weile mit diesen Energien.

6. Bleiben Sie dabei oder tragen Sie sie weiter, wenn Sie möchten, indem Sie in Ihrer Vorstellung die Größe der Wirbel ausdehnen, bis sie groß genug sind, um Ihr Herz einzubeziehen, wobei das Zentrum der Spirale aber am Becken bleibt. So wird das Herz in einer Ganzkörpererfahrung mit den Genitalien verbunden.

7. Beenden Sie die Übung, indem Sie *eine* Hand auf Ihr zweites Chakra (direkt unter dem Nabel) und die *andere* auf Ihr Herzchakra legen. Innerhalb von einer bis drei Minuten werden Sie wahrscheinlich eine starke Verbindung zwischen diesen Chakren spüren (Abb. 5-4).

Manchmal heult oder schluchzt eine Frau in meiner Praxis, nur weil sie wieder spüren kann, wie sich ihre Energien bewegen. Diese Energie ist ganz real, sie kommt aus Ihnen selbst und unterscheidet sich total von der körperlichen Vereinigung mit einem Partner. Eine Variante der Wiederbelebung des Wirbels zusammen mit einem Partner (oder auch mit einem guten Freund oder einer Freundin) kann jedoch zu einer wunderbaren Erfahrung werden.

## Die „Wiederbelebung" des Wirbels als Partnerübung

(Dauer: 5 bis 10 Minuten)

1. Während Sie auf dem Rücken liegen, legt Ihr Partner / Ihre Partnerin beide Hände auf Ihre Hüften und zieht die Hände sanft, langsam und doch fest an den Außenseiten Ihrer Beine nach unten.

2. Dann soll er/sie mit mehr Druck die Energie aus jedem Fuß herausziehen, wobei jeder Fuß einzeln mit beiden Händen bearbeitet wird.

3. Wenn Sie diese Übung allein machen, beteiligen Sie die spiraligen Energien mithilfe Ihrer Vorstellung daran. Arbeiten Sie mit einem Partner / einer Partnerin, so können sich sie elektromagnetischen Energien seiner/ihrer Hände mit Ihren Energien austauschen und die Übung wird noch wirksamer. Er/sie sitzt oder steht etwa 60 cm von Ihren Fußsohlen entfernt und beginnt mit flacher, geöffneter Hand im Energiefeld Ihrer Füße langsam gegen den Uhrzeigersinn zu kreisen (Abb. 5-5).

4. Wenn er oder sie langsam genug arbeitet, werden Sie spüren, wie eine spiralige Kraft an Ihren Beinen zum Becken hinaufzusteigen beginnt. Dies kann vom anderen unterstützt werden, indem er/sie Ihren Füßen mit dieser spiraligen Bewegung immer näher kommt.

5. Konzentrieren Sie sich darauf, wie die spiralige Energie Ihr Becken erfasst und sogar bis zum Herz hinaufsteigt.

6. Mithilfe Ihrer Vorstellungskraft können Sie die Spirale ausweiten oder intensivieren.

7. Beenden Sie die Übung, indem Sie eine Hand auf Ihr zweites Chakra (direkt unter dem Nabel) und die andere auf Ihr Herzchakra legen (s. Abb. 5-4). Innerhalb von einer bis drei Minuten werden Sie wahrscheinlich eine starke Verbindung zwischen diesen Chakren spüren.

Als Alternative kann auch Ihr Partner / Ihre Partnerin die Hände über diese Chakren halten.

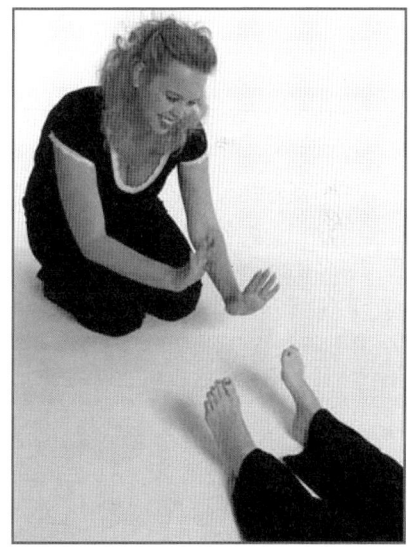

**Abbildung 5-5:**
„Wiederbelebung" des Wirbels mit einem Partner

## Energetische Möglichkeiten der Verbesserung der Sexualität mit einem Partner

Um spielerisch „quer" zu denken, bedarf es keiner Techniken. Sie folgen der Energie und die Energie folgt Ihnen. Beginnen Sie mit kreativem Küssen. Ich beschreibe hier drei großartige Formen des Küssens:

- Lassen Sie Ihre Lippen zart und aufmerksam in einer Kniekehle Ihres Partners verweilen. Die neurovaskulären Punkte, die dort sitzen, gehören zu den erotischsten Punkten, die man stimulieren kann, und kurz vor der Zone, wo man kitzlig ist, befindet sich ein anregendes Gebiet.

- Eine der romantischsten Stellen für einen Kuss befindet sich oben auf dem oberen Augenlid. Sanft und ganz auf die bevorstehende Vereinigung eingestimmt machen Sie Ihre Lippen weich. Sie wissen, dass Sie den Meridian stimulieren, der zwei Menschen darin unterstützt, es sich gemütlich miteinander zu machen.

- Ein ausdauernder Kuss auf der Seite der Wange stimuliert mehrere Energiepunkte, die das Fließen der Liebe erwachen lassen.

Der häufigste Grund, warum Paare, die schon seit langem zusammen sind, eine Sexualtherapie machen, ist der – so wird berichtet –, dass ein Partner oder beide das Interesse an ihrer sexuellen Beziehung verloren haben oder (wie Fachleute das ausdrücken, wenn sie eine Diagnose auf die Rechnung für die Krankenversicherung schreiben) dass der Patient an einer „gehemmten sexuellen Appetenz-Störung" leidet. Es ist natürlich wichtig, an der Kommunikation, gegebenenfalls an Verbitterung und an unerfüllten Erwartungen zu arbeiten, doch häufig ist eine verhaltenstherapeutische Herangehensweise am wirksamsten, wenn man einem Liebespaar dabei helfen will, ihr sexuelles Interesse füreinander wieder zu entflammen. Selbst eine so einfache Technik wie die drei großartigen Formen des Küssens (siehe oben) kann dafür sorgen, dass die Energie zwischen den beiden Partnern wieder fließt.

Der Klassiker *The Art of Sexual Ecstasy*[6] (dt. etwa: Die Kunst der sexuellen Ekstase) von Margot Anand ist ein wunderbarer Leitfaden zur Erweiterung der Erfahrung in der Liebe und basiert auf altem Wissen wie Tantra[7]- und Kundalini-Yoga sowie auf Erkenntnissen aus der modernen Sexualtherapie. Das Lieben kann zu einer wahren Kunst erhöht werden, doch im Kern ist es Energie. Das Lieben kann zu einer gemeinsamen Reise werden, zur Entdeckung der Magie der Körperenergien und ihrer Interaktion zwischen zwei Körpern, der Vermischung, des Tanzes und der Verschmelzung. Es ist ein Abenteuer von epischer Breite. Wenn man mit den Energien und Strömen seines Körpers arbeitet, kann man seine Sexualität bereits verbessern. Doch es gibt auch noch ganz spezielle Techniken dafür. Dieses Thema könnte, wie so viele andere in diesem Buch, die Basis für ein weiteres Buch werden. Zum Glück ist Anands Buch sehr stark auf die energetische Dimension der Sexualität gerichtet, sodass ich mich dazu nicht weiter äußern muss.

## Wunden heilen und sich sicher fühlen

In der Jugend kann die Leidenschaft des Augenblicks für großartigen Sex sorgen. Sind wir unschuldig und unversehrt, so öffnet er unserem Partner unsere Seele. Doch machen wir uns nichts vor, darauf folgen wahrscheinlich meistens Verletzungen. Das ist nicht fair uns gegenüber, das ist auch nicht fair dem Partner gegenüber, der nur auf der Suche nach einer kurzweiligen Abendunterhaltung war und echt überrascht ist, wenn wir ihn zu belästigen beginnen. Gut, das ist arg übertrieben, aber die hormonellen Nachwehen von großartigem Sex können sich bei Männern und Frauen sehr stark unterscheiden. Für *uns* ist großartiger Sex ein riskantes Geschäft. Wer in der Wildnis schwanger und vom Partner verlassen wird, dessen Überleben ist buchstäblich bedroht.

Doch auch in einer Welt, in der wir bestimmen können, ob wir schwanger werden, und über ein mehrstufiges soziales Netz verfügen, das uns auffängt, ist das Verlassenwerden nach großartigem Sex immer noch ein Urverlust und die Wunde kann bis tief in die Seele dringen. Sowohl die Sexualität als auch das Überleben hängen von den Energien des Wurzelchakras ab, und das ist genau der Haken daran. Das Wurzelchakra kümmert sich nicht um Feinheiten. Ob man *öfter* verlassen wird oder nur *einmal* ein solches Trauma durchmacht – die Energien des Wurzelchakras können die sexuellen „Säfte" stilllegen. Man kommt dann vielleicht nur sehr schwer wieder in den Genuss der Leidenschaft des Augenblicks.

Mit zunehmender Reife erwächst großartiger Sex aus dem Vertrauen in unsere Identität und in die Echtheit unserer eigenen Erfahrung. Wer sich aber vor allem von den Bedürfnissen und Wünschen des Partners sowie von seinem Urteil leiten lässt, dessen Gefühl für sich selbst und schon bald auch seine Freude gehen in der eigenen Anmut unter. Dauerhaft großartiger Sex erwächst also auch aus dem Vertrauen in die Liebe und Fürsorge des Partners. Sich als Opfer der Erwartungen des Partners zu fühlen ist nicht besonders sexy; wer diesem Druck nachgibt, kann bald selbst keine Freude am Sex mehr empfinden. Wer aber großes Vertrauens aufbauen kann, der gewinnt daraus emotionale Sicherheit und die Intimität, die es erlaubt, aus der Tiefe seiner Seele heraus zu lachen oder zu weinen. Das ist Romantik, die über das Schlafzimmer hinaus wirksam ist.

Wurden wir bis ins Innerste verletzt, zeigt sich diese seelische Wunde zuweilen nicht vollständig, bis wir die Gnade einer tiefen Liebe erfahren. Frauen, die sexuell oder körperlich misshandelt wurden, können sich dem sexuellen Genuss vielleicht gar nicht ganz öffnen, ohne dass sie von der traumatischen Vergangenheit eingeholt und die emotionalen Wunden geheilt werden, die bis in die Kindheit zurückreichen können. In solchen Fällen mag eine umfangreiche Psychotherapie notwendig werden; doch die energetische Therapie kann den Heilungsprozess erheblich beschleunigen. Kann man die emotionalen Wunden auf der energetischen Ebene heilen, folgt manchmal die Heilung von der psychologischen Seite her sehr schnell. Die hier angewandten energetischen Techniken gehören zur *Energy Psychology*®. Dieser Bereich würde den Rahmen des Buches sprengen, doch ich stelle Ihnen eine Fallgeschichte vor, die typisch dafür ist, wir schnell man etwas erreichen kann. Sie entstammt dem Buch über energetische Psychologie, das David Feinstein und ich zusammen mit Gary Craig geschrieben haben.[8]

## Zum Beispiel Sandy

Sandy und ihr Partner suchten einen unserer Kollegen[9] zu einem vorehelichen Beratungsgespräch auf. Zu den Problemen, die ihnen Sorgen machten, gehörte auch ihre sexuelle Beziehung. Obwohl Sandy schon einmal verheiratet gewesen war, reagierte sie auf das Liebesspiel ihres Verlobten mit unkontrollierbar negativen Gefühlen. Er war zu Geduld, Entgegenkommen und Verständnis bereit und schien aufrichtig an Sex als *gemeinsamer* Erfahrung interessiert. Sie gestand freimütig ein, dass sie mit seiner *Haltung* keine Probleme hatte, regte sich jedoch meist über seine *Vorspiele* auf und hatte dann keine Lust mehr. Sie baten um Hilfe bei diesem Problem und so wurde eine Einzelsitzung mit Sandy vereinbart.

Zu Beginn fragte sie der Therapeut freundlich: „Gibt es irgendetwas in der Vergangenheit, worüber Sie sprechen könnten?" Sie brach augenblicklich in Tränen aus. Sie bekam rote Flecken auf der Haut und ihre Worte wurden von heftigem Schluchzen und Keuchen begleitet, als sie ihre Geschichte erzählte: „Als ich sieben Jahre alt war, lebte ich in … [einer Kleinstadt auf dem Land]. Eines Tages nahm mich mein Stiefvater zu einem Spaziergang auf einer

Landstraße mit. Es war Sommer. Wir wanderten einen Hügel hinauf. Dann machten wir Halt. Dann zog er mir alle meine Kleider aus. Dann zog er alle *seine* Kleider aus."

An dieser Stelle bekam sie kaum noch Luft. Der Therapeut unterbrach sie und sagte, dass es nicht nötig sei weiterzuerzählen. Er ließ sie den Stress, den ihr die Erinnerung verursachte, auf einer Skala von 0 bis 10 bewerten. Es war keine Überraschung, dass der Wert bei 10 lag. Dann führte er sie durch eine dem Meridianenergieklopfen ähnliche Klopfsequenz. Die Intensität des Stresses fiel auf 6. Nach einer weiteren Klopfsequenz mit Affirmationen wie „Obwohl ich mich noch immer etwas aufrege, liebe und akzeptiere ich mich aus tiefstem Herzen", fiel die Stressintensität auf 2. Darauf folgte eine weitere Klopfsequenz mit einer weiteren einfachen Affirmation.

Inzwischen atmete Sandy wieder ruhig. Die Flecken auf der Haut waren verschwunden, ihre Augen waren klar und sie betrachtete ihre Hände, die gefaltet auf ihrem Schoß lagen. Der Therapeut sagte: „Sandy, während Sie hier sitzen, denken Sie zurück an diesen heißen Sommertag, als Ihr Stiefvater Sie zu diesem Spaziergang auf dieser Landstraße mitnahm. Denken Sie daran, wie er Ihnen alle Kleider auszog. Wie ist das jetzt für Sie?"

Sie saß etwa fünf Sekunden reglos da, dann sah sie ruhig auf und sagte ohne starke Emotion: „Na ja, ich hasse ihn noch immer." Der Therapeut erwiderte, dass ihr Hass auf den Stiefvater eine angemessene menschliche Reaktion sei, und fragte dann: „Und was ist mit Ihrem Stress?"

Wieder antwortete sie nicht sofort. Dieses Mal lachte sie, als sie sagte: „Ich weiß nicht. Ich krieg ihn einfach nicht mehr her. Gut, das war vor 20 Jahren. Ich war noch ein kleines Mädchen. Ich konnte mich nicht so schützen, wie ich das heute kann. Was bringt es, wenn ich mich über so etwas aufrege?… Ich habe mich von diesem Mann nie mehr anfassen lassen und meine Kinder dürfen nicht in seine Nähe kommen. Ich weiß nicht, es scheint, als machte es mir nicht mehr so viel aus wie bisher."

Nach dieser einen Sitzung empfand Sandy keine negativen Gefühle mehr gegenüber den sexuellen Annäherungen ihres Partners. In einem Gespräch zwei Jahre später sagte sie, das Problem sei „durch" und ihr Partner, inzwischen ihr Ehemann, bestätigte, dass es keinerlei Anzeichen der früheren Schwierigkeiten mehr gab. Solche

Veränderungen in der Betrachtungsweise einer traumatischen Erinnerung, die mithilfe einer energetischen Intervention geklärt werden konnte, kommen überraschenderweise häufig vor. Während eine Therapie wegen früheren Missbrauchs fachmännische Unterstützung notwendig machen kann, kann das Meridianenergieklopfen entsprechend angepasst werden und in vielen Fällen hilfreich sein. Zudem ist es ganz harmlos. Kombiniert man das Klopfen mit einer Erinnerung oder einer quälenden Sorge und wiederholt die Klopfsequenz immer und immer wieder, so verliert die Erinnerung oder Sorge oft ihre Macht.

# Fruchtbarkeit

Eine Frau ist so angelegt, dass jeden Monat eine Eizelle zur Befruchtung bereitgestellt wird. Eine Frau ist so angelegt, dass Hormone durch ihren Blutstrom toben und die chemischen Substanzen in ihrem Gehirn sie zur Partnersuche drängen. Eine Frau ist dazu angelegt, schwanger zu werden, ein Kind auszutragen und zu gebären und dann schnell immer und immer wieder schwanger zu werden, von den frühen Teenagerjahren an bis in die Vierzigerjahre hinein, oder schlimmstenfalls auch, bis ihr Körper sagt: „Es reicht!", und sie im Kindbett stirbt … Inzwischen versucht nahezu jede menschliche Kultur eine Bremse für diesen von der Natur für die Frau vorgesehenen Plan der Fortpflanzung zu finden. Manchmal jedoch sind diese Bremsen bei einer Frau, die sich verzweifelt ein Kind wünscht, ständig angezogen, sei das kulturell oder biologisch bedingt.

Im Laufe der letzten 30 Jahre sind mindestens 100 Frauen oder Paare zu mir gekommen und haben mich um Hilfe gebeten bei ihren Schwierigkeiten, ein Kind zu empfangen. Alle, mit Ausnahme von dreien, sind schwanger geworden. Wenn ernsthafte körperliche Beeinträchtigungen gegen eine Schwangerschaft gesprochen hätten, wären sie nicht zu mir gekommen – das ließ meinen prozentualen Erfolg zugegebenermaßen steigen. Empfängnis ist also meist möglich, außer es gibt schwerwiegende körperliche Hindernisse. Unfruchtbarkeit hat mit vielen Faktoren zu tun und die Umstände der drei Frauen, die *nicht* schwanger wurden, sind lehrreich:

Eine von ihnen entdeckte schließlich, dass ihre Eileiter total verklebt waren, obwohl das bei einer früheren ärztlichen Untersuchung nicht festgestellt worden war. Eine andere Frau erfuhr, nachdem wir in individuellen Sitzungen viel miteinander gearbeitet hatten, dass ihr anscheinend so „männlicher" junger Ehemann extrem wenig Spermien produzierte. Ein drittes Paar stand bereits kurz vor der Scheidung und hoffte in gewisser Weise, dass ein Kind seine Eheprobleme lösen würde. Die traurige Wahrheit aber war, dass ihre Energien nicht gut harmonierten, sodass die Spannungen zwischen ihnen die Inkompatibilität noch verstärkten. Zwar fachen energetische Unterschiede das romantische Feuer an (das gehört allerdings zu einem anderen Programm[10]), aber Stress und mangelnde Übereinstimmung der Persönlichkeiten spielen die energetischen Unterschiede auf allen Ebenen hoch. Doch für alle anderen lagen die Babybilder sozusagen in greifbarer Nähe.

Es kommt zu einer Schwangerschaft, wenn eine Eizelle aus dem Eierstock freigesetzt wird, in den Eileiter wandert, von einem Spermium befruchtet wird und ihren Weg in die Gebärmutter fortsetzt, wo sie sich einnistet und sich zu entwickeln beginnt. Unfruchtbarkeit bedeutet, dass diese Abfolge nicht zum Abschluss gebracht werden kann. Medizinische Untersuchungen und Labortests können oft die körperlichen Ursachen für Unfruchtbarkeit bestimmen; zu den häufigsten gehören Verklebungen der Eileiter oder Schäden an den Eierstöcken. Entzündliche Erkrankungen des Beckens, oft durch eine im sexuellen Kontakt übertragene Krankheit verursacht, können die Eileiter schädigen. Auch die Endometriose, bei der Gebärmutterschleimhaut außerhalb der Gebärmutter versprengt ist, kann Eileiter und Eierstöcke schädigen. Fasergeschwülste (Fibroide) in der Gebärmutter lassen zu wenig Platz, sodass sich eine Eizelle entweder nicht einnisten oder ein Kind nicht wachsen kann. Auch Spermien oder Eizellen können geschädigt werden, manchmal umweltbedingt, zum Beispiel durch Strahlung oder Verschmutzung oder durch Rauchen, durch andere Drogen oder einfach aus Altersgründen.

Die Versuche, hier einzuschreiten, haben zu einer zwei Milliarden Dollar schweren „Fruchtbarkeitsindustrie" geführt. (In Deutschland: Stichwort „Kinderwunsch-Zentren") Doch ein Artikel im Magazin *TIME* machte deutlich: Je mehr Ärzte mit Medikamenten, Nadeln und Operationen eingreifen müssen, damit Spermium und Eizelle zueinanderfinden, desto größer ist die Wahrscheinlichkeit, dass dabei etwas schiefgeht.[11] Randine Lewis schreibt in ihrem hervorragenden Buch *The Infertility Cure* (dt. etwa: Die Heilung von Unfruchtbarkeit) darüber hinaus, Hormonschwankungen seien zu etwa 40 Prozent der Grund für Unfruchtbarkeit, würden jedoch von der westlichen Medizin als behandlungsresistent betrachtet.[12] Nach meiner Erfahrung kann man mithilfe der Energiemedizin die Hormone einer Frau ausgleichen, die eine Schwangerschaft unterstützen, wobei größere Mengen der für die Empfängnis benötigten Hormone vom Körper selbst hergestellt werden.

Mithilfe von Energiearbeit ist es möglich, die Körperchemie zu verändern, Bahnen zu öffnen, den Körper zur Ausscheidung von Toxinen zu veranlassen, die Gesundheit des Blutes zu verbessern und einen regelmäßigen Zyklus zu unterstützen. Sie kann dazu beitragen, dass die Gebärmutter glatt und gesund bleibt, sie kann sie sogar „reparieren". Und natürlich können mit ihrer Hilfe auch energetische Gewohnheiten oder Grundmuster verändert werden. (Infolge einer energetischen Gewohnheit kann es zum Beispiel zu einer Fasergeschwulst oder zu einem 23- statt einem 28-Tage-Zyklus kommen.) Es ist wirklich überraschend, auf wie viele Arten die Energiemedizin einer Frau zur Fruchtbarkeit verhelfen kann.

Selbst *körperliche* Hindernisse waren oft zuerst energetische. Korrigiert man das mangelnde Gleichgewicht im Energiefeld, können sich körperliche Blockaden buchstäblich auflösen. Ernährungsumstellungen führen auf natürliche Weise zur Umstellung der Körperenergien, wodurch die Chancen für eine Empfängnis erhöht werden können. Der gesunde Menschenverstand besagt, dass man wohl nicht zu viel an der von Mutter Natur hervorgebrachten Nahrung herumpfuschen sollte, und dies wird durch eine Studie über den Einfluss der Ernährung auf die Fruchtbarkeit unterstützt. Die Ergebnisse, die sich auf die Erfahrungen von 18 000 Frauen mit Kinderwunsch stützen, waren auffallend und überraschend. Vollmilch und „fettreiches" (gehaltvolles) Eis waren für eine Schwangerschaft förderlich, Magermilch und andere fettarme Milchprodukte (Light-Produkte) wie Magermilch-Joghurt wirkten der Fruchtbarkeit eher entgegen. Natürliche ungesättigte Fette erhöhten die Chancen einer Schwangerschaft, indem sie entsprechende Gene zur Erhöhung der Fruchtbarkeit einschalteten, während Trans-Fette schädliche Wirkungen hatten. Ein Buch, das von Forschern der medizinischen Fakultät der Universität von Harvard unter dem Titel *The Fertility Diet* (dt. etwa: Die Fruchtbarkeits-Diät) veröffentlicht wurde, zeigt praktische, auf der Studie beruhende Richtlinien auf.[13]

*Eine* „energetische Gewohnheit", die sich oft auf die Fruchtbarkeit auswirkt, möchte ich als „chronische Müdigkeit der Fortpflanzungsorgane" bezeichnen. Alle Vorgänge scheinen verlangsamt, von der Bewegung der Eizelle bis zum „Lieferservice" des Spermiums. Ich habe den Verdacht, dass das bei *den* Fällen von Unfruchtbarkeit eine Rolle spielt, bei denen alle Standardtests normal ausfallen. Eine Stagnation im Lebermeridian oder ein niedrigeres Energieniveau, das die Schilddrüse beeinträchtigt, können die Empfängnisfähigkeit des Körpers ebenso stören wie die Dominanz der weiblichen Yang-Energien (heißblütig, strahlend/hell, schnell, aggressiv) über die Yin-Energien (kühl, dunkel, langsam, rezeptiv). Lewis bezeichnet die Empfängnis als „fragiles Wunder, das durch tausend Faktoren beeinflusst werden kann."[14] Wenn man den störenden energetischen Gewohnheiten entgegenwirkt, die eine Empfängnis verhindern, und die Körperenergien wieder in ihr natürliches Gleichgewicht bringt, lassen sich die energetischen Voraussetzungen für eine Empfängnis wiederherstellen.

Emotionen – Ängste, Ambivalenz oder zwischenmenschliche Schwierigkeiten mit dem Partner – können ebenfalls Energiemuster verursachen, die eine Schwangerschaft behindern. In der traditionellen chinesischen Medizin sagt man, dass Angst das Chi versprenge, und nach meiner Erfahrung ist der Embryo tatsächlich schwieriger in der Gebärmutter zu halten, wenn Angst und Sorgen zu stark sind. Die energetische Behandlung emotionaler Probleme mit den Techniken aus der *Energy Psychology* wirkt ausgleichend und damit wird es leichter, sich direkt und bewusst mit den Ursachen zu beschäftigen.

## Fruchtbar mit Energiearbeit

Der Körper einer Frau kann mit energetischen Methoden gut gehegt und gepflegt werden, ähnlich wie man sich um einen Baum in einem Obstgarten kümmert, und man kann beide dazu anregen, Frucht zu tragen. Manche Frauen zerbrechen fast an der Sorge und der Angst, dass sie keine Kinder bekommen können. Es war und ist für mich immer etwas ganz Besonderes, zunächst durch energetisches Testen zu zeigen, dass nicht alles zu spät ist, diesen Frauen dann bei der systematischen Veränderung der Energien zu helfen, die einer Schwangerschaft im Weg stehen, und schließlich zu erfahren, dass die Behandlung erfolgreich war und eine Empfängnis stattgefunden hat.

Wenn Unfruchtbarkeit nicht durch verklebte Eileiter oder eine andere entscheidende körperliche Schädigung verursacht wird, beginnt man mit der regelmäßigen Durchführung des täglichen *Fünf-Minuten-Energie-Programms* und sorgt dafür, dass die Energien nicht in einem homolateralen Muster fließen (S. 88). An der Unfruchtbarkeit ist fast immer auch der Milzmeridian beteiligt. Er wird als die „Mutter" aller Energien des Körpers betrachtet. Wann und wo immer Gefahr droht, versucht er, sich darum zu kümmern. Er sorgt für eine Entzündung, wenn man sich einen Holzsplitter zugezogen hat, und versucht damit, den Eindringling loszuwerden und den Heilungsprozess des Gewebes in Gang zu setzen. Seine wichtigste Schutzmaßnahme ist jedoch, den gesamten Körper zu mobilisieren, damit er stark bleibt. Die konstitutionell schwächsten Menschen sind einer Invasion schädlicher Mikroorganismen am leichtesten ausgeliefert, daher gehört ein starkes Energiesystem zu den besten Möglichkeiten, sich vor Eindringlingen von außen und dem Zusammenbruch von innen zu schützen. Der Milzmeridian sorgt für gemeinschaftliches Handeln und stimmt die Organe, das Blut, das Herz-Kreislauf-System und andere Systeme aufeinander ab.

207

Die wichtigste Strategie des Dreifachen Erwärmers zum Schutz im Gefahrenfall ist der Angriff. Mobilisiert der Milzmeridian, wie schon erwähnt, die „innere Mama", so mobilisiert der Dreifache Erwärmer die „innere Miliz". In unserer Kultur beherrschen die patriarchalischen Werte und Militärstrategien die äußere Welt; analog dazu beherrscht der Dreifache Erwärmer unsere innere Welt. So kann er Energie vom Milzmeridian „rekrutieren", um seine Schlachten zu schlagen. Das führt jedoch insgesamt zu einer Minderung der Stärke, Vitalität und Lebensfreude. Der Dreifache Erwärmer sieht überall und ständig Gefahren in der modernen Welt mit ihrer Verschmutzung, dem vielfältigen Stress und den chemischen Stoffen, die es zu der Zeit, als er sich entwickelte, noch nicht gab. So ist er bei vielen Menschen ständig reaktionsbereit und überenergetisiert, während der Milzmeridian an chronischer Erschöpfung leidet. Zu den vielen Problemen, die dadurch verursacht werden, gehört auch, dass dieser nun weniger Energie hat, um eine Empfängnis oder eine Schwangerschaft zu unterstützen – weil er seiner Natur als „Mutter"-Energie nicht mehr gerecht werden kann.

Der Milzmeridian ist in der Tat für den „Blutsee" und den Menstruationszyklus zuständig. Er bestimmt, ob das Blut vollständig austritt oder aber koaguliert und im Körper verbleibt, wo es zu Endometriose oder Fasergeschwülsten führen kann. Er beherrscht den Stoffwechsel und bestimmt, wie schnell sich der Körper erholt und die natürlichen Hormone ersetzt. Es liegt an ihm, wie gut der Körper sich regeneriert. Und er sorgt dafür, dass Sexualorgane und Gebärmutter vital bleiben und für ein Baby entsprechend gerüstet sind. Bei Unfruchtbarkeit ist die Stärkung des Milzmeridians oft die erste Maßnahme, die dann auch den ganzen Körper stärkt.

Man kann den Milzmeridian direkt stärken, doch es ist oft wirksamer, den Dreifachen Erwärmer zu sedieren, sodass er dem Milzmeridian nicht ständig Energie entzieht. Ein überaktiver Dreifacher Erwärmer kann in der Tat alle Bemühungen zunichte machen, den Milzmeridian direkt zu stärken. Ich selbst litt an einem extremen Ungleichgewicht zwischen diesen beiden Meridianen und das war die tiefere energetische Ursache für eine Reihe medizinischer Probleme. Mit dem Tonisieren des Milzmeridians und dem Sedieren des Dreifachen Erwärmers begann ich mich gesundheitlich zu erholen. Das dauernde Ungleichgewicht zwischen diesen beiden Meridianen führt zu dysfunktionalen energetischen Mustern und manchmal kann man diese nur verändern, wenn man sich sorgfältig um den Ausgleich kümmert. Die einzelnen Techniken der nachfolgenden Übungssequenz haben Sie bereits kennengelernt. Zwei- oder dreimalige tägliche Durchführung trägt viel zur dauerhaften Stärkung des Milzmeridians bei.

## Balancierungssequenz für den Milzmeridian und den Dreifachen Erwärmer (Dauer: etwa 3 Minuten)

1. Ausgleichen des Dreifachen Erwärmers (Dauer: 20 Sekunden, s. S. 131 oben).

2. Klopfen des Dreifachen Erwärmers (Dauer: etwa 1 Minute, s. S. 131 unten).

3. Bürsten und Klopfen des Milzmeridians (Dauer: weniger als 1 Minute, s. S. 162).

4. Halten der neurovaskulären Punkte (Dauer: 1–3 Minuten, s. S. 178).

5. Umarmen von Dreifachem Erwärmer und Milzmeridian (Dauer: etwa 1 Minute, s. S. 134).

Alle diese Übungen unterstützen eine starke Zusammenarbeit zwischen dem Milzmeridian und dem Dreifachen Erwärmer. Die „Umarmung" ist besonders angenehm, denn Sie können sie durchführen, während Sie sich mit jemandem unterhalten oder fernsehen und wann immer Sie wollen. Auf diese Übung müssen Sie sich nicht konzentrieren.

## Punkte, die die Fruchtbarkeit stimulieren (Dauer: weniger als 2 Minuten)

Zusätzlich zu der wichtigen Rolle, die der Milzmeridian hier spielt, unterstützen auch die Meridiane von Niere, Leber und Kreislauf-Sexus die Fruchtbarkeit. Sie sollten ihnen ebenfalls Aufmerksamkeit schenken. Das Stimulieren der folgenden Punktesequenz hilft alle drei Meridiane zu optimieren.

1. Klopfen Sie mit zwei oder drei Fingern die Punkte direkt vor den inneren Knöcheln, während Sie drei tiefe Atemzüge nehmen. Sie können beide Seiten gleichzeitig klopfen (Leber 4).

2. Klopfen Sie hinter Ihren inneren Knöcheln, wieder auf beiden Seiten, während Sie drei tiefe Atemzüge nehmen (Niere 3).

3. Klopfen Sie zwei Daumenbreiten über den inneren Knöcheln, während Sie ungefähr drei tiefe Atemzüge nehmen (Niere 7).

4. Heben Sie Ihre Brüste an und suchen Sie die Punkte auf, die direkt hinter den Brustwarzen liegen. Massieren Sie diese mehrere Sekunden lang so fest, wie Sie es aushalten (neurolymphatische Reflexpunkte des Kreislauf-Sexus-Meridians).

5. Führen Sie das Drei-Achsen-Halten aus dem Kapitel über PMS durch (S. 160), um die mit der Fruchtbarkeit zusammenhängenden endokrinen Drüsen zu stimulieren.

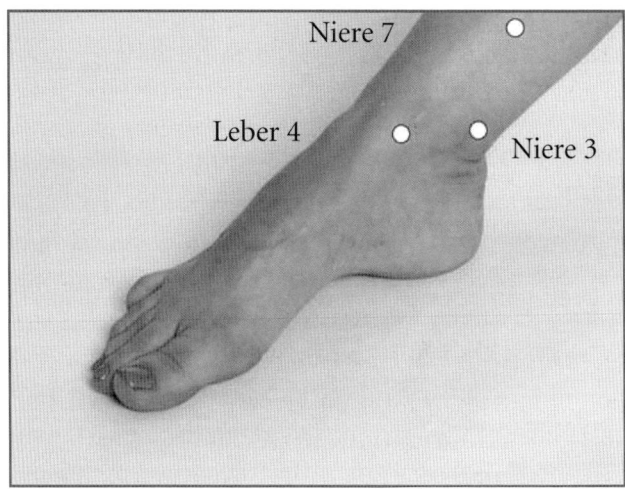

**Abbildung 5-6:**
Punkte zum Stimulieren der Fruchtbarkeit

Ein zusätzliches Problem gibt es noch, auch wenn Sie alle oben genannten Übungen gemacht haben: Wenn die Energie im Kreislauf-Sexus-Meridian nicht gut fließt, bleibt sie in den Gesäßmuskeln hängen und stört alle mit der Empfängnis zusammenhängenden Organe und Vorgänge. Ob das der Fall ist, können Sie feststellen, indem Sie einfach das Gesäß mit den Fingern oder dem Daumen auf empfindliche Stellen abtasten. Wenn ja, kann der Kreislauf-Sexus-Meridian durch Sedieren „gelockert" werden (S. 175). Danach sind die Gesäßmuskeln wahrscheinlich weniger empfindlich.

## Körperliche Ursachen, die eine Empfängnis verhindern können

Es gibt vier körperliche Gegebenheiten, die einer Empfängnis im Weg stehen können, nämlich Probleme mit den Eierstöcken, Fasergeschwülste, Endometriose und das Alter.

**Wenn die Energien nicht durch die Eierstöcke fließen:** Die Eierstöcke liegen direkt auf dem Magenmeridian. Fließen die Energien hier nicht gut, ist die Wahrscheinlichkeit, schwanger zu werden, geringer. Durch Sedieren des Magenmeridians kann der Energiestrom gesteigert werden (S. 170); danach werden die Punkte auf den Wangenknochen direkt unter den Augen geklopft (Magen 1 und 2).

**Fasergeschwülste:** Das sind Tumoren, die nichts mit Krebs zu tun haben und aus Blut und zerstörtem Gewebe bestehen. Fließt das Blut nicht vollständig aus der Gebärmutter ab, kann es verklumpen, sich an der Gebärmutterwand anheften und immer mehr werden. Es gibt Möglichkeiten, dies zu verhindern. Wächst eine Fasergeschwulst in der Gebärmutter, schätzt der Körper sie tragischerweise falsch ein und beginnt, sie wie ein Baby zu schützen und alle verfügbaren Ressourcen für ihr Wachstum zu mobilisieren. Damit das Blut nicht in der Gebärmutter zurückbleibt, legt man, wenn die Periode nachlässt und noch einen Tag länger, einfach 10 bis 15 Minuten lang ein Heizkissen auf den Unterbauch. Durch die Wärme kann das Menstruationsblut leichter abfließen.

Werden die Meridiane von Milz, Dreifachem Erwärmer, Niere, Leber und Kreislauf-Sexus, die mit der Fruchtbarkeit zu tun haben, beeinträchtigt, können sie ebenfalls zum Wachsen einer Fasergeschwulst beitragen. Alle weiter oben erwähnten Verfahren, mit denen man gegen Unfruchtbarkeit vorgehen kann, gelten auch bei Fasergeschwülsten. Besonders wichtig ist hier die Leber, die die Hormone verarbeitet. Sediert man den Lebermeridian (S. 174), wird das Gleichgewicht zwischen den Hormonen wiederhergestellt; gleichzeitig wird der Bildung einer Fasergeschwulst vorgebeugt beziehungsweise wird ihr Schrumpfen begünstigt.

Auch Nahrungsergänzungen können helfen. Essenzielle Fettsäuren, die zum Beispiel in Leinsamen, Fischölen und Nachtkerzenöl enthalten sind, können dazu beitragen, Fasergeschwülsten vorzubeugen bzw. sie aufzulösen. Dasselbe gilt für Brennnesseln, Kelp, Herzgespannkraut sowie eine Kombination von Pflanzen(bestandteilen), die als „Bluttreiber" bekannt sind, zu denen die Zimtstange, der Pfirsichkern und die rote Pfingstrose gehören.[15] Fasergeschwülste behandle ich später in diesem Kapitel. Dabei geht es um eine Geschichte, die meine Tochter betrifft: „Energiemedizin und Schulmedizin in konzertierter Aktion."

**Endometriose:** Das Endometrium – die Schleimhautmembran, die die Gebärmutter auskleidet – kann auch außerhalb der Gebärmutter wachsen, wenn die Zellen versprengt werden und sich dann an Orten wie dem Gebärmutterhals, den Eierstöcken, den Eileitern, der Scheide, dem Dickdarm, dem Mastdarm oder der Blasenwand niederlassen. Versprengte Endometriumzellen wurden auch schon in den Muskeln der Bauchwand, der Lunge, der Nase und sogar im Gehirn gefunden.[16] Wo sie sich auch befinden, sie reagieren auf Schwankungen von Östrogen und Progesteron wie das Endometrium selbst und verursachen Blutungen während der Menstruation. Dieses Blut gelangt dann häufig nicht nach außen. Dadurch kann es zu Entzündungen, Narbenbildung, schlimmen Krämpfen, schmerzhaftem Geschlechtsverkehr und Unfruchtbarkeit kommen. Energetisch können die Probleme mit den Meridianen von Milz, Dreifachem Erwärmer, Niere, Leber und Kreislauf-Sexus, die bei Unfruchtbarkeit und Fasergeschwülsten eine Rolle spielen, auch maßgeblich an der Entstehung einer Endometriose beteiligt sein.

Fasergeschwülste und Endometriose gehen auf Blut zurück, das eingeschlossen wird und nicht fließen kann. Die Herausforderung besteht darin, dass der Körper bei der Säuberung der Stellen, an denen sich versprengte Endometriumzellen niedergelassen haben, unterstützt werden muss, da sie nicht durch die Menstruation gereinigt werden. Hilfreiche Ergänzungsmittel sind zum Beispiel Leinsamenöl, Brautprimelöl (Öl der *Primula malacoides*), Pycnogenol und entzündungshemmende Kräuter wie Bromelain. Zur Vorgehensweise der Energiemedizin bei der Vorbeugung und Rückbildung von Endometriose gehören neben dem tägliche Fünf-Minuten-Energie-Programm das Wiederherstellen des Gleichgewichts des Dreifachen Erwärmers (S. 134), das Tonisieren des Milzmeridians (S. 159), das Bürsten des Magenmeridians (S. 164), das Massieren der Punkte des Lebermeridians an Händen und Füßen (S. 64 f.) und das Sedieren der Meridiane von Niere (S. 173) und Kreislauf-Sexus (S. 175).

**Der Einfluss des Alters auf die Fruchtbarkeit:** Ganz oben auf der Liste der Frauen, die mich am liebsten „umgebracht" hätten, standen jene, die bei Eintritt in die Menopause Hilfe suchten und am Ende schwanger wurden. Ich balancierte ihre Hormone und Energien, sodass es ihnen während der Zeit der Wechseljahre besser ging, doch im Rahmen der Regulierung dieser Energien kehrte manchmal – nach Jahren sexueller Aktivität *ohne* Konzeptionsschutz – die Fruchtbarkeit zurück. Vor allen anderen werden die Meridiane von Milz und Niere mit zunehmendem Alter tendenziell schwächer. Da Meridiane Energiebahnen und keine Organe sind, ist es jedoch möglich, ihre wichtigen Energien jung und vital zu halten. Das tägliche Energieprogramm und viele andere in diesem Kapitel beschriebene Verfahren sind nicht nur in Bezug auf die Fruchtbarkeit wertvoll, sondern auch, um – wie eine Redensart sagt – so spät wie möglich jung zu sterben.

Wo immer an der biologischen Uhr auch gedreht werden mag, die Fruchtbarkeit hängt von gesunden Eizellen ab. Wenn man sich in einem Wettlauf gegen die Zeit befindet, kann man das endgültige Ende der Fruchtbarkeit nach hinten verschieben, indem man insbesondere die Meridiane von Milz und Niere in einem starken und ausgeglichenen Zustand hält und dadurch jugendlich und vital bleibt. Ein gesunder Körper bedeutet gesunde Eizellen. Zwar können viele Kräutermittel auch helfen, doch sollte man insbesondere an Antioxidanzien wie Coenzym Q10 denken, das die freien Radikale beseitigt. Sie hemmen eine gesunde Zellteilung im Laufe der Alterung.

Obwohl man die Wahrscheinlichkeit, mithilfe der Energiemedizin und der modernen Reproduktionsmedizin ein Kind zu bekommen, erhöhen kann, ist nicht jeder Frau die Mutterschaft beschieden. Viele meiner engsten Freundinnen hatten keine Wahl, sich für oder gegen Kinder zu entscheiden. Aber sie bringen meinen Töchtern und den Kindern anderer Leute eine unglaubliche Liebe entgegen. Ich fühle mich oft ganz beschämt durch die Liebe und die Weisheit dieser „Mütter des Herzens". Wie Randine Lewis am Ende ihrer Abhandlung über die Überwindung der Unfruchtbarkeit schreibt:

*Sie wissen nie, welchen Platz Sie im universellen Plan ausfüllen werden, aber ich glaube von ganzem Herzen, dass die Liebe, die den Wunsch in uns erweckt, Eltern zu werden, nicht umsonst ist … Wenn es einen göttlichen Plan gibt und wir auf dieser Erde sind, um zu lernen und zu wachsen, dann erhalten wir die Lektionen für unsere Seele vielleicht durch diejenigen, die uns im Leben an die Seite gestellt werden oder auch nicht. Letztendlich müssen wir erkennen, [dass] es nicht in unserer Hand liegt, dafür die Kinder zu bekommen, die wir so sehr gewollt und für deren Kommen wir so viel getan haben.[17]*

## Energiemedizin und Schulmedizin in konzertierter Aktion – eine persönliche Erfahrung

Meine Tochter Tanya bekam im Alter von Mitte dreißig Schmerzen im Gebiet über ihren Eierstöcken und man stellte Frühstadien einer Fasergeschwulst fest. Zu ihren Symptomen gehörten lange Menstruationszeiten mit schweren Blutungen, schmerzhafter Geschlechtsverkehr, Inkontinenz, verschwommenes Sehen und Schmerzen im Becken, im Rücken, in den Beinen und in den Armen. Sie hatte auch viele Symptome, die ein Hormonungleichgewicht nahe legten, darunter PMS, schreckliche Kopfschmerzen, Depressionen, Angstzustände, Erschöpfung, Gewichtszunahme, trockene Haut und Haarausfall. Sie wohnte in Boulder und ich war arbeitsbedingt fast ständig unterwegs.

Als ich sie schließlich besuchen und mit ihr arbeiten konnte, war ganz klar, welche Energien am problematischsten waren: das zweite Chakra (Sakralchakra), der Magenmeridian (der genau über die Eierstöcke zieht) und der Dünndarmmeridian (der für den Bauchbereich zuständig ist). Das Gleichgewicht zwischen Milzmeridian und Dreifachem Erwärmer ist bei fast allen Krankheiten ebenfalls wichtig, da beide eine bedeutende Rolle in der Hormonregulation spielen. Diese beiden mussten also auch beachtet werden. Es gelang mir, diese Meridiane wieder normal in Fluss zu bringen, Tanyas Schmerzen ließen fast auf der Stelle nach, das Hormongleichgewicht schien wiederhergestellt und ich gab ihr „Hausaufgaben", um die weitere Gesundung zu fördern. Ich fuhr für die nächsten drei Monate weg und war ziemlich sicher, dass die Fasergeschwulst nun schrumpfen und die Schmerzen nicht wiederkehren würden, denn das war meine Erfahrung mit Klientinnen, die ich wegen ähnlicher Symptome behandelte.

Nach jedem Besuch war ich überrascht zu erfahren, dass Tanyas Schmerzen zurückgekommen waren. Es war mir klar, dass die erneut aufgetretenen Schmerzen und die Tatsache, dass die Fasergeschwulst nicht zurückging, mit einem Hormon-ungleichgewicht zu tun hatten, doch nicht klar war mir, warum die Energiebehandlungen dieses Ungleichgewicht nicht umkehren konnten. Wieder einmal erfuhr ich, was ich schon viele Male vorher erfahren hatte – ich kann bei einem nahe stehenden Menschen nicht objektiv sein. Und das liegt nicht nur daran, dass ich zu sehr helfen will oder zu sehr in das Ergebnis involviert bin. Ich nehme die Energien in einem solchen Fall einfach anders wahr. Ich kann es am besten so erklären, dass ich nicht sagen konnte, wo *ich* aufhörte und wo *sie* anfing; es gab also keine „Grenze" zwischen uns. Das war sehr verwirrend, denn meist weiß ich ganz genau, wessen Energien ich mir ansehe, wenn ich mit einem Klienten oder einer Klientin arbeite. Ich reise um die ganze Welt, wurde als die großer Heilerin präsentiert und konnte dem mir am nächsten stehenden und liebsten Menschen nicht aus einem Zustand heraushelfen, der bei so vielen anderen relativ einfach abzuwenden gewesen war.

Ganz meine Tochter, hatte Tanya versucht, ihren Zustand ausschließlich mit ganzheitlichen Mitteln in den Griff zu bekommen. Einige der besten Fachleute der komplementären Heilkunde in Boulder hatten mit ihr gearbeitet, doch auch sie konnten das Problem nicht lösen. Nach energetischen Sitzungen fühlte sie sich viel besser. Sie halfen ihr immer. Aber der Nutzen hielt nicht an. Rückblickend wäre ihr mehr damit gedient gewesen, wenn medizinische Tests gemacht worden wären, die ergeben hätten, dass sie bioidentische Hormone bekommen sollte.

Trotz aller Mühe, die man sich mit ihr gab, wurde die Fasergeschwulst nicht kleiner. Nach Jahren des Stillstands wuchs sie sogar wieder ungezügelt, über einen Zeitraum von neun Monaten, dem ein emotional sehr bedeutsames Ereignis vorausgegangen war: Tanya war inzwischen vierzig Jahre alt geworden und immer noch kinderlos, wünschte sich aber sehnlichst ein Kind. In der Tat sah nun alles so aus, als wäre sie schwanger. Alle Heiler, die in dieser Zeit mit ihr arbeiteten, sagten, es sei, als ob sie ein Baby in sich trage und ihr Körper dieses Baby schütze. Es fühlte sich an, als wäre ihre Fasergeschwulst „aufsässig". Keinerlei Maßnahmen konnten das Wachstum verlangsamen.

Sie sah nun auch selbst aus, als sei sie schwanger, und nach und nach stellten sich noch andere Symptome ein. Da so viel Blut in die Geschwulst floss, wurde sie anämisch und außerordentlich schwach. Sie konnte kaum etwas heben und musste buchstäblich auf allen Vieren die Treppe zu ihrer Wohnung hinaufsteigen. Ihr Sehvermögen wurde schlechter. Sie hatte starke Menstruationen und im Blut zeigten sich Gerinnsel. Ihre Ärzte schlugen vor, eine Bluttransfusion vorzunehmen und die Gebärmutter zu entfernen, doch als ihre medizinischen Probleme immer offensichtlicher wurden, wurde sie (zufällig?) aufgrund verwaltungstechnischer Formalien aus der Krankenversicherung ausgesteuert.

Das erwies sich als vorteilhafte Ungerechtigkeit. Sie wollte immer noch ein Kind haben, wehrte sich also heftig gegen die Entfernung der Gebärmutter. Zudem sagte ihr ihr Instinkt, dass sie sich entgegen dem eindringlichen medizinischen Rat nicht auf eine Bluttransfusion einlassen sollte, obwohl sie ohne diese angeblich in Lebensgefahr schwebte. Wir fanden eine stark wirksame Nahrungsergänzung aus Kräutern mit Eisen, Floradix. [Diese Nahrungsergänzung gibt es auch bei uns. – Anm. d. Übers.] Ihre Zellen nahmen das Präparat auf, als würde es ihnen injiziert, und ihre extreme Anämie ging zurück. Ihre Ärzte zeigten sich erstaunt.

Doch ungeachtet dessen, dass Floradix gegen ihre Anämie half und sie sich durch die energetischen Interventionen besser fühlte, wuchs die Fasergeschwulst ständig weiter. Fremde sprachen sie auf ihr Baby an, Sicherheitsleute auf dem Flughafen ließen sie nicht an die Röntgenanlage für das Gepäck heran. Wir wollten es alle nicht wahrhaben und hofften auf die magische natürliche Heilung, die die Fasergeschwulst schrumpfen ließ und ihr die Entfernung der Gebärmutter ersparte.

Endgültig wachgerüttelt wurden wir während einer lange geplanten Reise nach Hawaii. Nach der Landung bemerkte Tanya eine harte Schwellung in der Nähe des linken Knöchels, das Bein schmerzte außerdem sehr stark. Sie rief mich an und ich machte ihr und ihrem Partner einige Vorschläge, darunter energetische Übungen, die die Schwellung und die Schmerzen mindern sollten. Dadurch kam es zu einer gewissen Besserung, aber die Schmerzen hielten über die nächsten drei Tage an. Als sie wieder anrief, hatte sie nicht nur weiterhin Schmerzen, die Schwellung wanderte nun von außen sichtbar als Knoten in einer Vene das Bein hinauf und war, als sie anrief, bereits über dem Knie angekommen. Ich war alarmiert und sagte ihr, dass sich das nach einem Blutgerinnsel, einer Thrombose, anhörte, und dass sie sofort einen Arzt aufsuchen sollte, um das abklären zu lassen.

Es war Abend und sie wusste nicht so recht, wohin sie sich damit wenden konnte. So beschlossen wir, dass ich in der Zwischenzeit eine Fernheilung machen würde. Tanya legte sich hin und erst, nachdem ich den Hörer wieder aufgelegt hatte, fiel mir ein, dass ich gar nicht wusste, an welches Bein ich die Heilung schicken sollte. Doch gleich als ich mich auf sie einstellte, begann die Innenseite meines linken Beines heftig zu schmerzen. Sie wurde rot und schwoll an. Nun war es klar, um welches Bein es sich handelte. Ich schickte ihr die Heilenergie so lange, bis mein eigener Schmerz nachließ und die Schwellung und Rötung im Bein verschwunden waren. Ich wusste, dass etwas ganz Wichtiges erreicht worden war.

Meine Tochter rief mich gleich im Anschluss an und sagte, dass die Schwellung zurückgegangen und die Schmerzen verschwunden seien. Inzwischen hatte ihr Partner herumtelefoniert und eine Ambulanzklinik gefunden. Die Ärztin dort diagnostizierte sofort ein Blutgerinnsel und sicherte die Diagnose mit einer Röntgenaufnahme. Mit Interesse ließ sie sich von Tanya erzählen, wie Energiearbeit und Fernheilung offensichtlich dazu geführt hatten, dass das Gerinnsel schrumpfte und die Schmerzen verschwanden. Als Tanya über die von der Ärztin empfohlene Medikation nicht begeistert war, sagte diese: „Gut, dann machen Sie so weiter wie bisher und schauen Sie, ob Sie die Sache in Ordnung bringen können." Doch sie warnte Tanya, dass sie noch nicht außer Gefahr sei. Lebensbedrohlich werde es dann, sagte sie, wenn das Gerinnsel die Leiste erreiche. Sie könne auch nicht mit dem Flugzeug nach Hause zurückkehren, solange das Gerinnsel nicht vollständig weg sei … Bis zu ihrer geplanten Rückkehr war aus der tiefen Thrombose eine oberflächliche geworden und die Ärztin versicherte ihr, dass sie nun außer Gefahr war.

Nachdem wir das alles mit knapper Not hinter uns gebracht hatten, wurde uns klar, dass wir uns mit dem Gedanken an eine operative Entfernung der Fasergeschwulst auseinandersetzen mussten – wenn mich dieser Gedanke auch erschreckte. Abgesehen von meinem Vorurteil, dass viele Ärzte Menschen routinemäßig weitaus größeren Risiken aussetzen als nötig, waren meine beiden Eltern an ärztlichen Kunstfehlern im Krankenhaus gestorben. Von Fasergeschwülsten, so genannten Fibroiden, ist mindestens die Hälfte aller Frauen betroffen. Die primären invasiven Behandlungen (nicht alle Betroffenen müssen jedoch so behandelt werden) sind Entfernung der Gebärmutter, Entfernung des Myoms und künstlicher Verschluss von Blutgefäßen (Embolisation). Obwohl die beiden letzteren auf den Websites der Kliniken, die solche Eingriffe machen, recht ermutigend dargestellt waren, bergen sie Risiken[18], die wir nicht eingehen wollten. Und was die Entfernung der Gebärmutter betraf – nun ja, dem stand nicht nur entgegen, dass Tanya sich immer noch ein Kind wünschte, auch mein Wunsch nach Enkelkindern siegte angesichts dieser Möglichkeit über jegliche Objektivität.

Trotz aller unserer Maßnahmen hatte Tanyas Fibroid zu einem gefährlichen Blutgerinnsel geführt und mit dieser Geschwulst hatten auch ihre Anämie, das verschwommene Sehen, die allgemeine Schwäche, die schrecklichen Schmerzen und eine Reihe anderer Symptome zu tun. Sie zog Blut und Energie aus anderen Körperteilen ab. Sie drückte auch auf die Leber, sodass diese nicht mehr in der Lage war, die Hormone richtig zu verarbeiten, und ein emotionales Chaos verursachte; Tanya hatte auch die meiste Zeit eine gelbliche Hautfarbe. Kein schöner Anblick für eine Mutter, die – ob es nun klug war oder nicht – noch immer aktiv an der Behandlung ihrer Tochter beteiligt war.

Ich begann nun, das Fibroid als eine unabhängige Kraft mit eigenem „Verstand" zu betrachten. Es wollte Nahrung, Energie, Blut, Lebenskraft; es war außer Kontrolle geraten. Die Pflanze in dem Film *Little Shop of Horrors* kam mir in den Sinn. [Dt. Titel: „Kleiner Laden voller Schrecken", 1960; 1986 als Musical unter demselben Titel neu verfilmt, 1987 in Deutschland unter dem Titel „Kleiner Horrorladen" herausgekommen. – Anm. d. Übers.] Da gab es Parallelen: Sie wollte auch gefüttert werden und sie wuchs auch immer schneller. Auch sie schien nicht stoppen zu können. Auch sie hatte eine schreckliche Kraft. Widerstrebend beschlossen wir, dass es nun an der Zeit war, schärfere Maßnahmen zu ergreifen.

Wie das Schicksal es wollte, nahm Tanya gerade an einem meiner Kurse teil, als wir diesen Entschluss fassten, und eine meiner fortgeschrittenen Schülerinnen gab ihr eine Sitzung. Sie erzählte uns von einer Ärztin, die ihr ihrer Meinung nach das Leben gerettet hatte. Das war keine gewöhnliche Ärztin. Das war eine Frau, die in drei Staaten Gesetze wegen strengerer Auflagen für die Einverständniserklärung vor der Entfernung der Gebärmutter durchgesetzt hatte. Das war eine Frau, die sich für vernünftigere Vorgehensweisen in der Gynäkologie eingesetzt, weniger invasive Operationsmethoden für eine Reihe von Frauenproblemen erdacht hatte und ein Stachel im Fleisch vieler mehr traditionell ausgerichteter Kollegen gewesen war. Das war aber auch eine Frau, die ihre Approbation als Ärztin verloren hatte, vielleicht, weil sie eine mutige Pionierin war und bereit, Methoden einzusetzen, die der Zeit weit voraus waren. Dennoch, eine entzogene medizinische Approbation ist nicht gerade die „Qualifikation", die man zuallererst sehen möchte, wenn man nach einem Chirurgen sucht.

217

Tanya, die Ärztin und ich trafen uns in einem Restaurant. Sie gewann unser Vertrauen sehr schnell. Aus jeder Antwort auf die Fragen, die wir stellten, wurde ihr tiefgründiges Wissen ersichtlich. Ich erfuhr nur sehr wenig, was ich nicht schon von anderen Ärzten und Heilern wusste, die Tanya mit ihrer Geschwulst geholfen hatten, aber ich lernte in ganz kurzer Zeit ungeheuer viel über die Probleme und Kontroversen in der Gynäkologie, als sie sachkundig alle unsere Zweifel und Bedenken ansprach. Ich war beeindruckt von ihrer Menschlichkeit und davon, wie sie sich um Tanya, um alle ihre Patienten, um alle Frauen sorgte. Sie stimmte sich bei Pommes frites energetisch auf Tanyas Geschwulst ein und sie konnte das, so wie ich es konnte. Mit Tanyas Erlaubnis legte sie ihre rechte Hand über das Gebiet der Geschwulst, wandte sich mir schließlich zu, sodass Tanya es nicht hören konnte, und sagte: „Sie ist wirklich gefährdet!"

Sie kannte alle unsere Optionen, konnte alle Alternativen, die unsere Nachforschungen ergeben hatten, schnell abhandeln und besprach die Gründe, die für jede sprachen, und die Belastungen, die sie mit sich brachten. Was zum Beispiel den künstlichen Verschluss von Blutgefäßen (Embolisation) betrifft, wird einem erzählt, dass es sich um ein geniales Verfahren handelt, bei dem Silikonkügelchen in die Oberschenkelarterie injiziert werden, um die Blutversorgung der Gebärmutter zu unterbinden, sodass die Geschwulst nicht weiter wachsen kann und schließlich schrumpft, weil die Blutzufuhr unterbrochen wurde. Was nicht erzählt wird ist, dass die Unterbindung des Blutflusses zur Gebärmutter dazu führen kann, dass sie schrumpft und eintrocknet, sodass man sie den Frauen oft innerhalb von zwei Jahren ohnehin entfernen muss. Außerdem ist es möglich, dass die Siliconkügelchen nicht dahin gelangen, wohin sie gelangen sollen, und die Blutversorgung anderer Körperteile dauerhaft schädigen.

Nachdem die Ärztin uns die anderen möglichen, jedoch nicht wünschenswerten Alternativen beschrieben hatte, beschrieb sie uns eine von ihr entwickelte Operationsmethode, bei der die Geschwulst Stückchen für Stückchen vorsichtig von der Gebärmutterschleimhaut entfernt und die Gebärmutter dann wieder aufgebaut wird. Da man ihr die Approbation entzogen hatte, erzählte sie uns von einem Krankenhaus in Tijuana, wo sie diese Operationen ständig machte. Wenige Tage später checkte Tanya dort ein. Ich war gespalten; ein Teil von mir machte sich Sorgen wegen einer Ärztin, die nicht mehr praktizieren durfte und in einer Klinik in Tijuana ein unbekanntes Verfahren durchführte, und der andere Teil fühlte sich geradezu auserwählt, weil ich auf diese Außenseiterärztin gestoßen war, die solche Zustände wie den von Tanya aus jedem nur möglichen Blickwinkel durchleuchtet zu haben schien und die wirkungsvollsten und schonendsten Möglichkeiten entwickelt hatte, um ihnen beizukommen.

Es handelte sich um ein kleines Krankenhaus, das nur sieben Patienten aufnehmen konnte. In jedem Privatzimmer standen zwei Betten; man erwartete, dass ein Familienmitglied bei der Patientin bleiben würde, um ihr mit Rat und Unterstützung beizustehen. Ich bekam diese ehrenvolle Aufgabe. Im Gegensatz zu amerikanischen Krankenhäusern war das Essen hier fabelhaft, es wurde auf Bestellung zubereitet und konnte ebenso gut ein Gourmetmenü wie ein Glas Weizengrassaft sein sowie alles dazwischen. Ich bereitete Tanya in den Tagen zwischen der Entscheidung zu diesem Schritt und dem tatsächlichen Eingriff durch ausgedehnte Energiebalancen mehrmals am Tag auf die Operation vor. Von David hatte sie *Energy-Psychology*-Sitzungen zur emotionalen Vorbereitung bekommen.

Neben der Bearbeitung ihrer natürlichen Ängste vor einem sehr invasiven Eingriff und der Stärkung ihres Vertrauens und ihrer positiven Erwartungen in Bezug auf die Operation war eines der Themen ihrer gemeinsamen Arbeit Tanyas lebenslanges Zögern, entschieden zu handeln, wenn jemand, insbesondere ein Freund, sie verletzte. Das Herausschneiden eines Gewächses, das ihr zweifelsohne sehr großen Schaden zufügte, war eine perfekte Metapher für dieses Problem. Sie konzentrierten sich auf den Teil ihres Körpers, der sich nicht einmischen wollte, der sich durch den Gedanken schuldig fühlte, dieses autonome, in ihr wachsende Gebilde zerstören zu wollen, auch wenn es ihr noch so großen Schaden zufügte. Zum Zeitpunkt der Operation hatte sie die Metapher genau verstanden und fühlte eine kriegerische Entschlossenheit in sich, alles abzuwehren, was sie oder ihren Körper angriff. Xena, die wunderschöne kriegerische Prinzessin aus dem Fernsehen, war tatsächlich eine der Figuren, die sie bei ihren Imaginationen einsetzte. David gab auch mir *Energy-Psychology*-Sitzungen, deren einziges Thema war, dass ich nicht ohnmächtig wurde, wenn ich zusah, wie meine Tochter aufgeschnitten wurde.

Am Morgen der Operation bestand ich darauf, nicht nur Tanya zu balancieren, sondern auch die Ärztin. Ich war da, sauber geschrubbt und mit Maske und Kittel versehen, und ich blieb da, die ganzen viereinhalb Stunden, die der Eingriff dauerte. Die Operateurin, ein zweiter Arzt, der Eigentümer des Krankenhauses war, eine Krankenschwester und ein Anästhesist waren auch im Operationsraum. Die „Eröffnungszeremonie" führte der Anästhesist durch. Ich bekam die Gelegenheit, die Beruhigungsmittel und Lokalanästhetika, die verwendet werden sollten, an Tanya energetisch zu testen. Die Mittel und die Dosierungen testeten gut, obwohl ich es schon bei anderen Operationen, an denen ich teilnehmen durfte, erlebt hatte, dass die Menge oft zu hoch war, auch wenn das Mittel passte. Hier war es nicht so; die Dosis war für Tanyas Körper perfekt. Ich wertete das als gutes Zeichen für die Intuition und die Einstimmung des medizinischen Teams. Zur energetischen Unterstützung während des Schnitts hielt ich meine Finger etwa zweieinhalb Zentimeter über Tanyas Stirn, wo sich die wichtigsten neurovaskulären Punkte befinden, um ihrem Körper jede Art von Schockzustand zu ersparen.

Einen Augenblick lang dachte ich, ich könnte es nicht ertragen, mit anzusehen, wie das Messer in das Fleisch meiner Tochter schnitt. Doch dann beschloss ich, mich zu zwingen und die ganze Operation als Zeugin zu verfolgen. Zu meiner Überraschung hatte ich nicht die geringsten Probleme. Ich wusste wohl, dass mir die *Energy Psychology* bei der emotionalen Vorbereitung geholfen hatte, doch eine andere, eine heilende Energie, wie ich sie niemals im Leben erwartet hätte und die wesentlich größer war als wir alle, die wir dort waren, breitete sich aus. Plötzlich waren wir in einem liebevollen, heilenden, geheiligten Raum. Wir waren wie von einer Aura umgeben – vielleicht etwas, was von den guten Ärzten, dem bescheidenen Krankenhaus, meiner Liebe und Tanyas Geist ausging. Man konnte es mit den Händen greifen. Ich fühlte mich stark und war froh, dabei zu sein.

Der Schnitt wurde gesetzt. Ein großes Stück Gewebe musste herausgeschnitten werden, um die Gebärmutter freizulegen. Direkt unter Tanyas Haut war eine dicke, etwa 10 Zentimeter hinunterreichende Fettschicht, die weggeschnitten werden musste. Sie war cremegelb und lachsfarben und hatte einen gesunden Glanz. Ich hatte noch nie in dieser Art über Fett gedacht wie in diesem Augenblick. Man sah sofort, dass das Fett im Körper gebraucht wurde, um die Organe und Knochen abzufedern und als Trost und Schutz zu dienen, und verstand, warum eine Frau mehr Fett um die Leibesmitte braucht als ein Mann. Dieses Fett schützt das Baby und alle weiblichen Organe. Für mich war es ein Schock zu sehen, wie schön das Fett war und welch wunderbare Energie von ihm ausging.

Die Hände der Operateurin verschwanden in Tanyas Körper und kamen mit ihrer Gebärmutter wieder zum Vorschein, die nun eine harte, rötlich-rosa, glänzende Kugel war, etwas größer als ein Basketball. Sie war prall und sah aus, als würde sie gleich platzen. Ich verstand sofort, dass es keine Zeit mehr zu verlieren galt – diese Operation war dringend nötig gewesen. Die Ärztin hob Tanyas Gebärmutter an und legte sie ihr auf den Bauch; sie wurde nur von Bändern gehalten. Ihre Energie war von einem so wunderbaren Licht erfüllt, dass es mir den Atem verschlug.

Als das Messer an Tanyas Gebärmutter angesetzt wurde, um mit der Entfernung der Geschwulst zu beginnen, passierte etwas Schockierendes. Mit dem ersten Schnitt spritzte eine Energie heraus, die das genaue Gegenteil von dem war, was ich bisher gesehen hatte. Sie sah eher aus wie eine böse, dunkle Kraft und nicht wie ein schöner, gesunder Glanz. Die intakte Gebärmutter und selbst die Energien hatten mir keine visuellen Hinweise darauf gegeben, dass sich dort eine solche Kraft aufhielt. Nicht nur die Energie war hässlich, auch die Geschwulst, die zum Hässlichsten gehörte, das ich je gesehen hatte.

Mir kam sofort der Gedanke, dass sie jahrelange psychische Traumen und Schmerzen in sich barg. Es war eine schreckliche Energie; sie sah absolut übel aus. Sowohl die Geschwulst als auch die von ihr ausgehenden Energien waren wie rote, desorganisierte Kleckse. Tanyas Energie sah dagegen so rein aus. Sie lag als Unschuldige da, während etwas Negatives, das absolut böse erschien, sich ihres Körpers bemächtigt hatte. Wie eine Welle erfasste mich der Gedanke, dass diese Operation die ganzheitlichste Maßnahme war, um diese Dunkelheit aus Tanyas Körper und aus ihrem Leben herauszuschneiden. Als die Operateurin die Geschwulst sah, sagte sie mit unvergesslicher Untertreibung: „Ich wette, Tanya war lange Zeit in keiner guten Stimmung."

Hätte man die Geschwulst in einem Stück entfernen wollen, wäre dazu ein Schnitt nötig gewesen, den die Gebärmutter nicht überlebt hätte; also wurde sie auseinandergeschnitten. Der erste Teil, der entfernt wurde, war so groß wie eine riesige Melone. Er hing an der Innenseite der Gebärmutter, die Operateure mussten ihn also sehr vorsichtig wegschneiden. Die Sorgfalt, mit der Schnipsel für Schnipsel vorgegangen wurde, war erstaunlich. Tanyas Gebärmutter lag auf ihrem Magen und die Ärzte arbeiteten mit ihren Instrumenten in ihr wie in einer winzigen Höhle. Ihr akribisches Vorgehen war die Gewähr dafür, dass die Gebärmutter erhalten blieb. Der gesamte Prozess wurde mit erstaunlichem Respekt vor der Integrität des Körpers ausgeführt.

Nachdem das letzte Stück der Geschwulst zusammen mit etwa 25 „Sprengseln" herausgeschnitten war, seufzte jeder im Raum tief. Stunden voller Sorgfalt und Präzision gipfelten in der Abtrennung und Entfernung des Eindringlings. Während der Operation waren Klammern verwendet worden, sodass es praktisch zu keiner Blutung kam. Das Können und die Sorgfalt, die ich hatte beobachten können, schüchterten mich buchstäblich ein. Außer kurzen, leisen Verständigungen war der Operationssaal während dieser Herausforderung, die Geschwulst zu entfernen, ohne Tanyas Gebärmutter zu zerstören, von einer nahezu heiligen Stille erfüllt gewesen.

Nun wurde sie mit Untermalung durch lebhafte, leichte klassische Musik wieder in ihren ordnungsgemäßen Zustand zurückversetzt. Das war nicht damit getan, dass man die Naht schloss. Es blieben überall dort Wunden, wo die Geschwulst an der inneren Gebärmutterschleimhaut angewachsen gewesen war. So nähten die Ärzte nun die Innenseite der Gebärmutter, fest entschlossen, dass sie stark genug bleiben sollte, um meine Enkelkinder auszutragen. An verschiedenen Stellen erklärte mir die Operateurin, warum sie sich für ein bestimmtes Verfahren und nicht für ein alternatives entschied – damit Tanyas Fruchtbarkeit erhalten blieb.

Die beiden Ärzte machten Stich um Stich und erinnerten mich an eine Schneiderin und einen Schneider. Meine Anerkennung und Dankbarkeit waren riesig. Ich schneidere selbst auch. Beim Nähen kann ich entspannen und meditieren, und nun sah ich hier zu, wie der Leib meiner Tochter mit so viel Geschick und Geduld zusammengenäht wurde, wie ein wunderschöner handgearbeiteter Kilt mit vielen Schichten. Nach einer Stunde gespannter Aufmerksamkeit und Hochachtung sagte ich: „Sie müssen hier wohl 300 Stiche gemacht haben." Sie lachten: „Fast 500."

Als die Gebärmutter vollständig genäht war, trat die leitende Operateurin zurück, sah den anderen Arzt an, nickte mit dem Kopf und lächelte. Dies war sein Stichwort. Er hob das Organ von Tanyas Magen und umschloss es mit den Händen. Seine Arme waren ausgestreckt und er legte den Kopf auf die Unterarme. Es war ganz still. Die Musik was ausgeschaltet worden. Niemand sprach. In dieser Haltung verharrte er nach meinem Empfinden mindestens drei Minuten. Dann richtete er sich auf, nahm einen Atemzug und legte die Gebärmutter auf Tanyas Magen zurück.

Hier erklärte mir die Operateurin: „Er hilft den Zellen in ihrem Leib, sich daran zu erinnern, wie es war, bevor sie geschädigt wurden." Sie erklärte mir, dass es ein Zellgedächtnis gebe (– als wäre das nicht ein ganz wesentlicher Punkt meiner gesamten beruflichen Tätigkeit!). Sie nickte ihm wieder zu und er hob die Gebärmutter hoch und hielt sie noch einmal etwa drei Minuten lang. Währenddessen überließ sich jeder im Raum seiner stillen Ehrerbietung. Ich fotografierte während der gesamten Operation und eines der schönsten Bilder ist das, auf dem der Arzt Tanyas Gebärmutter hält. Den wunderbaren Glanz, der in ihr und um sie herum war, konnte jeder sehen, und das Bild ist der Beweis dafür.

Dies war eine höchst sakrale Erfahrung, wie an einem Altar während einer hochspirituellen Zeremonie. Ich sagte dem Arzt, es habe so ausgesehen, als habe er gebetet. Überrascht sagte er: „Ja, das habe ich auch." Dann legten sie die Gebärmutter zurück in Tanyas Körper und machten die letzten Stiche.

Als die Operation beendet war, öffnete Tanya die Augen und lächelte mich an. Wie geplant gab ich ihr eine weitere energetische Sitzung, um den Körper bei der Erholung vom Operationstrauma zu unterstützen. Zu den Folgen einer Operation gehört es, dass die Energien des Patienten in einem homolateralen Muster fließen. Das passiert immer dann, wenn jemandes Gesundheit beeinträchtigt ist. Auf diese Weise schont der Körper seine Energien. Doch dieses Muster erschwert die Funktion und die Heilung. So gehört es zu den ersten Maßnahmen nach einer Operation, dass man die Energien wieder in ein Überkreuzmuster bringt. Ich habe noch nie jemanden gesehen, der nach einer Operation nicht in einem homolateralen Muster war. Zu meinem Erstaunen war Tanya es nicht! Ihr Körper war so auf die Operation eingestellt gewesen, dass ihre Energien einfach wie immer weiter flossen. Ich war begeistert!

Während Tanyas Rekonvaleszenz wurde ihr eine Vielzahl von Medikamenten gegen Schmerzen und Schwellungen verschrieben und wenn einige davon energetisch schwach testeten, dann waren die Ärzte so nett und änderten die Rezepte, bis die Medikamente und Kräuter gefunden waren, die zu ihren Energien passten.

Wären wir nicht zu dieser ungewöhnlichen Chirurgin geführt worden, wäre Tanya ganz sicher zu einer Entfernung der Gebärmutter gezwungen worden und hätte nie mehr die Möglichkeit gehabt, ein Kind zu bekommen. Jetzt, während ich diese Zeilen schreibe, hat sie diese Wahl immer noch. Aber ob sie schließlich ein Kind bekommt oder nicht, ich bin dankbar dafür, dass ihre Gebärmutter erhalten geblieben ist. Einer Frau werden die vollen Konsequenzen einer Entfernung der Gebärmutter oft verheimlicht. Nach Entfernung der Gebärmutter etwa nach einem Vorfall kann es wieder zum Vorfall eines anderen Organs (zum Herausfallen aus seinem angestammten Platz) kommen, denn die weiblichen Organe sind sehr dicht angeordnet. Eine meiner Freundinnen sitzt aufgrund von Komplikationen durch die Entfernung der Gebärmutter im Rollstuhl, sie kann nicht mehr laufen.

Obwohl diese Operation niemals leichtfertig gemacht werden sollte, wird sie in den USA fast routinemäßig durchgeführt. Die Rate ist fast doppelt so hoch wie in England oder auf dem europäischen Festland[19] und es wird behauptet, dass die sozialen und wirtschaftlichen Faktoren innerhalb des medizinischen Systems eine entscheidende Rolle bei der Entscheidung spielen, ob die Gebärmutter entfernt werden soll. Dennoch sah ich mich gegenüber den Möglichkeiten der Medizin in der Zeit um Tanyas Operation außerordentlich verpflichtet und dankbar und sie werden mir immer im Gedächtnis bleiben.

Auch wenn ich beruflich in die Rolle derjenigen geschlüpft zu sein scheine, die die Ärzteschaft zur Ausweitung ihres Paradigmas und zur Aufweichung ihrer Arroganz und Unnachgiebigkeit herausfordert: Wenn Operationen oder pharmazeutische Präparate erforderlich sind und gekonnt eingesetzt werden, kann ich diese auf Mitgefühl und Heilung ausgerichteten Wunder, die die Menschheit ersonnen hat, nur mit ehrfürchtigem Respekt betrachten. Tanya hatte natürlich großes Glück gehabt, dass sie ein Ärztin gefunden hatte, die auch „quer" dachte, doch letzten Endes waren ihre *chirurgischen* Fähigkeiten entscheidend.

Ich habe in der Tat die Energiemedizin und die Schulmedizin immer als einander komplementär betrachtet und nicht als rivalisierende Vorgehensweisen. Viele meiner Protestschreie waren Appelle an die konventionelle Medizin gewesen, zur selben Ansicht zu kommen. Wenn man seinen Körper beispielsweise energetisch auf eine Operation vorbereitet und anschließend energetische Nachsorge betreibt, so wie ich das bei Tanya gemacht habe, erhöhen sich die Chancen enorm, dass der Körper erwartungsgemäß reagiert, und eine stabile und schnelle Erholung wird wahrscheinlicher.

# Schwangerschaft

Schwangerschaft ist das Wunder, das geschieht, wenn zwei winzige, aus Protoplasma bestehende Punkte, jedes das Produkt eines unabhängigen Universums, das Unwahrscheinliche vollbringen und zueinander finden, um zu einem neuen winzigen Punkt zu verschmelzen. In diesem neuen, mikroskopisch kleinen Wesen stecken alle notwendigen Informationen zur Schaffung eines aus vielen Billionen Zellen bestehenden Organismus, der das am höchsten entwickelte bekannte Computersystem beherbergt, der Wolkenkratzer bauen, Gedichte schreiben, Liebe verströmen und sich selbst in mystische Verzückung versetzen kann.

Viele dieser Informationen befanden sich in den Energiefeldern von Eizelle und Spermium und befinden sich nun eher im Energiefeld des neuen „Mikrowesens", der Zygote, als in seinen Genen, aber das ist eine andere Geschichte, von der schon in Kapitel 1 die Rede war. Hier geht es um das Heranwachsen des „Mikrowesens" zu einem menschlichen Baby, ein Spiel, das auf der Bühne des Mutterleibes stattfindet. Das körperliche und energetische „Bühnenmanagement" wird die Produktion in einer Weise beeinflussen, die teilweise bereits bekannt ist, und gleichzeitig teilweise in einer Form, die vielleicht noch fremd ist. Das Folgende ist ein Leitfaden für die energetischen Aspekte dieser Geschichte.

Es gab Tausende von Gründen, weswegen schwangere Frauen mich aufsuchten. Manche machten sich Sorgen um die Gesundheit ihres Kindes, manche kamen, weil sie Angst vor einem Kaiserschnitt hatten und mit jemandem arbeiten wollten, der für die natürliche Geburt eintritt. Manche kamen wegen Schwellungen oder weil sie an morgendlicher Übelkeit oder anderen Symptomen litten. Manche wollten, dass ich ihnen sagte, welche Farbe die Aura ihres Kindes habe. Doch alle wollten während der Schwangerschaft sehr gesund bleiben, um ihrem Kind einen günstigen Start ins Leben zu geben.

**Wie man die Gesundheit seines Babys unterstützen kann:** Was auch immer die Mutter tut, um energetisch im Gleichgewicht zu bleiben, es hilft dem Kind. Sie sollte die in Kapitel 2 vorgestellten Grundübungen machen, vor allem das tägliche Energieprogramm und alle Techniken, die den Körper dehnen und mit deren Hilfe die Energien im Überkreuzmuster bleiben. Wie in allen anderen Fällen, aber insbesondere bei Schwangerschaft, ist es für die Gesundheit wichtig, dass der Milzmeridian stark bleibt. Bei einer beginnenden Schwangerschaft gehören die Energien im Milzmeridian zu den ersten, die sich verändern, indem sie stärker werden. Man kann jeden Meridian als Puls am Handgelenk fühlen und ich erkenne unter anderem durch Überprüfen des Milzpulses, dass eine Frau schwanger ist, wenn sich die Energiesteigerung sonst nicht erklären lässt.

Diese Steigerung überrascht nicht. Der Milzmeridian bereitet sich ja darauf vor, neue, auf das Heranwachsen eines Kindes ausgerichtete Aufgaben zu übernehmen. So müssen Sie sich gegebenenfalls darauf verlassen können, dass er eine Menge Energie vorrätig hat. Mit der Balancierungssequenz für den Milzmeridian und den Dreifachen Erwärmer zur Förderung der Fruchtbarkeit (S. 209) kann man viel dafür tun, dass der Milzmeridian stark und ausgeglichen bleibt. Die anderen mit der Fruchtbarkeit ganz eng verbundenen Meridiane – Niere, Leber, Magen und Kreislauf-Sexus – spielen bei der Unterstützung einer problemlosen Schwangerschaft eine wichtige Rolle und es wird gezeigt, wie man ihnen dabei helfen kann. Es folgt nun eine meiner Lieblingsübungen, die Mutter und Kind in Verbindung halten soll. (Bitte umblättern!)

## Die Herz-Bauch-Verbindung                    (Dauer: etwa 9 Monate)

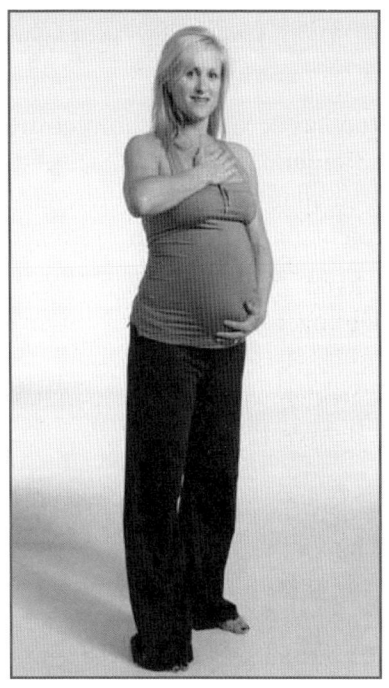

**Abbildung 5-7:**
Herz-Bauch-Verbindung

Sie können diese Übung im Stehen oder im Liegen machen. Atmen Sie ein paar Mal tief durch die Nase ein und durch den Mund aus. Legen Sie eine Hand auf die Mitte der Brust und die andere auf den Leib (Abb. 5-7). Atmen Sie noch ein paar Mal tief durch die Nase ein und durch den Mund aus und atmen Sie dann normal weiter. Durch diese Atemtechnik wird sichergestellt, dass es zu einem gesunden Fluss von Energie, Blut und Sauerstoff zwischen den Lungen und dem Mutterleib kommt. Und die Kraft Ihrer Liebe zu Ihrem Kind wird gebündelt weitergeleitet.

**Vorbereitung auf eine natürliche Geburt:** Eine schwangere Frau, die ihre ersten beiden Kinder mit Kaiserschnitt zur Welt brachte, kam zu mir in der Hoffnung, dass sie das dritte Kind auf natürlichem Wege bekommen könne. Ihr Geburtshelfer amüsierte sich über die Techniken, die ich ihr zeigte. Er erklärte ihr, diese seien gut zur Entspannung, doch sie solle sich nicht selbst betrügen und glauben, sie werde nach zwei Kaiserschnitten um einen dritten herumkommen. Er beharrte tatsächlich darauf, dass er sie nicht als Patientin behalten könne, wenn sie den Plan einer Hausgeburt nicht aufgebe. In ihrem Fall erschien ihm eine Hausgeburt tollkühn und gefährlich. Ich war jedoch angesichts ihrer Fortschritte guter Dinge, die Energien im Narbengewebe von den ersten beiden Kaiserschnitten waren nicht mehr blockiert und der gesamte Bauchbereich sah gesund und stark aus. Ich sagte ihr, ich sei sicher, dass sie auf natürlichem Wege entbinden könne. Verständlicherweise beugte sie sich der Empfehlung ihres Arztes und ließ den Plan einer Hausgeburt fallen.

Als es so weit war, wurde ihr jedoch die Entscheidung aus der Hand genommen. Das Kind kam etwa drei Tage früher, als der Arzt erwartet hatte, und nahezu ohne Vorwarnung. Die Wehen kamen plötzlich. Sie lag im Bett. Ihr Mann war zu Hause. Sie riefen den Arzt und bereiteten alles für das Krankenhaus vor. Sie kam nur bis ins Wohnzimmer. Dort hockte sie sich hin und das Kind kam heraus. Es war eine erstaunlich leichte Geburt. Ohne Komplikationen. Dem Arzt ist zugute zu halten, dass er sich intensiv mit dem auseinandersetzte, was hier passiert war, und schließlich eine Menge über Energiemedizin lernte …

## Übungsfolge für eine problemlose Schwangerschaft

(Dauer: weniger als 1 Minute)

Damit eine natürliche Geburt gefördert und die Notwendigkeit eines Kaiserschnitts verringert wird, sollten Sie sich zuerst an die Empfehlungen aus dem Abschnitt „Wie man die Gesundheit seines Babys unterstützen kann" halten. Zusätzlich werden die täglichen Übungen für eine problemlose Schwangerschaft zur Unterstützung der damit in enger Beziehung stehenden Meridiane empfohlen. Atmen Sie während der gesamten Abfolge tief.

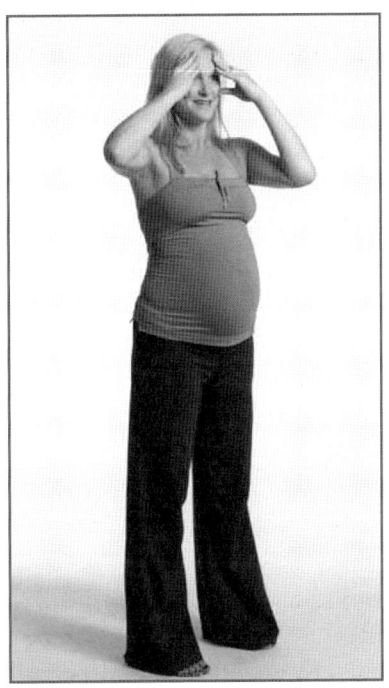

**Abbildung 5-8:**
Aus der Übungsfolge für eine problemlose Schwangerschaft

1. Drücken Sie mit den Daumen die Punkte auf den Backenknochen, direkt unter den Augen (Magen 1 und 2). Legen Sie gleichzeitig die Fingerspitzen etwa 5 Zentimeter über den Augenbrauen auf die Stirn (Abb. 5-8). Halten Sie diese Position mindestens 1 Minute lang und atmen Sie dabei tief. Diesen Teil der Übung können Sie unabhängig von den beiden anderen machen. Mehrmaliges tägliches Wiederholen mindert Stress, entspannt den Bauch und energetisiert die Beine, die das heranwachsende Baby halten müssen.

2. Legen Sie die Fingerspitzen auf den Schambeinbogen und massieren Sie die ganze Region intensiv. Es handelt sich hier um neurolymphatische Reflexpunkte, die die Energien in der gesamten Beckenregion öffnen.

3. Legen Sie den Mittelfinger der linken Hand auf die Mitte des Schambeins, fahren Sie etwa 5 Zentimeter nach links und etwa 2 bis 3 Zentimeter nach unten. Sie sind jetzt in der Leistenbeuge. Drücken und massieren Sie dort sanft den Punkt Leber 12. Massieren Sie gleichzeitig mit der rechten Hand die Punkte Niere 27. Wiederholen Sie das Ganze auf der anderen Seite mit der jeweils anderen Hand.

**Das Sedieren des Kreislauf-Sexus-Meridians:** Lassen Sie im letzten Drittel der Schwangerschaft einen Freund, eine Freundin oder Ihren Partner die Sedierungspunkte des Kreislauf-Sexus-Meridians halten (S. 175), um diesen damit zu beruhigen. Dadurch unterstützen Sie Ihren Kreislauf, Ihr Herz und das Ihres Kindes und vermindern Schmerzen im unteren Rücken sowie die Erschöpfung, die oft mit einer Schwangerschaft einhergeht. Haben Sie niemanden, der Ihnen helfen kann, und können Sie die Sedierungspunkte nur schlecht erreichen, halten Sie stattdessen die „Punkte des Teufelshorns" etwa 7 bis 8 Zentimeter über den Ohren sanft zwei bis drei Minuten lang. Das sind die neurovaskulären Punkte des Kreislauf-Sexus-Meridians.

**Das Ausgleichen des Wurzel- und des Sakralchakras:** Alle diese Maßnahmen unterstützen den Energiefluss und das Gleichgewicht Ihrer Hormone, sodass die natürlichen, organischen Rhythmen Ihres Körpers Sie auf die Geburt vorbereiten können. Ein weiteres, äußerst wichtiges Verfahren ist das Klären Ihrer Chakren, insbesondere des Wurzel- und des Sakralchakras, der spiraligen Energien direkt über dem Schambein und der Gebärmutter. In meinem Buch *Energy Medicine* ist den Chakren ein ganzes Kapitel gewidmet (Kapitel 5). Hier gebe ich Ihnen eine Kurzversion. Sie können das alles zwar auch selbst und alleine machen, aber es viel schöner, sich dabei zu entspannen, wenn jemand anders es für Sie macht.

Das tägliche *Fünf-Minuten-Energie-Programm* oder zumindest das *Halten der neurolymphatischen Punkte*, der *Kronenzug* und die *Brücke* sind gute vorbereitende Übungen. Machen Sie dann mit einer Hand etwa 5 bis 8 Zentimeter über dem Schambein kreisförmige Bewegungen *gegen* den Uhrzeigersinn. Kreisen Sie langsam mindestens ein paar Minuten lang und atmen Sie dabei tief. Schütteln Sie die Hand aus und kreisen Sie über demselben Gebiet, nun aber eine bis zwei Minuten lang *im* Uhrzeigersinn. Wiederholen Sie beide Kreisbewegungen über Ihrem Leib gleich unter dem Nabel. Beenden Sie die Übung mit liegenden Achten über dem ganzen Gebiet.

**Das Halten des „Leibes der Göttin":** Mit dieser Technik bleibt die energetische Verbindung zwischen Ihnen und Ihrem Baby stark und klar, denn im Gürtelkreis bleibt die Energie gut in Fluss. Der Gürtelkreis oder Gürtelfluss ist eine der „Strahlenden Bahnen", die Ihre Taille umgibt, sich bei einer Schwangerschaft aber auch am Bauch entlang nach unten bewegt, um das Heranwachsen des Babys zu fördern. Er verbindet den oberen und den unteren Teil des Körpers, sodass Blut, Lymphe und Sauerstoff kräftig durch den Leib fließen können und eine problemlose Geburt und ebenso die Entwicklung eines gesunden Kindes unterstützen. Diese senkrechte Verteilung der Energien in der Schwangerschaft ist für den Gürtelfluss entscheidend.

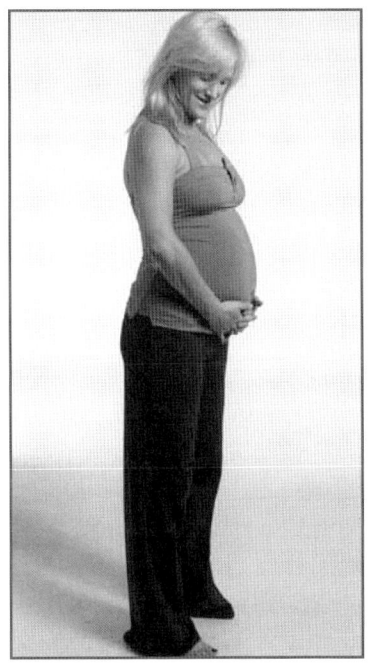

**Abbildung 5-9:**
Den „Leib der Göttin" halten

Stützen Sie die Hände in die Hüften, die Daumen zeigen nach hinten. Ziehen Sie nun die Hände langsam und fest nach vorne und unten, bis sie das untere Ende des Leibes umfassen. Nehmen Sie einen tiefen Atemzug und lassen Sie dann langsam los. Machen Sie das mindestens noch einmal.

Für die meisten Menschen fühlt sich diese Übung wunderbar an, sie stellt die Harmonie zwischen oben und unten in Ihrem Körper wieder her. Besonders schön ist es, wenn jemand anders das für Sie macht. Sie können sich auf ein Bett legen, die zweite Person platziert ihre Hände unter Ihrem Körper in der Mitte des Rückens und zieht sie von der Taille aus nach vorne. Sobald sie an den Seiten Ihres Körpers hervorkommen, können Sie sich in Ihrem Bett wieder völlig entspannen.

**Die Steißlage:** Ein Kaiserschnitt wird meist dann gemacht, wenn sich der Fötus in Steißlage (Füße voraus) befindet oder quer (in Seitenlage) liegt. Doch mithilfe der Energiearbeit gelingt es manchmal, dass sich das Baby zurück in die natürliche Lage dreht (Kopf voraus). Die Energien des Ungeborenen unterscheiden sich von denen der Mutter. Bei einem Chakrenausgleich an der Mutter kann man spüren, dass Mutter und Kind unabhängig voneinander reagieren. Ich bin immer glücklich, wenn ich spüre, wie das Kind reagiert. Manchmal hat es ein Baby nicht eilig, auf die Welt zu kommen, und wenn man den ganzen Mutterleib durch eine Chakrenklärung entspannt, dann beginnt es tatsächlich Ihrer Hand zu folgen.

## Zum Beispiel Melissa

In einem Fall war eine Mutter schon über die Zeit und ihr Kind befand sich in Steißlage. Die Mutter hatte große Angst und wollte keinen Kaiserschnitt. Sie fragte mich, ob ich in ihren Energien etwas finden könne, was ihre Tochter Melissa – so sollte das Ungeborene heißen – daran hinderte, sich in die richtige Lage zu drehen. Melissas Energien schienen in Ordnung zu sein, aber sie ließ sich mit der Geburt einfach Zeit. Ich stellte lediglich fest, dass die Bauchmuskeln der Mutter stressbedingt stark kontrahiert waren, und entspannte diese Region durch das Klären des Sakralchakras. Nachdem ich meine Hand etwa zwei Minuten lang *gegen* den Uhrzeigersinn kreisförmig über dem Leib der Mutter bewegt hatte, war es, als würden Melissas Energien sich mit meinen synchronisieren und den Rhythmus meiner Hand aufnehmen. Nach etwa fünfzehn Minuten begann sie sich zu drehen, als folge sie der Energie meiner Hand, bis sie mit dem Kopf nach unten lag und zur Geburt bereit war. Eine zweite Person hüpfte im Zimmer auf und ab und rief: „Ich kann sehen, wie sie sich dreht!" Nach dem Besuch bei mir fuhr die Mutter direkt ins Krankenhaus, wo sie ein wunderschönes Mädchen auf die Welt brachte.

Man kann sich zwar nicht immer darauf verlassen, dass mit dieser Technik eine Steißgeburt zu verhindern ist, aber ich habe schon mehrmals eine ähnliche Erfahrung gemacht. Seit der ersten Beschreibung dieser Methode in der Originalausgabe von *Energy Medicine* habe ich auch von vielen Hebammen und Krankenschwestern gehört, dass diese Technik zu einer Drehung des Fötus und somit zu einer natürlichen Geburt geführt habe.

**Fehlgeburten:** Ich wiederhole: Alles, was ich bis hierhin beschrieben habe, unterstützt eine problemlose Geburt: das tägliche Energieprogramm, die Verbesserung der Überkreuzmuster, das Anregen und Ausgleichen der Meridiane von Milz, Dreifachem Erwärmer, Magen, Niere, Leber und Kreislauf-Sexus, das Ausgleichen des Wurzel- und des Sakralchakras und der Gürtelfluss. Damit nichts schief geht, sind auch Techniken von besonderem Wert, die für eine Verbindung zwischen diesen Energien sorgen, wie die *Brücke* (S. 81) sowie *Himmel und Erde verbinden* (S. 63). Es ist jedoch auch wichtig zu akzeptieren, dass die Natur manchmal ein geschädigtes oder aus anderen Gründen für ein Leben auf dieser Welt nicht vorgesehenes Kind auf dem Weg über eine Fehlgeburt zurückhält und dass man nichts dagegen hätte tun können.

Drei häufige Probleme während der Schwangerschaft sind morgendliche Übelkeit, Rückenschmerzen und Blutvergiftung oder Präeklampsie. Bei allen kann man energiemedizinisch arbeiten, oft zusammen mit anderen Verfahren.

**Morgendliche Übelkeit:** Während der ersten drei Monaten einer Schwangerschaft werden 50 bis 95 Prozent der Frauen von Übelkeit und Erbrechen geplagt. Sie sind für Mutter und Kind zwar nicht schädlich – außer es kommt dadurch zur Dehydrierung (Austrocknung) oder Unterernährung –, ein Vergnügen sind sie aber auch nicht. Die Volksmedizin kennt viele für manche Frauen hilfreiche Mittel, zum Beispiel: statt drei großer sechs kleine Mahlzeiten zu sich nehmen; sich viel Ruhe und Bewegung gönnen; Flüssigkeiten eine halbe Stunde vor oder während des Essens, aber nicht *zum* Essen trinken; an Zitrone oder Ingwer riechen und täglich etwa 200 mg Vitamin $B_6$ einnehmen. Eine Reihe von energetischen Techniken kann auch dazu beitragen, sich von dem morgendlichen Übel zu befreien.

1. Am schnellsten und unmittelbarsten können Sie mit der *Brücke* (S. 81) gegen die morgendliche Übelkeit vorgehen. Legen Sie jeweils einen Mittelfinger auf den Nabel und auf das „dritte Auge", üben leichten Druck auf die Haut aus und ziehen sie gleichzeitig nach oben. Halten Sie diese Position über mindestens drei tiefe Atemzüge. Damit werden der Zentralmeridian und das Gouverneursgefäß verbunden, sodass sich die Energien wieder ausrichten können.

2. Eine zweite Möglichkeit ist, die hinteren Ecken des Fußnagels einer Großzehe zusammenzudrücken, während Sie gleichzeitig mit der anderen Hand den Punkt unter dem Backenknochen, unterhalb des Auges, drücken und nach oben schieben. Bleiben Sie eine oder zwei Minuten so sitzen und atmen Sie ganz bewusst. Wiederholen Sie das auf der anderen Seite. Bei vielen Frauen wird die morgendliche Übelkeit dadurch besser. Wenn das bei Ihnen nicht klappt, probieren Sie das Folgende, das meistens hilft. Es schadet Ihnen nicht, also können Sie damit experimentieren und herausfinden, was am besten wirkt.

3. Reiben Sie die Hände aneinander, bis sie warm werden. Leben Sie die eine Hand dorthin, wo Sie sich unbehaglich fühlen, und die andere in den Nacken. Atmen Sie tief und behalten Sie diese Position für einige Minuten bei.

4. Machen Sie es sich auf einem Stuhl so bequem wie möglich. Umfassen Sie mit Daumen und

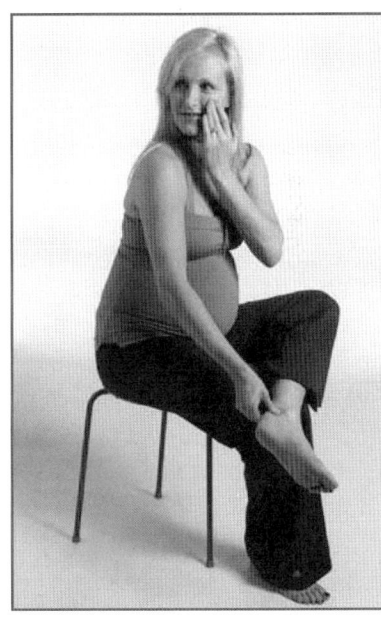

Abbildung 5-10:
Die Guten-Morgen-Haltung

231

Mittelfinger einer Hand die Rückseite des Fußes hinter dem Knöchel. Drücken Sie hier das Gebiet auf beiden Seiten der Achillessehne zusammen. Legen Sie gleichzeitig den Mittelfinger der anderen Hand unter den Backenknochen und schieben Sie ihn nach oben (s. Abb. 5-10). Halten Sie diese Position ein paar Minuten und wiederholen Sie das dann auf der anderen Seite.

5. Halten Sie die erste Sequenz der Sedierungspunkte des Dünndarmmeridians (S. 171) etwa zwei Minuten lang und legen Sie dann eine Minute lang die Handballen auf die Backenknochen, wobei die Daumen an die Schläfen und die Finger auf die Stirn zu liegen kommen.

Mindestens eine oder zwei dieser Übungen sollten bei Ihnen wirken und mehr brauchen Sie nicht. Finden Sie heraus, welche es sind, Sie werden es sofort bemerken.

**Rückenschmerzen:** Das Gewicht des heranwachsenden Kindes drückt ganz enorm auf den Rücken der werdenden Mutter.

1. Wenn Sie sich von einem Freund, einer Freundin oder Ihrem Partner täglich einen *Wirbelsäulen-Energiestrom* (S. 79) geben lassen, können stagnierende Energien sich nicht aufstauen, da der Rücken nun doppelte Arbeit hat. Dadurch können die Energien weiterhin ungehindert fließen und ihn stärken.

2. Bei Schmerzen in der Nierengegend können Sie durch das Sedieren des Nierenmeridians (S. 173 – beachten Sie bitte die speziellen Hinweise für Schwangere!) die Spannung in den Nieren selbst lösen. Wenn Ihre Schwangerschaft schon weiter fortgeschritten ist, werden Sie wahrscheinlich nicht mehr zu den Punkten an den Füßen herunterkommen. Bitten Sie dann einfach jemanden, diese Punkte zu halten. Wenn das Sedieren des Nierenmeridians die Schmerzen nicht lindern konnte, sedieren Sie den Dickdarmmeridian (S. 173), der die Muskeln an der rückwärtigen Taille versorgt.

3. Bei Schmerzen in den Gesäßmuskeln oder im Kreuzbein sedieren Sie den Kreislauf-Sexus-Meridian (S. 175). Auch hier werden Sie wieder jemanden brauchen, der die Punkte hält.

**Blutvergiftung:** Eine Blutvergiftung, auch Präeklampsie genannt, ist durch hohen Blutdruck, nicht zurückgehende Schwellungen und großen Menge von Eiweiß im Urin gekennzeichnet. Alle weiter oben vorgeschlagenen Techniken – wie etwa das Aufrechterhalten des Gleichgewichts zwischen den Meridianen von Milz und Dreifachem Erwärmer und der gute Energiefluss in den Meridiane von Leber und Niere – tragen dazu bei, eine Blutvergiftung zu verhindern oder abzubauen. Das tägliche *Fünf-Minuten-Energie-Programm* reicht meist aus, um diese Gleichgewichte aufrechtzuerhalten, obwohl das Sedieren der Meridiane von Dreifachem Erwärmer, Leber und Niere sowie das Tonisieren des Milzmeridians die Sache zusätzlich voranbringt. Auch durch das Massieren der lymphatischen Punkte (S. 78) kann die Blutvergiftung weiter zurückgehen.

# Entbindung

Meine liebe Freundin Sandy Wand, eine von Ashlands legendären Hebammen, berichtet, nach ungefähr acht Monaten Schwangerschaft werde der werdenden Mutter klar, dass der „winzige Punkt", der inzwischen zu einem „Wasserball" angewachsen ist, eine Öffnung passieren muss, die zwar für seine vormalige Größe gereicht hat, aber nicht für einen Wasserball passt. Bisher waren alle Gedanken nur auf die Schwangerschaft und das heranwachsende Baby konzentriert, aber nun verschieben sie sich dahingehend, dass diese Schwangerschaft allmählich zu einer Geburt führt. Während der letzten Schwangerschaftswochen bereitet eine neue, natürliche Energie auf die Entbindung vor und verändert Physiologie und Bewusstsein. Der Beckenboden weitet sich. Das Baby senkt sich. Der Kopf des Kindes ist nun im Beckenboden und es richtet sich in der Position ein, in der es geboren wird.

Zum Glück weiß der Körper, wie er gebären muss. Und das kann auf vielfältige Weise unterstützt werden. Einfache Techniken wie die *Brücke* (S. 81) oder wenn jemand etwa eine Minute lang auf den *Kraftpunkt* drückt (die Vertiefung in der Mitte, wo der Kopf in den Nacken übergeht), können zur Beruhigung des Nervensystems und zur Neuorientierung der Körperenergien beitragen.

Während der Wehen kommt es durch die Kontraktionen zu Spannung. Zwischen den Kontraktionen kann Energie aus dem Körper abgezogen werden, indem man ihn einfach mit den flachen Händen über die Füße hinweg ausstreicht. Da die Wehentätigkeit eine so intensive körperliche und emotionale Erfahrung ist, kann man den Körper entspannen, die Angst lösen und die Seele beruhigen, indem man die Hände auf die neurovaskulären Punkte auf der Stirn oder in der Kniekehle legt (manche Frauen wollen während der Wehen nicht am Kopf berührt werden), sodass der Körper seiner natürlichen Aufgabe ganz von selbst gerecht werden kann. Diese einfache Intervention kann von großem Nutzen sein. Sind Spannung und Angst gemindert, kann der Körper ungehindert seiner biologischen Weisheit folgen. Streicht man die Stirn sanft mit einem feuchten Tuch aus, werden dieselben neurovaskulären Punkte stimuliert.

Übt man während der Kontraktionen mit der Hand Druck auf das Kreuzbein der Gebärenden aus, unterstützt man eine starke Strömung in einer bestimmten „Strahlenden Bahn", dem „Durchdringungsgefäß". Damit werden die kraftvollen Energien des Mutterleibes angezapft und unterstützt, die Mutter wird auf die Energien des Babys ausgerichtet, die Schmerzen im unteren Rücken werden gelindert und alle „Strahlenden Bahnen", die natürlichen Energiequellen für die Entbindung, werden aktiviert. Hält man die Seiten der Füße einer Gebärenden während der frühen Wehen, werden alle Energiesysteme des Körpers miteinander verbunden und koordiniert. Die sogenannte Brasilianische Zehentechnik kann während der Wehentätigkeit sehr angenehm sein und alle Energiesystemen des Körpers effizienter machen. Bei dieser Technik liegt die Empfängerin auf dem Rücken. Sie selbst sollten auch für eine bequeme Haltung sorgen.

### Die Brasilianische Zehentechnik (Dauer: 10 bis 15 Minuten)

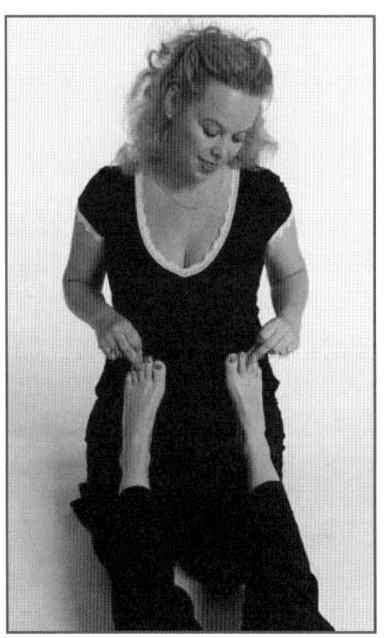

**Abbildung 5-11:**
Brasilianische Zehentechnik

1. Ihr Platz ist an den Füßen der werdenden Mutter. Nehmen Sie die mittleren Zehen zwischen Daumen und Mittelfinger, wobei die Daumen unter den Zehen und die Mittelfinger auf den Zehennägeln sind. Halten Sie zwei bis drei Minuten leicht. Atmen Sie durch die Nase ein und durch den Mund aus.

2. Gehen Sie nun weiter zu den vierten Zehen und nehmen Sie sie zwischen Daumen und Ringfinger; verfahren Sie wie unter Punkt 1 beschrieben. Atmen Sie genauso weiter.

3. Wiederholen Sie das Ganze nun an den Kleinzehen mit Daumen und Kleinfingern.

4. Nehmen Sie nun die zweiten Zehen zwischen Daumen und Zeigefinger und verfahren Sie wie bisher.

5. Legen Sie die Daumen jetzt unter die Großzehen und die Zeige- und Mittelfinger so auf die Großzehen, dass sie links und rechts des Nagelfalzes zu liegen kommen. Halten Sie zwei bis drei Minuten leicht.

Alle körperlichen und mentalen Ressourcen einer Frau werden während der Wehentätigkeit auf olympischem Niveau und darüber hinaus gefordert. Wir haben einen Schädel bekommen, der groß genug ist, um ein menschliches Gehirn zu beherbergen, doch das Becken ist gerade mal so gebaut, dass wir auf zwei Beinen gehen können; die Natur war also in der Verlegenheit, bei der Entwicklung des modernen Menschen einige geniale Kompromisse zu machen und ein paar Opfer zu bringen, zu denen die leichte Geburt gehört.

Wie eine Kultur mit diesem Dilemma von großem Gehirn und kleinem Becken umgeht, sagt viel über ihr Mitgefühl, ihre Weisheit und ihr Eingehen auf das weibliche Prinzip aus. Doch auf dieses Thema lasse ich mich gar nicht erst ein, sonst verausgabe ich mich nur. Es genügt, wenn ich sage, dass wir von der Tradition der Hebammen so viel lernen können, und ein paar westliche Krankenhäuser gehen hier schon in großartiger Weise positiv voran. Und in welcher Umgebung eine Geburt auch immer stattfindet – wo die Natur deutliche biologische Kompromisse gemacht hat, kann etwas schief gehen.

Die Notfallmaßnahmen, die während einer Geburt notwendig werden können, würden den Rahmen dieses Buches sprengen, und die westliche Medizin rettet in vorbildlicher Weise Leben in verzweifelten Situationen. Doch auch hier gibt es *weniger* invasive Methoden als Erste Hilfe und mit ihnen können drastischere Maßnahmen oft vermieden werden. Schlägt das Herz des Kindes zum Beispiel schwach oder zu unregelmäßig, kann das Halten der Tonisierungspunkte auf den Meridianen von Herz und Milz der Mutter oder das Abfahren ihres Herzmeridians oft zu einer Resonanz zwischen Mutter und Kind führen und den kindlichen Herzschlag stabilisieren, sodass eine notwendige medikamentöse Intervention weniger wahrscheinlich wird. Setzen die Wehen aus, nachdem die Weitung des Muttermundes und der Geburtsvorgang durch die Kontraktionen ein Stück vorangekommen sind, können Techniken zur Erdung und Bewegung der Energien – wie das Zusammendrücken und Massieren der Fußseiten und -rücken, das Halten und Schaukeln der Mutter in liegenden Achten oder einfach nur, wenn sie ihren Körper selbst bewegt – oft dafür sorgen, dass es spontan wieder weitergeht.

Als ich mit meiner Tochter Dondi in den Wehen lag, war mein Arzt, Dr. Paul Brenner (legendär in meiner Familie in Bezug darauf, wie ein Arzt sein sollte), bei einer anderen Patientin an einem anderen Ort und konnte ein paar Stunden lang nicht ins Krankenhaus kommen. Er beauftragte einen seiner Freunde, sofort zu mir ins Krankenhaus zu kommen. Er gab ihm zwei Anweisungen, nämlich mich zu halten, wenn die Kontraktionen kamen, und die Schwestern von mir fernzuhalten, bis er selbst da war. Dieser (Ersatz-)Mann war nicht nur kein Arzt, er tauchte auch noch in Fußball-kleidung und den typischen Stollenschuhen auf. Bei jeder Kontraktion hielt er mich weisungsgemäß und schaukelte mich instinktiv in Form einer liegenden Acht. Das war unglaublich angenehm. In diesen großen Armen konnte sich mein Körper völlig entspannen. Ich fühlte mich vollkommen behütet.

Als Paul kam, übernahm er und schaukelte mich ebenfalls instinktiv in liegenden Achten. Er fragte mich, was diese Geburt zur wunderbarsten Erfahrung machen würde, die überhaupt möglich war. Ich sagte, ich würde sie gerne *beobachten* können. Ein paar Stunden später wurde ein riesiger Spiegel an der Wand des Zimmers angebracht, in dem ich entbinden sollte. Mit einem strahlenden Lächeln sagte Paul: „Sieh hin, Donna! Einen glücklichen Geburts-Tag!" Nach der Entbindung eines wunderschönen Mädchens weinte Paul ganz offen und umarmte mich und meinen verblüfften Mann. Als mich Paul ein paar Jahre später aus einem anderen Grund zu Hause anrief (wir hatten keinen Kontakt mehr gehabt), ging die dreijährige Dondi ans Telefon. Er sagte: „Hier ist Paul Brenner. Ist deine Mami da?" Dondi quietschte: „Paul Brenner! Ich bin dein Baby!"

Die weibliche Sexualität, Fruchtbarkeit, Schwangerschaft und Entbindung sind die charakteristischen Geburtsrechte einer Frau. Die Kultur, in der eine Frau lebt, macht für jede dieser Lebensphänomene bestimmte Vorgaben. Unsere Kultur hat uns zunehmend von unseren grundlegenden Energien, den natürlichen Rhythmen und den biologischen Grundlagen entfremdet. Außerhalb unseres kulturellen Rahmens gibt es aber Vorgaben, die lebensbejahender und mehr an unsere höchsten Potenziale angeschlossen sind.

Da wir wissen, worum es geht, können wir uns nicht vor der Aufgabe drücken, selbst dafür zu sorgen, dass alte Weisheit auf neuem Territorium Fuß fassen kann, mit allen Chancen und Bedrohungen, die sich unsere Großmütter nicht hätten vorstellen können. Weil wir in diesen schwierigen Zeiten so leben, wie wir leben, verändern wir die Vorgaben und nähren die Hoffnung bezüglich der Möglichkeiten, die eine Frau in der nächste Generation haben wird. Ich hoffe, die in diesem Kapitel vorgestellten Instrumente sind bei diesem großen Abenteuer von Nutzen.

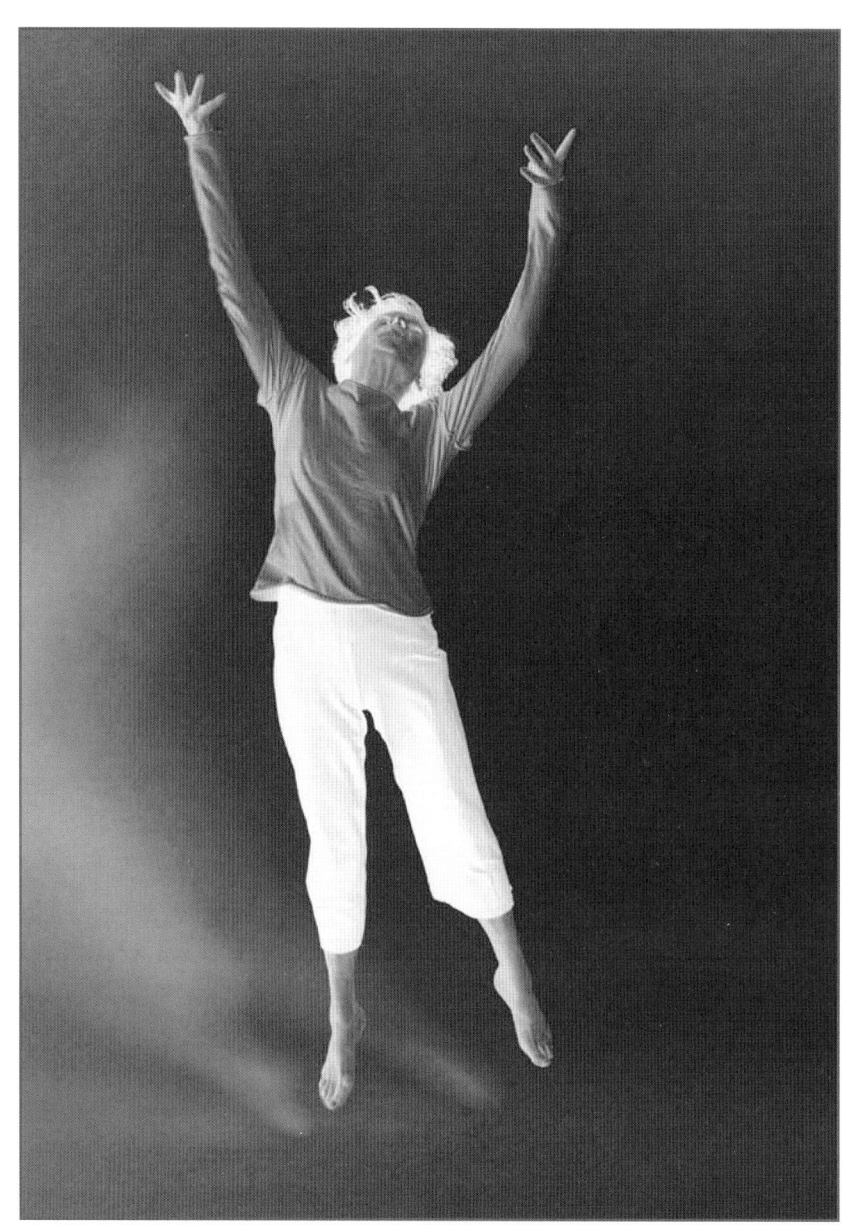

# KAPITEL 6

❧

# Mit Energiemedizin durch die Wechseljahre

*Die Wechseljahre bedeuten nicht einfach das* Ende *der fruchtbaren Jahre und der Schwangerschaften, die so oft als das Beste im Leben einer Frau angesehen werden. Sie sind die Zeit, in der sich eine Frau um ihre Gesundheit kümmert und die Veränderungen vollzieht, die sie dann durch die zweitbesten Jahre ihres Lebens tragen werden.*

DR. BERNADINE HEALY
(ehemalige Direktorin der *National Institutes of Health*)

Um die Wechseljahre ranken sich viele Mythen.[1] Sie eröffnen den Weg zur – biologisch gesehen – zweitbesten Zeit der Frau. Mit diesem Kapitel möchte ich dazu beitragen, dass sie der Beginn eines Weges in eine erfülltere Zeit werden. (Sie können mir gerne mitteilen, ob mir das gelungen ist: unter www.ed-em.com/2ndprime-survey.htm)

Bis zu dem Zeitpunkt, da man dorthin gelangt, ist es nur sehr schwer vorstellbar, wie fremd dieses Gebiet sein kann. Da ich selbst mit PMS in seiner schlimmsten Form zu kämpfen hatte, dachte ich, die Menopause würde der reinste Spaziergang werden. Hat man unter *einer* Sache furchtbar zu leiden, ist eine *andere* dafür manchmal leichter, so, wie es bei mir nach den monatlichen PMS-bedingten Qualen mit den problemlosen Schwangerschaften gewesen war. Frauen wie ich, die einen hohen

Östrogenspiegel und deshalb Probleme mit der Periode haben, haben es in Schwangerschaft und Menopause oft besser, denn unser sonst zu niedriger Anteil von Progesteron steigt dann im Vergleich zum Östrogen.

Ich selbst wurde jedoch das Opfer meines eigenen Fachwissens. Ich war so fixiert auf natürliches Progesteron, das mir während des PMS hervorragend geholfen hatte, dass ich es bis in die Menopause hinein weiter nahm und damit mein Progesteron-Östrogen-Gleichgewicht durcheinanderbrachte. Schließlich bekam ich typische Wechseljahrsprobleme, anstatt von meinem natürlichen Östrogenüberschuss zu profitieren. Zum ersten Mal war mein Bett durchgeschwitzt, ich litt unter Schlaflosigkeit und fühlte mich wie tot – das wäre nicht passiert, wenn ich Progesteron nicht überdosiert hätte. Manchmal hat man einfach schlechte Karten, aber man *kann* auch aus Fehlern (wie den meinen) lernen.

In jedem größeren Buchladen gibt es Dutzende von Büchern über die Wechseljahre, meines Wissens ist dieses hier allerdings das erste, das hauptsächlich mit einem energiemedizinischen Ansatz arbeitet. Es gibt ausgezeichnete Zusammenstellungen schulmedizinischer und volksmedizinischer Medikamente für die üblichen Symptome (zum Beispiel Wingert und Kantrowitz: *Is It Hot in Here?*[2]). Sehr gefallen haben mir auch fünf hervorragende Werke, die das Thema aus ihrem eigenen, einzigartigen Blickwinkel beleuchten. Sie stammen von Dr. Leslie Kenton,[3] Susun Weed,[4] Dr. Christiane Northrup,[5] Dr. John Lee[6] und Dr. Susan Lark.[7] Es würde den Rahmen dieses Kapitels sprengen, wenn ich versuchen wollte, das gesamte Material aus diesen Quellen zu besprechen, doch einige der wesentlichen Gedanken, die als Kontext für einen energiemedizinischen Ansatz beim Thema Menopause dienen, skizziere ich im Folgenden.

Wenn man in die zweitbeste Zeit seines Lebens kommt, werden größere Umstrukturierungen der Perspektiven, Gesichtspunkte und Werte notwendig, die bis dahin nützlich waren. Viele Bücher über die Wechseljahre konzentrieren sich auf die zugegebenermaßen beträchtlichen psychischen Herausforderungen. Unser Fokus ist jedoch auf die energetischen „Werkzeuge" gerichtet, mit deren Hilfe die Wechseljahre leichter und bei besserer Gesundheit zu durchlaufen sind. Das ist meines Wissens die beste konkrete Vorbereitung auf die seelischen, spirituellen und körperlichen Strapazen der Reise durch diese Zeit. Die Energiemedizin hilft hier auf allen Ebenen.

# Körper, Geist und Seele auf die „Reise" vorbereiten

Jede emotionale Herausforderung ist mit einer physiologischen Erfahrung verbunden. In der Regel kommt man nicht allein durch gedankliche Arbeit aus einer Depression oder einem Angstzustand heraus. Das Credo unserer Kultur ist jedoch, dass man nur Willenskraft und Entschlossenheit dazu braucht. Sie täte besser daran, uns beizubringen, wie wir blockierte Energien in Fluss bringen können, anstatt uns einzureden, wir selbst seien an den Blockaden schuld. Es ist nicht „alles in Ihrem Kopf" vorgeprägt (wie ein verbreitetes Denkmuster besagt), sondern es ist „alles in Ihren Energien" angelegt. Die Emotionen der Wechseljahre sind in der Chemie unseres Körpers angesiedelt und sie haben viel Kraft.

Gleichzeitig wird der *Körper* der Frau durch die massiven Umwälzungen von den Gesetzen, den Bindungen und Pflichten der Fortpflanzungsphase auf eine bis dahin unvorstellbare Unabhängigkeit umgestellt. Zwar ist dieser turbulente Prozess nicht aufzuhalten, doch kann die Energiemedizin während des Übergangs tiefgreifend unterstützen und behilflich dabei sein, dass Sie gesünder, glücklicher und abhängiger daraus hervorgehen. Wer seine Energien fachkundig auszugleichen lernt, ist besser in der Lage, sich den Vorteilen zu öffnen, die die Menopause zu bieten hat: mehr Selbstbestimmung, Eigenständigkeit und Befreiung von dem Zwang, für die Bedürfnisse und Vorstellungen anderer da sein zu müssen.

Mein eigener Weg durch die Wechseljahre war ein großartiges Training für die Aufgabe, mich auf die Frauen einzustellen, die zu mir in die Praxis kamen. Wer selbst alles mögliche ausprobiert hat, kann andere sehr viel besser anleiten. Die meisten meiner engsten Freundinnen kamen etwa vier Jahre nach mir in die Menopause. Ich steckte zwar selbst mitten in dieser Erfahrung, war aber doch schon ein wenig voraus und konnte ihre Beschwerden, ihren Schrecken und ihre Verwirrung sehr gut nachempfinden.

## Wie es meiner Freundin erging

Eines Tages ging ich auf einen Sprung bei einer Freundin vorbei, die für ihre impulsive und rechthaberische Art bekannt war; sie galt als eine Powerfrau, als ein „Kraftpaket". Ich hatte eine Zeitlang nichts von ihr gehört und wollte nach ihr sehen. Mit gelangweilter Stimme ließ sie mich beiläufig wissen, dass ich ihr egal sei. Das sei nicht persönlich gemeint, versicherte sie mir; alles und jeder seien ihr egal. Die Quelle ihrer menschlichen Leidenschaft und ihres Mitgefühls war versiegt. Sie sagte, sie habe keine Wünsche mehr. Ihr herzhafter sexueller „Appetit" war verschwunden. Sie fühlte sich allem Lebendigen gegenüber, als sei sie schon tot. Und sie hasste ihre juckende, schuppige, trockene Haut. Als ich ihr eine Sitzung anbot, um ihr mit ihren abgestorbenen Emotionen umgehen zu helfen, rollte sie genervt mit den Augen und fühlte sich bevormundet. Sie war jedoch bereit, sich wegen ihrer quälend juckenden Haut helfen zu lassen.

Ich bat sie, sich auf den Boden zu legen, und wir legten los. Ich testete jeden Meridian, der mit dem Hautzustand zu tun haben konnte, und korrigierte jedes Ungleichgewicht. Am Ende juckte die Haut nicht mehr. Sie wurde neugierig. Die Erleichterung war tatsächlich so groß, dass sie *mehr* wollte. Wir wandten uns ihren Hormonen zu. Zwar waren mehrere Energiesysteme beteiligt, so zum Beispiel die Chakren und die „Strahlenden Bahnen", doch es stellte sich heraus, dass der Lebermeridian der Schlüssel zu ihren Problemen war. Ganz tiefe Energien, die verloren zu sein schienen, standen ihr nun wieder zur Verfügung. An einem Punkt begann sie zu ihrer eigenen Überraschung sogar zu schluchzen. Sie hatte geglaubt, sie werde nie mehr genügend Gefühl aufbringen, um weinen zu können, und die Tränen schienen eine Schleuse für alle Flüssigkeiten im Körper zu öffnen. Sie konnte wieder weinen. Sie konnte sich wieder sexy fühlen. Ihre dumpfe Stimmung hob sich wieder und das ganze Leben schien sich erneut von der reizvollen Seite zu zeigen.

Im Laufe einiger Sitzungen wurden diese Veränderungen stabiler. Sie fühlte sich nicht mehr „ausgetrocknet". Obwohl das chemische Ungleichgewicht in ihrem Körper noch eine Weile anhielt, wurden die Schwankungen viel weniger extrem; mit den neuen energetischen Übungen in der Hinterhand war die Menopause nun eine Herausforderung (wenn auch eine lästige) und nicht mehr ein hoffnungsloser Abstieg in die Leere.

Es verblüfft mich immer wieder, wie die zehn Jahre etwa zwischen 48 und 58 so oft darüber entscheiden, ob eine Frau ihren Weg in eine *vitale* zweitbeste Zeit findet – stark, gesund und mit einem höheren Selbstwertgefühl als je zuvor – oder ob sie in diesem Zeitraum schnell altert, als würde sich ihr Leben *nach unten* abspulen. Daran sind zwar viele psychologische und physiologische Faktoren beteiligt, doch ihr gemeinsamer Nenner scheint zu sein, dass die Frauen, die zu ihrer *zweitbesten* Zeit finden, die Energien ihres Körpers aktiv einsetzen (ob sie sie jetzt bewusst so nennen oder nicht) und eine mögliche Abwärtsspirale in keiner Weise akzeptieren. Diejenigen, die zu mir kamen, um sich helfen zu lassen, zeigten Wechseljahrssymptome, doch sie nahmen auch wahr, was ihnen ihr Körper in seiner Sprache, der Energie, mitzuteilen versuchte, und stellten sich auf seine Forderungen ein.

## Die Menopause als Plan der Natur für die Frau

Vom Mädchen über die Mutter zum alten Weib – dies sind die archetypischen Phasen im Leben einer Frau. Laut Leslie Kenton erwacht der Geist der „Alten" in der Frau nach der Menopause; sie werde dann tief und spontan sexuell, durchsetzungsfähig, geradlinig, unbestechlich, prophetisch, intuitiv und frei, zeige also die Züge, die unsere patriarchalische Kultur zutiefst erschreckten.[8]

Inmitten meiner eigenen Wechseljahre mit ihren vielfältigen emotionalen und körperlichen Herauforderungen begann langsam eine neue Energie emporzuwachsen, eine Kraft, die aus der Erde zu steigen und meine Zellen zu durchdringen schien. Eine solche Kraft hatte ich vorher nicht gekannt. Hier war ich ein Neuling. Ich befand mich zweifellos auf unbekanntem Gebiet mit neuen Anforderungen und neu entdeckter Selbstkompetenz. Obwohl ich natürlich nicht in genau diesen Begriffen dachte, trat ich in die Welt der „Alten" ein. Sie gefiel mir. Trotz der neu auftauchenden Herausforderungen fühlte ich mich vollständiger und sicherlich bestimmter. Ich genoss Freiheiten, die ich vorher nicht gekannt hatte.

Ein dummer Vorfall ist mir als Ausdruck dieser neuen Durchsetzungskraft im Gedächtnis geblieben. Ich überquerte eine Straße, gedankenverloren, und ein ungeduldiger junger Mann am Steuer eines glänzenden neuen Roadsters zeigte mir den „Stinkefinger". Wahrscheinlich habe ich ihm zu lange gebraucht. Während ich mich früher furchtbar gefühlt hätte, weil ich ihm Ungelegenheiten bereitete, amüsierte mich das jetzt total. Wie dumm, seine Energie und seinen Ärger an eine solche Lappalie zu verschwenden! Ich drehte mich zu ihm herum und sagte mit ruhiger Bestimmtheit: „Hey, ich bin fünfzig, ich habe keine Zeit, mich in die Grube zu legen, und Sie auch nicht." Als er mir in die Augen sah, wandelte sich seine feindselige Miene zu einem belustigten Blick und es war, als sehe er mich zum ersten Mal wirklich. Er antwortete: „Nein, haben wir wirklich nicht, oder? Danke!" – Wenn die „Alte" also den Weg ihres eigenen Herzens voll und ganz annimmt, kann sie mit einer besonderen Kraft die Art verändern, wie andere über ihre eigenen Optionen denken.

Nachdem die Frauen ihre mit Unabhängigkeit in Verbindung stehenden Fähigkeiten ein halbes Leben lang unterdrückt haben, um ihrem Mann, ihren Kindern und der Gesellschaft zu Diensten zu sein, sind sie in der neuen Lebensphase so weit, dass sie sich nicht mehr unterdrücken lassen. Ihre Ziele werden klarer, ihr Geist fokussierter, ihre Kraft wird frei. Die Weisheit ihrer zahllosen Erfahrungen verdichtet sich und sie finden sich in lehrenden oder führenden Funktionen in ihrer erweiterten Familie oder in ihrer Gemeinde wieder. So hat die Natur das für die Frauen vorgesehen. Sind Sie dazu vorbereitet und bereit?

Dieser Plan für unsere zweitbesten Jahre wird durch die hormonellen Veränderungen im Zusammenhang mit der Menopause gefördert. Er ist in unsere Gene einprogrammiert. Unsere Sexualität ist eine weitere bemerkenswerte Errungenschaft der Evolution. Kein anderes Lebewesen auf der Erde, männlich oder weiblich, hat auch nur annähernd unsere Erfahrung als sexuelle Wesen.

Laut Leonard Shlain sind die fruchtbaren Jahre weiblicher Menschen von denjenigen der Weibchen der anderen drei Millionen sich sexuell fortpflanzenden Arten durch eine tiefe Kluft getrennt.[9] Wir sind die einzige weibliche Art, die das ganze Jahr über zu einer sexuellen Verbindung fähig ist und nicht nur dann, wenn wir „heiß" sind, das heißt, uns fortpflanzen können. Wir sind die einzige weibliche Art mit solch dramatischen Menstruationen und mit Perioden im Rhythmus des Mondes und die so viel Blut verliert, dass wir auf tierisches Fleisch angewiesen sind, um das verlorene Eisen wieder zu ersetzen. Wir sind die einzige Art, die über ein Gehirn verfügt, das den naturgegebenen, Gehorsam gegenüber unserem Sexualtrieb fordernden Kreislauf zu unterbrechen in der Lage ist. Es gestattet uns vielmehr, unsere sexuellen Aktivitäten selbst zu bestimmen und nicht nur unseren Partner selbst zu wählen, sondern auch, ob und wann wir schwanger werden wollen.

Im Gegensatz dazu paart sich ein Schimpansenweibchen für jedes Junge, das sie auf die Welt bringt, im Durchschnitt 138 Mal mit dreizehn verschiedenen Männchen.[10] Wir sind die einzige weibliche Art, die anhaltende und multiple Orgasmen von so intensivem und dauerhaftem Genuss erleben kann. Wir sind die einzige weibliche Art, deren Körperbau zu extremen Schmerzen bei der Geburt eines Kindes beiträgt. Und wir sind die einzigen Frauen, die im Verhältnis zu ihrer potenziellen Lebenserwartung so früh in die Menopause kommen.

L. Shlain stellt die ziemlich ungewöhnliche Hypothese auf, dass sich diese unterschiedlichen sexuellen Eigenschaften der Frau vereint haben, um die Evolution des Menschen voranzubringen, damit wir eher durch Intellekt als durch Muskelkraft prosperieren. Wir können nicht schneller laufen als eine Löwin, wir können sie auch nicht mit unseren Händen bezwingen, aber wir können besser planen als sie! Vorausschauendes Handeln – die Fähigkeit, sich planend in der Dimension der Zeit zu bewegen – führte schließlich dazu, dass wir nichts Geringeres als die Kontrolle über das Schicksal der Erde übernehmen konnten. Shlain sagt, die weibliche Sexualität habe unsere Spezies gelehrt, die Zeit zu unterteilen.[11] Die Zyklen des Mondes und der Menstruation miteinander in Verbindung zu bringen, festzustellen, dass eine Beziehung zwischen Geschlechtsverkehr und Ausbleiben der Menstruation besteht, und zu beobachten, dass Babys neun Mondmonate nach der letzten Blutung geboren werden, all das diente dazu, verstehen zu lernen, wie Zeit funktioniert.

Viele dieser Merkwürdigkeiten im Rahmen der Fortpflanzung waren eigentlich Kompromisse. An sich förderten sie unsere biologische Tauglichkeit nicht. Doch sie schlossen sich zusammen, um uns zu zeigen, wie gegenwärtige Ereignisse zur Vergangenheit und zur Zukunft in Beziehung stehen. Das Risiko, bei der Geburt zu sterben, stieg zum Beispiel aufgrund notwendiger biologischer Kompromisse exponentiell an: So musste der Schädelumfang zur Unterbringung eines großen Gehirns zunehmen und das Becken musste umgestaltet werden, damit der aufrechte Gang möglich wurde. Es gab tatsächlich einen Zeitraum in der Geschichte, in dem so viele Frauen bei der Geburt starben, dass unsere gesamte Art in Frage stand. Worin bestand hier der evolutionäre Vorteil? Doch wir überlebten, denn die Frauen bekamen heraus, dass Sex und die anschließende Schwangerschaft miteinander zu tun hatten, und begannen, die Kontrolle über ihre fruchtbare Zeit zu übernehmen.

Shlain geht in seiner Besprechung der Menopause zurück bis zu Hekate, dem Prototyp der alten Frau in der griechischen Mythologie, die von Männern und Frauen wegen ihrer Freiheit, ihres Mutes, ihrer Kraft, ihrer Weisheit und ihrer magischen Kräfte gleichermaßen anerkannt wurde. Wenngleich die Alte ganz sicherlich die Verehrung verdiente, die sie durch die kluge Weitergabe ihrer Lebenserfahrung erhielt, trägt noch ein weiterer wichtiger Faktor zu ihrer Stärke bei. Dazu gehört laut Shlain die dramatische Neuordnung der Serumkonzentrationen von Östrogen, Progesteron und Testosteron in ihrem Körper.[12] Alle drei Hormone fallen zwar in der Menopause gewaltig ab, doch der Testosteronanteil verändert sich im Verhältnis zu den beiden anderen stark nach oben. Die Östrogenproduktion sinkt in der Menopause oft um 70 bis 80 Prozent, Progesteron um mehr als 99 Prozent, doch Testosteron nur um 50 Prozent oder sogar noch weniger.

Das bedeutet, dass sich die Testosteronmenge im Verhältnis zu Östrogen oft verdoppelt (in manchen Fällen verzwanzigfacht sie sich sogar) und im Verhältnis zu Progesteron mindestens um das Fünfzigfache erhöht. Diese radikalen Veränderungen im hormonellen Gleichgewicht, das die Persönlichkeit steuert, verändern die weibliche Psyche in dramatischer Weise. Die Unentschlossenheit und Labilität, von denen die Jugendjahre einer Frau oft gekennzeichnet sind, werden von einer selbstbewussten Wesensart mit klarem Verstand abgelöst.[13] Und wenn reife Frauen (relativ gesehen) vor Testosteron „strotzen", von den Pflichten der „Brutpflege" befreit sind und zu ihren eigenen Bedingungen wieder in die Welt eintreten, beginnen sie, größeren Einfluss zum Wohl der Gesellschaft zu nehmen.[14]

Margaret Mead drückte es einmal so aus: „Es gibt keine größere Kraft auf der Welt als die Lebenslust einer Frau nach der Menopause." In unserer *besten* Zeit ist es unsere Aufgabe, Kinder zu bekommen und für eine Familie zu sorgen. In unserer *zweitbesten* Zeit besteht unsere Aufgabe darin, unsere Gemeinschaft mit Lust und Leidenschaft zu führen und allen Pragmatismus an Liebe und Fürsorge einzusetzen, die wir in unserer besten Zeit als Vorbereitung darauf gelernt haben. Dies ist, meiner bescheidenen Meinung nach, ein viel besseres Training für eine gesellschaftliche Führungsposition als ein Diplom in politischen Wissenschaften.

## Neue chemische Gegebenheiten – neue Energie

Die Umwandlung von biochemischen Prozessen, die darauf ausgerichtet sind, für die monatliche Ovulation einer Eizelle und ihre Vorbereitung zur Empfängnis zu sorgen, zu solchen Prozessen, die die neu entdeckte Unabhängigkeit fördern, ist in der Tat irritierend. Zudem beschränkt sich das Aufgabengebiet von Östrogen und Progesteron nicht auf sexuelle Appetenz und Schwangerschaft. Die Wirkung dieser Hormone auf sekundäre Merkmale – von der Hautstruktur über glänzendes Haar bis zu starken Knochen – ist von dem Umbruch in der Menopause ebenfalls betroffen. In den USA klagen 75 Prozent der 40 Millionen Frauen in den Wechseljahren über Symptome aufgrund dieser Veränderungen.

So überrascht es nicht, dass die Hormonersatz-Therapie (HET) eine Verlockung darstellt. Und bei genauerer Analyse sind einige der Gefahren, die in der im Jahre 2002 durchgeführten Studie an 16 608 mit Östrogen behandelten Frauen (S. 114) aufgedeckt wurden, gar nicht so definitiv, wie ursprünglich angenommen.[15] Untersuchungen nach Altersgruppen ergaben zum Beispiel, dass Frauen, die innerhalb der ersten zehn Jahre nach Beginn der Menopause eine HET erhielten, nicht das erhöhte Risiko für Herzerkrankungen zeigten, das die Gesamtstudie ergeben hatte. Andererseits stand die Studie in der Kritik, weil sie die Gefahren der HET nicht genügend darstellte. Potenzielle Teilnehmerinnen wurden nicht zur Teilnahme an der Studie zugelassen, wenn sie einige der Risikofaktoren für Herzkrankheiten, Diabetes, Schlaganfall oder Brustkrebs aufwiesen, obwohl ein gewisser Prozentsatz der Frauen, denen die HET in den Praxen verschrieben wird, genau damit behaftet ist. Außerdem schieden 40 Prozent der Studienteilnehmerinnen vorzeitig aus dem Programm aus, meist wegen Nebenwirkungen. Eine Zunahme von Krebs und Herzkrankheiten bei Frauen, die die schlimmsten anfänglichen Nebenwirkungen der HET zeigten, konnte sich daraus nicht herleiten lassen.

Im Augenblick raten NIH und FDA (die nationalen Gesundheitsinstitute und das amerikanische Gesundheitsministerium) den Frauen, mit ihrem Arzt die Risiken und den Nutzen abzuwägen, bevor sie sich auf eine Hormonersatz-Therapie einlassen. (Das ist die klassische Rückzugsstrategie, wenn der Wissenschaft bewusst ist, dass sie keine klaren Antworten geben kann.) Sie schlagen zudem vor, Dosis und Dauer der Therapie auf dem geringstmöglichen, zum Erreichen der Therapieziele erforderlichen Niveau zu halten. Der warnende Ton in diesen Empfehlungen ist wohlbegründet. Mindestens 25 Prozent der Frauen, die eine HET beginnen, brechen sie wegen Nebenwirkungen vorzeitig ab. In den offiziellen Empfehlungen wird jedoch davon ausgegangen, dass Ärzte auf der Basis schlechter Informationen gute Entscheidungen treffen können, wobei der große Fehler in der ursprünglichen Studie der ist, dass statt des natürlichen Progesterons das synthetische und weitaus unterlegene Progestin verwendet wurde.

Aus der NIH-Studie geht nicht hervor, welchen Einfluss natürliches Progesteron gehabt hätte. Seine Moleküle passen in die Rezeptoren des weiblichen Körpers wie der Schlüssel ins Schloss. Die Moleküle des synthetischen Progestins wurden verändert, damit sie patentfähig wurden, und der Körper reagiert oft nicht in der gewünschten Weise, Nebenwirkungen sind üblich.[16]

Der inzwischen verstorbene Arzt Dr. John Lee untersuchte die Wirkungen von natürlichem Progesteron an Tausenden von Frauen in den Wechseljahren. Er behauptet, viele der mit Östrogen behandelten Symptome würden eigentlich durch ein Defizit an Progesteron verursacht. Ist im Verhältnis zu Progesteron zu viel Östrogen vorhanden, wirkt sich das toxisch auf den Körper aus. Die Wahrheit ist: Niemand kann eine *versehentliche* „Östrogenersatz-Therapie" verhindern, denn unsere Umgebung bietet uns Östrogen im Überfluss. Der heute verfrühte Beginn der Pubertät, der vor etwa einem Jahrhundert noch bei etwa 14 Jahren lag und jetzt näher an 12 Jahren liegt (wobei es nicht ungewöhnlich ist, dass ein Mädchen schon mit acht oder neun Jahren die erste Periode hat), wird mit dem wahllosen Einsatz von Hormonen in Fleisch und Milchprodukten in Zusammenhang gebracht sowie mit den hochwirksamen

Östrogenen, mit denen Körnerfutter für Tiere besprüht wird. Unsere Östrogenspiegel können sogar durch Autoabgase, Trinkflüssigkeiten in Plastikbehältern und die in Nagellack, Klebstoff, Seifen, Kosmetika und Farbenentferner gefundenen Chemikalien erhöht werden.

Lee untermauert diese These durch den Hinweis, dass Frauen in nichtindustriellen Kulturen keine oder nur geringfügige Wechseljahrsbeschwerden kennen. In vielen auf Landwirtschaft beruhenden Kulturen hat man nicht einmal ein Wort für „Hitzewallung" und Symptome wie Scheidentrockenheit, Osteoporose und Stimmungsschwankungen werden zeitlich nicht mit dem Ende der Menstruation in Zusammenhang gebracht. Mit Beginn der Industrialisierung in den Ländern der Dritten Welt, die zu einer Verminderung der körperlichen Bewegung, zu vermehrter Kalorienzufuhr und einer größeren Belastung durch Östrogene von außen geführt hat, ist es auch zu einer dramatischen Zunahme von Wechseljahrssymptomen gekommen. Wir hätten es geschafft, klagt Lee, die Menopause, einen ganz natürlichen Teil im Lebenskreis der Frau, zu einer Krankheit zu machen.[17] Das schließt auch die Umweltschadstoffe, die schlechte Ernährung, die ungesunde Lebensweise, die kulturellen Ideologien und den falschen Gebrauch synthetischer Hormone mit ein.

Laut Dr. Lees These haben nur wenige westliche Frauen zu wenig Östrogen. Die meisten bekommen in den Wechseljahren vielmehr einen Progesteronmangel. Wenn es bei heranwachsenden Mädchen zu Symptomen wie Empfindlichkeit der Brust, Gewichtszunahme, Blähungen und Stimmungsschwankungen kommt, dann werden diese dem steigenden Östrogenspiegel zugeschrieben; treten diese Symptome jedoch bei Frauen im Übergang zu den Wechseljahren auf, schiebt man sie auf einen „Östrogenmangel". Lee war der Meinung, dass das Problem nicht so sehr der Östrogenmangel sondern die „Östrogendominanz" sei.

Östrogen spielt für die Gesundheit im Leben einer Frau ganz sicher eine wichtige Rolle, doch es wird toxisch, wenn es in zu großen Mengen vorliegt oder wenn diese nicht durch genügend Progesteron ausgeglichen werden. Lee räumte die Möglichkeit ein, dass manche Frauen in den Wechseljahren Östrogen-Ergänzungen brauchen (und Östrogenmangel kann man durch einen Hormonspiegel-Test aus dem Speichel nachweisen). Nachdem die Eierstöcke die Produktion von Östrogen eingestellt haben, wird das meiste davon im Körperfett produziert; so sind die davon betroffenen Frauen eher schlank und zierlich. Doch die Pharmaindustrie und die Ärzteschaft, so Lee, verkehren die Tatsachen, wenn es um den Östrogenersatz geht.

Lee stand mit seiner Meinung nicht allein. Im Jahre 1991 attackierte die Feministin Germaine Greer die Verfechter der HET, weil sie nicht den Nachweis erbrachten, dass Östrogenmangel die Ursache dessen sei, was sie zu behandeln versuchten[18] – eine Situation, an der sich bis heute nichts geändert hat. In ihrem 1994 erschienenen Buch *The Menopause Industry* (dt. etwa: Das Geschäft mit den Wechseljahren) behauptete Sandra Coney, dass Frauen sich zu katastrophalen gesundheitlichen Entscheidungen hinreißen ließen, nachdem man sie durch eine demoralisierende Propagandakampagne einer Gehirnwäsche unterzogen habe, damit sie akzeptierten, dass sie einen „Östrogen-mangel" hätten, mit anderen Worten, dass ihr Normalzustand eine Störung sei.[19] Dr. Jerilyn Prior, Professorin für Endokrinologie an der Universität von Columbia, weist darauf hin, dass es „rückwärts gewandte Wissenschaft" sei anzunehmen, die Symptome der Wechseljahre seien mit verminderten Östrogenspiegeln verbunden – das sei etwa so, als würde man Kopfschmerzen als „Aspirinmangel-Krankheit" bezeichnen.[20]

Dr. Lee fasste zusammen: „Die Hypothese vom Östrogen-‚Mangel' wird weder durch Untersuchungsergebnisse der Östrogenspiegel im Blut noch durch weltweite ökologische Expertisen oder durch Endokrinologen gestützt."[21] Zu Dr. Lees Empfeh-lungen gehören einfache Entscheidungen zur Lebensgestaltung wie die Anwendung von natürlichem Progesteron, angemessene sportliche Betätigung und eine gute Ernährung, die Fleisch aus biologischer Erzeugung und Milchprodukte ohne künst-liche Hormone einschließen. Natürliches Progesteron hilft bei vielen durch „Östro-gendominanz" verursachten Problemen, die Lee für beinahe epidemisch hält. Eine Progesteroncreme vermindert oder beseitigt häufig Symptome wie Hitzewallungen, nächtliches Schwitzen, verminderte Libido und Gewichtszunahme; sie trägt zum Schutz vor Brustkrebs bei und dazu, dass Osteoporose gestoppt oder sogar rück-gängig gemacht wird.

Die erste amerikanische Klinik, die sich der Gesundheitsfürsorge für Frauen durch Frauen verschrieben hat (*Women to Women* – „Frauen für Frauen"), informiert nun auch über das Internet und bietet ihre Dienste an (www.womentowomen.com). Dort wird eine Hormonersatz-Therapie nur mit bioidentischen Hormonen empfohlen, deren Molekularstruktur bei der Herstellung auf diejenige der körpereigenen Hor-mone abgestimmt wurde. Synthetische Hormone sind absichtlich verändert, nicht aus gesundheitlichen Gründen, sondern weil bioidentische Strukturen, wie schon erwähnt, nicht patentfähig sind – obwohl sie sich als wirksamer erweisen und man davon ausgehen kann, dass Nebenwirkungen weniger wahrscheinlich sind. Wenn ich dem auch theoretisch zustimme, habe ich andererseits auch schon Nebenwirkungen bei bioidentischen Hormonen gesehen. Daher lege ich so großen Wert auf das ener-getische Testen, nicht nur, um das Mittel auszuwählen, sondern auch, um zu bestim-men, wann und wie viel jedes Mal davon gebraucht wird.

Verschiedene Frauen verstoffwechseln die verschiedenen Hormone unterschiedlich und ihr hormonelles Gleichgewicht wechselt ständig. Wenn das Mittel, egal ob bioidentisch oder synthetisch, ein hormonelles Ungleichgewicht verursacht, dann richtet es Schaden an. Außerdem sind die von entsprechenden Apotheken hergestellten Präparate aus sogenannten bioidentischen Hormonen nicht immer wirklich bioidentisch und unterliegen keiner so sorgfältigen Kontrolle durch die amerikanische Gesundheitsbehörde wie die Produkte der Pharmaindustrie. Die einzelnen Chargen können unterschiedliche Hormonkonzentrationen haben.[22] *Jedes* Medikament birgt Risiken! „Frauen für Frauen" zielt darauf ab, mit der niedrigsten möglichen Dosis eine Besserung der Symptome zu erreichen.

Der Arzt in Praxis und Klinik hat jedoch seine Informationen sehr wahrscheinlich von der Pharmaindustrie bekommen, die für eine Kombination aus synthetischen Östrogenen und Progestinen wirbt. Solche widersprüchlichen Informationen von Herstellern und Behörden spiegeln sich nicht nur in der HET wider, sondern in fast jedem Problem, mit dem eine Frau in den Wechseljahren konfrontiert wird, von der richtigen Pflege für eine glatte Haut bis zur Vorsorge für starke Knochen. Wohin sollen wir uns wenden angesichts solch widersprüchlicher Informationen?

# Die Energiemedizin und die „Chemie" der Menopause

In meiner Praxis habe ich festgestellt, dass es im Allgemeinen drei wesentliche Schritte sind, mit denen man einer Frau während der Zeit vor, in und nach der Menopause zu einem optimalen hormonellen Gleichgewicht verhelfen kann. Dabei erwies sich *der erste Schritt* in sehr vielen Fällen bereits als ausreichend. Allein durch den Ausgleich der Energien und die Anleitung zum Aufrechterhalten des Gleichgewichts kam es zu enormen Verbesserungen im Befinden. Anfangs glaubten die Frauen oft, sie würden Östrogen und Progesteron brauchen, doch wenn die Energien ausgeglichen waren, begann der Körper die fehlenden Hormone wieder selbst herzustellen. Reichten diese nicht aus, wurde *in einem zweiten Schritt* durch energetisches Testen festgestellt, welche Kräuter oder Hormone günstig wären. *Der dritte Schritt* bestand schließlich darin herauszufinden, in welchen Mengen und zu welchen Zeiten diese Substanzen einzunehmen waren, ohne die Harmonie des Körpers zu stören, und gleichzeitig Nebenwirkungen und übermäßige Abhängigkeit zu minimieren.

**Schritt 1: Die Energien ausgleichen** – Bevor invasive Maßnahmen in Betracht gezogen werden (wie zum Beispiel die Einnahme von Hormonen), sollten Sie zunächst Ihr System in ein optimales Gleichgewicht bringen. Dadurch werden die chemischen Vorgänge im Körper auf natürliche Weise ausgeglichen. In Kapitel 2 wurde das tägliche *Fünf-Minuten-Energie-Programm* vorgestellt, das die Basis für dauerhaft starke und ausgeglichene Energien während der Wechseljahre ist. In diesem Kapitel wird es erstens durch ein spezielles, auf die Förderung des hormonellen Gleichgewichts ausgerichtetes „Menopausen-Modul" für Frauen am Beginn und im fortgeschrittenen Stadium der Menopause ergänzt; zweitens werden spezielle Übungen zur Erhöhung der körpereigenen Produktion von Östrogen, Progesteron und Testosteron sowie Methoden zur Bedarfsermittlung vorgestellt; und drittens werden Techniken für besondere Wechseljahrsbeschwerden gezeigt. Energetische Übungen, die ein bestimmtes Problem ausgleichen, unterstützen die Harmonisierung des *gesamten* Energiesystems.

**Schritt 2: Vitamine, Kräuter und Hormone energetisch austesten** – Laut Christiane Northrup ist der gesunde Körper so ausgestattet, dass er lebenslang alle Hormone, die eine Frau braucht, herstellen kann.[23] Mit einem energetischen Verfahren wird diese natürliche Fähigkeit unterstützt. Fehlt jedoch ein wichtiger, für die Gesundheit erforderlicher Bestandteil – und heutzutage ist es nicht einfach, eine wirklich ausgeglichene, auf die individuellen physiologischen Bedürfnisse abgestimmte Ernährung sicherzustellen –, dann wird der Körper sehr gefordert, um diesen Mangel auszugleichen. Bestehen die Symptome trotz gut ausgeglichener Energien weiter, muss man im nächsten Schritt feststellen, ob natürliche Hormone oder andere Substanzen ergänzt werden müssen. Labortests können Hinweise geben, doch Hormonspiegel unterliegen deutlichen täglichen, oft stündlichen Schwankungen.

Da das hochwirksame Östrogen im Vergleich zu Progesteron und Testosteron nur in winzigen Mengen gebildet wird, liegt selbst bei einem relativ niedrigen Östrogenspiegel oft eine „Östrogendominanz" vor (s. S. 249). Daher wird vielen Frauen Östrogen verschrieben, das ihr Körper nicht braucht und das sogar schädlich sein kann. Inzwischen gibt es viele verschreibungsfreie Präparate. Manche sind vielleicht genau richtig. Die Herausforderung besteht natürlich darin, herauszufinden, was individuell gebraucht wird. Dazu sollten Sie sich selbst kundig machen, schulmedizinische und pharmazeutische Informationen über infrage kommende Produkte einholen und sich bei solchen Bezugsquellen beraten lassen, die einen natürlicheren Ansatz vertreten. Bei uns in den USA ist die *People's Pharmacy* (dt. etwa: Volksapotheke) eine hervorragende Quelle für solche Informationen. (www.peoplespharmacy.com/index.asp)

Ist man bei Vitaminen, Mineralien, Kräutern oder Hormonen entsprechend fündig geworden, dann ist das energetische Testen die beste Methode, die ich kenne, um jeden Tag das benötigte Präparat in der richtigen Dosierung zu bestimmen. [Wer die Testmethode erst erlernt oder noch nicht lange damit arbeitet, sollte für das Austesten von Hormongaben unbedingt die Hilfe eines erfahrenen Testers in Anspruch nehmen. – Anm. d. Verlags]

**Schritt 3: Abhängigkeit minimieren, Gleichgewicht maximieren** – Natürliche Hormone und pflanzliche Präparate sind leicht erhältlich. Warum kann man solche Ergänzungsmittel nicht einfach routinemäßig einnehmen? Bei Eingriffen in den natürlichen Ablauf ist grundsätzlich Vorsicht geboten. Nimmt man chemische Substanzen zusätzlich ein, die der Körper eigentlich schon selbst herstellt, kann das dazu führen, dass er seine eigene Produktion daraufhin drosselt. Das Gleichgewicht kann gestört werden, wie das bei mir der Fall war, als mein blindes Vertrauen auf Progesteron zu einer dauerhaften Verdickung der Gebärmutter führte. Was passiert bei Frauen, die sich einer HET unterziehen, mit der natürlichen und wünschenswerten Erhöhung von Testosteron im Verhältnis zu Östrogen und Progesteron, das die Stärke der „alten Frau" fördert?

Das ist ein höchst komplexes Gebiet und es überrascht nicht, dass der eine oder andere Fachmann praktisch jede vorstellbare Lösung empfiehlt. Wir sind alle so unterschiedlich, dass fast jede Möglichkeit ihre Anhängerinnen findet. Das Geschäft mit der Menopause ist – sowohl von der pharmazeutischen als auch von der naturheilkundlichen Seite her – ein viele Milliarden Dollar schweres Unternehmen, dem es sozusagen an guten Fahrplänen oder Straßenkarten mangelt. Ich sage es noch einmal, hier wird das energetische Testen zu einer hochrangigen Technik für den, der es beherrscht. Ich persönlich brauche jeden Tag *unterschiedliche* Mengen von Progesteron und Östrogen und der energetische Test sagt mir, was mein Körper in einem bestimmten Zeitrahmen braucht und was nicht. Wer energetisch testet, stellt im Laufe der Zeit fest, dass es bestimmte Muster gibt, durch die man vom Test unabhängiger wird.

Wenn ich zum Beispiel das Gefühl habe, dass ich ein bisschen hysterisch bin, so ist das bei mir oft ein Zeichen für einen zu niedrigen Progesteronspiegel. Dann kann ich entweder Energieübungen machen, um ihn anzuheben, oder einen oder zwei Tropfen natürliches Progesteron aus einer Flüssigkapsel auf meinem Handgelenk verteilen. In den seltenen Fällen, wenn ich mich gefühllos und depressiv fühle oder unter einem Kalotten-Kopfschmerz (Schmerzen direkt auf der Schädeldecke) leide, kommt das meist daher, dass ich *zu viel* Progesteron genommen habe und das Verhältnis zwischen Östrogen und Progesteron nicht mehr stimmt.

Ich sage es immer wieder: Das Gleichgewicht ist ein ganz wesentlicher Punkt und das energetische Testen kann ein großartiges Instrument sein. Wer regelmäßig seine Energien ausgleicht, wird zudem feststellen, dass der Bedarf an hormonellen Ergänzungen sinkt. Im weiteren Verlauf dieses Kapitels geht es detailliert um die erste der drei wesentlichen Strategien, das Ausgleichen der Energien. Das tägliche Fünf-Minuten-Energie-Programm wird durch ein zusätzliches Modul für Frauen in den Wechseljahren ergänzt. Zudem wird der Einsatz energetischer Techniken zur bedarfsgerechten Erhöhung der Produktion von Östrogen, Progesteron, Schilddrüsenhormonen oder Testosteron vorgestellt. Und es werden spezifische, oft mit der Menopause verbundene Symptome besprochen, wie Osteoporose, Hitzewallungen und Depressionen, sowie die Arbeit mit den Energien, wenn solche Symptome auftreten.

## Das Menopausen-Modul für Ihr Energieprogramm

Das tägliche Energieübungsprogramm (S. 69) ist ein Eckpfeiler in meinem System der Energiemedizin. Es wird nur noch von der kombinierten Homolateral-Überkreuz-Bewegung übertroffen, die manche benötigen. Wem es an Energie, Schärfe des Denkens, Motivation oder Tatkraft mangelt oder wer deprimiert ist, dessen Energien fließen wahrscheinlich in einem homolateralen Muster. Man weiß auch ohne energetischen Test, dass etwas nicht stimmt, kann damit jedoch den Verdacht verifizieren. Hat er sich bestätigt, macht man die kombinierte *Homolateral-Überkreuz-Bewegung* noch vor dem täglichen Routineprogramm. Fließen Ihre Energien nicht über Kreuz, ist noch ein wenig mehr von großem Nutzen – sportliche Betätigung, Massagen oder Energietechniken.

Wer schon mitten in den Wechseljahren ist und nicht erst ihre ersten Anzeichen wahrnimmt, sollte die folgenden sechs Techniken ergänzend in sein tägliches Übungsprogramm aufnehmen. Insgesamt beanspruchen sie weniger als fünf zusätzliche Minuten und wirken ausgleichend auf die Hormone. Drei davon sind bereits als Teil des prämenstruellen Übungsmoduls bekannt: *Himmel und Erde verbinden* (etwa 2 Minuten, S. 63), das *Bürsten und Klopfen* des Milzmeridians (etwa 30 Sekunden, S. 162) und die *Bauchdehnung* (etwa 30 Sekunden, S. 160). Dazu kommen nun: die *Zwerchfellatmung*, die *Hormonbrücke* und *Sonnenaufgang-Sonnenuntergang*. Alle sechs Techniken werden *nach* der lymphatischen Massage eingefügt (S. 78). Das Übungsprogramm wird wie üblich mit *Ausblasen – Reißverschluss – Brücke* beendet.

## Die Zwerchfellatmung  (Dauer: etwa 30 Sekunden)

Das Zwerchfell ist eine dünne, aber starke muskuläre Scheidewand, die den Brustraum vom Bauchraum trennt. Es sorgt dafür, dass Sauerstoff durch den Körper transportiert wird. Die folgende Übung hilft nicht nur dabei, Sauerstoff an jede Zelle, jede Drüse und jedes Organ zu verteilen, sie fördert auch die Koordination und Effektivität des Hormonsystems.

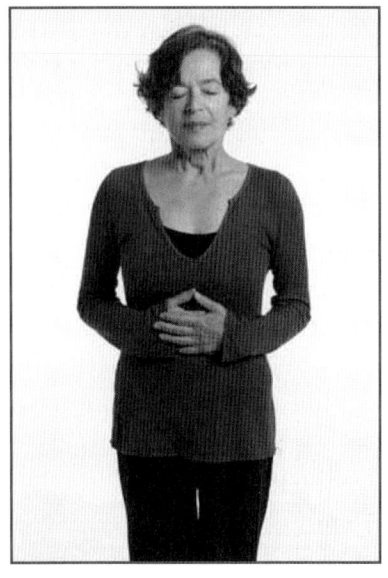

**Abbildung 6-1:**
Zwerchfellatmung

1. Legen Sie die linke Hand fest unterhalb der Mitte des Brustkorbs auf und die rechte Hand darüber, beide Hände liegen flach am Körper. Ziehen Sie nun die Ellenbogen nahe an den Körper, sodass Sie Ihre Körpermitte sozusagen umarmen.

2. Atmen Sie tief ein und drücken Sie den Körper gegen die Hände, wobei die Hände den Druck gegen den Körper erwidern. Halten Sie den Atem an und drücken Sie fest. Zwar ist für diese Übung keine Dauer vorgegeben, doch wirkt sie um so besser, je länger Sie den Atem anhalten und drücken können (– natürlich ohne dass Ihnen schwindlig wird).

3. Atmen Sie ganz natürlich aus, lassen Sie die Hände mitgehen.

4. Entspannen Sie sich und wiederholen Sie die Übung noch zweimal.

## Die Hormonbrücke (Dauer: 40 Sekunden)

Epiphyse, Hypophyse und Hypothalamus bilden eine komplexe Achse. Durch direktes Feedback, das sie einander geben (wie in einem Regelkreis), steuern und kontrollieren sie die Freisetzung vieler Hormone. Bestimmte Punkte auf Kopfhaut und Haut, die sogenannten neurovaskulären Punkte, erhöhen bei leichter Berührung den Blutfluss in diesem Gebiet. Hält man gleichzeitig *mehrere* neurovaskuläre Reflexpunkte, kann man den Blutfluss *zwischen* den Gebieten, die berührt werden, erhöhen. Da Hormone primär mit dem Blutstrom transportiert werden, werden durch das Berühren der unten beschriebenen spezifischen neurovaskulären Reflexpunkte die durch die Epiphyse-Hypophyse-Hypothalamus-Achse regulierten Hormone koordiniert. Sie gehört zu den Strukturen, die einen besonders starken Einfluss auf die Hormone ausüben. Die tägliche *Hormonbrücke* ist wie ein energetischer Vitaminstoß, der die Harmonie unter den Hormonen fördert. Ein zusätzlicher Vorteil besteht darin, dass diese Übung Stress vermindert und hilft, den Körper von Stress-Substanzen zu befreien. Sie tut gut und sollte routinemäßig gemacht werden, aber auch immer dann, wenn man das Gefühl hat, dass man sie gerade braucht.

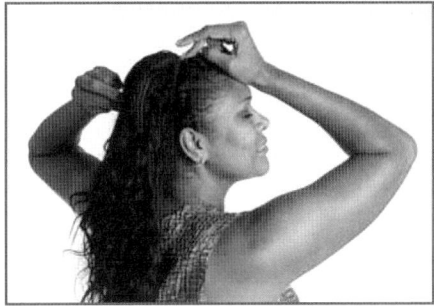

**Abbildung 6-2:**
Hormonbrücke

1. Bringen Sie Daumen, Zeige- und Mittelfinger der rechten Hand zusammen und legen Sie diese drei Finger auf das Schädeldach.

2. Bringen Sie gleichzeitig die gleichen drei Finger der linken Hand zusammen und legen Sie sie genau auf die Rundung des Hinterkopfes. Halten Sie beide Punkte, während Sie dreimal tief ein- und ausatmen.

3. Legen Sie die rechte Hand so auf Ihren Kopf, dass der Handballen auf der Stirn liegt und der Mittelfinger auf dem Schädeldach (Abb. 6-2). Entspannen Sie sich, während Sie wieder dreimal tief ein- und ausatmen.

## Sonnenaufgang-Sonnenuntergang (Dauer: 30 Sekunden)

Die folgende Übung kann zur Stabilisierung des Blutdrucks beitragen (sie senkt einen hohen und hebt einen niedrigen an) und ist im Allgemeinen gut für das Herz. Zusätzlich beruhigt sie Körper und Seele und bringt aus dem Gleichgewicht geratene Hormone wieder in Balance.

1. Zu Beginn befinden sich Ihre Hände an den Seiten des Körpers, die Handflächen sind nach außen gedreht. Bringen Sie Ihre Arme mit dem Einatmen langsam in einer Kreisbewegung über den Kopf, als wollten sie die Sonne aufgehen lassen (Abb. 6-3a).

2. Mit nach oben gestreckten Armen und einander zugewandten Handflächen greifen Sie nun nach der aufgegangenen Sonne. Strecken Sie einen Arm ganz hoch hinauf, der Sonne entgegen. Stellen Sie sich vor, dass Sie mit dieser Hand nach einem Seil greifen. Schließen Sie Ihre Faust um dieses imaginierte Seil und ziehen Sie es hinunter; ziehen Sie dabei das Sonnenlicht auf sich zu. Wenn diese Hand nach unten kommt, strecken Sie die andere Hand nach oben, umfassen mit ihr das Seil und ziehen es herunter. Ziehen Sie die Sonne mit beiden Händen im Wechsel noch mehrmals herunter (Abb. 6-3b).

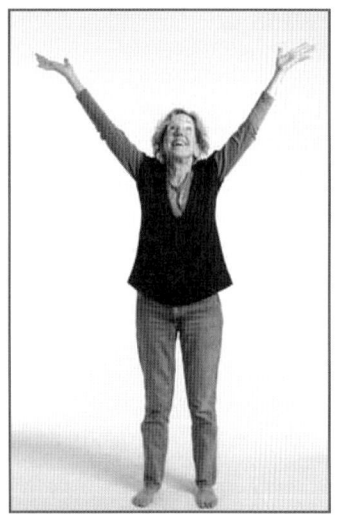
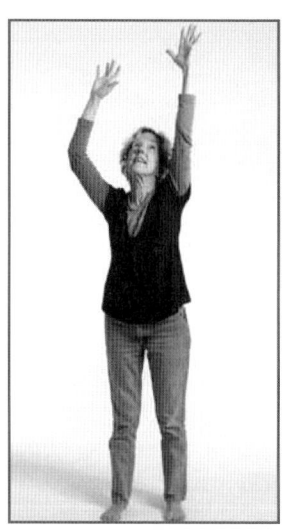
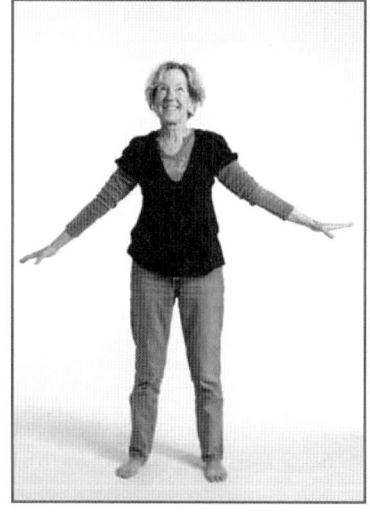

a      b      c

**Abbildung 6-3:**
Sonnenaufgang-Sonnenuntergang

3. Beide Hände sind jetzt oben. Drehen Sie Ihre Handflächen nach außen. Atmen Sie langsam aus, während Sie Ihre Arme in einem weiten Kreis nach außen und unten zu den Seiten der Beine bringen, als wollen Sie die Sonne untergehen lassen und Ihren Körper beruhigen (Abb. 6-3c).

## Das tägliche Übungsprogramm einschließlich Menopausen-Modul

Wenn Sie erst einmal mit jeder Technik vertraut sind, dauert das erweiterte Gesamtprogramm immer noch weniger als zehn Minuten täglich. Wenn nötig, beginnen Sie mit der kombinierten *Homolateral-Überkreuz-Bewegung*. Zwar ist es nicht übermäßig wichtig, in welcher Reihenfolge Sie diese Übungen machen, doch diejenige, die ich Ihnen hier vorschlage, wirkt erfahrungsgemäß recht gut.

1. Drei Klopfpunkte halten (30 Sekunden, S. 72)

2. Überkreuzbewegungen (30 Sekunden, S. 74)

3. Hook-ups (90 Sekunden, S. 75)

4. Kronenzug (30 Sekunden, S. 77)

5. Lymphatische Massage (60 Sekunden, S. 78)

6. Himmel und Erde verbinden (2 Minuten, S. 63)

7. Bauchdehnung (30 Sekunden, S. 160)

8. Bürsten und Klopfen des Milzmeridians (30 Sekunden, S. 162)

9. Zwerchfellatmung (30 Sekunden, S. 254)

10. Hormonbrücke (30 Sekunden, S. 255)

11. Sonnenaufgang-Sonnenuntergang (30 Sekunden, S. 256)

12. Ausblasen – Reißverschluss – Brücke (30 Sekunden, S. 94)

# Energietechniken zur Steigerung von Östrogen, Progesteron, Schilddrüsenhormonen und Testosteron

Die bisher beschriebenen Methoden tragen auf natürliche Weise zur Erhaltung eines besseren Hormongleichgewichts bei. Mit den folgenden Techniken kann die Produktion bestimmter Hormone *gesteigert* werden. Ob Sie einen Hormonmangel oder -überschuss haben, können Sie mit Labortests feststellen (lassen), doch die Zuverlässigkeit solcher Tests ist wegen der täglichen Schwankungen sehr problematisch. Das *energetische* Testen ist zuverlässiger, wenn man es beherrscht. Das in natürlicher Form vorliegende Hormon wird dabei in das Energiefeld des Betreffenden gehalten und getestet. Doch selbst *ohne* Tests können bestimmte Symptome als Hinweise auf spezifische Ungleichgewichte dienen. Diese sind zwar nur grobe Indikatoren (der Körper eines jeden Menschen ist unterschiedlich, dieselben Symptome können zahlreiche Ursachen haben), doch Sie könnten hier ein wenig mit den energetischen Techniken zur Erhöhung der Hormonproduktion experimentieren. Dazu suchen Sie Hormone aus, deren Spiegel zu niedrig erscheint, setzen die Techniken ein und beobachten die Auswirkungen.

## Anregen der Östrogen- und/oder Progesteron-Produktion

Die Tatsache, dass das Thema Schwangerwerden nach der Menopause abgeschlossen ist, bedeutet nicht, dass der Körper kein Östrogen mehr produziert – wenn es auch nur noch ein Zehntel der früheren Menge ist und jetzt vorwiegend in den Nebennieren und Fettzellen gebildet wird. Die Progesteronbildung ist fast ganz zum Erliegen gekommen, obwohl die Nebennieren und die Fettzellen auch davon immer noch notwendige winzige Mengen herstellen, um die Produktion von Östrogen weiter in Gang zu halten.

Die in Fleisch, Milchprodukten und Pestiziden vorhandenen Hormone können jedoch die Progesteronbildung hemmen. Da aus allen Produkten, von der Seife bis zum Nagellack, zusätzlich künstliche Östrogene und Stoffe mit östrogenähnlicher Wirkung auf unseren Körper übergehen und dort an die Östrogenrezeptoren gebunden werden, müssen wir die Östrogeninvasion vielleicht dadurch ausgleichen, dass wir die körpereigene Produktion von Progesteron anregen oder es dem Körper ergänzend über Gels und Cremes zuführen. Zudem kann das aus solch unglaublichen Quellen wie Autoabgasen aufgenommene Östrogen Osteoporose nicht verhindern. Also muss vielleicht auch natürliches Östrogen hergestellt oder zugeführt werden.

Östrogen und Progesteron auch nach den Wechseljahren im Gleichgewicht zu halten ist so wichtig wie eh und je.

Woher weiß man nun, ob man mehr Östrogen, mehr Progesteron, keines von beiden oder beides braucht? Ich wollte, ich hätte eine einfache Antwort oder eine Richtschnur. Die Wahrheit ist, dass man zu unterschiedlichen Zeiten völlig unterschiedliche Mengen braucht. Diese Gleichgewichte schwanken ständig und selbst die Symptome eines Mangels oder Überschusses an Progesteron oder Östrogen können von Frau zu Frau unterschiedlich sein. Ich habe einmal folgende Notiz an meinen Kühlschrank geklebt, damit ich nicht vergesse, wie mein Körper reagiert: „Gelangweilt / nichts geht vorwärts / zu nichts Lust – Östrogen unten! Panik oder Wut – Progesteron unten!"

Diese Verallgemeinerungen gelten wahrscheinlich für die meisten Frauen, genauso wie die, die in Tabelle 1 zusammengefasst sind; garantieren kann man das jedoch nicht. Bei den *meisten* Frauen führt Östrogenmangel zu Hitzewallungen und daher ist die vorherrschende Meinung, dass das *generell* so sei. Ich bekomme die Hitzewallungen aber, wenn sich mein Gleichgewicht auch nur minimal in Richtung von zu viel Östrogen verschiebt. Selbst wenn ich Tofu oder irgendetwas anderes Östrogenhaltiges esse, bekomme ich nicht nur Hitzewallungen, sondern schwitze in der Nacht so stark, dass ich völlig durchnässt aufwache. Ich behaupte aufgrund meiner eigenen Erfahrung, dass Hitzewallungen nicht *per se* auf Östrogenmangel zurückzuführen sind. Ich glaube vielmehr, dass sie durch eine schnelle Verschiebung des Östrogen-Progesteron-Gleichgewichts verursacht werden. Es gibt bei manchen Frauen also andere Gründe dafür.

Zusätzlich zu den individuellen Unterschieden kann es bei Überdosierung eines Hormons zu unerwarteten Auswirkungen kommen. Ein Beispiel: Wenn man feststellt, dass der Progesteronspiegel zu niedrig ist, weil man sich übermäßig empfindlich fühlt, und mit so viel Progesteroncreme dagegensteuert, dass es zu einem relativen Östrogenmangel kommt, dann rutscht man vielleicht stattdessen in eine depressive Phase. Da ich zeitweise Progesteroncreme verwende, ist mir unabsichtlich genau das passiert. Es gibt bei mir noch ein anderes Anzeichen für einen Östrogenmangel, den Kalotten-Kopfschmerz. Wenn ich dann aber versuche, ihn mit der am niedrigsten dosierten bioidentischen Östrogenpille zu bekämpfen, kann ich buchstäblich auf die Symptome eines Progesteronmangels warten. Ich mache also stattdessen eine Energieübung, um das Gleichgewicht wiederherzustellen. Meistens klappt das. Wenn nicht, schneide ich ein Stückchen von dieser niedrigst dosierten Östrogentablette ab und nehme es ein, der Kopfschmerz ist dann ziemlich schnell weg. Egal, wie ich es mache, meistens brauche ich dann für längere Zeit kein Östrogen mehr von außen.

**Tabelle 1: Mögliche Symptome eines Ungleichgewichts zwischen Progesteron und Östrogen**

| Progesteronmangel /<br>Östrogenüberschuss | Östrogenmangel /<br>Progesteronüberschuss |
|---|---|
| **Körperliche Symptome** | |
| Anschwellen /<br>  Empfindlichkeit der Brust<br>Blähungen<br>Wassereinlagerungen<br>Gewichtszunahme<br>Müdigkeit | Hitzewallungen und/oder Nachtschweiß<br>Schlaflosigkeit<br>Scheidentrockenheit<br>Atrophie der Scheidenschleimhaut<br>Gebärmutterkrämpfe<br>Kopfschmerzen<br>Verminderte sexuelle Reaktionsfähigkeit |
| **Emotionale / mentale Symptome** | |
| Angstzustände<br>Panik<br>Jähzorn<br>Nervosität<br>Rückzug<br>Vermeidungsverhalten<br>Übersensibilität | Gefühl der Sinnlosigkeit<br>Depressionen<br>Vermindertes Interesse<br>  an anderen Menschen<br>Apathie<br>Trägheit<br>Geistige Vernebelung |

Ich schlage Ihnen vor, sich erst einmal fundiert über das eigene Östrogen-Progesteron-Gleichgewicht kundig zu machen. Das ist aufgrund der bisherigen Ausführungen und mit jeder Art von energetischem Testen möglich. Dann kommt das tägliche Energieprogramm mit dem Menopausen-Modul (S. 253) zum Erzielen eines besseren Hormongleichgewichts. Die Wahrscheinlichkeit, dass Sie sich unmittelbar nach den Übungen besser fühlen, ist groß. Sind die Hormone nach drei Tagen Arbeit mit dem Menopausen-Modul noch immer nicht im Wohlfühlbereich, sollten Sie eine der folgenden Übungen zur Steigerung der Progesteron- oder Östrogen-Produktion machen, je nachdem, was Sie zu brauchen glauben.

**Vorbereitende Schritte:** Bevor Sie die Produktion von Östrogen und Progesteron mit energetischen Methoden anregen, sollten Sie …:

● den Ausgleich des endokrinen Systems durch Ausgleichen des Dreifachen Erwärmers (S. 131) unterstützen;

● den Lebermeridian sedieren (S. 174), um die Leber auf die Verarbeitung von mehr Hormonen vorzubereiten;

● das Gleichgewicht im Hormonsystem durch das *Drei-Achsen-Halten* (S. 160) optimieren;

● die entsprechenden Techniken aus Tabelle 2 anwenden.

## Tabelle 2: Die Produktion von Progesteron und Östrogen anregen

| Anregen der Progesteronproduktion | Anregen der Östrogenproduktion |
| --- | --- |
| Sedieren des Nierenmeridians (s. S. 173) | Massieren der Nebennieren-Reflexpunkte über zwei tiefe Atemzüge |
| Klopfen der Tonisierungspunkte des Nierenmeridians | Halten der neurovaskulären Punkte an der Schläfe und in der Kniekehle über vier tiefe Atemzüge, zuerst auf der einen Seite und dann auf der anderen. |
| Tonisieren des Milzmeridians (s. S. 159) | |

*Machen Sie dies zwei- oder dreimal am Tag.*

## Einzelheiten zu den Verfahren in Tabelle 2

### Die Progesteronproduktion anregen       (Dauer: etwa 10 Minuten)

1. Nach der Vorbereitung, siehe oben, sedieren Sie den Nierenmeridian (Dauer: etwa 3 Minuten, s. S. 174).

2. Klopfen Sie die Tonisierungspunkte des Nierenmeridians (Dauer: etwa 30 Sekunden): Klopfen Sie fest und im gleich bleibenden Sekundentakt etwa 5 Zentimeter über dem inneren Knöchel an jedem Fuß. Atmen Sie währenddessen etwa dreimal tief ein und aus.

3. Tonisieren Sie den Milzmeridian (Dauer: 6 Minuten, s. S. 159).

## Die Östrogenproduktion anregen

(Dauer: etwas über 1 Minute)

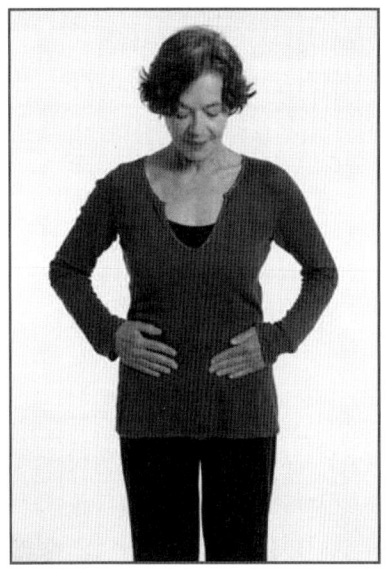

**Abbildung 6-4:**
Anregen der Östrogenproduktion

1. Sie finden die Reflexpunkte der Nebennieren, wenn Sie von einem circa 2 bis 3 Zentimeter über dem Nabel gelegenen Punkt an jeder Seite etwa 2 bis 3 Zentimeter nach außen gehen. Massieren Sie diese Punkte etwa 15 Sekunden lang fest.

2. Legen Sie den zweiten, dritten und vierten Finger der flachen linken Hand leicht auf die linke Schläfe an der Außenseite der Augenhöhle. Legen Sie gleichzeitig Zeige- und Mittelfinger der rechten Hand in die rechte Kniekehle. Entspannen Sie sich beim Halten dieser Position und atmen Sie währenddessen viermal tief ein und aus. Wiederholen Sie dasselbe auf der anderen Seite. Dies sind die neurovaskulären Punkte der Meridiane des Dreifachen Erwärmers beziehungsweise der Gallenblase und diese Kombination regt die Nebennieren zur Östrogenproduktion an. Denken Sie bitte daran, dass neurovaskuläre Punkte immer ganz sanft gehalten werden.

Gibt es eine wissenschaftliche Bestätigung für diese Methoden? Nein, gibt es nicht. Sie sind aus meiner Praxis und den Versuchen mit Tausenden von Frauen sowie aus meinen und ihren Erfahrungen mit den daraufhin erfolgten Veränderungen von Stimmung, Energiemustern und körperlichen Symptomen entstanden. Sie gründen zwar auf der empirisch gestützten Theorie, dass die Chemie der Energie folgt, ich freue mich jedoch auf Laboruntersuchungen, mit denen die hormonellen Veränderungen nach den verschiedenen Techniken bestimmt werden. Dadurch wird es ganz sicher zu einer weiteren Verfeinerung der Methoden und zu besseren Informationen darüber kommen, wie das Verfahren am besten auf die einzelne Person abgestimmt werden kann.

Inzwischen sollten Sie beobachten, wie Sie sich nach jedem einzelnen Programmpunkt des Menopausen-Moduls zum Anregen von Progesteron oder Östrogen fühlen. Sind Sie ruhiger? Haben Sie das Gefühl, als seien Sie wieder so wie früher? Dies sind Zeichen für ein besseres Hormongleichgewicht und dafür, dass sie sich der Zielmarke tatsächlich nähern. Manche Frauen haben vielleicht das Gefühl, dass es ihnen durch die Übungen zwar besser geht, dass sie aber den im Zuge der Menopause stark zurückgehenden Hormonen nicht entgegenwirken können. In jedem Fall wäre es gut, die Übungen weiterzumachen, denn dadurch bilden sich energetische Gewohnheiten heraus, mit deren Hilfe Sie leichter durch die Wechseljahre und die Zeit danach kommen. Außerdem können Sie sich überlegen, ob Sie Ihren Körper nicht mit einigen Nahrungsergänzungen bei seinen Bemühungen um optimale Anpassung an die Veränderungen unterstützen möchten.

## Vitamine und Kräuter zur Förderung des Östrogen-Progesteron-Gleichgewichts

Meine Empfehlungen bezüglich der nachfolgenden Nahrungsergänzungen beruhen auf persönlichen hilfreichen Erfahrungen, die meine Klientinnen oder ich zu Beginn und während der Wechseljahre gemacht haben. Wären Leinsamen oder Leinsamenöl illegale Drogen, dann wäre ich es meinen Klientinnen schuldig, eine kriminelle Leinsamendealerin zu werden, so viele Vorteile habe ich bei diesen beiden Produkten gesehen. Neben den bekannten gesundheitsfördernden und krebsvorbeugenden Eigenschaften hält Leinsamen die Haut feucht, sorgt für stärkere Knochen und dafür, dass der Körper während der Menopause nicht so schlaff wird. Laut Dr. Susan Lark unterstützen die Lignane im Leinöl interessanterweise die Beseitigung des Östrogenmangels, indem sie sich an nicht besetzte Östrogen-Rezeptorstellen binden und das körpereigene Östrogen nachahmen.[24]

Die essenziellen Fettsäuren [Omega-3 und Omega-6, also solche, die dem Körper zugeführt werden müssen, da er sie nicht selbst synthetisieren kann. Anm. d. Übers.] sind ebenfalls großartige Nahrungsergänzungen. Sie unterstützen die Produktion weiblicher Sexualhormone und tragen dazu bei, dass die Haut feucht und geschmeidig bleibt. Die Traubensilberkerze (*Cimicifuga racemosa*) enthält Phytoöstrogene (chemische, von Pflanzen hergestellte Stoffe, die wie sanfte Formen des von unserem Körper hergestellten Östrogens wirken), die manche Frauen erfolgreich gegen die Hitzewallungen einnehmen.

Ich habe die mexikanische Yamswurzel wegen ihres sanften Progesterons sehr gemocht. *Ginkgo biloba* unterstützt die Gedächtnisleistung und andere mentale Fähigkeiten sowie den Kreislauf. Ginseng, eine in China seit Tausenden von Jahren verwendete Medizinalpflanze, wirkt gegen Müdigkeit, sorgt für Durchhaltevermögen und kann Östrogen und Progesteron bilden sowie alle endokrinen Drüsen unterstützen.

*Dong quai* (Engelswurz, auch weiblicher Ginseng genannt) wird bei einer ganzen Reihe von Wechseljahrssymptomen eingesetzt, von Hitzewallungen bis Schlaflosigkeit.

Ich empfehle auch die Einnahme eines Multivitaminpräparates von guter Qualität und eine mineralische Nahrungsergänzung, die das gesamte Spektrum abdeckt. Die verarbeitete Nahrung, die wir im Allgemeinen zu uns nehmen, versorgt uns meist nicht mit allen nötigen Nährstoffen. Wenn es um Ernährung, Kräuter und Vitamine geht, sind wir alle sehr unterschiedlich; eine ganze Menge persönliche Forschung ist also angesagt. Testen Sie energetisch, wenn Sie es können, um im Voraus zu bestimmen, was Ihnen helfen könnte und was nicht.

Holen Sie (aus Büchern oder über das Internet) so viele Informationen wie nur möglich zu jedem in Frage kommenden Nahrungsergänzungsmittel ein. Besprechen Sie solche Entscheidungen mit Fachleuten für Gesundheit oder Ernährung und denken Sie daran: Jede Substanz, die Sie Ihrem Körper zuführen, ist ein Experiment, beobachten Sie ihn also sorgfältig. Rechnen Sie immer mit nicht beabsichtigten Wirkungen/Nebenwirkungen, aus denen Sie schließen können, dass Sie zu viel nehmen, zu viele Ergänzungsmittel miteinander mischen oder einfach etwas nehmen, das Ihr Körper nicht aufnehmen kann. Und lassen Sie sich nicht beirren. Seien Sie optimistisch, dass die Aufmerksamkeit, mit der Sie herauszufinden versuchen, was Ihr Körper braucht, sich eines Tages ganz groß auszahlen wird.

## *Östrogen- und Progesteron-Ergänzungen*

Mir stehen alle hier vermittelten energetischen Techniken zur Verfügung, ich wende sie bei Bedarf an und trotzdem nehme ich immer noch gerne natürliches Progesteron und in seltenen Fällen auch natürliches Östrogen ein. Bin ich eine Schwindlerin? Wir leben in außergewöhnlichen Zeiten. Nie haben wir größere Herausforderungen zu meistern gehabt. Und nie hatten wir mehr Ressourcen, um sie zu meistern.

Die Umwelt, der vielfältige Stress des modernen Lebens und die Tatsache, dass wir *länger* leben und weniger in Harmonie mit der Natur, all das belastet unser natürliches chemisches Gleichgewicht. Die Energiemedizin kann viel zu seiner Wiederherstellung beitragen. Der vernünftige Einsatz der verschiedenen, leicht erhältlichen Nahrungs-ergänzungen kann das auch. Nach dem Motto: Besser leben mit Energie – und besser leben mit „Chemie".

Mein erster Rat ist der, keinen Rat von *irgendjemandem* anzunehmen. Zumindest nicht kritiklos. Empfehlungen und Verordnungen für identische Ausstechförmchen resultieren in identischen Keksen. Jeder Mensch aber ist einzigartig. Doch die pharmazeutische Industrie gibt Millionensummen aus, um ihm weizumachen, dass der natürliche und dem Plan seines Körpers entsprechende Weg zu Alter und Hinfälligkeit führe und dass die Lösung dieses Problems in der Einnahme ihrer Medikamente bestehe, weil sie die Zeit umkehren und ihm das chemische Milieu wiedergeben könnten, das er mit 25 Jahren hatte. Das ist eine Lüge und sie beruht auf einem Mythos. Andererseits kann man, wenn man sich die Zeit nimmt und mit energetischen Techniken und natürlichen Nahrungsergänzungen experimentiert, seinen Körper bis ins hohe Alter gesund, geschmeidig und dynamisch erhalten.

Wenn Sie aufgrund des bisher Besprochenen zu dem Schluss gekommen sind, dass Ihr Progesteronspiegel zu niedrig ist und mehr gebraucht wird, als die hier dargestellten Methoden leisten können, schlage ich vor, dass Sie sich ausführlich mit Ihrem Gynäkologen oder Ihrer Gynäkologin beraten, sich eine Progesteroncreme verschreiben lassen und es damit versuchen. (Recherchieren Sie zusätzlich auch kritisch im Internet.) Ihr Arzt oder Ihre Ärztin haben vielleicht andere, neuere Vorschläge, doch Prometrium ist ein ausgezeichnetes Progesteronpräparat aus Yams und mit Erdnussöl verkapselt (Achtung: Es ist kontraindiziert, wenn Sie auf Erdnüsse allergisch sind.)

Das Präparat ist eigentlich zur oralen Anwendung gedacht, Sie können die Kapsel jedoch mit einer Nadel aufstechen und die Flüssigkeit auf die Innenseite des Handgelenks oder über dem Magen einreiben. So gelangt das Progesteron unter Umgehung der Leber und des gesamten Verdauungstrakts direkt in das Blut und so kann auch die Menge sehr leicht angepasst werden. [Hinweis für Leserinnen im deutschsprachigen Raum: Prometrium ist das einzige zurzeit von der US-Gesundheitsbehörde zugelassene bioidentische Progesteron und bei uns nach meinen Recherchen nicht erhältlich. Bitte besprechen Sie mit Ihrem Arzt oder Ihrer Ärztin, ob es etwas Ähnliches gibt, was für Sie in Frage kommt. – Anm. d. Übers.]

Sie können das Verdauungssystem auch mit Vaginalzäpfchen umgehen, die ebenfalls verschreibungspflichtig sind, aber nicht in allen Apotheken hergestellt werden können. Wie erwähnt kann man sehr leicht zu viel des Guten tun; achten Sie also sehr genau auf die Symptome eines Progesteronüberschusses, wie sie in der rechten Spalte von Tabelle 1 (s. S. 260) beschrieben sind.

Ungeachtet der empfohlenen Dosierungen sollten Sie energetisch testen und ausprobieren. Empfohlene Dosierungen sind Durchschnittswerte. Man muss die Dosierung aber für eine *bestimmte* Frau zu einem bestimmten Zeitpunkt herausfinden.

Zur Unterstützung des Herzens, für starke Knochen und ein gut funktionierendes Gehirn ist der Körper darauf angewiesen, dass Progesteron und Östrogen im Gleichgewicht sind. Wer sich für die Zufuhr von zusätzlichem Östrogen entschieden hat, hat die Wahl, unter anderem zwischen Phytoöstrogen, pflanzlichen Verbindungen, bioidentischem Östrogen und der pharmazeutischen Standard-Hormonersatz-Therapie [wie Premarin, bei uns unter dem Handelsnamen Presomen bekannt. Anm. d. Übers.]. Die am niedrigsten dosierte Presumen-Tablette kann mit einem Tablettenteiler halbiert werden und dann noch einmal und sogar ein drittes Mal und deckt dann immer noch den Bedarf vieler Frauen.

Presumen wird im Allgemeinen täglich genommen, doch anders als bei einem Antibiotikum gibt es dafür keinen zwingenden Grund, wenn man seinen täglichen Bedarf durch Selbstbeobachtung oder energetisches Testen sorgfältig überprüfen kann. Es gehört nun auch zur Standardbehandlung, Östrogen mit Progesteron zu ergänzen, da die schädlichen Wirkungen „unkontrollierter" Östrogenersatz-Therapie gut dokumentiert sind. Man sollte in jedem Fall nach der Einnahme einer hormonellen Ergänzung die neurolymphatischen Reflexpunkte der Milz auf beiden Seiten klopfen (S. 72), um das Verstoffwechseln zu fördern.

## Die Schilddrüse

Bis 2002 wurden alle Schilddrüsentests auf der Grundlage der Labordaten von Männern entwickelt und interpretiert, obwohl in den Arztpraxen nahezu 90 Prozent der Beschwerden, die mit einer möglichen Fehlfunktion der Schilddrüse zu tun haben könnten, von Frauen geäußert werden. Aufgrund dieses kleinen Versehens zeigen viele Frauen mit Symptomen einer Schilddrüsenfehlfunktion in den Labortests normale Werte und werden nicht behandelt, obwohl es nötig gewesen wäre. Das Problem weitete sich so aus, dass es tatsächlich zu einer von sachkundigen Endokrinologen unterstützten „Bewegung von Hypothyreose-Patienten" kam (Patienten mit Schilddrüsenunterfunktion). Es wurden sensiblere Tests und die leichtere Verschreibung ergänzender Schilddrüsenpräparate gefordert.

Inzwischen haben andere diese Bewegung in Verruf gebracht, nicht indem sie behaupten, dass die Symptome nicht gelindert würden, sondern indem sie ergänzende Schilddrüsenhormone als „Feigenblätter bezeichnen, die nur Symptome verschleierten. Sie trügen nicht zur Wiederherstellung des Gleichgewichts im Körper bei. Dr. Diana Schwarzbein meint: Wenn Sie einer durch Ihren Lebensstil verursachten hormonellen Störung mit einer Schilddrüsenhormon-Ersatz-Therapie beikommen wollten, anstatt dass Ihre Ernährung und Ihre Lebensgewohnheiten auf den Prüfstand zu stellen, so erreichen Sie damit nur, dass sich das hormonelle Ungleichgewicht verschärfe und Ihren Stoffwechsel weiter zugrunde richte.[25]

Sie besteht darauf, dass zuallererst die Ernährung vernünftig geregelt werden müsse. Da Hormone in erster Linie aus Proteinen, Cholesterin und essenziellen Fettsäuren gebildet werden, ist eine ausgeglichene Ernährungsweise für die Aufrechterhaltung der Hormonproduktion unerlässlich. Jod muss in angemessenen Mengen aufgenommen werden. Zu den Kräutern, die die Eigenproduktion von Schilddrüsenhormonen stimulieren, gehören Brennnesselblätter, Kelp, Petersilie, die Königskerze, Selen und der gemeine Knorpeltang (*Chondrus crispus*). Eine mineralische Ergänzung, die das ganze Spektrum umfasst, ist im Allgemeinen wertvoll und unterstützt besonders die Schilddrüse. Auch Progesteron unterstützt die Schilddrüse.

Dr. Schwarzbein weist darauf hin, dass es sehr schwierig sei, viele hormonelle Fragen mittels Blut- oder Urintests zu klären, da der Körper Hormone in winzigen Mengen herstelle. Ich kann Ihnen nicht sagen, ob Sie sich einer Schilddrüsenhormon-Ersatz-Therapie unterziehen sollen. Was ich aber sagen kann ist, dass Sie Ihre Schilddrüse mithilfe der Energiemedizin, einem nichtinvasiven und den Interventionen über Ernährung und Lebensstil ähnlicheren Verfahren, ins Gleichgewicht bringen und dadurch vielleicht den Einsatz aufwendigerer Maßnahmen abwenden können. Mit zunehmendem Alter lässt die Produktion der für den Stoffwechsel, die Vitalität und die gute Laune wesentlichen Schilddrüsenhormone nach. Symptome und Anzeichen dafür, dass das der Fall ist, zeigt Tabelle 3. (Vgl. S. 268)

Sportliche Betätigung und ausreichender Schlaf sind für eine ordnungsgemäße Schilddrüsenfunktion sehr wichtig. Dehnt man einfach die Haut *über* und *unter* dem Adamsapfel und an seinen Seiten, wird der Schilddrüse sofort gute Energie zugeführt. Die folgenden Techniken, einzeln oder in Kombination ausgeführt, mindern den Stress der Schilddrüse und regen sie zur Bildung von Hormonen an.

## Tabelle 3: Die wichtigsten Symptome und Anzeichen für ein Ungleichgewicht der Schilddrüse

| Mangel an Schilddrüsenhormonen (Hypothyreoidose) | Überschuss an Schilddrüsenhormonen (Hyperthyreoidose) |
|---|---|
| als Einzige(r) im Raum frieren | warme und feuchte Hände |
| niedrige Körpertemperatur | Herzrasen und Herzstolpern |
| langsamer Puls, niedriges Energieniveau | großer Appetit, keine Gewichtszunahme |
| extrem trockene oder schuppige Haut | Erschöpfung |
| hohes Cholesterin | hervorstehende Augen |
| spröde Fingernägel, Haarausfall | bekommt schnell blaue Flecken |
| Abnehmen nicht möglich, Muskelschwäche | Schlaflosigkeit |
| unerklärliche Traurigkeit, Gehirn benebelt | Zittern |
| Mühe beim Schlucken oder Atmen* | Basedow-Krankheit |
| Heiserkeit und Husten* | Haar wird weicher und feiner |
| vergrößerte Lymphknoten* | |

*\* Diese Symptome können Anzeichen einer ernsthaften Krankheit sein und sollten medizinisch abgeklärt werden.*

### Energieschub für die Schilddrüse     (Dauer: etwa 1 Minute)

1. Machen Sie die Übung zum Ausgleichen des Dreifachen Erwärmers (S. 131) und klopfen Sie dann die neurolymphatischen Reflexpunkte der Milz (S. 72).

2. Legen die den Mittelfinger einer Hand direkt *über* den Adamsapfel, den Mittelfinger der anderen Hand direkt *unter* den Adamsapfel und ziehen Sie die Finger auseinander, sodass die Haut an Ihrem Hals gedehnt wird. Wiederholen Sie das an den Seiten des Adamsapfels und dehnen Sie die Haut auch diagonal.

3. Legen Sie Daumen, Zeige- und Mittelfinger einer Hand in die Grube unter
dem Adamsapfel und die Fingerkuppen
der anderen Hand an die Schläfe. Beide
Stellen sind neurovaskuläre Reflexpunkte des Dreifachen Erwärmers. Halten Sie
sie sanft, während Sie drei- bis fünfmal
tief atmen, und wiederholen Sie die
Übung auf der anderen Seite.

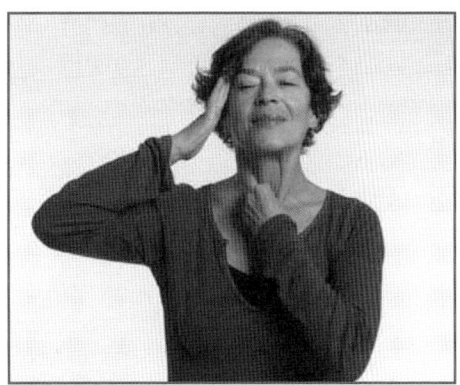

**Abbildung 6-5:**
Energieschub für die Schilddrüse

## Testosteron

Frauen bilden etwa 10 Prozent weniger Testosteron als Männer; es entsteht hauptsächlich in den Eierstöcken und den Nebennieren. Die Produktion von Testosteron
lässt direkt vor den Wechseljahren erheblich nach, zu dieser Zeit ist sie etwa halb so
hoch wie mit Mitte zwanzig. Die Eierstöcke produzieren jedoch auch *nach* den
Wechseljahren weiterhin Testosteron, und zwar in Mengen, die im Vergleich zu den
früheren Jahren proportional höher sind als die von Östrogen. Daher kommen wohl
das verstärkte Selbstbewusstsein und die Unabhängigkeit, die man bei Frauen nach
den Wechseljahren feststellen kann.

### Mein Selbstversuch mit Testosteron

Die Ärztin, die Anfang der achtziger Jahre meine jährlichen medizinischen
Untersuchungen durchführte, war Feministin und sagte eines Tages zu mir:
„Wissen Sie, Donna, Ihr Leben würde Ihnen viel besser gefallen, wenn Sie nicht
so nett wären. Viele Frauen probieren Testosteron aus und sind ganz angetan
davon. Ich glaube, es täte Ihnen richtig gut. Sie würden Ihr Revier abstecken
und Sie würden ‚Nein‘ sagen können." Sie überredete mich zu einem Versuch.
In ihrem Büro hatte sie einige Proben und sie gab mir die niedrigste Dosis,
die möglich war. Sie hoffte, dass ich es einnehmen und ihr von meinen Erfahrungen erzählen würde.

269

> Es veränderte mein Leben tatsächlich – ich war die ganze Zeit wütend. Aber das war nicht die Art von reizvoller Rage, in die man sich von den Menschen verwickeln lässt, die man liebt; sie glich mehr der Wut eines Marineinfanteristen, der ein feindliches Geschwader angreifen muss, weil es ein unschuldiges Dorf niedergemetzelt hat. Ich stellte die Einnahme fast augenblicklich wieder ein und mein Respekt vor den Männern wuchs, denn sie sind die ganze Zeit mit diesem Zeug abgefüllt und können sich trotzdem noch zivilisiert benehmen.

Ich werde also ganz sicher keine Vorschläge zum Ersatz von Testosteron machen – jeder kann die Risiken selbst abwägen – und es gibt nicht nur diese synthetische Macho-Sorte Testosteron, die ich genommen habe: *Muira puama* (Potenzholz, natürliche Viagra-Alternative) ist zum Beispiel eine brasilianische Pflanze, deren Rinde und Wurzel sich bei Frauen in den Wechseljahren als Mittel zur Steigerung der Libido durch Erhöhung des Testosteronspiegels erwiesen haben. *Maca* [*Lepidium peruvianum*, gehört zur Gattung der Kressen in der Familie der Kreuzblütengewächse. – Anm. d. Übers.] ist eine Pflanze aus Peru, deren Wurzel ähnlich wirkt. *Damiana* (*Tumera diffusa*) ist ein Strauch und kommt ebenfalls aus Südamerika. Seit den Zeiten der Maya wird diese Pflanze als Aphrodisiakum verwendet. Ich habe nicht wirklich Erfahrung mit diesen Pflanzen, kann aber einige energetische Interventionen anbieten, falls jemand glaubt, dass sein Testosteronspiegel zu wünschen übrig lässt. Tabelle 4 beschreibt Symptome und Anzeichen für ein Testosteron-Ungleichgewicht.

**Tabelle 4: Die wichtigsten Symptome und Anzeichen für ein Testosteron-Ungleichgewicht**

| Testosteronmangel | Testosteronüberschuss |
| --- | --- |
| Gefühl der Kraftlosigkeit | vermehrte Wut und stärkeres Selbstbewusstsein |
| verminderte Libido | tiefere Stimme |
| vermindertes Energieniveau | vermehrte Gesichtsbehaarung |

## Erfahrungen in einem Frauenhaus

Anfang der achtziger Jahre arbeitete ich ehrenamtlich in einem Frauenhaus. Diese Frauen waren missbraucht worden und hatten dort Schutz und Zuflucht gesucht. Sie waren so fix und fertig und demoralisiert, dass der Gedanke, wieder weggehen zu müssen, sie in Angst und Schrecken versetzte, selbst wenn sie nicht besonders gerne dort waren. Ich erinnere mich an einen kleinen Jungen, der beobachtete, wie ich seiner Mutter eine Sitzung gab. Sie begann zu schluchzen, als sie sich auf meiner Liege entspannte, und er musste geglaubt haben, dass ich sie verletzt habe, wie sein Vater es getan hatte. Mit der ganzen Wut seiner drei Jahre begann er auf mein Bein einzuschlagen. Es war wirklich sehr ergreifend: Testosteron in Aktion! Seiner Mutter hingegen schien so etwas wie Lebenskraft völlig zu fehlen und so erging es den meisten Frauen, wenn sie in das Frauenhaus kamen. Sie konnten nicht mehr kämpfen. Sie hatten keine Kraftreserven mehr.

Wir alle haben Yin- und Yang-Energien in uns, weibliche und männliche, und wir brauchen sie beide. Diesen Frauen fehlten beide. Der Dreifache Erwärmer, zuständig für die Kampf-, Flucht- und Erstarrungsreaktionen, war über einen langen Zeitraum in ständiger Alarmbereitschaft gewesen und die Frauen hatten alle ihre Reserven in den Kampf und in die Flucht ins Frauenhaus gesteckt. Nun waren ihre Energien „eingefroren". Ich bin sicher, dass ihr Testosteronspiegel und die zugehörigen Yang-Energien so niedrig wie eh und je in ihrem Leben waren.

Doch sie brauchten diese Yang-Energien, wenn sie auf der Welt überleben und nicht zu ihren Partnern zurückkehren wollten. Also begann ich, ihren Dreifachen Erwärmer zu sedieren und seinen Gegenspieler, den Milzmeridian, zu tonisieren. Man könnte denken, dass durch die Sedierung des Dreifachen Erwärmers Kraft abgezogen würde, aber das Gegenteil war der Fall. So sehr ich ihn auch immer und immer wieder sedierte, ich konnte sehen, wie sich die Yin-Kräfte im Körper sammelten und an Stärke gewannen. Und dann die Yang-Kräfte. Im Laufe des Prozesses kommt die Testosteronproduktion wieder in die Gänge.

Neben dem Dreifachen Erwärmer ist auch der Magenmeridian an der Testosteronproduktion beteiligt. Er ist eine Yang- oder „männliche" Energie, doch bei einer Frau trägt er die Kraft der Mutter-Tigerin in sich. Während der Jahre als Mutter konzentriert sich diese Energie auf die Kinder und die Familie. Nach den Wechseljahren steht sie der „Alten" zur Verfügung, damit sie ihre Kraft aufbauen kann. Sie ist eine Kraft, die erdet und einer Frau hilft, ihren eigenen Raum zu behaupten. Wer sich also auf eine Erhöhung der Testosteronproduktion vorbereiten möchte, sollte sich vergewissern, dass sein Magenmeridian stark, beständig und intakt ist. Dazu gehört das regelmäßige *Bürsten* (S. 162). Dem vorausgehen sollten das *Ausblasen* (S. 95), der *Reißverschluss* (S. 80, mit einer Affirmation über den Eintritt in die Kraft der Alten) und die *drei Klopfpunkte* (S. 72).

Dann verbindet man die Energien des Dreifachen Erwärmers mit den Energien des Magenmeridians, indem man die Daumen an die Schläfen und die Finger direkt oberhalb der Augen platziert. Durch diese Punkte werden die Energien beider Meridiane miteinander synchronisiert. Ist der Körper schließlich bereit, mehr Testosteron zu nutzen, sorgt die *Testosteron-Triple-Massage* für die Aktivierung der Testosteronproduktion. Ich habe diese Übungssequenz nie durch Labortests überprüfen lassen, aber Frauen haben mir erzählt, dass sie dadurch mehr Kraft, eine stärke Abgrenzung, größere geistige Klarheit, emotionales Gleichgewicht und die Rückkehr der Libido erfahren haben. Damit die Testosteronproduktion auf natürliche Weise erhöht wird, sollte die *Testosteron-Triple-Massage* zwei- oder dreimal täglich gemacht werden.

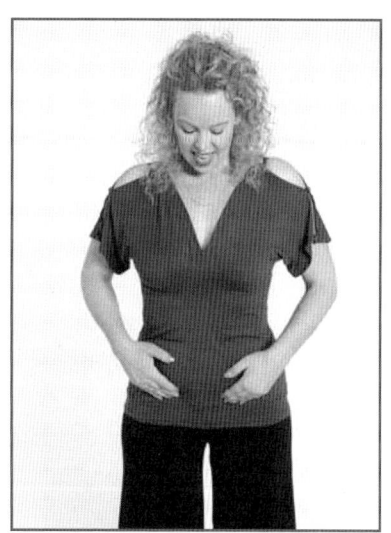

**Abbildung 6-6:**
Testosteron-Triple-Massage

### Die Testosteron-Triple-Massage
(Dauer: weniger als 1 Minute)

1. Legen Sie die Mittelfinger in den Nabel, gehen Sie von dort aus circa 2 bis 3 Zentimeter nach oben und dann 2 bis 3 Zentimeter an jeder Seite nach außen. Nehmen Sie einen tiefen Atemzug und massieren Sie diese Punkte etwa 15 Sekunden lang intensiv. Dadurch werden die Nebennierenpunkte stimuliert, die Nebennieren gestärkt und die Testosteronproduktion gefördert.

2. Legen Sie die Mittelfinger an die Erhebung auf den oberen inneren Rändern des Hüftknochens. Gehen Sie von dort aus mit den Fingern 5 Zentimeter zur Mitte, atmen Sie tief und massieren Sie diese Stelle etwa 15 Sekunden

lang (Abb. 6-6). Das stimuliert und stärkt die Eierstöcke und fördert die Testosteronproduktion.

3. Massieren Sie Punkte an den Außenseiten der Beine zwischen den Knien und den Hüften etwa 15 Sekunden lang intensiv. Sie finden sie, wenn Sie die Arme hängen lassen und die Mittelfinger zu den Beinen hin beugen. Es sind Punkte des Gallenblasenmeridians, die die Yang-Kräfte im Körper stärken.

## Osteoporose

### Ein Beispiel aus meiner Praxis

Eine Frau, die sich bloß durch Niesen eine Rippe gebrochen hatte, suchte mich auf, sozusagen als letzte Rettung. Zu dieser Zeit verursachte das einzig indizierte Medikament zur Umkehrung des Knochenabbaus schwere Nebenwirkungen. Sie war erst 49 Jahre und wollte nicht, dass ihr Körper weiter verfiel. Doch sie war auch Ärztin, gut in westlicher Medizin ausgebildet, und sie glaubte nicht, dass sie ihren Zustand umkehren könne. In den ersten paar Minuten unseres Gesprächs zitierte sie entsprechende Studien, um diesen Standpunkt zu unterstreichen. Durch körperliche Übungen hoffte sie stattdessen, die Muskeln zur Stützung des Skeletts aufzubauen, und durch Stärkung ihrer Energien – so dachte sie – wäre sie den Folgen des „genetisch determinierten" Verlustes ihrer Knochendichte nicht so ausgeliefert. (Sie wusste sehr wenig über Energiearbeit, aber ich hatte ein paar von ihren Patienten geholfen und so war sie für einen Versuch offen.)

Ich wusste, dass man mehr tun konnte, aber ich entschloss mich, ihr in der ersten Sitzung zu zeigen, wie sich durch die Energiearbeit ihr Gefühl der Hoffnungslosigkeit bessern konnte, sodass sie sich in ihrem Körper wieder wohler fühlen würde. Dadurch würde ich glaubwürdig genug werden, um mit ihr darüber zu sprechen, wie die Knochen durch Energie gestärkt werden und der Knochenabbau buchstäblich rückgängig gemacht werden kann. Sie war skeptisch, aber bereit, es mich versuchen zu lassen.

Die Knochendichte wird vom Nierenmeridian geregelt. Doch für sie war ein einfaches schematisches Vorgehen nicht genug. Der Nierenmeridian wird vom Lungenmeridian ernährt, und da ihr Lungenmeridian zu wenig Energie hatte, blieb auch der Nierenmeridian schwach. Also beschlossen wir, dem Lungenmeridian genauso viel Aufmerksamkeit zu widmen wie dem Nierenmeridian. Dem Lungenmeridian ist die Emotion Trauer zugeordnet und zu ihrer großen Überraschung erwies sich ein Verlust, den sie noch nicht ganz verarbeitet hatte, als einer der entscheidenden Punkte für den Energiemangel im Lungenmeridian. Die Arbeit daran brachte ihn wieder voll im Fluss.

Nach vier oder fünf Sitzungen und ihrer gewissenhaften Mitarbeit bezüglich der Anweisungen für zu Hause wussten wir beide, dass ihre Knochen stärker wurden. Nachdem die Knochendichtemessung eine dramatische Verbesserung ergeben hatte, sprach sie mich auf die Durchführung eines Forschungsprojektes an, eine der Chancen, für die ich nie richtig Zeit hatte. Doch ich hoffe, jemand, der dieses Buch liest, wird dieses Projekt auf die Beine stellen.

Viel mehr Frauen sind von Osteoporose betroffen als von einem Schlaganfall, von Diabetes, Brustkrebs oder Arthritis. Da liegt ein substanzielles Problem vor, das einen fortschreitenden Verlust von Mineralien, Knochenmasse und Knochendichte verursacht. Osteoporose hat in den letzten Jahrzehnten vielleicht um das Sechsfache zugenommen.[26] In Bezug auf diese Krankheit gibt es viele Fehlinformationen. Östrogen zum Beispiel, dessen Absinken während der Menopause als Übeltäter im Fall von Osteoporose entlarvt wurde, spielt eine weitaus geringere Rolle beim Schutz vor dieser Krankheit als Progesteron.[27]

Die Knochen sind in einem ständigen Ab- und Aufbauprozess – ein Wunder an Erneuerung, das von zwei Zellarten abhängt. Die einen sind die Osteoklasten, die durch Östrogen reguliert werden und altes, verschlissenes Knochenmaterial abbauen. Die anderen sind die Osteoblasten, die von Progesteron reguliert werden. Sie bauen an denselben Stellen die Knochen wieder auf. Für starke Knochen ist ein entsprechender Progesteronspiegel unerlässlich.

Mit zunehmendem Alter tritt die Aktivität der Osteoklasten mehr in den Vordergrund und Knochenmasse geht verloren. Doch Frauen mit 70 und 80 Jahren können den Knochenabbau immer noch verlangsamen, ihre Knochen stärken und sogar neue Knochen bilden. Lange vorher schon, mit 40 oder 50 Jahren, können sie jedoch bereits dafür sorgen, dass die Mineralstoffe in den Knochen, insbesondere Kalzium und Magnesium, nicht verloren gehen. Diese Mineralien in das System einzuschleusen kann jedoch knifflig sein.

Kalziumtabletten, die überall als Schutz vor Osteoporose beworben werden, können den Magnesium- und Zinkstoffwechsel behindern und somit letztlich den Knochen mehr schaden als nützen. Kalzium gewinnt man am besten aus der Ernährung, und selbst dann kann es nicht richtig aufgenommen werden, wenn der Körper nicht über die entsprechenden Mengen an Magnesium, Salzsäure und verschiedenen Vitaminen verfügt. Magnesium kann zur Verhütung von Osteoporose genauso wichtig sein wie Kalzium. Doch viele verschreibungspflichtige, aber auch frei verkäufliche Präparate wie Magensäure-Blocker (Antazida) stoppen die Kalzium-Aufnahme. In natürlicher Form kommt Kalzium in Kräutern wie Brennnesseln vor und eignet sich hervorragend als Ergänzung. Kalzium in Tablettenform wird als Teil eines Multimineralpräparats, dessen Magnesiumanteil höher als der Anteil des Kalziums ist, aller Wahrscheinlichkeit nach vom Körper aufgenommen.

Leider nehmen unsere Knochen giftiges Blei aus der Umwelt auf, das das Kalzium verdrängt und zu Knochenabbau und damit zu Osteoporose führt. Um es noch schlimmer zu machen: In der Menopause und danach (und alarmierenderweise auch während der Schwangerschaft und in der Stillzeit) wird das Blei aus den Knochen in den Blutstrom freigesetzt, wo seine toxische Wirkung zu Bluthochdruck, Nierenkrankheiten, Demenz, Herzkrankheiten und Nervenschädigungen beiträgt. Da Blei mit jeder Freisetzung von Kalzium aus den Knochen in das Blut übergehen kann, sollte immer genügend Kalzium im Körper zur Verfügung stehen. Das ist eine Möglichkeit, Blei vom Blut fernzuhalten.

Wenn also der Körper den Knochen kein Kalzium *entzieht*, gelangt auch keines ins Blut. Außerdem hat man einige Zusatzstoffe dokumentiert, die dazu beitragen können, dass das Blei aus dem Körper entfernt wird. NAC [N-Acetyl-Cystein, bei uns als ACC, aber auch unter dem Namen NAC als Mittel zur Schleimlösung und gegen Husten bekannt. – Anm. d. Übers.] erhöht die Ausscheidung von Schwermetallen einschließlich Blei über den Urin. SAM-e [S-Adenosin-Methionin, bei uns unter demselben Namen als Arthrosemittel bekannt. Anm. d. Übers.] vermindert die toxischen Wirkungen von Blei und bindet es an die Galle, mit der es ausgeschieden wird. Epsom-Salz (Magnesiumsulfat, Bittersalz, Abführmittel) vermindert auch die Giftigkeit von Blei. Andere Nährstoffe zur Unterstützung der Knochenstärke sind unter anderem Vitamin K, Chondroitin, MSM (Methylsulfonylmethane) und Vitamin D (insbesondere $D_3$).

Das natürlichste Vitamin D liefert uns die Sonne und wer die meiste Zeit nicht im Freien ist, hat oft einen Vitamin-D-Mangel. Aber die Aufnahme wird auch blockiert, wenn wir Sonnenschutz verwenden. Sorgen Sie dafür, dass Sie niemals einen Sonnenbrand bekommen, aber lassen Sie Ihre Haut die Sonnenstrahlen in Maßen aufnehmen. [Wöchentlich dreimal 15 Minuten ungeschütztes Genießen der Sonne ist vertretbar und wird empfohlen, vorzugsweise in der Morgensonne. Vgl. V. u. N. Spitzer: *Super-Vitamin D*, Kirchzarten: VAK, 2009]

Allzu simple Lösungen sind jedoch insbesondere bei Osteoporose irreführend. Eine richtige Ernährung, regelmäßige sportliche Betätigung mit Gewichten und die Aufrechterhaltung eines Gleichgewichts zwischen Östrogen und Progesteron ergänzen sich sehr gut bei der Vorbeugung sowie gegen Osteoporose und bei der Regeneration der Knochen. Energetische Übungen können diese Trias stärken. So wie Magnete und elektromagnetische Therapien zu einer schnelleren Heilung von Knochenbrüchen beitragen, unterstützt die in diesem Buch vorgestellte Energiearbeit die Aufrechterhaltung von Knochenstärke und Knochendichte.

Der *Schulterfahrstuhl* ist eine ausgezeichnete und sehr einfache energetische Übung zur Vorbeugung gegen Osteoporose. Sie schmiert die Schultergelenke, entlastet die Lymphe, unterstützt die Stärkung und Aufrichtung des Rückens und hilft, dem sogenannten Witwenbuckel vorzubeugen. Diese Übung ist nicht nur aufgrund der körperlichen Ergebnisse wertvoll, sondern auch zum Aufbau einer bewussteren und positiveren Beziehung zwischen Schultern und Rücken:

### Der Schulterfahrstuhl

Ziehen Sie die Schultern zu den Ohren und rollen Sie sie langsam nach hinten und unten und wieder nach oben; machen Sie das mehrmals hintereinander und atmen Sie dabei tief. Rollen Sie sie dann gleichzeitig oder einzeln wieder nach vorne.

## Isometrische Übungen zur Vorbeugung gegen Osteoporose

Isometrische Übungen sind eine Art Aufbautraining, das sich bei der Vorbeugung und der Umkehrung der Osteoporose als äußerst wertvoll erwiesen hat. Die Abnahme der Knochendichte war auch zu einem Problem für Astronauten geworden, denen Monate bevorstanden, in denen sie sich kaum bewegen konnten. Mit täglichen isometrischen Übungen von nur zehn Minuten Dauer kann man den Knochenabbau umkehren. Eine isometrische Übung, zu der die Kontraktion eines Muskels ohne sichtbare Bewegung gehört, ist auch großartig für die Energien. Mit einer Anleitung oder einem Buch über Isometrie kann man den Knochenabbau hervorragend behandeln oder verhindern. Ich stelle Ihnen jetzt zwei meiner isometrischen Lieblingsübungen vor.

## Die Rumpfdehnung (Dauer: etwa 20 Sekunden)

1. Sitzen Sie aufrecht auf Ihren Händen, die Finger zeigen nach innen, die Arme sind gestreckt.

2. Atmen Sie tief und bleiben Sie mehrere Atemzüge lang in dieser Haltung.

Sie werden hierbei die Dehnung im Rücken, im Nacken und in den Armen spüren. – Die nächste Übung ist auch ein gutes *Bauchmuskeltraining*:

## Der Knochenretter (Dauer: unter 2 Minuten)

1. Nehmen Sie die Arme vor den Körper, atmen Sie tief ein, halten Sie den Atem an und drücken Sie die Handballen fest gegeneinander (Abb. 6-7a).

2. Ziehen Sie gleichzeitig den Bauch ein, spannen Sie das Gesäß an und kippen Sie das Becken nach vorn und oben.

3. Wenn Sie ausatmen wollen, atmen Sie stattdessen noch dreimal schnell durch die Nase ein, während Sie die beschriebene Position beibehalten.

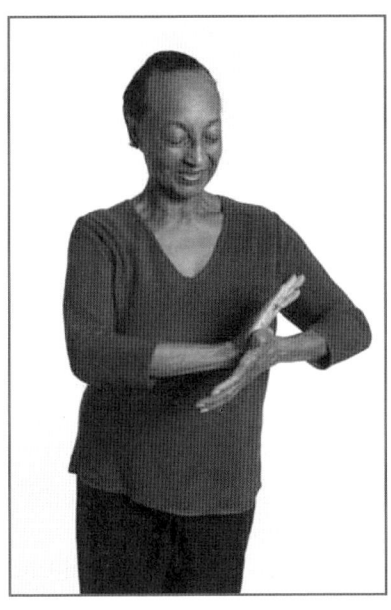 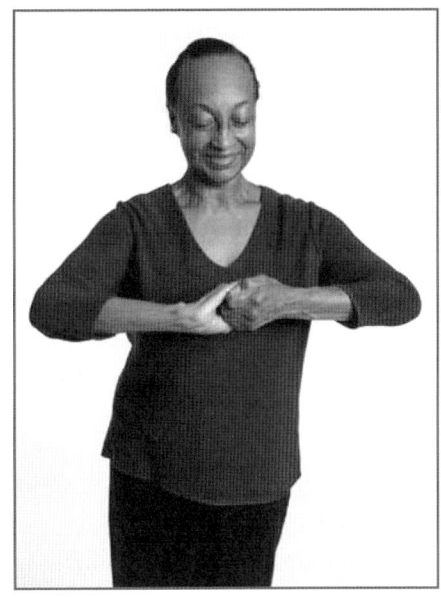

a b

**Abbildung 6-7:**
Knochenretter

4. Atmen Sie dann langsam aus, als würden Sie in einen Strohhalm blasen. (Ihr Magen spannt sich automatisch an)

5. Wenn Sie das Gefühl haben, dass Sie ganz ausgeatmet haben, atmen Sie noch dreimal schnell durch den Mund aus.

6. Entspannen Sie sich nach jeder Runde. Wiederholen Sie diese Runden mehrmals.

7. Wiederholen Sie die ganze Sequenz, doch beugen Sie diesmal die Finger jeder Hand, verhaken Sie sie ineinander und versuchen Sie, die Arme auseinanderzuziehen, sodass es in Ihren Fingern, Armen und Schultern zu einer isometrischen Spannung kommt (Abb. 6-7b).

Hatte eine meiner Klientinnen schwache oder brüchige Knochen, gab ich ihr für zu Hause die Aufgabe, zwei- oder dreimal täglich den Nierenmeridian zu sedieren und zu tonisieren. Innerhalb von zwei oder drei Wochen begann sich der Knochen wieder aufzubauen und die Klientin konnte das sofort feststellen.

## Zum Beispiel mein Vater

Als mein Vater Knochenkrebs hatte, sagte man ihm, sein fünfter Lendenwirbel (L 5, ein Rückenwirbel, der sich in Höhe der Taille befindet) hänge sozusagen nur noch an einem Faden. Er musste ein unbequemes Stützkorsett zur Stabilisierung tragen, denn man sagte ihm, wenn er bloß niesen würde, könnte der Knochen abbrechen und dann wäre er für den Rest seines Lebens gelähmt. Bei einem meiner häufigen ausgedehnten Besuche in dieser Zeit wurde ihm das Korsett angepasst. In bedingungslosem Vertrauen auf die magischen Kräfte seiner Tochter sagte mein Vater: „Donna, du kannst das in Ordnung bringen!" Ich hatte keine Ahnung, dass ich das könnte, aber ich arbeitete mit den Werkzeugen, die mir zur Verfügung standen. Mehrmals täglich testete ich seine Meridiane, um nach Mustern zu schauen. Der Nierenmeridian blieb schwach.

Die eigentliche Diagnose war, dass mein Vater Prostatakrebs hatte. Die Prostata wird vom Nierenmeridian versorgt und der ist auch für die Knochenstärke und die Knochenbildung zuständig. Hier hole ich ein wenig aus, denn diese Geschichte gehört zu den Erfahrungen, aufgrund derer ich beharrlich dazu rate, das eigene Urteil nicht aus lauter Ehrerbietung gegenüber medizinischen Autoritäten zu unterdrücken. Der PSA-Wert (prostataspezifisches Antigen) meines Vaters war etwas erhöht. Sein Arzt war nicht besonders besorgt.

Aber mein Vater hing am Leben und beschloss, eine zweite Meinung von einem Onkologen einzuholen. Der Onkologe bestand auf einer Operation und es zeigte sich, dass die beiden Ärzte völlig unterschiedlicher Meinung waren.

Die Angst siegte, er wurde operiert und schon bald danach wurde Knochenkrebs festgestellt. Der Hausarzt meines Vaters sah sich die Krankengeschichte noch einmal an und wurde wütend. Er riet dazu, gerichtlich gegen den Onkologen vorzugehen, und erklärte uns, dass bei der Operation Krebszellen ins Blut gelangt seien und sich an den Knochen festgesetzt hätten. Nach dem Tod meines Vaters sagte er der Familie, die verpfuschte Operation sei ein „Todesurteil" gewesen.

So war es auch. Aber zu der Zeit wussten wir das nicht und Papa hatte mich gebeten, seinen Rücken in Ordnung zu bringen. Da der Nierenmeridian sowohl für die Prostata als auch für die Stärke der Knochen zuständig ist und immer schwach war, konzentrierte ich mich auf ihn. Dreimal täglich sedierte und tonisierte ich seinen Nierenmeridian. Das stärkte ihn sehr, denn unmittelbar nach jeder Mini-Sitzung sagte er, die Schmerzen seien besser geworden. Innerhalb von drei Wochen hatte er im Bereich des unteren Rückens gar keine Schmerzen mehr.

Er überredete seinen Arzt, das Gebiet noch einmal zu röntgen. L5 war nun normal – der Wirbel war wieder vollständig angewachsen. Das ist in einem solchen Fall eigentlich nicht zu erwarten! Die Ärzte waren so verblüfft, dass sie zuallererst nachsahen, ob das erste Röntgenbild nicht mit dem eines anderen Patienten vertauscht worden war. Bei der Art von Krebs, den mein Vater hatte, erwarteten sie, dass alles nur noch schlimmer würde, doch das unbequeme Stützkorsett für den Rücken ging für immer zurück ins Lager.

Wer unter Osteoporose leidet oder sich deswegen Sorgen macht, sollte dafür sorgen, dass sein Nierenmeridian stark bleibt. Vielleicht wäre die Begutachtung durch jemanden, der Energiemedizin betreibt, oder durch einen guten Akupunkteur angebracht. Das energetische Test-Know-how, das zu einer Beurteilung nötig ist, übersteigt die im Anhang gegebenen Anleitungen. Wenn der Nierenmeridian schwach ist, kann man ihn sedieren (S. 173), dadurch erholen sich die Nieren selbst und können die Toxine leichter ausscheiden. Danach werden seine Tonisierungspunkte (S. 261) geklopft, um ihn mit mehr Kraft zum Aufbau neuer Knochenzellen zu versorgen. Macht man das mindestens einen Monat lang zweimal täglich und lässt dann die Knochendichte noch einmal bestimmen, wird sich wahrscheinlich eine Verbesserung feststellen lassen. Es ist immer gut, wenn man den Nierenmeridian sediert und tonisiert; auch wenn er schon stark ist, kann das nicht schaden. So wie es immer gut ist, wenn man einen Muskel trainiert.

## Steifigkeit und Gelenkschmerzen

Im Frühstadium ist die Osteoporose eine „stille" Krankheit. Gelenkschmerzen sind das nicht, die schreien einen an. Viele Frauen leiden nach den Wechseljahren zeitweise oder chronisch an Gelenkschmerzen, Steifigkeit oder Schmerzen in Rücken, in den Knien, den Schultern, an den Hüften und im Nacken. Trotz jahrzehntelanger natürlicher Abnutzung oder gar Verletzung unserer Gelenke können wir dagegen etwas tun und solche Schmerzen und Steifigkeit verhindern helfen. Wir müssen nur dafür sorgen, dass die Gelenkschmiere erhalten bleibt.

An Gelenkproblemen sind hauptsächlich Entzündungen schuld. Eine Entzündung ist ein normaler und heilsamer Prozess, mit dem sich der Körper gegen eine Störung, Verletzung oder gegen Fremdsubstanzen wie Bakterien oder Viren schützt: nämlich indem er chemische Botenstoffe und Leukozyten (weiße Blutkörperchen) zu den betroffenen Gebieten schickt. Doch dauerhafter Stress, falsche oder exzessive sportliche Betätigung oder schlechte Ernährung können einen falschen Alarm auslösen und unnötigerweise eine Entzündung hervorrufen, die Schaden anrichtet. Viele Menschen, die unter dem Stress des modernen Lebens stehen, haben ständig einen hohen Kortisolspiegel, wodurch das Knochengewebe geschädigt und seine Regeneration beeinträchtigt wird. Entzündungen sind der gemeinsame Nenner zahlreicher komplexer Krankheiten, angefangen von Arthritis über Diabetes bis hin zu Krebs, und sie wirken sich gerade an den exponierten Stellen der Gelenke, dort, wo Knochen aufeinandertreffen, direkt störend auf die Beweglichkeit aus.

Eine erste und sehr einfache Maßnahme, die die Gelenke immer gut geschmiert hält, ist die, dafür Sorge zu tragen, dass man über die Ernährung genügend essenzielle Fettsäuren aufnimmt. Man sollte sich von dem Begriff „Fett" nicht abschrecken lassen: Sie werden gebraucht, aber der Körper kann sie nicht selbst herstellen. Wer nicht ganz bewusst darauf achtet und auch nicht in einem Fischerdorf lebt, nimmt wahrscheinlich nicht genug essenzielle Fettsäuren auf.

Zum Glück sind Nahrungsmittel mit den beiden essenziellen Fettsäuren Omega-3 und Omega-6 leicht zu bekommen. Zu den natürlichen Quellen gehören Fisch und

Schalentiere, Leinsamen und Leinsamenöl, Hanföl, Sojaöl, Rapsöl, Nachtkerzenöl, Chia-Samen [Chia, *Salvia hispanica L.*, Lippenblütengewächs, das ursprünglich von den Azteken in Mexiko angebaut wurde. Anm. d. Übers.], Kürbiskerne, Sonnenblumenkerne, Blattgemüse, Avocados und Walnüsse. Die gesundheitlichen Vorteile der richtigen Mengen an essenziellen Fettsäuren sind riesig und reichen von der Vorbeugung gegen Entzündungen bis zur Förderung der Herzgesundheit.

Leinsamen und Leinsamenöl sind ganz hervorragende Quellen für essenzielle Fettsäuren; zu ihren vielfältigen gesundheitlichen Vorteilen gehören unter anderem Krebsprävention, Hilfe bei trockenen Augen und Feuchthaltung des Körpergewebes. Es gibt Leinsamenöl mit Chili und Knoblauch als köstliche Salatsoße zu kaufen, man kann sie aber auch selbst machen. Ich gebe immer noch Zitrone und Basilikum dazu, die auch gut sind, um der Übersäuerung vorzubeugen. Sie können ebenso gut entsprechende Kapseln einnehmen. Die Dosierung lässt sich energetisch austesten.

Ein anderer, direkterer Weg, die Gelenke stark und gesund zu erhalten, ist der, dafür zu sorgen, dass die Energien ungehindert durch sie hindurchfließen können. Mit einer Reihe von Dehnübungen und energetischen Techniken können Sie das sicherstellen. *Verbinden von Himmel und Erde* (S. 63) eignet sich ausgezeichnet. Es folgen drei weitere.

### Gelenkreiben im Kreis (Dauer: etwa 30 Sekunden)

Reiben Sie mit dem Handballen oder den Fingern die schmerzende Stelle am Gelenk einfach kreisförmig gegen den Uhrzeigersinn.

### Einen Magnet auf den Schmerz kleben (Dauer: 10 bis 20 Minuten)

Kleben Sie den Nordpol eines schwachen, flachen Magnets für etwa 10 Minuten über die schmerzende Stelle des Knochens oder Gelenks auf die Haut. Sie können den Nordpol mit einem Kompass bestimmen. *Die* Seite des Magnets, bei der die Nadel nach Norden zeigt, wird direkt auf die Haut gebracht.

Entfernen Sie den Magnet, wenn Sie in den ersten zehn Minuten keine deutliche Veränderung feststellen. Anderenfalls lassen Sie ihn auf der Haut, solange Sie das Gefühl haben, dass der noch wirkt. Lassen Sie ihn aber nicht über Nacht darauf. Kleben Sie ihn nicht mit dem Südpol auf das entzündete Gelenk und legen Sie ihn – egal mit welcher Seite – auch nicht über eine Vene.

### Die Handgelenksdrehung   (Dauer: unter 1 Minute)

Dehnen schafft Platz, sodass Lymphe und Gelenkschmiere durch die Gelenke fließen können. Wenn man eine gestaute Energie löst, kann sie zu einer positiven Heilkraft werden. Während Yoga und andere Dehnübungen großartig wirken, wenn man sie *regelmäßig* macht, ist die Handgelenksdrehung speziell für Steifigkeit in Händen, Schultern und Armen. Sie ist eine Methode, die man *jederzeit* anwenden kann.

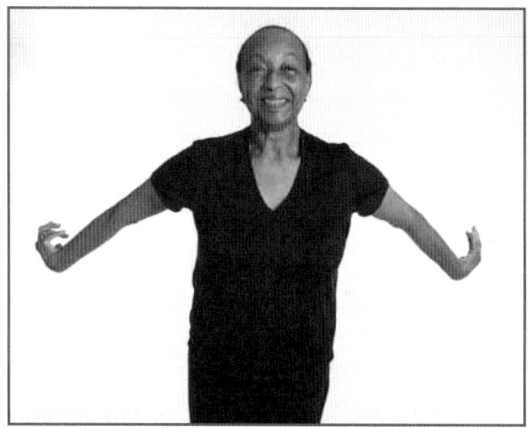

**Abbildung 6-8:**
Handgelenksdrehung

1. Lassen Sie Ihre Arme hängen und heben Sie sie dann in einem Winkel von etwa 30 Grad zur Seite an.

2. Rotieren Sie Ihre Hände nach innen – sie sind dabei offen und die Finger führen die Bewegung –, bis Sie in Unterarmen und Schultern eine Dehnung spüren. Halten Sie die Dehnung etwa 10 bis 15 Sekunden lang.

3. Entspannen Sie sich. Wiederholen Sie die Übung mehrmals.

# Weitere Symptome in den Wechseljahren

Im weiteren Verlauf des Kapitels werden energetische Übungen vorgestellt, die bei anderen üblichen Problemen während und nach der Menopause hilfreich sein können. Da dasselbe Symptom bei verschiedenen Frauen völlig unterschiedliche Ursachen haben kann, gibt es keine absolut zuverlässigen Listen von Beschwerden und Präparaten. Aber ich kann die Verfahren beschreiben, die die Frauen in meiner

Praxis bei den nachfolgend beschriebenen Problemen am hilfreichsten fanden. Wenn mehrere Methoden in Frage kommen können, probiert man am besten aus, welche einzelne oder welche Kombination am wirksamsten ist.

## Hitzewallungen

Zusätzlich zu den hier angegebenen energetischen Methoden und dem Menopausen-Modul gibt es mehrere Kräuterpräparate, die weithin als sehr hilfreich bei Hitzewallungen gelten. Zu denen, die bei meinen Klientinnen anscheinend am besten geholfen haben, gehören Leinsamen und Leinsamenöl, Nachtkerzenöl und bei einigen Frauen die Traubensilberkerze (*Cimicifuga racemosa*). Viele meiner Klientinnen hörten ohne Nebenwirkungen mit der HET auf und wechselten zu energetischen Übungen und Leinsamenöl als einziger Ergänzung. Reichen Leinsamen und das Menopausen-Modul nicht aus, gibt es unter anderem die folgenden energetischen Methoden, die bei Hitzewallungen wirken.

**Der Abkühlpunkt:** Drücken Sie während der Hitzewallung die Mittelfinger beider Hände auf den Punkt, der etwa fünf Zentimeter unter dem Nabel liegt. (Das ist der Kreuzungspunkt von Zentral- und Nierenmeridian.) Nehmen Sie einen tiefen Atemzug und halten Sie den Punkt, während Sie normal weiteratmen. Dadurch wird die Energie schnell umverteilt, sodass die Körpertemperatur absinkt.

**Ausgleichen des Dreifachen Erwärmers:** Da der Dreifache Erwärmer für die Körpertemperatur, den Stress und die Immunreaktion zuständig ist, sorgt der Ausgleich mit einer solchen Methode oft für sofortige Besserung (s. S. 131).

**Der Darth-Vader-Atem** ist eine weitere Technik, die den Dreifachen Erwärmer schnell ausgleichen und bei einer Hitzewallung für Erleichterung sorgen kann (S. 178).

### Die Feuer löschen

Diese Technik schafft nicht nur Erleichterung, sie verhindert auch künftige Hitzewallungen. Ich stellte fest, dass die Hitzewallungen bei Frauen, die die folgende Übung täglich machten, weniger intensiv wurden und in einigen Fällen ganz aufhörten. Diese Technik ist auch gut für die Schilddrüse.

1. Überkreuzen Sie Ihre Hände (linke Hand zur rechten Seite, rechte Hand zur linken), legen Sie die Mittelfinger auf Niere 27 und massieren Sie beide Punkte mit etwas Druck.

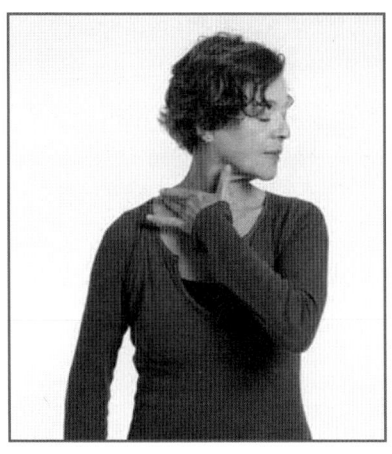

**Abbildung 6-9:**
Die Feuer löschen

2. Nehmen Sie die rechte Hand weg und fahren Sie mit dem Mittelfinger der linken Hand auf die Stelle über dem inneren Ende des Schlüsselbeins (zur Körper*mitte*).

3. Wenden Sie den Kopf so weit wie möglich nach links (Abb. 6-9) und fahren Sie mit dem Mittelfinger der linken Hand zum äußeren Ende des Schlüsselbeins (zur Körper*seite*). Atmen Sie dabei aus.

4. Wiederholen Sie die Übung mit der rechten Hand auf der linken Seite.

## *Depressionen*

Den Frauen, die schon einmal unter Depressionen gelitten haben, ist das Gefühl der Gefühllosigkeit, das sie während der Wechseljahre vielleicht erleben, zumindest vertraut. Bei jemandem, der wie ich mehr zur Hysterie neigt, kann diese Erfahrung mit der Depression jedoch neu und erschreckend sein. Ich wusste nicht, was ich mit diesem unbekannten Gefühl der Leere anfangen sollte, diesem seltsamen Mangel an Gefühl, Motivation oder Interesse. Obwohl ich immer ein mitfühlender Mensch war, bekam ich viel mehr Verständnis für Menschen mit Depressionen, als ich selbst davon betroffen war.

Eine Depression findet nicht nur im Kopf statt. Jede Körperzelle, jedes Organ, jede Körperfunktion wird schwerfällig. Reflexe und Denken verlangsamen sich. Zu wenig Östrogen im Verhältnis zu Progesteron kann Depressionen verursachen. Mit dem täglichen Energieprogramm, dem Menopausen-Modul und mit den anderen bereits besprochenen Schritten zu einem Östrogen-Progesteron-Gleichgewicht kann eine durch die Wechseljahre bedingte Depression abgewehrt werden. Es folgen gezieltere Schritte. Denn wenn man depressiv ist, kann man kaum die Energie aufbringen, um die Depression abzuwenden, und man verliert die Lust. Sorgen Sie also vor für den Fall, dass Sie vielleicht absolut keine Lust haben, die Übungen zu machen – aber wenn Sie sie dann doch gemacht haben, werden Sie vermutlich erkennen, dass eine Veränderung begonnen hat.

## Dehnen – Dehnen – Dehnen (Dauer: etwa 3 Minuten)

In einer Depression fließt die Energie nur stark abgeschwächt. Sie können sie aber sofort aktivieren, indem Sie einfach die Haut im Gesicht, auf dem Schädel und im Nacken dehnen. Dabei werden die Endpunkte der Meridiane von Magen, Dünndarm, Dickdarm, Blase, Gallenblase, Dreifachem Erwärmer, des Zentralmeridians und des Gouverneursgefäßes stimuliert. Atmen Sie bei allen diesen Dehnübungen tief.

1. Beginnen Sie mit dem *Kronenzug* (S. 77). Dann geben Sie sich eine Kopfmassage.

2. Dehnen Sie nun jeden Teil Ihres Gesichts.

3. Drücken Sie auf die Backenknochen und schieben Sie die Finger zu den Ohrmuscheln, dehnen Sie dabei die Haut.

4. Legen Sie die Mittelfinger über die Oberlippe, drücken Sie hinein und dehnen Sie die Haut zu den Mundwinkeln hin.

5. Wiederholen Sie die Übung, diesmal aber unterhalb der Unterlippe.

6. Legen Sie die Finger auf den Kieferknochen und schieben Sie sie am Rand des Kiefers entlang.

7. Ziehen Sie die Ohren auseinander, beginnen Sie am unteren Ohrläppchen und wandern Sie zentimeterweise nach oben, bis der gesamte äußere Rand der Ohren gedehnt ist.

8. Legen Sie den Kopf in den Nacken und dehnen Sie die Haut am Hals in alle Richtungen.

9. Legen Sie die Finger einer Hand auf die gegenüberliegende Schulter, drücken Sie hinein und ziehen Sie sie nach vorne. Wiederholen Sie das auf der anderen Seite.

10. Probieren Sie, jedes andere Hautgebiet zu dehnen, wo es sich gut anfühlt, oder dehnen Sie Ihre Muskeln oder Gelenke wie beim Yoga.

11. Optionaler Kraftschub: Klopfen Sie mit mehreren Fingern alle Knochen im Gesicht und auf dem Kopf.

## Kombinierte Homolateral-Überkreuz-Bewegung (Dauer: 3 bis 5 Minuten)

Immer, wenn Sie depressiv sind, fließen Ihre Energien in einem homolateralen Muster. Machen Sie dann alles, was Sie können, damit sie sich kreuzen, vor allem liegende Achten. Die *kombinierte Homolateral-Überkreuz-Bewegung* (S. 88) ist eine der wirksamsten Methoden, die Sie einsetzen können, auch wenn Sie sie vielleicht eine Zeitlang zwei- oder dreimal am Tag machen müssen, um das alte Energiemuster zu verändern und das neue Muster zu etablieren. In diesem Fall wirken andere Methoden zur Abwehr der Depression wahrscheinlich schneller. Indem Sie Ihre Energien wieder in ein Überkreuzmuster bringen, helfen Sie auch Ihren Hormonen aus dem Chaos heraus, das die homolateralen Energien schaffen.

### Sanftes Mudra                                    (Dauer: 3 Minuten)

Mit einer Handstellung, die man im Yoga als Mudra bezeichnet, können Sie den Blutfluss zum Kopf anregen. Damit beruhigen und ordnen Sie gleichzeitig die widerstreitenden Energien im Körper – eine Eigentümlichkeit der Depression. Wird das Blut in Bewegung gesetzt, dann setzen sich auch die Energien in Bewegung und fließende Energie ist das Gegenteil von Depression.

1. Machen Sie den *Kronenzug* (S. 77) und gönnen Sie danach Ihrem ganzen Kopf eine angenehme Massage.
2. Legen Sie dann bei beiden Händen den Daumen auf den Fingernagel des Zeigefingers (Abb. 6-10a). Halten Sie diese Fingerstellung, dieses Mudra, und legen Sie den dritten und vierten Finger jeder Hand sanft an die Stirn, direkt oberhalb

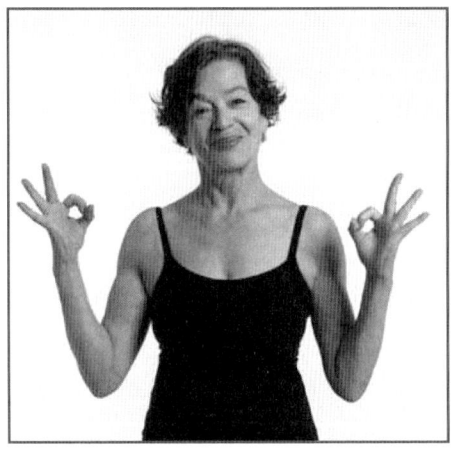
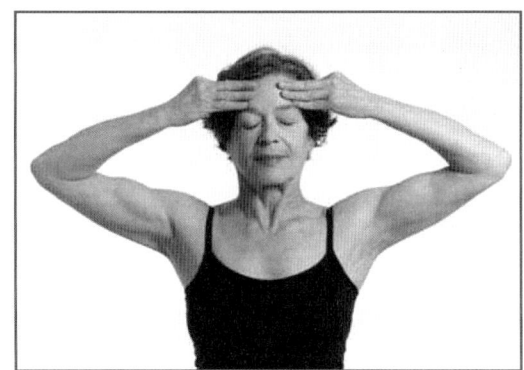

a                                                        b

**Abbildung 6-10:**
Sanftes Mudra

der Augen, wobei der Abstand zu den Augenbrauen und zum Haaransatz gleich sein soll.

3. Die zum Kreis geschlossenen Daumen und Zeigefinger legen Sie dabei sanft an die Schläfen, sodass an den dritten und vierten Fingern ein leichter Zug zur Seite entsteht; dann beginnen Sie zu summen. Halten Sie diese Punkte zwei bis drei Minuten lang, während Sie weiter summen (Abb. 6-10b). Atmen Sie tief.

### Die Herz-Unterleib-Verbindung

(Dauer: 3 Minuten)

1. Sie können diese Übung im Stehen, Sitzen oder Liegen machen.

2. Legen Sie eine Hand über Ihr Herzchakra (in der Mitte der Brust) und die andere auf den Bauch (auf das Chakra zwischen dem Nabel und dem Schambein).

3. Achten Sie darauf, wie sich die Energien zwischen diesen beiden Chakren zu verbinden beginnen. Bleiben Sie etwa drei Minuten lang in dieser Position und atmen Sie tief.

Klientinnen haben mir berichtet, wenn sie den Energiefluss zwischen diesen beiden Stellen spüren, bringe das eine innere Lebendigkeit zum Schwingen, die der Depression entgegenwirke.

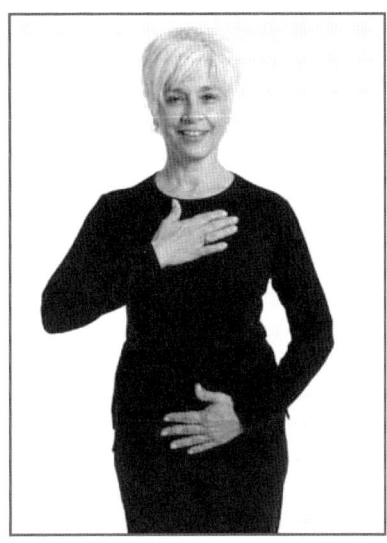

**Abbildung 6-11:**
Herz-Unterleib-Verbindung

## *Mentale Klarheit bewahren*

Dieselben Techniken, mit denen Sie eine Depression überwinden können, helfen Ihnen auch, wenn die geistige Leistungsfähigkeit nachlässt, wie das bei Frauen in den Wechseljahren manchmal vorkommt. Das tägliche Energieprogramm, das Menopausen-Modul und das Dehnen, die Überkreuzübungen und die Arbeit mit den neurovaskulären Punkten eignen sich besonders gut, um Ihren Verstand in Schuss zu halten. *Ginkgo biloba* fördert erwiesenermaßen die Leistung des Gehirns. Während frühere Forschungen zu unterschiedlichen Ergebnissen kamen, zeigten neuere Studien mit höheren Dosierungen eine wesentliche Verbesserung bei einer Reihe von Mentalfunktionen. Einige Symptome der Alzheimer-Krankheit konnten sogar schon rückgängig gemacht werden. Viele meiner Klientinnen haben mir von einer Verbesserung des Gedächtnisses und der geistigen Klarheit berichtet.

Die biologische Wirksamkeit von *Ginkgo biloba* erstreckt sich auf die Förderung der Durchblutung der meisten Gewebe und Organe, den Schutz vor Zellschäden durch freie Radikale und die Hemmung der Auswirkungen von Blutgerinnseln, die sich im Zusammenhang mit Störungen des Herz-Kreislauf-Systems, der Nieren, des Respirationstrakts und des Zentralnervensystems bilden. (Bei bestimmten Menschen mit Herz-Kreislauf-Störungen ist es kontraindiziert.) Zusammenfassend ist zu sagen, dass die oben beschriebenen Übungen, vielleicht in Kombination mit Ergänzungsmitteln für das Gehirn (wie *Ginkgo biloba*), dazu beitragen, den Kopf klar und aktiv zu erhalten.

## Schwammiger Bauch, Rettungsring um die Taille – Hilfe!

*Denken* Sie Sauerstoff! Alles zum Thema *Gewichtskontrolle* finden Sie zwar gleich in Kapitel 7, aber hier an dieser Stelle können Sie schon einmal damit anfangen, für mehr Sauerstoff zu sorgen. Ein paar Fakten:

- Sauerstoff baut Fettmoleküle zu Kohlendioxid ($CO_2$) und Wasser ($H_2O$) ab.

- Ihr Körper ist ständig mit der Verarbeitung von Giftstoffen beschäftigt – davon hängt Ihre Gesundheit ab – und Sie scheiden mehr als zwei Drittel davon über die Atmung aus.

- Wenn zu wenig Sauerstoff vorhanden ist, nimmt die Resorptions- und Verdauungsleistung der Darmzotten um 72 Prozent ab.

- Wer oberflächlich atmet und nur die oberen Lungenabschnitte belüftet, dessen Stoffwechsel verlangsamt sich und es kommt zu anderen Problemen.

- Durch die Erhöhung der Sauerstoffzufuhr kann die Stoffwechselrate sofort um bis zu 30 Prozent gesteigert werden.

- Tiefes Atmen kann den verfügbaren, Fett verbrennenden Sauerstoff verdreifachen. Dadurch wird die Fähigkeit des Verdauungssystems, Gifte in ausatembare Gase umzuwandeln, um bis zu 70 Prozent gesteigert.

Forschungen haben gezeigt, dass die Stoffwechselrate wesentlich erhöht werden kann, wenn man dreimal täglich Atemübungen von fünf Minuten Dauer macht. Ebenfalls verbessert werden Muskelstärke, Hauttönung und emotionale Perspektive. Mit der *Zwerchfellatmung* (S. 254), die zum Menopausen-Modul gehört und eine tägliche

Atemübung von 30 Sekunden Dauer ist, können Sie Ihren Körper an das richtige Atmen erinnern. Sie können sie mit der folgenden isometrischen Übung ergänzen, die ich *Stoffwechselatmung* oder *Bauchtrimmer* für die Menopause nenne. Das Grundprinzip ist, auf die beschriebene Weise tief zu atmen und dabei mehrere Muskeln anzuspannen.

## Die Stoffwechselatmung    (Dauer: etwa 1 Minute)

1. Beugen Sie sich in der Taille nach vorn und legen Sie die Hände auf die Knie.
2. Atmen Sie schnell und tief durch die Nase ein. Machen Sie dabei einen „Katzenbuckel" und ziehen Sie den Magen ein.
3. Stoßen Sie den Atem durch den Mund aus (Abb. 6-12a).
4. Wenn Sie vollständig ausgeatmet haben, lassen Sie den Magen fest angespannt und bleiben Sie so, ohne zu atmen, bis es nicht mehr geht (Abb. 6-12b)
5. Lassen Sie los. Ihre Lungen werden sich mit Luft füllen.

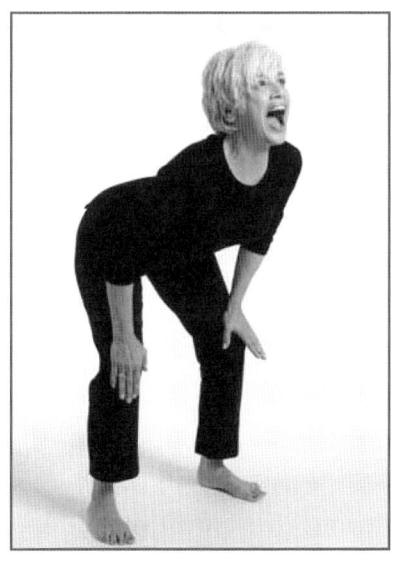
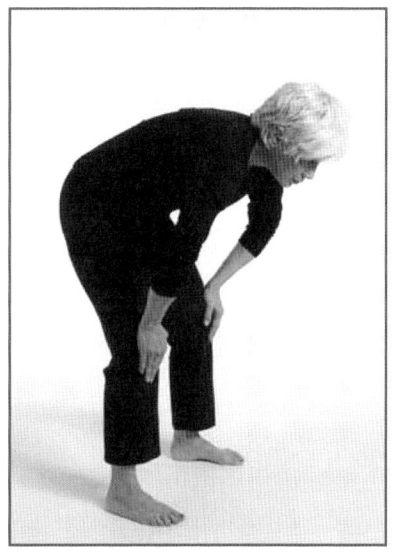

a          b

**Abbildung 6-12:**
Stoffwechselatmung

## Scheidentrockenheit

Nach Erhöhung der täglichen Menge an essenziellen Fettsäuren habe sich die Trockenheit der Scheide wesentlich gebessert, berichteten mir betroffene Frauen, mit denen ich arbeitete. Noch einmal, diese Fettsäuren sind unter anderem in Fischölen, Leinsamen und Leinsamenöl, Hanföl, Sojaöl, Rapsöl, Nachtkerzenöl, Chia-Samen, Kürbiskernen, Sonnenblumenkernen, Blattgemüse, Walnüssen und Avocados enthalten. Avocados stehen immer auf der Liste der guten und empfehlenswerten Öle, doch ich kann noch ein ganz persönliches Loblied aus meiner eigenen Erfahrung singen:

Als ich in eine Gegend zog, in der es viele Avocados gab, stellte ich nach wenigen Monaten fest, dass meine Haut und meine rauen Füße deutlich weicher, feuchter und geschmeidiger wurden, obwohl das Klima in meiner neuen Heimat viel trockener war. Als ich herauszufinden versuchte, wie das nach vielen Jahren mit „ledrigen" Füßen möglich sein konnte, wurde mir klar, dass die einzige wirkliche Veränderung darin bestand, dass ich wesentlich mehr Avocados zu mir nahm, meist als Guacamole [Avocado-Dip aus der mexikanischen Küche. Anm. d. Übers.] Na ja, vielleicht lag es ja auch an den Margaritas, die ich zu Guacamole trank?

Das Menopausen-Modul trägt ebenfalls zu einer feuchten Haut bei und hilft, der Scheidentrockenheit vorzubeugen. Gelegentlich ist noch mehr Energiearbeit nötig und das lenkt die Aufmerksamkeit wieder darauf, durch Sedieren (s. S. 173) und anschließendes Tonisieren der entsprechenden Punkte (s. S. 262) für das Gleichgewicht des Nierenmeridians zu sorgen.

## Kopfschmerzen

Kopfschmerzen in der Menopause können viele Ursachen haben: Die Energien können „total im Keller" sein. Das Leben kann ein einziger Stress sein. Die Schlafmuster können gestört sein. Die Hormone können aus dem Gleichgewicht sein. Mir konnte die Yamswurzel helfen, da mein Progesteronspiegel, wie bei vielen Frauen, eher zu niedrig war. Andere Frauen brauchen stattdessen vielleicht bioidentisches Östrogen. Übungen zum Lösen der im Kopf gestauten Energie können manchmal zu einer sofortigen Erleichterung führen. Beginnen Sie mit einem kräftigen *Kronenzug* (S. 77), das kann schon genügen. Wenn nicht, ist das *Kopfpendel* ein ausgezeichneter nächster Schritt.

### Das Kopfpendel

(Dauer: etwa 2 Minuten)

1. Atmen Sie tief ein.

2. Lassen Sie die Luft ausströmen, bringen Sie dabei den Kopf zur Brust und entspannen Sie die Schultern.

3. Atmen Sie ein und stellen Sie sich dabei vor, wie das *rechte* Ohr den Kopf über die rechte Schulter zieht. Spüren Sie die Dehnung auf der linken Halsseite. Atmen Sie in dieser Haltung noch zwei- oder dreimal tief durch.

4. Während Sie die Luft ausströmen lassen, vollendet Ihr Kopf den Kreis langsam, wobei Sie sich diesmal vorstellen, wie das *linke* Ohr zur linken Schulter zieht. Spüren Sie die Dehnung auf der rechten Halsseite. Atmen Sie in dieser Haltung noch zwei- oder dreimal tief durch.

5. Kommen Sie zurück zur Mitte und bringen Sie den Kopf zur Brust.

6. Wiederholen Sie diese Übung mindestens noch zweimal.

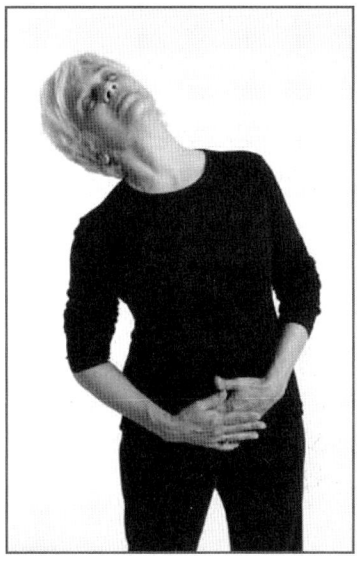

**Abbildung 6-13:**
Kopfpendel

## *Schlaflosigkeit*

Schlaflosigkeit kann viele Ursachen haben, physiologische wie auch psychische. Das Beruhigen überaktiver oder chaotischer *Energien*, die auch daran beteiligt sind, geht oft mehr in die Tiefe und führt zu einem friedvollen Schlaf. Möglicherweise müssen Sie erst eine ganze Reihe von Methoden ausprobieren, um die für Sie beste zu finden. Abgesehen von der Energiemedizin haben sich Schlaflabors mit der Schlaflosigkeit beschäftigt und verschiedene neuere Techniken eingeführt, die für Sie vielleicht interessant sind. Darüber gibt es viele populärwissenschaftliche Bücher und diverse Websites.

Zu den häufigsten Ursachen der Schlaflosigkeit bei Frauen in den Wechseljahren gehört ein niedriger Magnesiumspiegel. Um herauszufinden, ob Sie zusätzlich Magnesium brauchen, können Sie Magnesiumkapseln energetisch testen. Falls ja, können Sie sie kurz vor dem Schlafengehen nehmen.

Jetzt ist der Zeitpunkt günstig, Ihnen den Bereich auf meiner Website vorzustellen, auf dem es Fragen und Antworten zur Energiemedizin gibt: Zugang finden Sie über www.innersource.net und den dortigen Button „Q & A's". [Gute Englischkenntnisse erforderlich] Geben Sie *Insomnia* für Schlaflosigkeit in die Suchmaske ein. Eine oder zwei der dort beschriebenen Techniken helfen Ihnen wahrscheinlich weiter. Mehrere der Techniken, die auch bei Schlaflosigkeit helfen, sind allgemeine Übungen, die Sie schon kennen, wie die Ausleitung von Gift (S. 177), der *Kronenzug* (S. 77), das *Ausgleichen des Dreifachen Erwärmers* (S. 131), *Himmel und Erde verbinden* (S. 63) und die *Brücke* (S. 81). Da auch das hormonelle Ungleichgewicht an der in den Wechseljahren so häufig beklagten Schlaflosigkeit beteiligt sein kann, verhilft Ihnen das tägliche *Fünf-Minuten-Energie-Programm* mit dem Menopausen-Modul vor dem Schlafengehen ebenfalls zu einem guten Nachtschlaf.

Wer in unserer Kultur die Wechseljahre durchlebt, kann markerschütternde Erfahrungen machen. Doch sie sind auch eine mythische Reise zu einer tieferen Einlassung auf das Leben und soll Sie zur Weisheit der Alten und zu den tiefgründigen Wegen führen, auf die sie gerufen wird, um etwas für ihre erweiterte Familie und die Gemeinschaft zu tun. Wenn man weiß, wie man die Energien zur Unterstützung auf dieser Reise wachrufen kann, so ist es, als würde man mit Wanderschuhen und dem richtigen Gefährt auf eine Safari gehen und nicht mit Sandalen und einem Sonnenschirm.

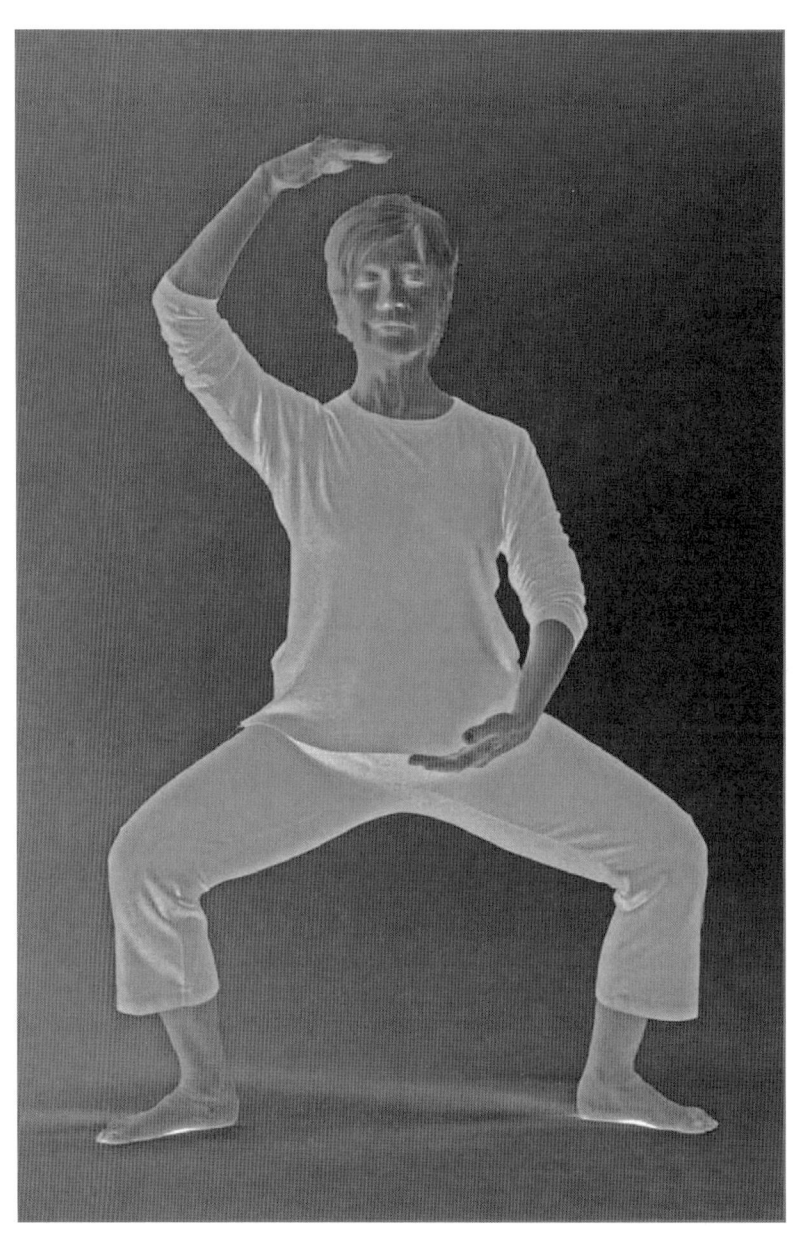

# Mit Energiemedizin zum Wunschgewicht

*Fünfzig Prozent [der Frauen in den USA] machen zweimal im Jahr oder öfter eine Diät; der Erfolg, nämlich das gewünschte Gewicht zu erreichen oder zu halten, ist gering oder nicht von langer Dauer.*

WEIGHT WATCHERS

Jeden Tag konfrontieren uns die Medien mit für uns „beschämenden" Bildern ihrer magersüchtig wirkenden Heldinnen. Sie brennen sich in unsere Seele ein als unerreichbares, aber aufgezwungenes Ideal, das an unserer Gesundheit, unserem Wohlbefinden und unserem Stolz nagt. Bevor ich selbst meine Gewichtsprobleme mithilfe der Energiemedizin in Angriff nahm, zogen sich die bekannten Muster durch mein Leben: Selbstkritik, Selbstverleugnung, das ständige Auf und Ab des Gewichts und die unterdrückte Hysterie, die zu diesem kulturellen Irrsinn gehört. Es ging mir wie vielen Frauen, ich ließ mich vom Schlankheitswahn tyrannisieren.

Doch abgesehen von den Menschen, die sich mit einem *gesunden* Gewicht zu dick fühlen, stimmt es natürlich auch, dass mehr als 150 Millionen Amerikaner wesentlich mehr wiegen, als für ihre Gesundheit gut ist, und dass mindestens 60 Millionen von ihnen im klinischen Sinne fettleibig sind. Und diese Zahlen schossen in den letzten Jahrzehnten nach oben. Wie gehen wir mit dieser „Adipositas-Epidemie" um, ohne zu den magersüchtigen Idealen zurückzukehren, die ihre eigenen Tücken haben?

Übergewicht kränkt nicht nur die Eitelkeit, es zieht zahlreiche vermeidbare gesundheitliche Probleme nach sich, angefangen von Diabetes über Herzinfarkte und Schlaganfälle bis hin zu Leberversagen. Die allermeisten der mehr als 150 Millionen Übergewichtigen haben schon viele Strategien ausprobiert, um ihre Pfunde loszuwerden. Aber sie verstricken sich in Paradoxien. Unser Körper fühlt sich zum Beispiel wohl mit zusätzlichem Fett. Er möchte die nächste Hungerkatastrophe überleben; da ist zusätzliches Fett wie ein Notgroschen für schlechte Zeiten. Es ist tatsächlich so, in einem Zustand großen Hungers geraten Blutzucker und Stoffwechsel durcheinander und lösen die archaische Reaktion aus, die jeden Bissen als Fett speichert. Selbst der Schlaf passt in dieses Bild. Schlafmangel führt tendenziell zur Gewichtszunahme. Wenn man sich also genügend Schlaf zugesteht, dann nicht nur, um ausgeruht und munter zu sein, es gehört zur Diät.

Hunderte von Diätbüchern kommen auf den Markt … und verschwinden wieder! Selbstverständlich ist Diäthalten für die meisten von uns nicht der Weisheit letzter Schluss. Vielmehr kommt es dabei oft zu einer paradoxen Wirkung, es werden Mechanismen in Gang gesetzt, die unseren Körper zur Produktion von Fettzellen veranlassen und das bereits vorhandene Fett speichern. Diäthalten ist für unseren Körper das Signal, dass die „Hungerkatastrophe", vor der sich unsere Vorfahren immer gefürchtet haben, eingetreten ist: Jedes Stückchen Nahrung muss in den Fettspeicher! Sofort!

Die vielen unterschiedlichen Diätbücher, die es zu kaufen gibt, spiegeln auch die biochemische Verschiedenheit der Menschen wider: Wenn zwei Frauen dasselbe essen, nimmt die eine ab und bei der anderen geht es auf die Hüften. Bei einigen stimmt die Theorie von „Kalorienaufnahme minus Kalorienverbrennung gleich Kalorienspeicherung", bei vielen anderen geht sie an der komplexen genetischen und biochemischen Realität im Zusammenhang mit dem Gewicht völlig vorbei. Schlanke Menschen halten Übergewicht oft allein für das Resultat übermäßiger Nahrungsaufnahme. Und sie lassen sich nicht davon abbringen. Alles andere seien Lügen und Entschuldigungen.

Die Betroffenen, die feststellen, dass sie weit weniger essen als ihre Kritiker unter den „Bohnenstangen", sind nicht davon überzeugt, dass diese Schlussfolgerung wissenschaftlich korrekt ist. Tatsache ist, dass viele schwergewichtige Menschen weniger essen und mehr Sport treiben als ihre schlankeren Freunde. Ja, das ist total unfair! Jeder Plan zur Gewichtskontrolle stimmt nur für eine Handvoll Leute. Und selbst Programme, bei denen versucht wird, individuelle Unterschiede zu berücksichtigen, werden allgemeine Richtlinien vorgeben, die oft einfach falsch sind. Jeder Mensch ist ein Individuum und deshalb sind solche Verallgemeinerungen unzuverlässig.

Nach meinen Erfahrungen kann die Energiemedizin bei der Gewichtskontrolle eine Menge bewirken. Am Stoffwechsel, an der Bildung der Muskelzellen und an der Speicherung oder Verbrennung von Fettzellen sind mehrere Energiesysteme beteiligt. Da die chemischen Abläufe von diesen Energiesystemen kontrolliert werden, muss man die Energien zur Regelung des Gewichts unter Kontrolle bringen. Die Temperatur in einem Kühlschrank kontrolliert man ja auch durch Einstellung des Temperaturreglers und nicht durch etwaige kühlende Maßnahmen von *außen*. In diesem Sinne ist das Arbeiten mit den am Gewicht beteiligten Energien so, als würde man den Thermostat verstellen.

Ich leitete einmal längere Zeit einen Workshop über Gewicht und Energiemedizin für 16 Personen. Zu dieser Gruppe gehörten sechs Frauen, die mir von ortsansässigen Ärzten geschickt wurden, da ihr Gewicht zu einer ernsthaften gesundheitlichen Bedrohung wurde. Jede von ihnen wog mehr als 130 Kilo. Da ich mit dem Einsatz der Energiemedizin zur Gewichtskontrolle noch in der Erprobungsphase war, bot ich an, die Gruppe unter der Bedingung, dass sie keine Diät machte, kostenfrei zu schulen. Wir arbeiteten etwa 16 Monate lang zweimal in der Woche zusammen. Jede der sechs Frauen verlor mehr als 45 Kilo und sie hielten ihr Gewicht.

Ich wünschte, es wäre so einfach, die funktionierenden Methoden zur Gewichts-kontrolle in einem Buch zusammenzufassen. Stattdessen stellte ich fest, dass Wünsche an mich herangetragen werden, für die ein auf die jeweilige Person abgestimmtes, individuelles Programm oder eine sorgfältigere Überwachung als nur die Gewichts-kontrolle nötig sind. Zu einer sorgfältigen Behandlung gehört, dass man die indi-viduellen biochemischen Verhältnisse einer Frau, die Energien, das Selbstbild, die inneren Konflikte und die Geschichte, die sich hinter dem Gewicht verbirgt, ver-standen hat.

Der physiologische Druck, mit dem Fett am Körper gehalten wird, wird leicht unterschätzt. Willenskraft bringt wohl nicht viel, wenn dabei die energetischen Dimensionen der Gewichtskontrolle nicht berücksichtigt werden. Und die Vorgehens-weise muss kontinuierlich überwacht werden, denn die Strategien, die in *einer* Woche gelten, müssen vielleicht in der *nächsten* Woche geändert werden. Die Energien des Körpers verlagern sich ständig. Vielleicht werde ich eines Tages versuchen, ein Buch aus all dem zu machen, aber das wird – leider – kein einfaches Buch werden. In diesem Kapitel kann ich jedoch einige der Techniken anbieten, die bei einer ganzen Menge von Menschen zu wirken scheinen.

Ich lege hier kein systematisches Programm vor, das vorgibt, die individuellen biochemischen Verhältnisse jeder Leserin anzusprechen, sondern ich stelle einfach **Tipps zur Gewichtskontrolle** in drei Kategorien vor:

- Tipps für gesundheitsbewusste Entscheidungen, wenn der Körper nach Nahrung schreit,

- Tipps zur Neuprogrammierung des Gehirns, um gesunde Essgewohnheiten zu unterstützen, und

- Tipps zur Neuprogrammierung des Körpers, um ein gesundes Gewicht zu halten.

Ich bekenne gleich zu Anfang offen, dass eine effektive Gewichtskontrolle mithilfe der Energiemedizin oft eines ziemlich ausgeklügelten individualisierten Ansatzes bedarf. Doch wer mit diesen Tipps experimentiert, wird feststellen, dass einige wirklich nützlich sind. So sind zum Beispiel das richtige Verstoffwechseln der Nahrung und daher auch das effiziente Verbrennen der Kalorien nur sehr schwer möglich, wenn der Milzmeridian unterenergetisiert ist. Mehrere Tipps bieten also Möglichkeiten zur Förderung eines gesunden Energieflusses im Milzmeridian. Klopfen Sie zum Beispiel einfach die Milzpunkte (Abb. 2-5, Seite 72) etwa 10 Sekunden lang vor und nach dem Essen, das verbessert den Stoffwechsel. Jeder dieser Tipps sollte als Experiment betrachtet werden, mit dem Sie die für Sie hilfreichen schließlich herausfinden. Ich hoffe, sie erweisen sich als nützlich und stärken Ihre Kompetenz für Ihre Gesundheit.

## Wenn der Körper nach Nahrung schreit

Der Wunsch, schmackhaftes Essen in den Mund zu schieben, ist fast ein ebensolches biologisches Grundbedürfnis wie das Atmen. Eines der vielen eindrucksvollen Beispiele der Natur für die Verbindung zwischen Körper und Geist ist die Sorge des Körpers für die Sehnsucht des Menschen nach der Nahrung, die gerade gebraucht wird. Um nicht von der Natur übertrumpft zu werden, versucht die Nahrungsmittelindustrie jedoch, die natürlichen Vorlieben des Körpers durch künstliche Süßungsmittel und andere Wunder der chemischen Industrie zu manipulieren. Sie täuscht die Geschmacksknospen in einer Weise, dass der Mensch auf Substanzen, die ihm nicht guttun, so reagiert, als täten sie ihm gut.

Da Körper oder Seele – oft durch Stress, Gewohnheit oder biochemische Stoffe – im Ungleichgewicht sind, werden außerdem Signale bezüglich des Bedürfnisses zu essen zum Gehirn gesendet, die nicht seinem tatsächlichen Nahrungsbedarf entsprechen. Das kann zu zwanghaftem Essverhalten oder zu Essen aus Angst führen; es muss also nicht nur unnötig „Material" verarbeitet werden, der Körper wird zudem überlastet und die Gesundheit nimmt Schaden.

Alle Tipps zur Gewichtskontrolle behandeln solche Probleme mit energetischen Interventionen, von der Wiederherstellung des physiologischen und psychischen Gleichgewichts bis zur Reaktion im Augenblick der Versuchung. *Die Tipps in dieser ersten Serie zeigen überschaubare Schritte für den Fall, dass der Körper nach Nahrung schreit.* Ist unkontrolliertes Essen ein Problem, probiert man sie aus und behält die am besten funktionierenden im Hinterkopf. Diese Techniken sind für die folgenden Probleme gedacht:

Tipp 1: Essen unter Stress?

Tipp 2: Essen als Trost?

Tipp 3: Essen aus Angst?

Tipp 4: Zwanghaftes Essen?

Tipp 5: Hungergefühl als Gefühl der Leere?

Tipp 6: Spontanes heftiges Verlangen nach etwas Bestimmtem?

Tipp 7: Veränderung des Musters unter Tipp 6

Tipp 8: Hunger überwinden?

Tipp 9: Subklinische Allergien?

## Tipp 1: Essen unter Stress?

Essen Sie nicht, wenn Sie gestresst sind! Bauen Sie den Stress zuerst ab! Genießen Sie dann Ihre Mahlzeit. Wenn Ihr Körper auf Kampf oder Flucht eingestellt ist, kann er nicht richtig verdauen. Daher wird es schwieriger, Nahrung zu verstoffwechseln oder die darin enthaltenen Nährstoffe aufzunehmen. Mit dem täglichen *Fünf-Minuten-Energie-Programm* können Sie sich von dem Stress befreien, zumindest so weit, dass Sie eine Mahlzeit genießen können. Schneller und einfacher geht es mit dem Halten der neurovaskulären Punkte (S. 178). Eine andere Möglichkeit ist die folgende (Dauer unter 1 Minute):

1. Heben Sie die Hände hoch über den Kopf, schließen Sie sie zur Faust. Atmen Sie langsam und kontrolliert aus und senken Sie dabei Ihre Arme langsam und ganz bewusst, wobei die Fäuste vor dem Körper sind (s. Abb. 2-16, S. 300). Öffnen Sie die Hände, wenn Sie unten angekommen sind.

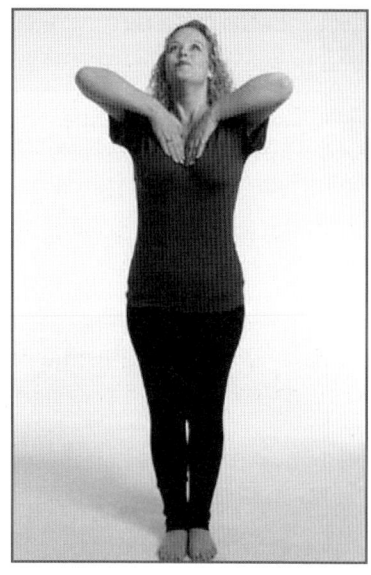

**Abbildung 7-1:**
Essen in Ruhe!

2. Legen Sie die Hände mit den Handrücken aneinander und führen Sie beide Hände langsam und ganz bewusst über die Körpermitte nach oben.

3. Heben Sie die Hände vor dem Gesicht über den Kopf. Atmen Sie dabei tief ein.

4. Drehen Sie die Handflächen nach außen und bringen Sie sie mit einer Kreisbewegung hinunter zu den Seiten Ihrer Beine. Atmen Sie dabei wieder aus.

Wenn Sie die Arme entlang des Zentralmeridians nach unten führen, werden Spannungen gelöst, und der Körper beruhigt sich. Die Aufwärtsbewegung der Hände schließt diese Ruhe in Ihren Zentralmeridian ein. Indem Sie die Arme über den Kopf heben und dann hinunter zu den Seiten der Beine bringen, beruhigen Sie ihr Nervensystem.

## Tipp 2: Essen als Trost?

Manchmal essen wir nur, weil wir getröstet werden wollen. Hunger spielt dabei gar keine Rolle. Wir essen vielleicht, weil wir uns einsam, deprimiert, verlassen oder überfordert fühlen.

Sie können sich auf alternative Weise trösten, indem Sie die Energien beruhigen, die an diesen Emotionen beteiligt sind; sie führen alle zum Dreifachen Erwärmer. Eine einfache, aber hochwirksame Übung zum Beruhigen dieser Emotionen ist das Ausgleichen des Dreifachen Erwärmers (S. 131).

## Tipp 3: Essen aus Angst?

Manchmal essen wir, um über Angstgefühle hinwegzukommen. Auch das hat mit Hunger nichts zu tun. Und nun raten Sie mal, welcher Meridian hier wieder die Energien lenkt: der Dreifache Erwärmer! Das *Ausgleichen des Dreifachen Erwärmers* hilft beim Umgehen mit dem Drang, aus Angst oder um des Trostes willen zu essen. Andere Methoden zur Auseinandersetzung mit den Ursachen der Angst können zwar notwendig werden, doch die folgende Übung ist eine weitere Möglichkeit, den Dreifachen Erwärmer zu beruhigen und die Alarmreaktion der Angst abzuschalten.

Es werden gleichzeitig Signale über die Bahn des Zentralmeridians nach oben gesendet, die das Zentralnervensystem beruhigen und ohne Kalorienzufuhr für sofortige Erleichterung sorgen.

1. Legen Sie den Mittelfinger auf einen Punkt etwa 5 Zentimeter unter dem Bauchnabel.

2. Atmen Sie tief ein, und während Sie den Atem ausströmen lassen, ziehen Sie den Finger langsam und mit Druck nach oben zum Nabel.

3. Wiederholen Sie das noch zweimal.

4. Legen Sie eine Hand flach auf das Sakralchakra unter dem Nabel und die andere auf das Herzchakra in der Mitte der Brust. Lassen Sie sie dort liegen, während Sie mehrmals tief atmen.

## Tipp 4: Zwanghaftes Essen?

Dies sind drei einfache Techniken, die Sie einzeln einsetzen oder miteinander kombinieren können. Damit unterbrechen Sie den Zwang zu essen, was Sie nicht brauchen:

1. Lutschen Sie eine Weile am Daumen. Der Zeigefinger befindet sich währenddessen in Beugestellung zwischen Lippe und Nase (wie bei einem Baby). Reiben Sie diese Stelle mit dem Fingerknöchel langsam auf und ab. Damit verbinden Sie den Zentralmeridian und das Gouverneursgefäß und schaffen ein Kraftfeld, das tröstend wirkt und zugleich für eine kleine Umstellung im Kopf sorgt. Sauerstoff und Gehirn-Rückenmarks-Flüssigkeit (zerebrospinale Flüssigkeit) fließen durch den Kopf, ziehen die Aufmerksamkeit vom Essen ab und lenken sie auf die aufkommenden tröstenden Gefühle.

2. Legen Sie eine Hand in die Mitte der Brust. Klopfen Sie mit der anderen den Punkt zwischen Ring- und Kleinfinger, gleich oberhalb der Knöchel der Mittelhand in Richtung des Handgelenks (s. Abb. 3-3, S. 131). Atmen Sie dabei tief und denken Sie an das, was Sie unbedingt essen möchten. Dies ist ein besonderer Kraftpunkt aus der Akupressur auf dem Dreifachen Erwärmer, der die alte, ursprüngliche Reaktion ausschaltet, aus Angst vor Nahrungsmangel alles Essbare an sich zu reißen.

3. Lesen Sie die Anleitung für das Ausleiten von Giftstoffen (S. 177). Anstatt Zorn oder Frustration auszuatmen, atmen Sie nun die Panik oder das Bedürfnis zu essen aus. Beim *Reißverschluss*, mit dem Sie die Übung beenden, wählen Sie eine Affirmation wie etwa: „Ich fühle innerlichen Frieden", oder: „Ich bin satt und mit mir zufrieden."

## Tipp 5: Hungergefühl als Gefühl der Leere?

Die *Sonnenaufgang-Sonnenuntergang-Technik* (S. 256) stabilisiert nicht nur den Blutdruck, sie wirkt auf Ihre chemischen Prozesse auch wie ein Beruhigungsmittel, das für inneren Frieden sorgt. Wenn Sie die Arme in den Himmel strecken, öffnen Sie sich für größere Kräfte und nehmen die Sie umgebenden hilfreichen Energien in sich auf. Eine weitere schnelle Technik, wenn Sie die Versuchung überkommt, den hohlen, hungrigen Raum in Ihrem Inneren mit Essen zu füllen, heißt *Maddies Magenschaufel* (Dauer etwa 20 Sekunden):

1. Legen Sie die Hände auf die Hüften, sodass die Daumen nach hinten und die Finger nach vorne zeigen.

2. Atmen Sie tief ein und ziehen Sie dann die Daumen mit Druck nach vorn (Abb. 7-2a).

3. Ziehen Sie sie weiter in Richtung Nabel, während Sie ausatmen.

4. Etwa 5 Zentimeter vor dem Nabel stoßen Sie die Hände und Arme kraftvoll von sich weg, „schaufeln" die ganze Energie heraus und schicken sie weg (Abb. 7-2b). Wiederholen Sie das mehrmals.

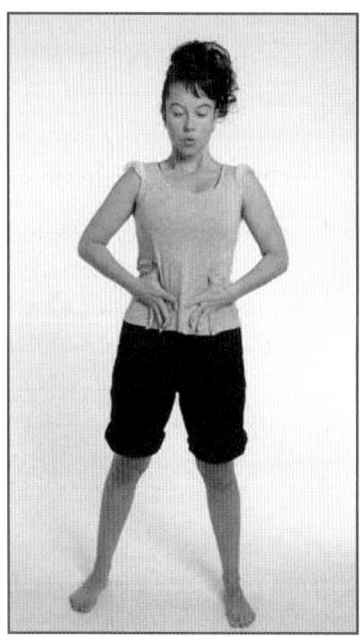
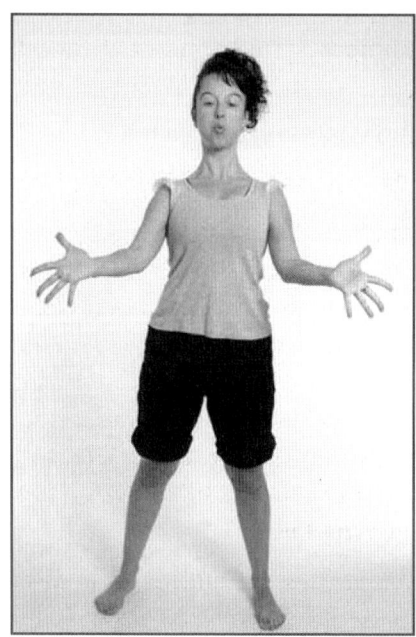

**Abbildung 7-2:**
Maddies Magenschaufel

a

b

Eine dritte Möglichkeit, mit dem Hungergefühl fertig zu werden, kommt aus einer 6000 Jahre alten taoistischen Praxis, die Ihre Aufmerksamkeit auf den Teil von Ihnen lenkt, der hungrig ist:

1. Legen Sie sich auf den Rücken und legen Sie eine Hand auf den Nabel. Machen Sie kleine Kreise *gegen* den Uhrzeigersinn und bürsten Sie dabei zunächst nur die Haut. Lassen Sie die Kreise langsam immer größer werden. Spüren Sie die Wärme. Machen Sie weiter und nehmen Sie alle in Ihrem Körper aufkommenden Gefühle wahr. Sobald die Kreise über die gesamte Magenregion gehen, lassen Sie sie wieder kleiner werden und sich nach innen, zur Mitte hin bewegen. Kreisen Sie dann *im* Uhrzeigersinn.

2. Wiederholen Sie diese Sequenz, diesmal aber mit mehr Druck, und beobachten Sie mit Ihrem inneren Auge, wie sich die Energien bewegen.

3. Machen Sie die Sequenz ein letztes Mal, drücken Sie nun ziemlich fest, sodass Sie buchstäblich Ihre Eingeweide massieren. Nehmen Sie die Gefühle weiterhin wahr und stellen Sie sich dabei vor, dass sich mit jeder Kreisbewegung überschüssiges Fett auflöst. Die Kreisbewegung dämpft das Hungergefühl, beseitigt das „hohle" Gefühl und regt die Darmperistaltik an. Zudem strafft sich die Haut in den Gebieten, die Sie massieren; die Blutgefäße werden gekräftigt und das Verdauungssystem kann effektiver arbeiten.

## Tipp 6: Spontanes heftiges Verlangen nach etwas Bestimmtem?

Wenn Sie heftiges Verlangen nach einem Imbiss, aber eigentlich keinen Hunger haben, Ihr Körper also kein Essen braucht, können Sie sich schnell ablenken, indem Sie den Mittelfinger einer Hand in den Nabel legen, hineindrücken und ihn mit Druck mehrere Zentimeter nach oben ziehen; dann wieder nach unten, zurück zum Nabel. Wiederholen Sie das, ziehen Sie den Finger diesmal aber nach links und wieder zurück. Machen Sie so weiter, rundherum, bis Sie einen fünfzackigen Stern um Ihren Nabel „gezeichnet" haben. Diese Technik befreit blockierte Energien in Ihrem Bauch, macht Sie auf eigene Art zufrieden und unterbricht die Aufmerksamkeit, die auf eine Leckerei gerichtet war.

Sie können das Verlangen nach Essen auch mit einer Variante der in Tipp 4 beschriebenen Übung unterdrücken (Giftausleitung, Schritt 3, S. 177 oben). Statt der dort vorgeschlagenen Affirmationen sagen Sie etwas von der Art: „Ich fühle mich so zufrieden und satt. Abnehmen fühlt sich besser an, als diesen Kuchen zu essen."

**Achtung:** Lesen Sie genau, was in den Sachen drin ist, die Sie essen! Manchen Fertigprodukten werden zum Beispiel künstliche Süßungsmittel wie Leptin und Ghrelin zugesetzt. [Ghrelin = *Growth Hormone Release Inducing*, also: Wachstumshormon freisetzend. Appetit anregendes Hormon, das in der Magenschleimhaut produziert wird. – Anm. d. Übers.] Dadurch werden Hormone so manipuliert, dass sie Ihrem Gehirn ein Hungersignal senden, egal wie viel Sie gegessen haben.

### Tipp 7: Veränderung des Musters unter Tipp 6

Mit vielen Formen von Hypnose und von Selbstsuggestion wurde schon versucht, Menschen beim Umgang mit ihren Essgewohnheiten zu helfen. Zwei der besten, die ich kenne, sind der *Reißverschluss* mit einer Affirmation (S. 80) und das *Schläfenklopfen* (S. 97).

Wenn beispielsweise Kartoffelchips Ihr „Ruin" sind, könnten Sie dem *Reißverschluss* folgende Affirmation hinzufügen: „Ich fühle mich ermächtigt / ich nehme mir das Recht, zu Kartoffelchips nein zu sagen." Für das *Schläfenklopfen* auf der *linken* Seite (negative Formulierung) könnten Sie dann die folgende Aussage nehmen: „Ich mag den Geschmack dieser industriell weiterverarbeiteten Kartoffelchips überhaupt nicht mehr." Und auf der *rechten* Seite (positive Formulierung) klopfen Sie ein: „Ich bin froh, dass ich von der Tyrannei der Kartoffelchips befreit bin."

Sie können ein suchtartiges Verlangen auch dadurch beseitigen, dass Sie zuerst die chemischen Vorgänge in Ihrem Körper völlig verändern und dann erst mit mehr psychologisch orientierten Interventionen wie dem *Reißverschluss* oder dem *Schläfenklopfen* arbeiten. Ein mehrtägiges Saftfasten zum Beispiel kann viele Vorteile haben, auch den, physiologische Gewohnheiten zu unterbrechen, sodass neue an ihre Stelle treten können. Lassen Sie sich von sachkundigen Experten dazu anleiten, damit Ihr Körper durch das Fasten so wenig wie möglich beeinträchtigt wird und den größten Nutzen davon hat.

### Tipp 8: Hunger überwinden?

In der besten aller möglichen Welten könnten wir essen, wenn wir Hunger haben, aufhören, sobald wir wunderbar gesättigt sind, und unser Idealgewicht halten, sodass wir uns großartig fühlen und gesund bleiben. So sind wir angelegt. In der heutigen Welt jedoch wollen Sie manchmal vielleicht gar nicht essen, obwohl Ihr Körper zu Recht hungrig ist. Mit diesen drei Techniken wird es leichter:

1. Nehmen Sie Ihr Ohrläppchen zwischen Daumen und Zeigefinger und verdrehen und massieren Sie es. Hier befinden sich Akupressurpunkte, mit deren Hilfe über Tausende von Jahren hinweg Hungergefühle abgestellt wurden, wenn es nichts zu essen gab.

2. Wenn mich Hunger plagt, ist das, was ich als „Hypothalamus-Kino" bezeichne, eine tolle Sache: Der Hypothalamus ist eine Gehirnregion, von der aus unter anderem der Stoffwechsel und der Wunsch nach Essensaufnahme gesteuert wird. Ich stelle mir dann in meinem Hinterkopf einen kleinen Jungen vor, der an den Kontrollschaltern meines Hypothalamus sitzt und auf mich aufpassen soll. Er redet mir ein, dass ich essen und das ganze Fett, das ich möglicherweise brauche, speichern muss, um für die Hungerkatastrophe gerüstet zu sein. Ich beschwichtige ihn, sage ihm, dass ich auf der sicheren Seite bin, und beruhige ihn auf jede nur mögliche Weise. Wenn er beruhigt ist, bin auch ich beruhigt, mein Körper ist beruhigt und ich bestimme, wie ich auf Hungergefühle und heftiges Verlangen nach Essen reagiere.

3. Machen Sie das *Bauchdehnen* (S. 160), *Verbinden von Himmel und Erde* (S. 63), *Zwerchfellatmen* (S. 254) oder eine andere Übung, die Ihre Bauchregion dehnt. Dadurch schaffen Sie Platz, damit die Energien fließen und für energetische Nahrung sorgen können.

## Tipp 9: Subklinische Allergien?

Subklinische Allergien sind Reaktionen auf bestimmte Nahrungsmittel, die Sie nicht ohne weiteres verstoffwechseln können. Die Symptome sind viel subtiler und gehen über ein Hautproblem oder eine Verdauungsstörung weit hinaus. Diese Nahrungsmittel können dafür sorgen, dass Sie zunehmen, obwohl die Kalorienaufnahme in keinem Verhältnis dazu steht. Finden Sie heraus, welche Nahrungsmittel das sind; das ist ein weiterer guter Grund dafür, das energetische Testen gut und gründlich zu erlernen und dann „vor den Festen erst zu testen" oder, um ernst zu bleiben, alles, was Sie essen, vorher zu testen. Wenn Sie wissen, dass Ihr Körper mit einem speziellen Nahrungsmittel seine „Problemchen" hat , und ausprobieren möchten, ob Sie ihm helfen können, sich daran zu gewöhnen, klopfen Sie die Punkte des Milzmeridians (S. 72), während Sie kauen. Damit helfen Sie Ihrem Körper, es leichter zu verstoffwechseln. (Bei massiven Beschwerden gilt natürlich immer die Empfehlung, einen Arzt zu konsultieren.)

## Programmieren Sie Ihr Gehirn neu

### Zum Beispiel Joan

Meine Klientin Joan, die mehr als 136 Kilo wog und gerade begonnen hatte, mit mir zu arbeiten, schrieb mir folgenden Brief:

„Also, ich weiß, dass ich mich schämen sollte, und manchmal tue ich das auch. Manchmal fühle ich mich mies wegen all dem, was andere Menschen von mir denken: dass ich schlampig und doof bin und massenweise Stärkezeug esse und keine Selbstachtung habe und mir einfach alles egal ist … Aber ich habe so meine Lichtblicke. Dann komme ich heim und ziehe mich aus. Ich schaue in den Spiegel. Ich sehe Fleischringe, riesige ebene Flächen, riesige „bergige" Flächen. Plötzlich sehe ich mich im Glorienschein einer voll und ganz fleischlichen Existenz. Ich sehe eine Kraft darin, in meinem eigenen Körper. Fruchtbarkeit. Fülle. Ein großes, unbegrenztes Gefühl von Leben. Ich bin eigentlich stolz auf mein Aussehen. Wie können Menschen es wagen anzunehmen, dass es besser für mich wäre, wenn ich dünn wäre?!"

Wenn Sie Ihren Körper so akzeptieren, wie er ist, kann das der Beginn einer wunderbaren Verwandlung sein – ja, das ist ein großes Paradoxon. Achtzehn Monate nach diesem Brief wog Joan noch knapp 57 Kilo, gehörte einer mit energiemedizinischen Methoden arbeitenden „Abnehm-Gruppe" an, die sich zweimal in der Woche traf, und machte zu Hause täglich ihre Übungen, aber keine Diät! Ihr Arzt zeigte sich erstaunt, dass es der Energiemedizin gelungen war, eine ernste Stoffwechselstörung zu beheben, der mit anderen medizinischen Mitteln nicht beizukommen gewesen war. Als ich Joan das letzte Mal sah (16 Jahre später!), wog sie immer noch knapp 57 Kilo. Ihr Sollwert (darüber weiter hinten) hatte sich endgültig nach unten korrigiert.

Interessanterweise kam Joan mit diesem Erfolg anfangs emotional nur schwer zurecht. Nachdem sie zu ihrem Körper in seiner ganzen Fülle eine so wunderbare Beziehung aufgebaut hatte, deprimierte es sie, dass sich ihr Stoffwechsel durch die energiemedizinische Arbeit veränderte und sie schneller an Gewicht verlor als alle anderen in der Gruppe. Sie verlor den Respekt vor denjenigen Menschen, denen sie als schlanke Frau viel besser gefiel als vorher. Sie brach aus ihrer Ehe aus, als sich diese Abneigung ziemlich rasant auf ihren Ehemann übertrug. Es war kein einfacher Weg von dick nach dünn. Hätte ich

> schon mehr Erfahrung gehabt, dann hätte ich an ihrem Selbstbild gearbeitet und daran, dass sie die Verwandlung hätte annehmen können.

Der Kopf spielt eine gewaltige Rolle, nicht nur dabei, wie man sich mit seinem Gewicht fühlt, sondern auch dabei, wie viel Gewicht der Körper hält und durch welche Verhaltensweisen es beeinflusst wird. Mit den folgenden sieben Tipps präsentiere ich – in Fortsetzung zu Seite 299 – energetische Techniken, die in Bezug auf das Gewicht zu einer besseren Zusammenarbeit mit dem Körper beitragen können:

Tipp 10: Nehmen Sie sich so an, wie Sie sind!

Tipp 11: Optimistisch bleiben trotz Diät

Tipp 12: Von der gegenwärtigen Wahrheit zur gewünschten Wahrheit

Tipp 13: Keine Angst vor Fett!

Tipp 14: Keine Angst vor der Waage im Badezimmer!

Tipp 15: Wenn das Gewicht trotzdem in die Höhe geht

Tipp 16: Einen Stillstand schätzen lernen

## Tipp 10: Nehmen Sie sich so an, wie Sie sind!

Der große amerikanische Psychologe Carl Rogers drückte es so aus: „Das merkwürdige Paradoxon besteht darin, dass ich mich erst verändern kann, wenn ich mich so akzeptiere, wie ich bin." Ihren Körper zu lieben und zu akzeptieren ist der beste Weg, ihn dazu zu bringen, dass er alles mitmacht, was Sie tun, um ihn zu verändern. Vertrauen Sie mir. In meinen Kursen für Gewichtsabnahme bekam jede Frau als Hausaufgabe, sich im Spiegel anzuschauen und jedem einzelnen Körperteil gegenüber ihre Wertschätzung auszudrücken. Sie sollte sich jedoch immer zuerst auf den Körperteil konzentrieren, gegen den sie Widerstände oder unangenehme Gefühlte hegte. Während sie diesen Teil ansah und über ihn nachdachte, sollte sie die Anweisungen befolgen:

1. Schauen Sie in den Spiegel, legen Sie die Daumen an die Schläfen, in die Einbuchtung direkt an der Außenseite der Augen, und die anderen Finger auf die Stirn. Halten Sie diese Position und atmen Sie dabei drei- oder viermal tief durch. Die Punkte, die Sie halten, vermindern das Stressniveau. Die negative Aufladung, die mit diesem Körperteil verbunden war, verschwindet.

2. Nehmen Sie sich einen Moment Zeit, um diesen Körperteil als ein Wunder der Natur zu betrachten, als großartige Errungenschaft der Evolution. Bitten Sie Ihren Körper um Entschuldigung für Ihre Kritik, etwa so: „Verzeih mir, dass ich so böse und so wertend mit dir war. Du hast mich bedingungslos geliebt und dein Bestes gegeben, um mir zu dienen."

3. Legen Sie nun eine Hand auf das Herzchakra (auf die Mitte der Brust) und die andere auf das Sakralchakra (direkt unter den Nabel), verbinden Sie sich bewusst mit dem Teil Ihres Körpers, den Sie im Spiegel betrachten, und sprechen Sie ihm ehrliche Anerkennung aus.

Vielleicht müssen Sie ein wenig in sich gehen, um mit der sich einstellenden Fülle von Dankbarkeit umzugehen, wenn Ihnen klar wird, was dieser Körperteil für Sie tut. Doch dieser Prozess wird Sie mit Ihrem Körper und seinen Teilen auf eine ganz neue Weise in Kontakt bringen. So habe *ich* unter anderem meine Dankbarkeit ausgedrückt:

*Danke, Arme, dass ihr an das herankommt, was ich haben möchte, dass ihr meine Gefühle ausdrückt, dass ihr stark seid, dass ihr umarmen könnt.*
*Danke, Beine, dass ihr mich hinbringt, wo immer ich hin möchte.*
*Danke, Bauch, dass du meine Nahrung verdaust und mich warm hältst und beschützt.*
*Danke, ihr Brüste, dass ihr die Milch für meine Mädchen gemacht habt, als sie klein waren, dass ihr mir das Gefühl gebt, sexy zu sein, dass ihr mir Vergnügen bereitet.*

Flüstern Sie Ihrem Körper liebevoll Worte zu, wie Sie es mit einem vertrauten Freund tun würden.


## Tipp 11: Optimistisch bleiben trotz Diät

Der Gedanke an eine Diät ist mit dem Gedanken an Entbehrung verbunden. Korrekter ist es aber zu erkennen, dass die Diät eine Möglichkeit ist, seinem Körper zu geben, was er wirklich braucht. Er wird nicht bekämpft, er wird geliebt. Immer wenn Sie sich selbst leidtun, wenn Sie sich betrogen fühlen oder glauben, dass man Ihnen Essen weggenommen hat, das Sie unbedingt hätten haben wollen, dann gibt Ihnen die *Drei-Herzen-Brücke* das Gefühl, dass alles gut ist. Sie „malen" dabei drei Herzen: eines über dem Gesicht, eines über dem Rumpf und eines, das Ihren ganzen Körper einschließt.

### Die Drei-Herzen-Brücke

1. Umfassen Sie das Gesicht mit den Händen, sodass die Handflächen das Kinn berühren und die Finger über die Wangen hinausreichen. Ziehen Sie die Mittelfinger in die Mitte zwischen die Augenbrauen (zum „dritten Auge"), fahren Sie nach oben und „malen" Sie mit den Mittelfingern ein Herz bis zum Kinn. Nehmen Sie dabei einen tiefen Atemzug. Wiederholen Sie das noch zweimal und atmen Sie dabei tief.

2. Ziehen Sie dann Ihre Finger vom Kinn hinunter zur Brust. „Malen" Sie ein großes Herz über und rund um den Brustkorb, die flachen Hände gelangen zu den Vorderseiten der Hüften und bewegen sich weiter, bis sich die Finger treffen. Ziehen Sie sie gleich wieder hinauf zur Mitte der Brust und „malen" Sie noch zwei solche Herzen. Atmen Sie dabei wieder tief.

3. Am Ende dieses Herzmalens legen Sie die Hände so, dass die Handrücken aneinanderliegen, wobei die Daumen zum Körper zeigen. Fahren Sie mit den Daumen in der Körpermitte nach oben und über die Mitte des Gesichts. Trennen Sie sie, während Sie über den Kopf hinausfahren, und „malen" Sie ein Herz, so weit, wie die Arme in den umgebenden Raum reichen. Es endet am Ende des Rumpfes, wo sich die Hände wieder berühren. Beginnen Sie von vorn, legen Sie die Handrücken aneinander, fahren Sie in der Körpermitte nach oben und „malen" Sie noch zwei Herzen. Atmen Sie dabei tief.

## Tipp 12: Von der gegenwärtigen Wahrheit zur gewünschten Wahrheit

Das *Schläfenklopfen* (S. 97) ist eine hochwirksame Methode zur Veränderung selbstbegrenzender mentaler Programme. Oft müssen Sie das etwa einen Monat lang mehrmals täglich machen, bis sie einrastet – bei einem lange bestehenden, tief verankerten Glaubenssatz sollten Sie damit rechnen. In Bezug auf das Gewicht können das sehr spezifische und nur für den Augenblick geltende Glaubenssätze sein wie etwa: „Ich muss diese Schokolade jetzt sofort haben", oder aber ziemlich weitreichende: „In meiner Familie sind alle Frauen mit 50 dick und das ist auch mein Schicksal." Der Wortlaut ist beim *Schläfenklopfen* sehr wichtig, und ebenfalls wichtig ist, dass dieser Wortlaut zu Ihnen passt. Nachfolgend gebe ich Ihnen zwei einfache mögliche Sätze für die gerade besprochenen Beispiele vor.

- Wenn Sie sich von der „Schokoladensucht" befreien wollen:

  Links (negative Aussage): *Ich mag gar keine Schokolade mehr.*

  Rechts (positive Aussage): *Ich liebe das Gefühl, von der Sehnsucht nach Schokolade frei zu sein.*

- Wenn Sie Ihre Zukunftserwartungen verändern wollen:

  Links (negative Aussage): *Es ist nicht mein Schicksal, im Alter dick zu werden.*

  Rechts (positive Aussage): *Mit 50 bin ich schlank und fit.*

## Tipp 13: Keine Angst vor Fett!

Unsere Kultur hat ganz eindeutige Botschaften für Übergewichtige und diese führen zu einer Tyrannei der Angst, die buchstäblich in alle Zellen eindringt. Sie haben kein richtiges Bild mehr von sich und werden Diäten gegenüber auf ungesunde Weise panisch. Falls und wenn es Sie erwischt, helfen Ihnen folgende Übungen in jeder möglichen Kombination, damit fertig zu werden.

1. Legen Sie eine Hand in die Mitte der Brust und lassen Sie sich auf das Gefühl ein. Klopfen Sie mit der anderen Hand die Mulde zwischen Ring- und Kleinfinger oberhalb des Knöchels der Mittelhand in Richtung des Handgelenks. Atmen Sie dabei mehrmals tief und wechseln Sie dann die Hände.

2. Halten Sie Ihre *neurovaskulären Punkte* (S. 129), während Sie sich auf das Gefühl einlassen.

3. Machen Sie die Übungssequenz *Ausblasen – Reißverschluss – Brücke* (S. 94), während Sie sich auf das Gefühl einlassen.

4. Machen Sie das *Meridianenergieklopfen* (S. 102), während Sie sich auf das Gefühl einlassen.

## Tipp 14: Keine Angst vor der Waage im Badezimmer!

Es ist kaum vorstellbar, wie viele Frauen mir erzählt haben, mit welchem Grausen sie auf die Waage im Badezimmer steigen. Sie wurde zu einem Auslöser für Selbstzweifel, zu einem Zeichen für emotionale Entmutigung. Für einige Frauen wurde das so schlimm, dass sie sich jahrelang nicht gewogen haben. Sie haben mir sogar erzählt: „Ich gehe nicht mehr zu den regelmäßigen Untersuchungen, weil ich nicht sehen will, wie viel ich wiege, und ich will auch ganz bestimmt nicht, dass das jemand anders sieht und aufschreibt." Wer schon bei dem Gedanken an das Wiegen in Angst oder Verzweiflung stürzt, der muss sich um sein Verhältnis zur Waage im Badezimmer kümmern. Die folgende Sequenz kann helfen, die Tyrannei dieses scheinbar harmlosen Einrichtungsgegenstandes zu brechen.

1. Stellen Sie sich vor die Waage. Machen Sie eine Ausblasübung (S. 95). Blasen Sie die Gefühle von Angst und Verzweiflung hinaus.

2. Steigen Sie auf die Waage. Schauen Sie sich Ihr Gewicht gut an. Atmen Sie dabei tief durch die Nase ein.

3. Halten Sie den Atem an, bringen Sie den linken Daumen zum linken Zeigefinger und den rechten Daumen zum rechten Zeigefinger und drücken Sie sie fest zusammen. Behalten Sie das einige Sekunden bei. Atmen Sie sehr langsam durch den Mund aus und lösen Sie dabei die Finger.

4. Was immer die Waage auch sagt, steigen Sie herunter und atmen Sie noch einmal tief.

5. Legen Sie die linke Hand in die Mitte der Brust und klopfen Sie mit der rechten Hand die Mulde zwischen Ring- und Kleinfinger oberhalb des Knöchels der Mittelhand in Richtung des Handgelenks (s. Seite 131). Atmen Sie dabei mehrmals tief und wechseln Sie die Hände.

6. Machen Sie den *Reißverschluss* (S. 80) mit einer Affirmation wie: „Ich bin dankbar für diese Waage, die mir gute und hilfreiche Informationen liefert."

## Tipp 15: Wenn das Gewicht trotzdem in die Höhe geht

Es ist manchmal sehr schwer, dem Gewicht gegenüber gleichgültig zu bleiben. Wir haben vielleicht schon eine Menge getan, um uns von der Tyrannei des absurden Schlankheitswahns zu befreien, doch wenn wir auf diese Waage steigen und sehen, dass der Zeiger wieder hochgegangen ist, fühlen wir uns doch entmutigt und deprimiert. Die für Wechseljahrsdepressionen beschriebenen Methoden (S. 284 ff.) können – egal in welcher Kombination – helfen, jede Form von Depression abzuwehren.

## Tipp 16: Einen Stillstand schätzen lernen

Welche Wirkungen die Anstrengungen auch zeitigen, Sie werden es mit Plateaus zu tun bekommen – Zeiten, in denen nichts weiterzugehen oder es sogar zu Rückschritten zu kommen scheint. Diese können einen zwar entmutigen, aber Plateaus gehören unvermeidlich zur Veränderung wie Ebbe und Flut. Sie sind notwendig, um Ihrem Körper bei der Neuorganisation zu helfen. Eine Möglichkeit, sich nicht davon aus der Fassung bringen zu lassen, ist die, im Voraus mit ihnen zu rechnen und sie umzudeuten. Wir können Plateaus als gutes Zeichen anerkennen, als Grund zum Feiern und als Grund für Ruhe. Es ist jetzt Zeit, sich für den erzielten Fortschritt zu bedanken. Sie sollten hier nichts erzwingen wollen.

Die Intelligenz Ihres Körpers weiß, wir lange dieses Interim dauern muss, bevor weitere Veränderung möglich ist. Wenn Sie das Plateau akzeptieren, ersparen Sie Ihrem Körper Stress. Stress triggert den Dreifachen Erwärmer und kann den Prozess rückgängig machen. Wenn Sie ein Plateau erreicht haben, ist das *Tonisieren des Milzmeridians* (s. S. 159) immer hilfreich. Der Milzmeridian ist für den Stoffwechsel zuständig und hilft Ihrem Körper, sich an den Gewichtsverlust zu gewöhnen, statt in das alte Gewicht zurückzuspringen. Starke Milzenergien können auch die Dauer des Plateaus verkürzen.

## *Programmieren Sie Ihren Körper neu*

Die Techniken zum Umprogrammieren des Gehirns können zwar entscheidend für die Gewichtskontrolle sein, doch eine der großen Stärken der energetischen Vorgehensweise liegt in den Veränderungen der physiologischen Prozesse, die sich auf das Gewicht auswirken – ohne dass Medikamente eingenommen werden müssen. Wir konzentrieren uns in diesem Abschnitt auf folgende Bereiche:

Tipp 17: Den Sollwert senken

Tipp 18: Den Stoffwechsel verbessern

Tipp 19: Die Nahrung besser verwerten

Tipp 20: Einen trägen Darm aktivieren

Tipp 21: An Taille und Bauch abnehmen

Tipp 22: Den Körper mit Sauerstoff versorgen

## Tipp 17: Den Sollwert senken

Der Sollwert ist das Sollgewicht, das Ihr Körper zu halten versucht. Wie ein Thermostat, der die Wärme oder den Wechselstrom an- und abschaltet, um die vorgegebene Temperatur in einem Zimmer zu halten, springt auch der Körper tendenziell auf ein vorheriges Gewicht zurück. Wenn es Ihnen gelingt, Ihr Gewicht unter den Sollwert zu drücken, schaltet sich ein „Wächter der physiologischen Mechanismen" ein, um Fett einzulagern. Also verändert sich zum Beispiel der Stoffwechsel und Kalorien werden langsamer verbrannt. Es macht nichts, wenn Ihr Sollwert höher ist, als Sie das gerne hätten. Wenn Ihr Gewicht unter den Sollwert rutscht, können Sie Hungergefühle entwickeln und müssen ständig ans Essen denken. Die chemischen Vorgänge in Ihrem Körper könnten Sie dazu zwingen, eine ganze Packung Kekse zu vertilgen, und Sie hätten immer noch kein Sättigungsgefühl. So macht das die Natur; sie versucht, Sie auf die nächste Hungerkatastrophe vorzubereiten, und schert sich nicht darum, dass Sie so gerne wie magersüchtig aussehen möchten.

Bei vielen Angeboten zum Abnehmen wird zugegeben, dass die Absenkung des Sollwertes eine ausgezeichnete Strategie zur Gewichtskontrolle wäre. An der Realisierung scheiden sich jedoch die Geister. Aerobic wirkt sich zum Beispiel positiv aus, das weiß man, ist aber auch kein Wundermittel. Der Sollwert wird von vielen Faktoren bestimmt. Manche von ihnen, etwa Veranlagung, Körperbau und Alter, sind festgelegt – daran kann man nichts ändern. Andere, wie Gesundheit und Stressniveau, schwanken. Meist wird aber nicht in die Diskussion einbezogen, wie maßgeblich der Sollwert von den Energien des Körpers überwacht wird. Der Dreifache Erwärmer, das Energiesystem, das die Überlebensstrategien aufrechterhält, regelt den Sollwert. Wenn der Dreifache Erwärmer ständig durch chronischen Stress bedroht wird, kann die Erhöhung des Gewichts eine falsch verstandene Schutzreaktion sein. Wird der chronische Stress reduziert, kann der Dreifache Erwärmer den Sollwert senken.

Die in diesem Buch vorgestellten Techniken zum Ausgleich Ihres Energiestatus können also als erfreuliche Nebenwirkung den Sollwert senken. Nachdem ich gelernt hatte, meinen Milzmeridian zu tonisieren, der von jeher mein Schwachpunkt gewesen war, verlor ich innerhalb von sieben Wochen fast acht Kilo, ohne dass ich meine Ernährung umgestellt hatte. Das war nicht einmal mein Ziel, es passierte einfach. Ich betone es in diesem Buch immer wieder: Ein gutes Gleichgewicht zwischen dem Milzmeridian und dem Dreifachen Erwärmer gehört zu den wichtigsten Schritten, die ich kenne, um den Sollwert stabil zu halten oder ihn manchmal auch zu senken. Noch direkter können Sie Ihren Sollwert neu justieren, wenn Sie mit den hochwirksamen Techniken der Selbstsuggestion arbeiten und diese durch Anregen der Energiepunkte unterstützen.

Das *Schläfenklopfen* (S. 97) ist eine sehr wirksame Technik. Wichtig ist, dass Sie den Wortlaut finden, der zu Ihnen und Ihrer Situation passt. Ziehen Sie auch in Betracht, dass innere Hürden gegen den Gewichtsverlust bestehen könnten. Wenn Essen zu einem Ersatz für andere Belohnungen im Leben geworden ist, müssen Sie direkt darauf eingehen. Vergessen Sie nicht, mit *negativen* Aussagen zu arbeiten, wenn Sie auf der *linken* Seite klopfen, und mit *positiven* auf der *rechten* Seite.

So könnten Sie auf der linken Seite einklopfen: „Ich esse nicht mehr, um das Gefühl von Leere zu beseitigen, und mein Sollwert weigert sich nicht, abzusinken." Und auf der rechten Seite: „Ich genieße jeden Bissen und mein Sollwert fällt auf …" (Nehmen Sie einen Wert, der 5 Kilo unter Ihrem derzeitigen Gewicht liegt.) Wenn das höhere Gewicht bis zu einem gewissen Grad dazu dient, Sie vor unerwünschten sexuellen Annäherungsversuchen zu schützen, könnten Sie links einklopfen: „Ich brauche kein zusätzliches Fett, um klare Grenzen zu setzen." Und auf der rechten Seite: „Ich kann ein klares Nein durchsetzen, wenn mein Sollwert auf … (5 Kilo unter Ihrem derzeitigen Gewicht) fällt." Es gibt Tausende von möglichen Varianten, aber wenn Sie 30 Tage lang den Wortlaut einklopfen, der zu Ihnen passt, dann wird sich wirklich etwas verändern. Das habe ich immer wieder beobachtet. Wenn Sie Ihren Sollwert durch Selbstsuggestion und Energiearbeit absenken können, dann gibt Ihnen das in hohem Maße Verfügungsmacht über sich selbst (zurück).

## Tipp 18: Den Stoffwechsel verbessern

Durch schnelleres und wirksameres Aufspalten der Nahrung und durch Verbrennen der Kalorien wird die Gewichtsabnahme ebenfalls beschleunigt. Sauerstoff ist ein Schlüssel zu einem gesunden Stoffwechsel und das *Stoffwechselatmen* (S. 289) eine „Ein-Minuten-Technik", die Ihrem Körper hilft, Nahrung wirksamer zu verstoffwechseln. Wenn Ihre Energien auch *träge* sind – oft die Begleiterscheinung eines langsamen Stoffwechsels –, so fließen sie möglicherweise in einem homolateralen Muster. Hier hilft die *kombinierte Homolateral-Überkreuz-Bewegung* (S. 88). Machen Sie in diesem Fall die folgenden Übungen zwei- oder dreimal täglich:

1. Das tägliche *Fünf-Minuten-Energie-Programm* (S. 69 ff.) und danach Verbinden von Himmel und Erde (S. 63).

2. Arbeiten Sie an beiden Seiten gleichzeitig. Legen Sie die Daumen auf *die neurovaskulären Punkte des Dreifachen Erwärmers* (an den Schläfen) und die Fingerkuppen auf die Stirn, über die Augenbrauen (s. Abb. 3-1, S. 129). Halten Sie diese Punkte bis zu 3 Minuten sanft und atmen Sie dabei tief durch die Nase ein und durch den Mund aus. Die Standardeinstellung des Dreifachen Erwärmers verhindert den Fettabbau im Körper, damit Sie im Falle einer Nahrungsknappheit überleben. Je mehr Sie unter Stress stehen oder je weniger Sie schlafen, desto mehr Fett möchte er einlagern. Sediert man den Dreifachen Erwärmer, so sendet man ihm die Botschaft, dass er seine extremen Überlebensstrategien loslassen kann und damit auch das Speichern von zusätzlichem Fett.

3. Mit dem *Bürsten und Klopfen* des Milzmeridians (S. 162) kurbeln Sie Ihren Stoffwechsel an. Der Milzmeridian ist für den Stoffwechsel zuständig.

Diese energetischen Techniken sprechen zwar den Stoffwechsel direkt und wirksam an, doch für regelmäßiges Aerobic und kräftiges Dehnen gibt es keinen Ersatz. Bauen Sie das in Ihren täglichen Übungsplan ein.

## Tipp 19: Die Nahrung besser verwerten

Im Dünndarm werden der Nahrung die Nährstoffe entzogen und in den Körper aufgenommen. Arbeitet er nicht effektiv, müssen Sie für denselben Nährwert mehr essen, Ihr Körper zwingt sie gewissermaßen dazu, denn er „hungert" buchstäblich nach den fehlenden Nährstoffen. Dadurch nehmen Sie unnötig zu. Zusätzlich zu den oben genannten Maßnahmen zur Optimierung des Stoffwechsels können Sie die bessere Resorption der Nahrung im Dünndarm unterstützen, indem Sie zwei- oder dreimal täglich seine wichtigsten neurolymphatischen Reflexpunkte insgesamt 20 Sekunden massieren.

1. Massieren Sie mit gebeugten Fingern entlang des Brustkorbrandes (Abb. 7-3a).
2. Umfassen Sie Ihre Oberschenkel mit den Händen und massieren Sie die Innenseiten mit den Daumen (Abb. 7-3b).

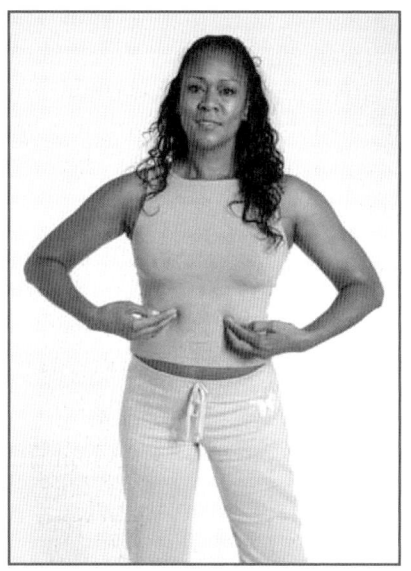
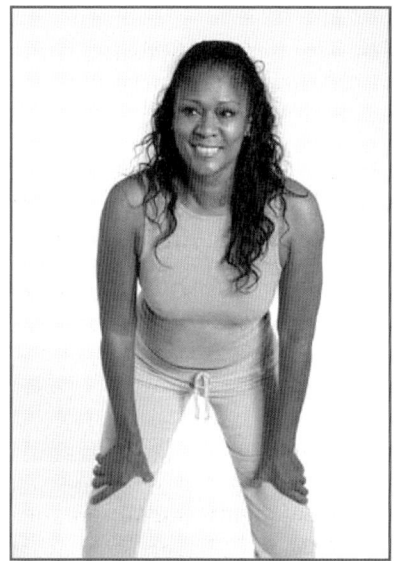

a      b

**Abbildung 7-3:**
Massage für bessere Nahrungsverwertung

## Tipp 20: Einen trägen Darm aktivieren

Ist die Ausscheidungsfähigkeit des Körpers eingeschränkt, liegt das oft daran, dass die Klappe zwischen Dünn- und Dickdarm (Ileozökalklappe) sich nicht richtig öffnet und schließt. In einem solchen Fall kommt es häufig vor, dass die Darmperistaltik nicht gut funktioniert und die Verdauung träge wird. Der zur Ausscheidung bestimmte Darminhalt kann sogar in den Dünndarm zurückfließen. Eine von kleineren Falten umgebene Auffaltung am Mastdarm, die sogenannte Kohlrausch-Falte, kann auch daran beteiligt sein. Eine Reihe von körperlichen Problemen kann zwar zu Fehlfunktionen der Ileozökalklappe und der Kohlrausch-Falte führen, die Ursachen dafür sind jedoch häufig Stress und Anspannung. Wenn Sie sich gebläht fühlen oder unter Darmträgheit leiden, hilft Ihnen wahrscheinlich eine Massage der beiden Bereiche, wie im Folgenden beschrieben. Wenn sie wieder funktionieren, entsteht eine Symmetrie zwischen ihnen.

### Massage der Ileozökalklappe und der Kohlrausch-Falte

(Dauer: etwa 20 Sekunden)

1. Legen Sie die *rechte* Hand auf den rechten Hüftknochen. Wenn der kleine Finger sich dabei am Innenrand des Hüftknochens befindet, liegt die Hand über der Ileozökalklappe.

2. Legen Sie die *linke* Hand auf die entsprechende Stelle an der linken Seite – sie liegt dann über der Kohlrausch-Falte (Abbildung). Ziehen Sie die Finger beidseitig langsam und mit Druck etwa 15 bis 18 Zentimeter nach oben und atmen Sie dabei tief ein.

3. Schütteln Sie beim Ausatmen die Energie aus den Fingern und kehren Sie zur Ausgangsposition zurück. Wiederholen Sie das etwa viermal.

4. Fahren Sie zum Schluss einmal mit den Daumen druckvoll auf demselben Weg von oben nach unten.

5. Beenden Sie die Übung mit den *drei Klopfpunkten* (S. 72).

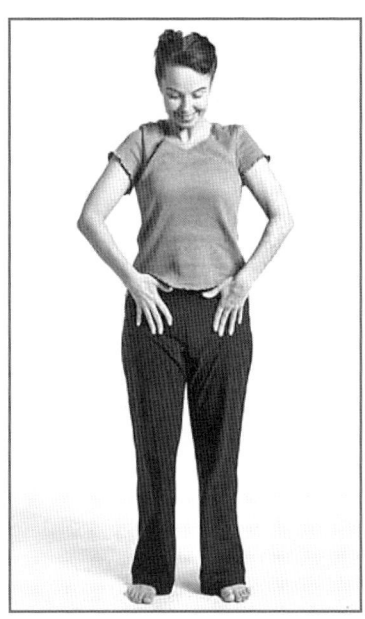

Abbildung 7-4:
Klappenmassage

## Massieren der neurolymphatischen Reflexpunkte von Dickdarm und Dünndarm

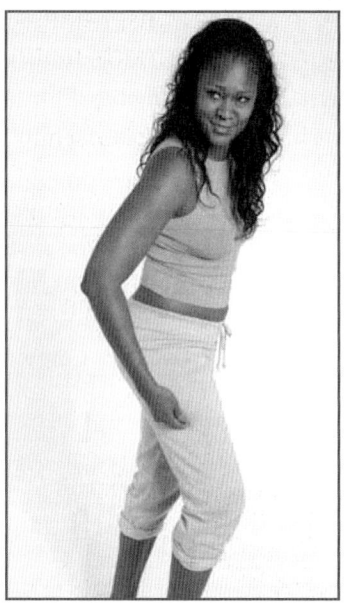

Zur Unterstützung Ihres trägen Darms können Sie auch die neurolymphatischen Reflexpunkte von Dickdarm und Dünndarm massieren. Massieren Sie mit Druck und in Kreisbewegungen. Bleiben Sie zwei oder drei Sekunden lang auf jedem Punkt und gehen Sie dann in Schritten von etwa einem Zentimeter weiter an den Beinen entlang zu den Knien.

1. Die Dünndarmpunkte befinden sich am inneren Rand des Oberschenkels und beginnen etwa eine Handbreit unter der Leiste. Sie enden etwa eine Handbreit über dem Knie (s. Abb. 7-3b, S. 316).

2. Die Dickdarmpunkte erstrecken sich von der Hüfte bis zum Knie und decken sich mit der Außennaht einer Hose (Abb. 7-5).

**Abbildung 7-5:**
Die Darmpunkte massieren

## Tipp 21: An Taille und Bauch abnehmen

Jede Übung, die Spannungen löst und die Energie durch die Körpermitte fließen lässt, beseitigt Giftstoffe und unterstützt den Stoffwechsel. Die folgenden vier Techniken eignen sich in jeder Kombination dafür:

1. *Massieren der neurolymphatischen Reflexpunkte* von Dickdarm und Dünndarm (wie oben beschrieben)

2. *Verbinden von Himmel und Erde* (s. S. 63)

3. *Bauchdehnung* (S. 160)

4. *Seitendehnung* (S. 161)

Eine sehr einfache Übung für eine schlanke Taille ist auch die folgende:

## Tanyas Schwingen in Spiralen    (Dauer: etwa 1 Minute)

1. Stellen Sie sich hin, die Füße schulterbreit auseinander, die Knie entspannt und leicht gebeugt. Drehen Sie Ihren Oberkörper schwungvoll nach rechts, während Ihr linker Arm nach vorn vor den Körper und der rechte Arm nach hinten schwingt.

2. Lassen Sie beim Weiterschwingen Ihre beiden Arme an den Körper „klatschen" (anschlagen, aufprallen; Abb. 7-6a).

3. Schwingen Sie zurück zur Mitte (Abb. 7-6b) und dann in derselben Weise zur anderen Seite, lassen Sie dabei die Arme ebenfalls anschlagen.

4. Wenn Ihnen leicht schwindlig wird, schauen Sie geradeaus, um das zu vermeiden.

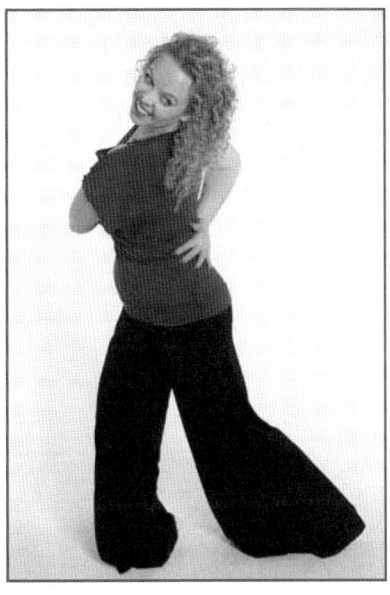 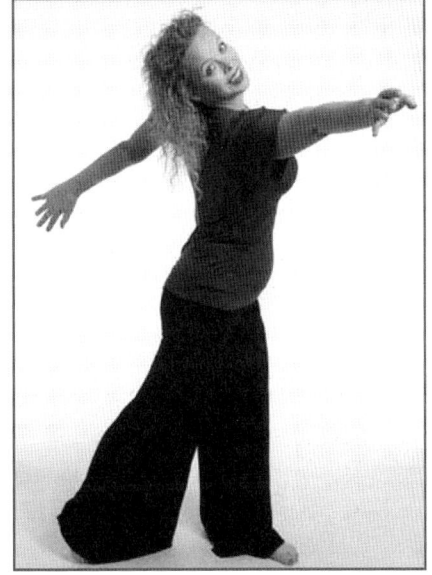

a                                          b

**Abbildung 7-6:**
Tanyas Schwingen in Spiralen

## Tipp 22: Den Körper mit Sauerstoff versorgen

Das Zwerchfell ist wie ein Blasebalg, der sich mit jedem Atemzug öffnet und schließt. Bei jedem Einatmen kommt es zu einem Sog, der Sauerstoff in die Lungen bringt. Stress kann die Arbeit des Zwerchfells stören, die Zellen werden dann nicht optimal mit Sauerstoff versorgt. Wir können die Aktivität des Zwerchfells bewusst nur wenig beeinflussen, doch wir können es durch die *Zwerchfellatmung* stärken (S. 254). Dadurch wird der Sauerstoff besser im Körper verteilt. Zu den vielen Vorteilen gehören auch ein verbesserter Stoffwechsel und weniger Fetteinlagerung.

## Tipp 23: Erste Hilfe bei Unterzucker-Attacken

Jeder Ernährungsplan, der Sie der Gefahr von Unterzuckerung aussetzt, ist kein guter Plan. Fällt der Blutzuckerspiegel ab, werden die Energien des Körpers schwach und geraten in Unordnung. Die Bauchspeicheldrüse kontrolliert den Blutzuckerspiegel und wird ihrerseits vom Milzmeridian kontrolliert. Haben Sie nicht sofort etwas zu essen parat, machen Sie das *Ausgleichen des Dreifachen Erwärmers* (S. 131) und klopfen Sie im Anschluss die *neurolymphatischen Reflexpunkte* der Milz (S. 72). Damit helfen Sie den Energien wieder auf die Sprünge. Die *Hook-ups* (Cook-Übung) können sie dann weiter stabilisieren (S. 75).

## Tipp 24: Hormonbedingte Gewichtszunahme vermeiden

Hormone können an plötzlicher Gewichtszunahme beteiligt oder dafür verantwortlich sein, dass Sie nicht abnehmen können. Auch können Medikamente die Wirkung der Hormone in einer Weise stören, die sich auf Ihr Gewicht auswirkt. Mit Techniken aus diesem Buch – etwa mit dem täglichen Energieprogramm (S. 69 ff.) oder der *Hormonbrücke* (S. 255) oder anderen aus dem Menopausen-Modul – können Sie das Gleichgewicht Ihrer Hormone unterstützen, sodass die Nahrung effektiver verstoffwechselt werden kann. Solche Methoden nützen den Energiesystemen des Körpers immer. Probieren Sie aus, welche am stärksten wirken. Zur schnellen Stimulierung der hormonverarbeitenden Organe klopfen Sie etwa 30 Sekunden lang mehrmals fest an den Innenseiten der Beine von den Knöcheln bis hinauf zu den Leisten. Dadurch werden die Meridiane von Leber, Niere und Milz angeregt. Klopfen Sie danach ebenfalls fest und wieder etwa 30 Sekunden lang an den Außenseiten der Beine hinunter. Das regt die Meridiane von Gallenblase und Magen an. Atmen Sie beim Klopfen tief durch die Nase ein und durch den Mund aus.

## Tipp 25: Die Schilddrüse gesund erhalten

Die Schilddrüse beeinflusst alle Hormone und ihre Wirkung kann mit dem Alter nachlassen. Sie ist oft an der in den mittleren Jahren beginnenden Gewichtszunahme beteiligt. Die Ausführungen auf den Seiten 266 ff. zeigen Ihnen Möglichkeiten, wie Sie Ihre Schilddrüse bei bester Funktion halten können.

## Tipp 26: Giftstoffe ausleiten

Der Körper ist ständig damit beschäftigt, Ihre Atemluft, Ihre Nahrung und Ihren Stress zu verarbeiten. Schädliche Nebenprodukte dieser Aktivitäten sind Gifte, die sich im Körper anreichern können. Sie können die Gesundheit in vielerlei Hinsicht beeinträchtigen, auch indem sie den Stoffwechsel stören. Die Techniken zum Entfernen der Gifte aus dem Körper (S. 63 ff.) sind im Allgemeinen von großem Wert und ganz besonders dann wichtig, wenn Übergewicht für Sie ein Thema ist.

## *Schlusswort*

Wie Sie gesehen haben, können Sie mithilfe energetischer Methoden Herrin anstatt Opfer Ihres Körpergewichts werden und es in den Griff bekommen. Ich hoffe, dass dieses Buch und die angebotenen Methoden und Perspektiven Ihnen *generell* dazu dienen, Ihre Gesundheit und damit Ihr Schicksal buchstäblich mehr in die eigene Hand zu nehmen. Ein solcher Ansatz, der Sie auf die Energien Ihres Körpers einstimmt, bringt Ihnen in der Tat mehr Selbstbestimmung. Er ermöglicht es Ihnen, sich bewusst und zielgerichtet auf die tieferen Schichten der obersten Kontrollinstanzen von Körper und Geist einzulassen. Ich habe immer wieder gesehen, wie Veränderungen in den für die Gesundheit verantwortlichen Energiesystemen zu neuer Vitalität, Stärke und Lebensfreude geführt haben. Diese Energien bilden eine Brücke zwischen Ihrem physischen Körper und Ihrem Geist.

Absicht dieses Buches ist es, Sie auf einen Weg der Entdeckung und Selbstbestimmung zu führen. Dazu habe ich Sie durch die Energiesysteme begleitet, die „Infrastruktur" Ihres physischen Körpers:

- Wir haben damit begonnen zu erforschen, wie Energiefelder alle biologischen Vorgänge regulieren.

- Sie wurden mit den Konzepten bekannt gemacht, dass sich durch Verändern dieser Energiefelder jeder körperliche Zustand in der gewünschten Weise verändern lässt.

- Sie haben eine Vielzahl von Techniken zum Anregen der gesamten Energien des Körpers kennengelernt, um gesünder zu werden, klarer denken zu können und sich wohler zu fühlen – ein tägliches energetisches Übungsprogramm, das Gegenstück der Energiemedizin zum körperlichen Training.

- Sie haben die Anwendung energetischer Methoden bei besonderen Problemen kennengelernt, vom Umgang mit Stress und Kummer bis zum Umprogrammieren tief sitzender Energiemuster in Körper und Geist, sowie bei frauenspezifischen Problemen wie Menstruation, Fruchtbarkeit, Schwangerschaft, Geburt, Wechseljahre und Gewichtskontrolle.

- Im Laufe dieses Prozesses haben Sie gelernt, dass es ein verbindendes Netz zwischen den Hormonen Ihres Körpers, Ihren Energien und Ihrem Wohlbefinden gibt.

- Sie haben Techniken erlernt, um mit diesen Energien umzugehen, damit Ihre Hormone bestens funktionieren, und ich hoffe, Sie haben gespürt, welche Vorteile ein gutes „Energie- und Hormonmanagement" für jeden Bereich Ihres Lebens haben kann.

Alles das war eingebettet in den größeren Zusammenhang einer Kultur, die sich in einer Geschwindigkeit entwickelt und verändert hat, die kaum noch zu kontrollieren ist. Da die Anforderungen des täglichen Lebens uns immer weiter von den natürlichen Rhythmen unseres Körpers entfernen, wird die Energiemedizin zu einem Antidot, einem Gegenmittel, das uns daran erinnert, wer wir sind, und uns wieder mit unserer ursprünglichen Natur verbindet. Und dort, so finden wir, liegt das wahre Geschenk der Schöpfung. Wir, die wir Leben schenken, tragen das Wissen darüber im Herzen, in den Knochen und im Leib, wie Energie gesunde Körper erschafft, anpasst und aufbaut. Während wir in eine Zukunft gehen, in der das weibliche Prinzip Hand in Hand geht mit dem Arzt, dem Staatsmann und dem Lehrer und Erzieher, entsteht die neue Welt, auf die wir so sehnsüchtig gewartet haben.

Dieses Buch begann und endet jetzt mit dem nachdrücklichen Hinweis darauf, dass jede Frau eine wunderbare Schwingung ist, ein Funke des göttlichen, archetypischen weiblichen Prinzips. Wenn Sie sich mit größerer Hingabe auf Ihre innerste Natur einlassen, strahlen die Energien von den Fundamenten Ihres Seins bis in Ihren Körper, Ihren Geist und Ihre Welt.

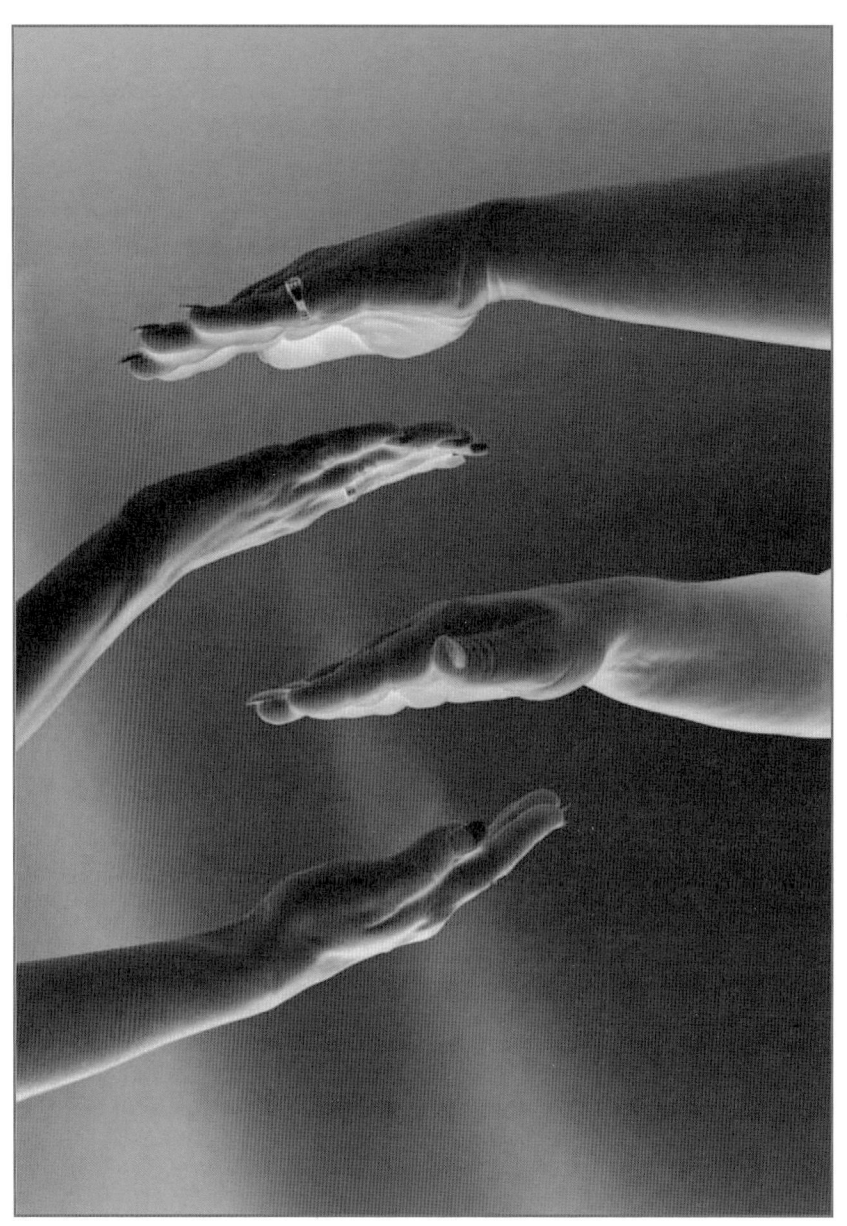

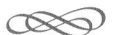

# Die Kunst des energetischen Testens

*Ein chinesischer Arzt kann gestörtes Gleichgewicht in den Meridianen durch Pulsdiagnose feststellen, aber das ist eine einfühlsame Berührung, und es kann zehn bis zwanzig Jahre dauern, bis man sie wirklich beherrscht.*

JOHN THIE

Das energetische Testen ist *schnell* erlernbar.[1] Man braucht dazu keine großen intuitiven Kräfte und muss Energien auch nicht „sehen" können. Als ich es erlernte, begeisterte mich daran am meisten, dass ich den anderen nun zeigen konnte, was ich in ihrem Energiefeld sah. Durch das energetische Testen kann man die individuellen Energien und Energiefelder des Körpers und ihre ständig oszillierenden Schwankungen jederzeit zuverlässig sondieren.

Unser Körper ist tatsächlich wie ein kaskadenartiger Brunnen von Energiesystemen, erstaunlich komplex, hervorragend koordiniert und völlig einzigartig. Deshalb gibt es kein Buch, in dem genau steht, was man für seine Entfaltung tun muss. Nicht nur jeder einzelne Mensch ist mit einem charakteristischen Energiemuster ausgestattet – jede Zelle, jedes Organ und jedes Körpersystem ist es auch. So individuell wie der Fingerabdruck, das Herz und das Gehirn eines jeden Menschen sind, so individuell sind auch seine Energien. Die verschiedenen Energien im Körper haben jeweils ihre eigene Sprache, aber sie sprechen zudem noch eine gemeinsame, universelle Sprache.

Das energetische Testen ist eine präzise Technik zum Übersetzen dieser Sprachen, Satz für Satz. Doch es ist auch so – und alle, die bei mir lernen, machen diese Erfahrung irgendwann einmal: Je mehr man mit seinen eigenen Energien und mit denen anderer Menschen arbeitet, desto stärker entwickelt man Fähigkeit, sie *intuitiv* wahrzunehmen.

## Das energetische Testen – Kunst und Wissenschaft

Im Zuge der Entwicklung Ihrer Sensibilität gegenüber den feinen Energien in und um uns erweist sich eine „handfeste" Technik, die mit Berühren und Tasten arbeitet, statt sich vollständig auf die Intuition zu verlassen, als äußerst nützlich. Von George Goodheart, dem Begründer der *Applied Kinesiology*, unter der Bezeichnung „Muskeltesten" entwickelt und von seinem Schützling Alan Beardall akribisch verfeinert, ist das energetische Testen ein solches konkretes und sehr handfestes Verfahren geworden. Damit lässt sich beurteilen, ob die Energie in einem Meridian fließt oder blockiert ist, ob ein Organ die zum korrekten Funktionieren benötigte Energie bekommt oder ob eine Energie von außen (zum Beispiel die eines speziellen Nahrungsmittels oder eines mutmaßlichen Giftstoffes) schädlich für unser System ist. Ich bezeichne dieses Verfahren lieber als „energetisches Testen" und nicht als „Muskeltesten", weil der Test das Fließen der *Energie* in den Meridianen misst und nicht etwa die Stärke des beim Test verwendeten *Muskels*.

Als ich anfing, energetisch testen zu lernen, wurde gleich ein Problem bereinigt, das ich vorher nicht hatte lösen können. Ich hatte bis dahin nicht herausgefunden, warum ich meinen Unterzucker oder mein Gewicht nicht in den Griff bekam, obwohl ich gewissenhaft alles ausprobierte, was dafür erforderlich war. Mein Milzmeridian testete ständig schwach. Die Bauchspeicheldrüse, die den Unterzucker und oft das Gewicht reguliert, liegt auf dem Milzmeridian. Durch die Arbeit mit dem Milzmeridian konnte ich meinen lebenslangen Unterzucker beseitigen. Ich war beeindruckt. Außerdem nahm ich fast acht Kilogramm ab, ohne die Ernährung umzustellen. Ich war wirklich beeindruckt. Im Laufe der Jahre wurde das energetische Testen privat und beruflich für mich zu einem unschätzbaren Instrument.

Magnet-Resonanz-Tomografien (MRTs), Elektroenzephalogramme (EEGs) und CTs liefern zwar wesentliche und oft lebensrettende Informationen über den Körper und seine Energien, doch ein medizinisches Gerät, das auch die feinen Unterschiede anzeigt, die man durch das energetische Testen herausfindet, habe ich noch nicht gefunden. Wir verfügen also selbst über die „Ausrüstung", die wir brauchen, um festzustellen, welche Energien einem Menschen guttun und welche nicht. Zu jeder Tages- und Nachtzeit kann man energetisch testen und braucht dazu keine Instrumente. Wer regelmäßig testet, kann es fast instinktiv fühlen: Man fragt damit den Körper, was er braucht. Und der Körper antwortet in einer Sprache, deren Wortschatz so klein ist, dass Sie ihn bald beherrschen.

Das energetische Testen ist tatsächlich ganz leicht zu erlernen. Verführerisch leicht. Viele Menschen wenden es daher beiläufig, fast missbräuchlich und oft falsch an. Missbräuchlich angewendet kann es mehr über die Glaubensmuster des Testers, die Ängste und Hoffnungen der getesteten Person oder andere Faktoren aufdecken, die nichts mit den gesuchten Informationen zu tun haben. Viele Menschen kamen durch einen unerfahrenen Anwender mit dem energetischen Testen in Kontakt, bekamen großspurige Erklärungen, was man damit alles machen kann, oder erlebten, dass es mehr als Salonkunststück diente denn als Werkzeug zur Selbsterkenntnis. Ich möchte, dass dem energetischen Testen der Platz eingeräumt wird, der ihm gebührt, nämlich als Methode zwischen Wissenschaft und Kunst. Energetisch verlässlich testen zu lernen ist eine Kunst. Wenn Sie das können, dann wird es zu einem zuverlässigen Barometer Ihres Körpers, Ihrer Energien und Ihrer Umgebung.

Wenn es in meiner Macht stünde, nur in einem einzigen Punkt Einfluss auf die Medizin zu nehmen, dann müssten alle Ärzte lernen, Medikamente und Dosierungen mithilfe des energetischen Testens zu bestimmen. Iatrogene Krankheiten – durch ärztliche Behandlung hervorgerufene Funktionsstörungen – gehören heute zu den ernsthaftesten Problemen in der Medizin. Durch das energetische Testen könnten sie deutlich gesenkt werden. Und wenn ich mir nur ein paar Möglichkeiten aussuchen könnte, mit denen dieses Buch die Lebensart meiner Leserschaft beeinflussen soll, dann wäre eine davon, dass jeder mithilfe des energetischen Testens bestimmt, welche Nahrungsmittel, Vitamine und Ergänzungsmittel er zu sich nehmen sollte und welche nicht. Beim Bemühen um die Erhaltung der Gesundheit ist genaues Wissen Macht, und da jeder von uns einzigartig ist, ist das energetische Testen in meiner Arbeit unverzichtbar.

Damit kann man für sich und andere Menschen den energetischen Zustand bestimmen, Ungleichgewichte aufdecken und die in diesem Buch vorgestellten Verfahren auf die eigenen oder die individuellen Bedürfnisse eines anderen Menschen zuschneiden. Eine Frau, die unter MCS litt (Multiple Chemikalienempfindlichkeit) und schon mehrere lebensbedrohliche allergische Reaktionen gehabt hatte, brauchte ein Antibiotikum wegen einer Streptokokkeninfektion. Als sie mit dem Rezept in die Apotheke ging, fragte sie, ob sie das Medikament zurückbringen könne, wenn sie dagegen allergisch sei. Natürlich sagte der Apotheker, dass das nicht möglich sei. Da sie aber knapp bei Kasse war, bestand sie darauf, kein Medikament zu kaufen, das sie nicht gebrauchen konnte. Sie konnte energetisch testen und überredete einen Angestellten der Apotheke, das Medikament an ihr zu testen. Sie testete stark und kaufte es.

Der Apotheker amüsierte sich so darüber, dass ich schließlich von dieser Geschichte erfuhr; sie endete unerwartet, aber lehrreich. Das Medikament schien zu wirken, die Symptome verschwanden innerhalb weniger Tage, doch es sollte zehn Tage lang mehrmals täglich eingenommen werden. Etwa am sechsten Tag begann der Hals der Frau zu jucken, ihr Magen und ihre Knöchel schwollen an und ihr Herz begann zu rasen. Sie erkannte, dass es sich dabei um eine schwere allergische Reaktion handelte, und ließ von ihrer Enkeltochter alles testen, was sie in der letzten Zeit zu sich genommen hatte. Das Antibiotikum testete jetzt schwach. Nachdem sie es abgesetzt hatte, verschwanden die Symptome schnell. Wie das oft bei Menschen ist, die zu hyperergischen Reaktionen neigen, hatte sie eine Unverträglichkeit gegen das Medikament entwickelt. Heißt das, dass der erste Test falsch war? Nein. Der Körper ist ein dynamisches System und immer im Fluss. Unverträglichkeiten sind möglich. Mithilfe des energetischen Testens kann man sich ständig über die wechselnden Bedürfnisse des Körpers informieren, denn es ist eine schnelle, kostenlose und immer verfügbare Methode.

## Wie zuverlässig ist der energetische Test?

Eine der ersten Laboruntersuchungen, die den potenziellen Wert des Muskeltestens oder energetischen Testens bestätigt, wurde 1984 in der Zeitschrift *Perceptual and Motor Skills* veröffentlicht (dt. etwa: Fähigkeiten der Wahrnehmung und der Motorik).[2] Der Forscher, Dean Radin, gab später folgenden Kommentar: „Doppelblindtests ergaben überraschenderweise, dass der Muskel immer dann, wenn die Getesteten eine nicht gekennzeichnete Flasche mit Zucker hielten, etwas *schwächer* reagierte, als wenn sie eine nicht gekennzeichnete Flasche mit Sand hielten, die genauso viel wog."[3] Eine mehr als 100 Folgestudien mit zwölf randomisierten Kontrollversuchen umfassende Literaturübersicht aus dem Jahr 2007 kam zu dem Schluss, dass die Methode wissenschaftlich zu befürworten sei.[4] Einige der Studien waren ganz eindrucksvoll. Es wurde ein objektives Messinstrument, eine Art Kraftumwandler, entwickelt. Dieser zeigte Übereinstimmung zwischen dem gemessenen Muskelwiderstand und der Bewertung des Testers. Das Instrument wurde auch eingesetzt, um zu zeigen, dass erfahrene Muskeltester im Vergleich miteinander zuverlässige und reproduzierbare Ergebnisse lieferten.[5]

In einer weiteren überzeugenden und gut überwachten Studie wurde der Muskeltest mit Messdaten auf computergesteuerten Instrumenten verglichen und der Unterschied in der Muskelstärke bei kongruenten beziehungsweise nichtkongruenten Aussagen (Wahrheit bzw. Lüge) der Testperson erwies sich als sehr aussagekräftig.[6] Manche Studien kamen zu gegenteiligen Ergebnissen. Eine zeigte deutliche Übereinstimmung zwischen drei Testern, wenn der Test am Piriformis-Muskel (birnenförmiger Muskel) oder an den Pectoralis-Muskeln (Brustmuskeln) ausgeführt wurde, nicht aber am Tensor fasciae latae (Spanner des Oberschenkelbandes).[7] Wieder andere Studien ließen auf Unzuverlässigkeit der Methode schließen. Da es so viele Spielarten des energetischen Tests gibt und innerhalb einer einzigen Art so viele Nuancen, müssen noch viel mehr Studien durchgeführt werden, um zu bestimmen, wie und unter welchen Bedingungen die Methode funktioniert.

Da die wissenschaftliche Bestätigung immer hinter der klinischen Erfahrung herhinkt, wurden einige Feinheiten festgelegt, die sowohl in der klinischen Arbeit als auch in den Studien berücksichtigt werden müssen. So haben zum Beispiel verschiedene Tester von übereinstimmenden Ergebnissen bei denselben Klienten berichtet, wenn der Klient hinsichtlich des Widerstands gegen den Druck des Testers auf den Muskel ganz bestimmte einheitliche Instruktionen bekommen hatte. Keine Übereinstimmung gab es jedoch, wenn *andere* einheitliche, eigentlich auch zutreffende Instruktionen gegeben wurden.[8]

Andere Studien haben sich mit der Physiologie des Tests beschäftigt. So haben zum Beispiel Muskeln, die bei einem energetischen Test Schwäche zeigen, eine andere Spannung (in Volt gemessen), als solche, die einfach ermüdet sind. Der Test misst also eine innere Veränderung, die sich von Ermüdung unterscheidet.[9] Darüber hinaus korreliert der energetische Test mit der elektrischen Aktivität im Zentralnervensystem, sodass die dabei gesammelten Informationen die Aktivität des Gehirns und nicht nur den Zustand des Indikatormuskels widerspiegeln.[10]

Wenngleich immer noch weitere entscheidende Forschungen im Gang sind, habe ich während der letzten 30 Jahre Zehntausenden von Menschen beigebracht, energetisch zu testen, und Rückmeldungen von einigen Hundert bekommen – die wieder in Kurse kamen, Briefe schrieben oder private Sitzungen buchten –, dass sich das energetische Testen als nützliche und genaue Methode zur Gewinnung von Informationen über die Bedürfnisse des Körpers erwiesen habe. Meine Erfahrung war immer, dass der energetische Test mit dem übereinstimmte, was ich in den Energien eines Menschen sah. Der Test liefert auch Informationen darüber, wo am Körper gearbeitet werden muss, und die Ergebnisse haben mir seinen Wahrheitsgehalt immer wieder bestätigt.

Auch der Klient selbst liefert oft solche Bestätigungen, wenn der Test zum Beispiel eine Schwäche am Blasenmeridian anzeigt und er sofort sagt: „Ich habe gerade eine Blaseninfektion hinter mir!" Einige Vorbehalte gibt es jedoch. Wohl sind diese Informationen enorm nützlich, doch gibt es bei einem energetischen Test genügend Variablen, sodass er nur im Zusammenhang mit anderen Informationsquellen interpretiert werden sollte. *Und wenn ein Tester nicht wirklich erfahren und kompetent ist, sollten Entscheidungen über Medikamente nicht allein aufgrund eines energetischen Tests getroffen werden*; und selbst wenn er es ist, sollte immer der verordnende Arzt mit zu Rate gezogen werden.

## Eine biologische Basis für das energetische Testen

Das Nervensystem ist eine phänomenal sensible, fast 60 Kilometer lange Antenne und die Energiesysteme des Körpers strahlen auf die von außen in ihren Bereich eindringenden Energien zurück. Alles, von der Nahrung, die man aufnimmt, bis zu den Menschen, denen man begegnet, hat eine eigene Frequenz und übt einen Einfluss auf den Menschen aus. Während die meisten dieser Schwingungen unterhalb der Bewusstseinsschwelle des Menschen liegen, geht der Körper mit einigen in Resonanz und verspannt sich gegenüber anderen. Also wird man folglich die Energien einiger Nahrungsmittel oder einiger Menschen gerne annehmen und die von anderen nicht.

Die Sensibilität gegenüber diesen externen Energien spiegelt sich in einem energetischen Test wider. Die Frequenz der getesteten Substanz beeinflusst das Nervensystem der Testperson und dieser Umstand spiegelt sich im Widerstand des beim energetischen Test verwendeten Muskels. Viele Energien können *wissenschaftlich* gemessen werden, aber ich glaube, dass der energetische Test auch feine, mit den derzeitigen wissenschaftlichen Instrumenten *nicht* auffindbare Energien unterscheiden kann.

Da der energetische Test die Auswirkungen der Schwingung einer Substanz auf das Nervensystem aufdecken kann, sind feine Unterscheidungen möglich, die zum Beispiel durch einen Bluttest nicht gefunden werden könnten. Ähnlich erscheinende Nahrungsmittel wie zwei Äpfel – der eine biologisch angebaut, der andere nicht – können sehr unterschiedliche Schwingungen haben und das Energiesystem unterschiedlich beeinflussen. Ich persönlich teste auf Rohmilch stark, auf pasteurisierte Milch schwach und auf Magermilch sehr schwach.

Naturbelassene Nahrungsmittel sind in sich ausgeglichen und wenn wir aus diesen einen Teil entfernen, kann das Gleichgewicht gestört und die Schwingung des Nahrungsmittels verändert werden. Der Körper muss dann eine verzerrte Schwingung verarbeiten, die ihn selbst aus dem Gleichgewicht bringen oder die zumindest verhindern kann, dass er den vollen Nährwert aus dem Nahrungsmittel bekommt. Es ist sehr schwierig, *klüger* als Mutter Natur zu sein, wenn wir an unseren Nahrungsmitteln herumpfuschen, doch durch energetisches Testen können wir herausfinden, ob die Schwingung unseres Körpers mit der eines Nahrungsmittels oder Vitamins harmoniert.

## Das Erlernen des energetischen Testens

Das energetische Testen kann man in wenigen Minuten lernen, aber um es wirklich zu *beherrschen*, muss man es als kinästhetische Fähigkeit verankern, wie beim Radfahrenlernen. Selbst wer mit den ersten einfachen Testschritten für den Anfang ganz gut zurechtkommt, sollte sich immer klar darüber sein, dass es nur durch längere Übung gelingt, äußere Einflüsse zu beherrschen und sich auf die feinen Unterscheidungen einzulassen, die einen genauen Test ausmachen. Ein Kind testet man zum Beispiel mit einem anderen Druck als die eigene Schwester, und mit einem Sportler arbeitet man auch wieder anders. Wenn sich die eigene Energie aber in angemessener Weise auf die der Testperson ausrichtet, wird der Test funktionieren, ungeachtet dessen, wie stark die jeweilige Person ist.

> Bei den Schülern eines Gymnasiums meiner Heimatstadt wurde ich zu einer Art Legende, als mich der Trainer holte, um der Fußballmannschaft eine Kostprobe aus der Energiemedizin zu demonstrieren. Die Jungs wollten natürlich keinesfalls zulassen, dass diese blonde Dame mittleren Alters ihren Arm herunterdrückte. Aber keiner konnte den Arm halten, wenn ich den Meridian irritierte, der für den Muskel zuständig war, den ich gerade testete. Daraufhin wollten sie alle von mir wissen, wie sie das Gleiche beim gegnerischen Team machen könnten …

Durch das energetische Testen wird die Verbindung zwischen dem Gehirn und den feinen Energien im Körper verstärkt und es werden neue Möglichkeiten der inneren Kommunikation eingerichtet. Neue Selbsterfahrungsräume beginnen sich aufzutun. Viele Menschen stellen fest, dass sie intuitiv wissen, wie ein Test ausfällt, noch bevor sie auf den Arm der Testperson drücken. Das hat nichts mit einem Raten vor dem Test zu tun, sondern eher damit, dass eine Kommunikation in Gang gesetzt wird, bei der das *Bewusstsein* des Testers gemeinsam mit den feinen Energien arbeitet.

331

Zwar wird der energetische Test in der Regel zu zweit gemacht, man kann sich aber auch selbst testen; ich beschreibe das als Alternative. Zum Lernen ist es jedoch besser, wenn man mit einem Partner arbeitet. Ich kann gar nicht genug betonen, wie wertvoll es ist, alle Scheu oder Abneigung beiseitezuschieben und an dieser Stelle einen anderen Menschen in seinen eigenen Lernprozess einzubeziehen. Ob es jemand ist, der einem schon nahe steht, oder nur eine flüchtige Bekanntschaft – beide werden etwas davon haben. Üblicherweise *berühren* wir andere Menschen meist aus Zuneigung, im Zusammenhang mit Sex oder auch aus Zorn. Ein weiterer, sehr wichtiger und angenehmer Grund, einander zu berühren, ist Heilung. Das ist insgesamt eine ganz andere Art der Berührung. Abgesehen davon, dass sich eine Tür zu neuen Wahrnehmungen, Gefühlen und Verständnis öffnet, kann die heilende Berührung Leben retten!

## Das energetische Testen mit einem Partner

Jeder Muskel, jeder Meridian und jedes Organ des Körpers kann energetisch getestet werden. Ein Meridian ist eine fest vorgegebene Energiebahn, die Energie *an* ein Organ und/oder *von* (mindestens) einem Organ verteilt. Wir beginnen mit einem einfachen Test, der in vielen Zusammenhängen anwendbar ist. Dieser Test bestimmt, wie die Energie im Milzmeridian fließt, also in der Energiebahn, die durch die Milz und die Bauchspeicheldrüse zieht. Die Milz hat mit dem Immunsystem zu tun. Sie bestimmt auch, ob der Körper ein bestimmtes Nahrungsmittel, eine Emotion, einen Gedanken, eine Energie oder einen anderen äußeren Einfluss verarbeiten kann.

Die Milz und die Bauchspeicheldrüse haben beide mit dem Verstoffwechseln der Nahrung, mit dem Blutzuckerspiegel und mit den damit verbundenen Stimmungsschwankungen zu tun. Beide Organe und ihr gemeinsamer Meridian beeinflussen das allgemeine Energieniveau und reagieren extrem auf Stress. Aus diesen Gründen können durch das Testen der Energien von Milz und Bauchspeicheldrüse viele Fragen beantwortet werden, zum Beispiel bezüglich der Reaktion des Körpers auf ein bestimmtes Nahrungsmittel. Mit diesem Test kann man auch sehr gut den gesundheitlichen Gesamtzustand des Körpers beurteilen.

Da vorgefasste Meinungen einen energetischen Test beeinflussen können, sollte man nicht versuchen, die Ergebnisse im Voraus zu erraten. Feine Energien reagieren auf Gedanken – also macht man sich gedanklich frei, so gut es geht, bevor man zu testen beginnt. Sind Tester oder Testperson durstig, sollten sie vorher Wasser trinken. Wasser leitet Elektrizität und Wassermangel beeinträchtigt den Energiefluss im

Körper. Während des Testens sollte Augenkontakt mit der Testperson vermieden werden, denn dabei würde eher die Dynamik zwischen Tester und Testperson getestet werden als das, was man eigentlich testen will.

Handys oder andere elektronische Geräte, Kristalle und schwere Schmuckstücke sollten aus dem Testbereich entfernt werden. Man sollte auch fragen, ob die Testperson vielleicht Verletzungen (oder Nachwehen davon) hat, die durch den Druck auf den Testarm verschlimmert werden könnten; wenn ja, wählt man den anderen Arm für den Test. Man lässt die Testperson den Daumen und den zweiten Finger auf den Hinterkopf legen, etwa zweieinhalb Zentimeter beiderseits der Mitte an die Stelle, wo der Nacken in den Kopf übergeht. Dadurch wird die Beeinflussung des Ergebnisses durch Gedanken und Überzeugungen verhindert. So testet man den Milzmeridian:

1. Atmen Sie beide tief ein. Lassen Sie beim Ausatmen Ihre Erwartungen los.

2. Die Testperson lässt ihren Arm an der Seite des Körpers gestreckt hängen, die Handinnenfläche weist nach außen, der Daumen nach hinten, die Finger nach unten.

3. Der Tester legt eine Hand flach zwischen den Körper und den Arm der Testperson, direkt oberhalb des Handgelenks, und die andere Hand auf die gleichseitige Schulter.

4. Der Tester bittet dann die Testperson, ihren Arm mit geradem Ellenbogen fest am Körper zu halten. Ich sage meist einen Satz wie: „Halten Sie Ihren Arm fest am Körper", oder einfach: „Halten."

5. Mit der flachen Hand und einem Druck von etwa einer oder zwei Sekunden Dauer versucht der Tester, den Arm langsam vom Körper wegzuziehen.

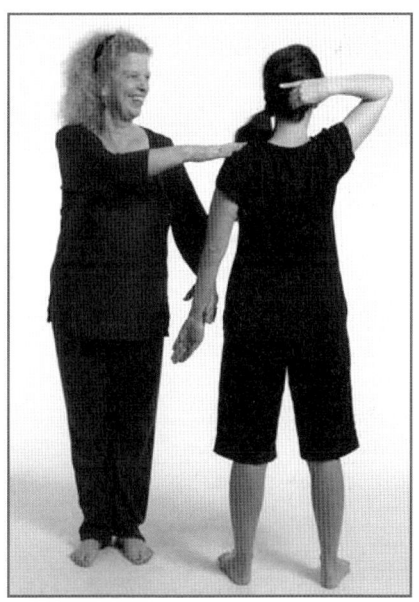

**Abbildung Anhang-1:**
Test des Milzmeridians

Ohne dass sich einer von beiden anstrengt, wird der Arm sich entweder relativ leicht vom Körper wegziehen lassen oder nicht. Wenn Druck angewendet wird, kann sich ein Muskel, durch den Energie fließt, auch etwa zwei Zentimeter vom Körper wegziehen lassen, springt aber sofort wieder zurück. Die Testperson sollte nicht versuchen, den Arm so fest am Körper zu halten, dass andere Muskeln aktiviert werden. Der Tester wiederum sollte den Arm nicht um jeden Preis wegziehen wollen. Es geht hier nicht um einen Wettkampf, noch geht es darum, wer der Stärkere ist. Fließt die Energie frei, wird der Arm an seinem Platz „eingerastet" bleiben oder ein klein wenig nachgeben, aber gleich zurückspringen, wenn Sie ziehen.

[Diese knappe Anleitung mag für ein erstes Kennenlernen des Muskeltestens genügen. Unserer Erfahrung nach ist es zum Erzielen zuverlässiger Ergebnisse – erst recht bei heiklen medizinischen Entscheidungen – unabdingbar, das Muskeltesten durch persönliche Schulung in einem entsprechenden Kurs zu erlernen und über längere Zeit praktische Erfahrungen damit zu sammeln. – Anm. d. Verlags]

Wenn der Test zeigt, dass der Milzmeridian schwach ist, tonisieren Sie ihn durch kräftiges Klopfen oder intensives Massieren der Milzpunkte (vgl. Abbildung 2-5, S. 72), und testen dann noch einmal. Wenn Sie das Gefühl haben, dass Sie übermäßig schnell erschöpft und anfällig für Infektionen oder andere Krankheiten sind, können Sie den Milzmeridian und das Immunsystem stärken, indem Sie regelmäßig den Dreifachen Erwärmer ausgleichen (S. 131) und dann die Milzpunkte klopfen. Unmittelbar danach wird der Milzmeridian wahrscheinlich stark testen. Testet er immer noch schwach, sind Ihre Energien vermutlich ziemlich durcheinander. Aber machen Sie sich deswegen keine übermäßigen Sorgen: Arbeiten Sie mit dem täglichen Übungsprogramm (und zusätzlich mit der kombinierten *Homolateral-Überkreuz-Bewegung*) aus Kapitel 2, um Ihre Energien in Ordnung zu bringen, und machen Sie dann hier weiter. Der Tester sollte ebenfalls relativ ausgeglichen sein, daher machen viele vor dem Testen mit ihren Klienten zusammen die *drei Klopfpunkte* (S. 72), die *Überkreuzbewegung* (74) oder die *Cook-Übung* (75).

Wenn der Muskel stark bleibt, dann machen Sie nochmals die Probe aufs Exempel, testen Sie ein zweites Mal; das ist besonders wichtig, wenn Sie das Verfahren erst lernen. So können Sie herausfinden, wie viel Druck Sie ausüben müssen, um festzustellen, ob die Energie im Meridian stark fließt. Testen Sie vor dem eigentlichen Test eine Aussage, bei der es für Testperson und Tester klar ersichtlich ist, ob sie wahr ist oder nicht, zum Beispiel: „Ich habe eine blaue Hose an." Testen Sie unmittelbar danach. Ist die Aussage wahr, testet der Muskel stark, und damit haben Sie ein Maß für den anzuwendenden Druck, wenn die Energie *fließt*. Ist die Aussage falsch, testet der Muskel schwach, und nun haben Sie auch ein Maß für den Druck in *dem* Fall, dass die Energie im Meridian *schwach* ist. Dieses Vorgehen nennt man Kalibrieren. Durch den Muskeltest wird immer der energetische Zustand des zugehörigen Meridians angezeigt. Sie können die Testperson genauso gut an etwas Angenehmes und danach an etwas Unangenehmes denken lassen und jeweils gleich anschließend testen. Im ersten Fall bleibt der Muskel stark, im zweiten wird er im Allgemeinen schwach.

Bleibt der Muskel stark, egal, was Sie testen, oder ist er immer schwach und der Milzmeridian lässt sich weder durch Klopfen der Milzpunkte noch durch das tägliche Übungsprogramm stärken, dann machen Sie den gleich im Anschluss beschriebenen allgemeinen Indikatortest. Manchmal fließen die Energien in „uneinheitlichen" Mustern, die man zuerst korrigieren muss, um genau testen zu können. Die durch einen Meridian fließende Energie kann „gefroren" oder „überenergetisiert" oder die Polarität kann umgekehrt sein. Da man in solchen Fällen mit fortgeschritteneren Techniken arbeiten muss, die über den Rahmen dieses Buches hinausgehen, finden Sie Anleitungen dazu auf der Website www.energymed.org.[11] (Gute Englischkenntnisse erforderlich.)

## Der allgemeine Indikatormuskeltest

Den Test des Milzmeridians, den Sie gerade gelernt haben, können Sie besonders gut einsetzen, um Reaktionen auf Nahrungsmittel, Nahrungsergänzungsmittel und Umweltprobleme zu bestimmen. Ist der Milzmeridian jedoch chronisch schwach oder fließen in ihm uneinheitliche Energien, taugt er nicht für einen allgemeinen Test. Der allgemeine Indikatormuskeltest ist ein zweiter energetischer Test, den man praktisch immer machen kann. Es handelt sich dabei nicht um einen spezifischen Meridiantest, sondern um den Hinweis auf eine mehr allgemeine Störung im Energiefeld.

Die Voraussetzungen für beide Tests sind gleich. Der einzige Unterschied besteht in der Armhaltung. Und so wird der Test gemacht:

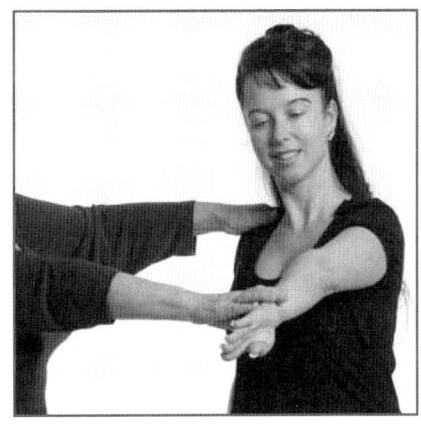

**Abbildung Anhang-2:**
Allgemeiner Indikatormuskeltest

1. Die Testperson streckt einen Arm nach vorne aus, parallel zum Boden, und bringt ihn dann um 45 Grad zur Seite. Der Ellenbogen sollte gestreckt und die Hand offen sein, Handfläche oder Daumen zeigen nach unten.

2. Der Tester legt die Finger einer Hand direkt oberhalb des Handgelenks flach auf den Arm der Testperson und die andere Hand auf die gegenüberliegende Schulter. Die Testperson

hält den Arm, während der Tester ihn bis zu zwei Sekunden lang langsam nach unten drückt. Der Druck sollte fest genug sein, dass er feststellen kann, ob es ein „Zurückschnellen" gibt.

Wie beim Milzmeridian muss der Muskel für einen genauen Test anfangs fest bleiben. Sie können ihn mit dem täglichen Übungsprogramm stärken. Sie können ihn auch, wie oben beschrieben, kalibrieren. Lässt sich der Muskel weder schwächen noch stärken, werden fortgeschrittenere Methoden notwendig, die wir hier nicht vermitteln können.

## Energetisches Testen *ohne* Partner

Da ich manchmal jemanden gebraucht hätte, der mich testet, aber niemand da war, stieß ich auf eine Lösung, als ich das energetische Testen selbst noch ausprobierte. Ich ging in ein Sportgeschäft und fand eine Hantel, die ich bei einem *angenehmen* Gedanken *anheben* konnte, wenn ich sie mit gestrecktem Arm von mir weghielt, die ich aber *nicht* anheben konnte, wenn meine Gedanken *bedrückend* waren. (Gedanken schaffen feine Energien, die den Körper beeinflussen; sowohl angenehme als auch bedrückende Gedanken machen sich an den Muskeln bemerkbar.)

Ich legte die Hantel in Schulterhöhe auf eine Kommode. Ich streckte also meinen Arm aus, nahm das Gewicht in die Hand und versuchte es anzuheben. Wollte ich ein bestimmtes Nahrungsmittel oder Vitamin energetisch testen, nahm ich die Substanz in eine Hand und versuchte, das Gewicht mit der anderen Hand anzuheben. Die Energie des Nahrungsmittels beeinflusste meine Energien genauso deutlich wie ein ermunternder oder bedrückender Gedanke. Je nachdem, ob ich das Gewicht anheben konnte oder nicht, konnte ich herausfinden, ob die Substanz meine Energien positiv oder negativ beeinflusste.

Da Hanteln den Arm immer gleich stark nach unten ziehen, können sie als halbwegs objektiver Indikator für den Test dienen. Für diesen Selbsttest muss man allerdings eine Hantel finden, die das richtige Gewicht hat – eines, das man mit einem positiven Gedanken im Kopf, nicht aber mit einem negativen Gedanken von irgendwo aus anheben kann – das ist das Problem dabei. Sie können das Gewicht, das Sie für diesen Test brauchen, mit einer etwa vier Liter fassenden Wasserkanne ermitteln. Probieren Sie aus, wie viel Wasser darin sein muss, damit Sie sie mit ausgestrecktem Arm von einer bestimmten Stelle aus anheben können, während Sie an etwas Angenehmes, nicht an etwas Unangenehmes denken. Alternativ können Sie den Arm auch erst mit dem Gewicht hängen lassen und dann bei gestrecktem Ellenbogen zur Seite anheben, so als würden Sie von jemand anderem getestet.

Es sind inzwischen noch andere Möglichkeiten zum Selbsttesten entwickelt worden. Da man für die meisten von ihnen sozusagen Tester und Testperson in einem sein, also sowohl Druck ausüben als auch gegen den Druck halten muss, kommt man nur sehr schwer zu einem objektiven Ergebnis, wenn man nicht sehr erfahren ist. Bei der wirksamsten Methode, die ich kenne, setzt man den Körper als eine Art Pendel ein, anstatt Druck auf den Muskel auszuüben:

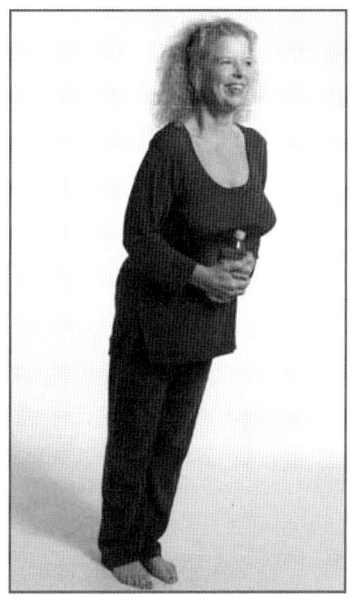

**Abbildung Anhang-3:**
Selbsttest

1. Sie stellen sich auf, halten die Testsubstanz mit beiden Händen zugleich an den Magen und legen die Ellenbogen so eng an den Körper an, dass die Arme ihn seitlich berühren.

2. Stellen Sie dann die Füße nebeneinander und schauen Sie geradeaus. Beruhigen und zentrieren Sie sich, atmen Sie tief durch und lassen Sie los. Nach einer Weile haben Sie das Gefühl, als würden Sie zur Testsubstanz hingezogen, also nach vorn fallen; das heißt, dass die Testsubstanz mit Ihren Energien harmoniert.

Wenn es Ihnen so vorkommt, dass Sie nach hinten, also von ihr weggezogen werden, dann passt sie nicht zu Ihren Energien. Es ist, als würden Sie von einer mit Ihren Energien *harmonierenden* Substanz auf einer subtilen Ebene, auf die Sie sich einstimmen müssen, magisch *angezogen*, von einer *nicht* harmonierenden jedoch *abgestoßen*. Bei diesem Test müssen Sie besonders darauf achten, dass Ihre Wünsche und vorgefassten Gedanken die Ergebnisse nicht beeinflussen. Die Anweisungen zur Feinabstimmung Ihrer Testfähigkeiten mit einem Partner (ab S. 343) können für diesen Test ebenfalls adaptiert werden.

## Machen Sie vor Ihrer nächsten Mahlzeit einen energetischen Test …

Zwar gibt es für jeden der vierzehn Meridiane einen eigenen energetischen Test, doch ist der Test des Milz-Pankreas-Meridians bei so vielerlei Gelegenheiten hilfreich, dass ich ihn bevorzugt einsetze. Getestet wird dabei der breite Rückenmuskel (*Latissimus dorsi*). Der Test ist insbesondere auf den Nahrungsstoffwechsel abgestimmt, Sie können ihn jedoch auch als allgemeinen Indikatortest einsetzen und damit fast alles herausfinden, was in Ihrem Körper vor sich geht.

Aus Ihrer nächsten Mahlzeit können Sie beispielsweise Ihren eigenen „Workshop" zum Üben des energetischen Testens machen: Testen Sie einmal alles, was Sie essen wollen. Nehmen Sie das jeweilige Nahrungsmittel in die Hand und lassen Sie den Test an Ihrem freien Arm machen. Wird Ihr Muskel bei einem Nahrungsmittel schwach, dann passen die Schwingungen Ihres Körpers mit denen des Nahrungsmittels nicht zusammen. Das kann bedeuten, dass das Nahrungsmittel überhaupt nicht gut oder im Augenblick nicht gut für Sie ist oder dass Sie allergisch auf das Nahrungsmittel sind.

Wenn Sie das Nahrungsmittel an verschiedenen Punkten testen, erfahren Sie, ob es immer, manchmal oder nie gut für Sie ist. Da die chemischen Vorgänge bei jedem Menschen individuell sind, ist die Ernährung ebenfalls eine ganz individuelle Angelegenheit: Des einen Vitamin ist des anderen Gift … Wenn die Energie eines Nahrungsmittels, Vitamins oder Nahrungsergänzungsmittels nicht zur Energie Ihres Körpers passt, resorbieren und verstoffwechseln Sie es nicht, auch wenn alle Experten der Welt behaupten, dass Sie es brauchen. Selbst gute Nahrungsmittel wirken toxisch, wenn ihre Schwingung das Immunsystem zu einer Verteidigungsreaktion veranlasst. Solche Nahrungsmittelallergien werden oft nicht entdeckt, richten aber eine Menge Schaden an. Durch den energetischen Test erfahren Sie, was Ihr Körper zu einem bestimmten Zeitpunkt braucht, und können ein hervorragendes Ernährungsprogramm für Ihre individuellen Bedürfnisse zusammenstellen.

Eine Warnung möchte ich aber aussprechen: Wenn Ihre Nebennieren erschöpft sind, testen Zucker und Koffein oft stark. Selbst wenn eine Substanz *generell* schädlich für Sie ist – falls Ihr Körper den von ihr ausgehenden „Energieschub" gerade „braucht", fällt der Test in gewisser Weise irreführend aus.

## Energetisches Testen für bessere Ernährung

Bei manchen Menschen verändert sich die Einstellung zum Essen, wenn sie lernen, Ihre Nahrungsmittel energetisch zu testen. Der Test zeigt Ihnen, ob Ihr Körper ein bestimmtes Nahrungsmittel mag. Sie können zum Beispiel auch Ihre Kinder (indem Sie sie testen) auswählen lassen, was Sie im Gemüseladen kaufen, oder Sie können sie – die Kinder – testen, bevor Sie etwas kochen. Sie können ein Spiel daraus machen. Die Kinder finden das toll, zumindest so lange, bis etwas schwach testet, was sie gerne hätten. Doch selbst wenn sie etwas unbedingt haben wollen und dann sehen, dass ihr Arme schwach wird, falls Sie Fertigprodukte oder „Junkfood" testen, dann gibt es oft Gelächter und die Spannung löst sich.

Natürlich wollen sie sie vielleicht trotzdem haben, aber ich habe beobachtet, dass Kinder das Interesse an Nahrungsmitteln verlieren, die ihnen ständig ihre Energie rauben. Der Erfolg ist am größten, wenn sie den Zusammenhang verstehen, dass ein schwacher Test weniger Energie und schlechteres Befinden bedeuten kann. Doch Sie müssen aufrichtig sein. Ein gesunder Körper kann ein gewisses Maß an Junkfood verarbeiten und es würde eher schaden, wenn Sie ein Kind mit Ihrer Strenge oder Ihren Vorstellungen überforderten. Verfahren Sie nach den hier vorgestellten Leitlinien, um dafür zu sorgen, dass der energetische Test *genau* ist, insbesondere, dass er nicht von Ihrem Glaubenssystem oder den Wünschen Ihres Kindes beeinflusst wird.

Lassen Sie die Kinder letztendlich ihre eigenen Schlüsse aus ihrem Befinden ziehen, wenn sie etwas schwach Getestetes gegessen haben. Wenn sie dem energetischen Testen einen festen Platz in ihrem Leben einräumen können – sodass es für sie nicht nur ein Trick oder ein Spiel ist –, dann wird es zu einer Quelle der Selbstbestimmung, zu einer Möglichkeit, nützliche Informationen und Biofeedback zu bekommen. Es könnte auch sein, dass sie den Spieß umkehren möchten, um bei Mama und Papa den Käsekuchen oder die Zigarette zu testen! Warum nicht? Vielleicht interessiert es Sie ja, ob das tägliche Glas Rotwein wirklich gut für Ihr Herz ist. Natürlich können Sie durch Testen für sich und Ihre Kinder auch herausfinden, ob und welche Vitamine oder andere Nahrungsergänzungsmittel gut sind.

## Testen bei einem Kind, einem Haustier oder jemandem, der im Koma liegt

Mit dem sogenannten Surrogat-Test können Sie jemanden testen, der selbst nicht in der Lage ist, sich am Test adäquat zu beteiligen. [Surrogat heißt hier so viel wie Stellvertreter. – Anm. d. Verlags] Ist jemand zu krank oder geistig beeinträchtigt oder zu jung, um den Anweisungen folgen zu können, kann man mit einem Surrogat-Test wertvolle Informationen einholen. Er funktioniert auch bei einem Haustier.

Sie können ihn auch dann machen, wenn jemand nicht korrekt testbar ist. Die energetischen Verbindungen zwischen Familienmitgliedern sind zum Beispiel so komplex, dass Sie zwar jeden anderen, aber nicht Ihren Ehepartner oder Ihr Kind testen können. Oder jemand ist muskulös und gibt sich betont männlich und aktiviert zusätzliche Muskeln, nur um beim Test ja nicht „schwach" zu werden. Mit einem Surrogat-Test können Sie diese Schwierigkeiten umgehen. Außer der Testperson oder dem Tier, das getestet werden soll, brauchen Sie noch zwei Personen: diejenige, die als Stellvertreter(in) getestet wird, und den Tester. Dieser Test wird folgendermaßen durchgeführt:

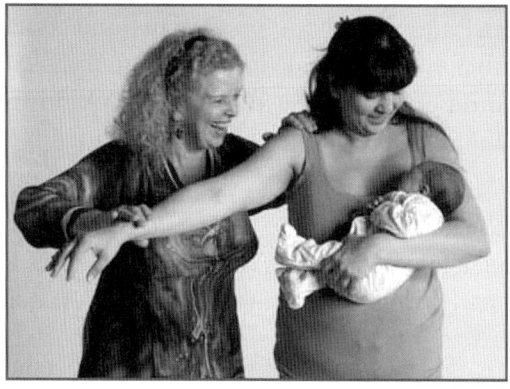

**Abbildung Anhang-4:**
Stellvertretertest

1. Die Testperson und die Person, die als stellvertretend getestet wird, nehmen körperlichen Kontakt miteinander auf; der eine fasst den anderen zum Beispiel an der Hand.

2. Testen Sie den „Stellvertreter". Diese Person dient sozusagen als „verlängerter Arm" der anderen und die Ergebnisse sind die der eigentlichen Testperson.

Diese Art zu testen erscheint zuerst sonderbar, doch sie beruht einfach darauf, wie Energie fließt. Wollen Sie zum Beispiel wissen, ob ein bestimmtes Nahrungsmittel bei einem Kind eine Nebenwirkung hervorruft, können Sie selbst als Stellvertreterin für das Kind dienen: Legen Sie dem Kind das Nahrungsmittel auf die Haut, nehmen Sie die Hand des Kindes oder legen Sie ihm Ihre Hand auf den Bauch und lassen jemand anderen Ihren Arm testen. Testet er schwach, ist das Nahrungsmittel wahrscheinlich nicht gut für das Kind. Wenn Ihnen das seltsam erscheint, müssen Sie es mir nicht glauben. Sie können selbst feststellen, dass es funktioniert, indem Sie zuerst eine Reihe von Substanzen an sich selbst austesten lassen und dann dasselbe mit einem Stellvertretertest wiederholen, also mit Berühren des Kindes.

## Die Grenzen des energetischen Testens

Ein energetischer Test sagt etwas darüber aus, ob Energie durch den dem getesteten Muskel zugeordneten Meridian fließt oder dort gehemmt ist. Manche Menschen benutzen den Test, um dem Körper Fragen zu stellen, die weit über den Rahmen dieses Verfahrens hinausgehen: „Ist diese Eigentumswohnung eine gute Investition? Ist der *Machu Picchu* das Richtige für meinen nächsten Urlaub? Soll ich den nächsten Eden-5-Tages-Workshop über die Grundlagen der Energiemedizin besuchen?" Ich habe viel über solchen unsinnigen Missbrauch des energetischen Testens gehört; es ist einfach nur peinlich, wie viele Tester es für alle Arten von seltsamen Fragen einsetzen.

Besonders aberwitzig erscheint es mir, dem Körper Fragen über die Zukunft zu stellen: „Werde ich nächsten Monat von dieser Krankheit geheilt sein?" Ich habe zwar eine ganze Menge Informationen, um eine solche Frage fachkundig abzuwägen, aber auf einen energetischen Test würde ich mich in einem solchen Fall nicht verlassen. Ich glaube, dass es ein Schicksal gibt, und ich glaube, dass es einen freien Willen und dass es bestimmte vorgegebene Lebensumstände gibt. Ein energetischer Test in Bezug auf die Zukunft legt nahe, dass alles vom Schicksal bestimmt sei. Doch der freie Wille, unvorhersagbare Umstände und sich ändernde Beziehungen zu anderen Menschen treffen mit allem, was vom Schicksal bestimmt sein mag, zusammen. Deshalb sind Vorhersagen von noch so begabten Medien nicht mehr als ein Spiel mit Prozentzahlen.

Doch selbst Fragen zu einer Behandlung sind ziemlich verzwickt. „Soll dieses Problem über die Meridiane behandelt werden? Oder über die Chakren?" Energetische Tests unterliegen vielen beeinflussenden Faktoren, auch bei Menschen, die äußerst integer sind und alles Erdenkliche tun, um ihre persönlichen Glaubenssysteme, Hoffnungen oder Erwartungen aus den Testungen herauszuhalten. Es ist schon Herausforderung genug, keinen Einfluss aufgrund eigener Glaubensmodelle, Wünsche oder unbewusster Erwartungen auszuüben. Das gilt für jeden energetischen Test, aber noch mehr, wenn er sich auf eine verbal gestellte Frage bezieht und man den Körper nicht in seiner eigenen Sprache antworten lässt.

Während ich dies schreibe, stelle ich mir Kollegen vor, die vor einer Intervention Fragen stellen wie diese: „Ist das für den Körper zum Besten?", oder: „Habe ich die Erlaubnis zum Weitermachen?" Ich stelle solche Fragen intuitiv, teste sie aber nicht. Manche Anwender, die ich wirklich bewundere, stellen jedoch solche Fragen und testen sie so respektvoll, fast als würden sie ein Gebet sprechen, sodass dadurch ein Energiefeld von Ehre und Respekt erzeugt wird. So schafft der energetische Test als solcher ein gemeinsames Energiefeld für Heilung.

Wenn ich auf die mit dem verbalen Abfragen des Körpers verbundenen Fallstricke hinweise, möchte ich die Praxis der Kollegen keineswegs von der Hand weisen; sie haben Möglichkeiten gefunden, so zu arbeiten. Einige Anwender haben gelernt, auf die verbalen Fragen hin energetisch zu testen, um sich auf eine höhere Informationsquelle einzustimmen. So wird das für sie zu einer Art Anschluss an ihre Intuition, eine Brücke zur Wahrheit der Situation. Wer dies für sich als Kunst verfeinert hat, für den kann es sehr zuverlässig sein. Doch für unsere Zwecke möchte ich das energetische Testen in dem sehr viel traditionelleren Rahmen vorstellen, in dem ich es verwende: Hier wird unter ganz bestimmten Umständen die relative Stärke eines Indikatormuskels geprüft, um den energetischen Zustand eines Meridians oder eines anderen Energiesystems zu bestimmen. Es führen viele Wege zu vielen Wahrheiten; das energetische Testen nach einer verbalen Fragestellung gehört, so glaube ich, zu den komplizierteren.

## Austesten, wie Ihr Umfeld Ihr Energiefeld beeinflusst

In dem Augenblick, in dem Sie mit einer äußeren Energie in Kontakt kommen, bevor Ihnen auch nur andeutungsweise klar ist, welchen Einfluss diese auf Sie hat, reagiert Ihr eigenes Energiefeld bereits und stellt sich auf sie ein. Wenn Sie einfach nur etwas in Ihre Nähe bringen und dann einen Test machen, können Sie den unmittelbaren Einfluss auf ihre feinen Energien feststellen. Ich habe es oft so arrangiert, dass ich eine Klientin im Supermarkt traf, um zu testen, welche Nahrungsmittel eine positive Wirkung auf sie hatten und welche nicht. Selbst unterschiedliche Marken desselben Nahrungsmittels oder Vitamins können Sie unterschiedlich beeinflussen. Unser Nahrungsmittelbedarf kann sich natürlich in verschiedenen Stadien des Lebens ändern, aber in jedem Fall können Sie in Ihrem Lebensmittelgeschäft eine enorme Menge an nützlichen Erfahrungen sammeln.

Die ersten energetischen Tests sind für Sie und Ihren Partner oder Ihre Partnerin Experimente, aber wenn Sie weitermachen, werden Sie beide zu kompetenten Testern. *Spielen* Sie jetzt erst einmal mit dem energetischen Testen. Lassen Sie sich testen, wenn Sie in einem Bereich des Hauses unterwegs sind, den Sie *gerne* mögen, und danach testen Sie, wenn Sie sich an der Stelle aufhalten, die Sie am wenigsten leiden können. Sagen Sie jemandem, er solle in Ihrer Nähe „negativ" denken. Finden Sie heraus, wie Ihre Energie dadurch beeinflusst wird. Lassen Sie sich dann von jemandem ein echtes Lächeln schenken. Testen Sie wieder. Erforschen Sie, wie Sie der Fernseher beeinflusst, wenn Sie zuerst etwa 50 Zentimeter und dann 2,50 Meter von ihm entfernt sind.

Experimentieren Sie mit verschiedenen Computerinstallationen im Büro. Entdecken Sie, wie Ihre Energien auf ein bestimmtes Kunstwerk oder Musikstück reagieren …

Während Sie Ihr Umfeld mithilfe des energetischen Testens erforschen, machen Sie sich keine großen Gedanken darum, dass Sie etwas Schwächendes in Ihr Energiefeld bringen. Da wir *ständig* in andere Energiefelder eintreten, die uns beeinflussen, stellt sich der Körper – zumindest wenn er relativ gesund ist – nach dem ersten „Zusammenprall" mit einem störenden Energiefeld darauf ein, indem er sich sehr schnell wieder ins Gleichgewicht bringt. In der Tat ist *ein* Kriterium von Gesundheit das, wie schnell und problemlos der Körper sich auf eine Vielfalt von Umweltbedingungen einstellen kann. Mithilfe des energetischen Testens können Sie jeden Faktor Ihrer Umwelt erforschen, der Ihre Neugier erregt. Sie werden ein solides Geschick mit diesem unschätzbaren Werkzeug entwickeln und sogar Spaß dabei haben.

## Die Feinabstimmung Ihrer Testfähigkeiten

Ich habe schon lange gespürt, dass das energetische Testen mehr ist als nur eine Möglichkeit, Informationen zu bekommen. Bei einer energetischen Heilsitzung fühlt das *Testen* sich bereits wie der erste Teil der *Behandlung* an: als würden sich meine Energien und die des Klienten beim Test heilend aufeinander einschwingen. Durch den Test werden sofort Heilkräfte zum Testgebiet geschickt. Es ist, als würde der Test die feinen Energien konzentrieren, um sie auf die nachfolgende Arbeit vorzubereiten. Ich habe herausgefunden, dass ich mit denselben Verfahren bessere Ergebnisse erziele, wenn ich sie vorher energetisch getestet habe. Wie kann das sein?

Da feine Energien von Gedanken und Absichten beeinflusst werden und da sie nicht auf einen Ort beschränkt sind, beginnen sich die Energien von Heiler und Klient zu vermischen, sobald auch nur über den Test nachgedacht wird. In keinem Test können wir wirklich objektiv sein. Dem liegt nicht nur zugrunde, dass nach Auffassung der modernen Quantenphysik der Akt des Beobachtens das Objekt der Beobachtung beeinflusst – feine Energien sind generell *vielen* Einflüssen gegenüber hypersensibel. Doch wir können lernen, unsere Hoffnungen, Ängste und Erwartungen unter Kontrolle zu halten und damit ein „Gefäß" zu schaffen, innerhalb dessen ein energetischer Test nützliche und recht präzise Informationen liefert.

Es ist in der Tat so, dass das energetische Testen mit einem Partner Informationen aus einer *tieferen* Schicht zutage fördern kann, als das jedes andere Instrument kann.

Die komplexen Interaktionen zwischen Tester und Testperson führen zu einem wechselseitigen Feedback, das den energetischen Test zu einer unvergleichlichen Entdeckungsreise macht. Nachdem ich bis jetzt Hunderte von Schülern ausgebildet habe, von denen ich weiß, dass sie zuverlässig energetisch testen können, kann ich Ihnen aus Überzeugung sagen, dass auch Sie dies lernen können und dass es sich lohnt. Mit den folgenden Tipps kann die Genauigkeit verbessert werden – üben Sie jetzt oder arbeiten Sie mit früheren Abschnitten in diesem Buch und kommen Sie darauf zurück, wenn die Zeit reif ist:

**Tipp 1: Bleiben Sie gedanklich immer ein „Anfänger"!** – Ihr Verstand beeinflusst Ihr Energiefeld ständig. Um vorgefasste Gedanken über den Ausgang des Tests auszuklammern, betrachten Sie das energetische Testen zu Beginn als kontemplative Übung, nehmen Sie eine zentrierte, meditative „Anfängerhaltung" ein (– die Haltung dessen, der noch keine Ahnung hat und für alles offen ist, was kommt). Wenn Sie sich Sorgen machen, dass Ihre Hoffnungen oder vorgefassten Gedanken oder die Ihres Testpartners dem Test vielleicht im Weg stehen, können diese durch das folgende Verfahren energetisch entkoppelt werden.

**Tipp 2: Erwartungen neurologisch entkoppeln** – Diese Methode, vorgefasste Gedanken neurologisch von einem energetischen Test zu trennen, habe ich von meinem ersten *Touch-for-Health*-Instruktor Gordon Stokes gelernt. Sie erscheint vielleicht nicht einleuchtend, aber im Laufe der Jahre habe ich herausgefunden, dass sie funktioniert. Sie kann vom Tester, von der Testperson oder von beiden gleichzeitig angewendet werden.

a) Legen Sie Daumen und Mittelfinger einer Hand in die beiden Einbuchtungen am Übergang vom Nacken zum Kopf.

b) Testen Sie mit der anderen Hand weiter (s. Abb. S. 333).

In der traditionellen chinesischen Medizin sind diese beiden Einbuchtungen primäre Kopfschmerzpunkte, doch wenn man sie hält, können sie mehr als Kopfschmerzen lindern. Die Energie, die entlang der Wirbelsäule am Nervensystem hinaufzieht, fließt durch diese beiden Punkte. Sind Sie *Tester* und halten diese Punkte bei sich selbst, werden die energetischen Schaltkreise mit dem anderen Menschen unterbrochen, Sie werden zurück in Ihre eigene Energieschleife gebracht und Sie und Ihre Glaubensmuster werden von der anderen Person abgekoppelt. Sind Sie die *Testperson* und legen Ihre Hände auf diese Punkte, werden Sie von Ihren eigenen Gedanken über die Angelegenheit abgekoppelt und ein Vordringen mit dem Test auf ein tiefer reichendes Informationsniveau erscheint möglich. Der wichtigste einzelne Schritt zu einem genauen energetischen Test ist es, die eigenen Glaubensmuster und Erwartungen daran zu hindern, dass sie stören können.

**Tipp 3: Fokussieren Sie Ihre Absicht, Ihr Ziel.** – Ihr Ziel kann das Testergebnis beeinflussen. Statt die Auswirkungen der Absicht umgehen zu müssen, können Sie sich die Tatsache zunutze machen, dass Erwartungen den Test beeinflussen, und Ihr Ziel nachdrücklich auf *korrekte* Ergebnisse ausrichten. Um das zu demonstrieren, ermitteln Sie ein Nahrungsmittel oder etwas anderes, das bei einem Freund stark testet. *Wiederholen* Sie den Test mit derselben Substanz, ohne dass Sie Ihrem Freund sagen, was Sie vorhaben. *Entscheiden* Sie beim zweiten Test *im Voraus*, dass der Muskel schwach sein wird. Drücken Sie nicht fester. Schauen Sie einfach, ob die Änderung Ihrer Absicht das Ergebnis beeinflusst. Oft ist es so. Also richten Sie Ihre Absicht auf einen *genauen* Test.

**Tipp 4: Schaffen Sie Resonanz zwischen Tester und Testperson.** – So können Sie mit Ihrem Testpartner energetisch in Resonanz gehen:

a) Nehmen Sie nacheinander je einen tiefen Atemzug.

b) Lassen Sie beim *gemeinsamen* Ausatmen alle Gedanken los.

c) Testen Sie, sobald Sie ausgeatmet haben.

**Tipp 5: Bleiben Sie wachsam.** – Vergewissern Sie sich, dass die Testperson bereit ist, bevor Sie mit dem Testen beginnen. Drücken Sie den Arm sanft. Drücken Sie nur so lange, bis Sie wissen, ob der Widerstand des Arms hält (– im Allgemeinen dauert das zwischen einer und zwei Sekunden). „Sperrt“ ein Muskel oder gibt er nur maximal zwei Zentimeter nach und springt dann der Arm zurück, so gilt der Test als stark: Die Energie fließt durch den dem Muskel zugeordneten Meridian. Drücken Sie nicht übermäßig auf den Arm, nur um sicherzugehen. Ich möchte Ihnen nicht nur die Technik des Testens beibringen, ich möchte Sie auch dabei unterstützen, eine starke und zuverlässige Intuition zu pflegen. Das energetische Testen eignet sich dafür hervorragend, denn es liefert konkrete Informationen über feine Energien. Bei jedem Test erhalten Sie eine Rückmeldung, die Ihre Intuition auf Ihren *inneren* Energiefluss und auf die Energie um Sie herum einstimmt sowie auf die Feinheiten des energetischen Testens selbst.

**Tipp 6: Üben Sie unter Doppelblind-Bedingungen.** – Sie können Vertrauen in Ihre korrekte Testfähigkeit entwickeln, wenn Sie unter Bedingungen üben, die Ihnen eine sofortige Rückmeldung geben. Sie brauchen dazu noch zwei Personen. Eine überwacht den Test, die andere wird getestet. Ermitteln Sie einige Substanzen, von denen die Testperson weiß, dass sie gesund und für sie verträglich sind, zum Beispiel einen biologischen Apfel oder Minztee. Nehmen Sie andere Substanzen, von denen Sie wissen, dass sie nicht guttun, wenn man sie zu sich nimmt, zum Beispiel eine Flasche Ammoniak. Der Supervisor hält eine Substanz so in das Energiefeld der Testperson, dass weder Sie als Tester noch die Testperson sehen können, was es ist (vielleicht am Rücken der Testperson). Testen Sie. Seien Sie nicht überrascht, wenn es am Anfang nicht perfekt klappt, denn Sie lernen ja die Feinheiten des Verfahrens noch. Der Doppelblind-Test kann eine hervorragende Möglichkeit sein, die Schwierigkeiten des energetischen Testens zu lernen. Und er ist ein Meilenstein auf dem Weg zu Ihrer Kompetenz.

Das energetische Testen ist eine Methode zum Sondieren der Energien des Körpers und zur Bewertung der Umwelteinflüsse einschließlich der Nahrung, die wir zu uns nehmen. Es kann Ihnen helfen, die Anleitungen, die Sie in diesem Buch bekommen, zu verbessern und zu verfeinern.

# Danksagungen

Jeremy P. Tarcher, der sich bereits für unzählige beeindruckende Ideen aus unserer eigenen Kultur engagierte, hat sich auch für mich in besonderer Weise eingesetzt. Ich danke ihm für seine Ermutigung, seine Klugheit und seinen Pioniergeist. Sara Carder vom Verlag Tarcher/Penguin war ein wunderbare Lektorin.

Auf die kluge und wunderbare Führung und Unterstützung durch den inzwischen verstorbenen Dr. Jeffrey Harris konnte ich bei der Entstehung dieses Buches immer wieder zurückgreifen.

Jeder Einzelne, der sich an der Weitergabe der Energiemedizin in unserer ständig wachsenden Gemeinschaft beteiligt, hat auf seine ganz besondere Weise zur Entwicklung der hier vorgestellten Ideen beigetragen.

Namentlich danken möchte ich schließlich unserer Fotografin Christine Alicino sowie den Fotomodels, die außer mir selbst noch mitgewirkt haben: Christine Alicino, Audrey Dahle, Cindy Dahle, Dondi Dahlin, Tanya Dahlin, Rose Harris, Catherine Potenza, Beate Priolo, Tia Via.

# Anmerkungen und Quellenangaben

## Einführung

1. Die „Stringtheorie" ist eine neuere, umstrittene Denkrichtung in der Physik, die zwei widerstreitende Schulen „auszusöhnen" versucht: Das, was viele Wissenschaftler heute über das Verhalten des Universums in extrem *großem* Maßstab denken (allgemeine Relativitätstheorie), erscheint unvereinbar mit dem, was andere über das Verhalten in extrem kleinem Maßstab denken (Quantenmechanik). Würde die Stringtheorie bestätigt, so würde dieser Widerspruch aufgelöst und es käme zu einem Verständnis davon, wie die materielle Welt *gleichzeitig* Energie und Materie sein kann. (Eine gute Einführung in die Stringtheorie gibt das Buch von Brian Green: *The Elegant Universe,* New York: W. W. Norton, 2003).

2. James Oschman: *Energiemedizin: Konzepte und ihre wissenschaftliche Basis,* München: Urban und Fischer (Imprint von Elsevier), 2006

3. Frei nach Shakespeare, *Hamlet,* 2. Akt, 2. Szene

4. Gary Null, Carolyn Dean, Martin Feldman, Debora Rasio und Dorothy Smith: *Death by Medicine,* New York: Nutrition Institute of America, 2003

## Kapitel 1

1. Leopold Dorfer et al.: „A Medical Report from the Stone Age?", in: *Lancet,* 1999; 354: 1023–1025

2. National Center for Complementary and Alternative Medicine (2002): „What is Complementary and Alternative Medicine?", Bethesda, MD: NCCAM. Abgerufen am 3. Dezember 2006 von http://www.nccam.nih.gov/health/whstiscam

3. Donna Eden und David Feinstein: „Energy medicine: Uses in Medical Settings", 2006, Abhandlung unter
http://www.energymed.org/hbank/handouts/enter.med_in_medical_set.htm

4. Dawson Church: *Die neue Medizin des Bewusstseins. Wie Sie mit Gedanken und Gefühlen Ihre Gene positiv beeinflussen können,* Kirchzarten: VAK, 2008

5. Church, ebd.

6. Richard Gerber: *Vibrational Medicine,* Rochester, VT: Bear & Co., S. 428

7. William A. Tiller: *Psychoenergetic Science,* Walnut Creek, Ca: Pavior, 2007

8. Valerie Hunt: *Infinite Mind: The Science of Human Vibrations* Malibu, CA: Malibu Publishing, 1995

9. David Feinstein und Donna Eden: „Six Pillars of Energy Medicine", in: *Alternative Therapies in Health and Medicine* 2007, 14, 44–54, online erhältlich unter http://www.EnergyMedicinePrinciples.com

10. Beverly Rubic: „The Biofield Hypothesis: Its Biophysical Basis and Role in Medicine", in: *Journal of Alternative and Complementary Medicine* 2002, 8, 703–717

11. Valerie Hunt, a.a.O.

12. Timothy Ferris: *Coming of Age in the Milky Way*, New York: William Morrow, 1998

13. Bill Bryson: *Eine kurze Geschichte von fast allem*, München: Goldmann, 2005

14. Das Humangenom-Projekt rechnete mit der Identifizierung von etwa 120 000 Genen; zum Erstaunen aller stellte sich jedoch heraus, dass weniger als 24 000 ausreichen. (Ein einfacher Spulwurm hat 20 000 Gene, also können Sie sich die Überraschung vorstellen.)

15. Robert O. Becker: *Cross Currents: The Perils of Electropollution,* New York: Tarcher, 1990

16. Lynn McTaggart: *The Field: The Quest for the Secret Force of the Universe*, New York: Harper, 2003, S. 45; dt. Ausg.: *Das Nullpunkt-Feld*, München: Goldmann, 2007

17. Zitiert in Bruce Lipton: „Mind Over Genes: The New Biology" Erhältlich unter http://www.brucelipton.com/article/Mind-over-genes-the-new-biology.

18. Harold S. Burr: *The Fields of Life,* New York: Ballantine, 1972

19. Abraham R. Liboff: „Toward an Electromagnetic Paradigm for Biology and Medicine", in: *Journal of Alternative and Complementary Medicine* 2004, 10(1), 41–47

20. Patricia Ellen Winstead-Fry und Jean Kijek: „An Integrative Review and Meta-Analysis of Therapeutic Touch Research", in: *Alternative Therapies in Health and Medicine,* 1999, 5(6), 58–67

21. Melinda H. Conner, Genevieve Tau und Gary E. Schwartz: „Oscillation of Amplitude as Measured by an Extra Low Magnetic Field Meter as a Physical Measure of Intentionality. Poster Presentation, Toward a Science of Consciousness", University of Arizona, Tucson, AZ, Mai 2006

22. Rolland McCraty: „The Energetic Heart: Bioelectromagnetic Communication within and between People" in: Paul J. Rosch und Marko S. Markovs (Hrsg.): *Clinical Applications of Bioelectromagnetic Medicine,* New York: Marcel Dekker, 2004, S. 541–562

23. Aus Paul Pearsall: *The Heart's Code*, New York: Broadway Books, 1998, S. 7

24. James L. Oschman: *Energy Medicine: The Scientific Basis*, London: Churchill Livingstone, 2000; dt. Ausgabe: *Energiemedizin*, München: Elsevier, Urban & Fischer, 2009

25. Bruce H. Lipton: *The Biology of Belief*, Santa Rosa, CA: Elite, 2005; dt. Ausgabe: *Intelligente Zellen*, Burgrain: KOHA, 2006

26. Gary Null, Carolyn Dean, Martin Feldman, Debora Rasio und Dorothy Smith: *Death by Medicine*, New York; Nutrition Institute of America, 2003

27. Ebd., S. 115

28. Lipton: *The Biology of Belief*, S. 112

29. Ebd., S. 115

30. Ebd., S. 119

## Kapitel 2

1. Verschiedene Abschnitte dieses Kapitels sind aus den Kapiteln 3, 6 und 9 meines Buches *Energy Medicine* adaptiert.

2. Bestimmte, in der traditionellen Akupressur als „verbotene Punkte" bezeichnete Punkte und die Aktivierung des Punktes Dickdarm 4 werden bei schwangeren Frauen nicht empfohlen. Während der Schwangerschaft verbotene Punkte werden in Anmerkung 1 des Kapitels 4 weiter besprochen.

3. Robert Frost: *Grundlagen der Applied Kinesiology*, Kirchzarten: VAK, 1998 (vergriffen)

4. Marcello Caso: „Evaluation of Champman's Neurolymphatic Reflexes via Applied Kinesiology: A Cae Report of Low Back Pain and Congenital Intestinal Abnormality", in: *Journal of Manipulative and Physiological Therapeutica* 2004, 27(1), 66–72

5. Daniel G. Amen: *Making a Good Brain Great: The Amen Clinic Program for Achieving and Sustaining Optimal Mental Performance*, New York: Three Rivers Press, 2006

6. Ebd., S. 131–133

7. Florence Peterson Kendall (Hrsg.): *Muskeln, Funktionen und Tests*, München: Urban & Fischer, 2008

8. Scott C. Cuthbert und George J. Goodheart: „On the Reliability and Validity of Manual Muscel Testing: A Literature Review", in: *Chiropractic & Osteopathy* (online journal) 2007, 15, 4

9. Henry Pollard, Bronwyn Lakay, Frances Tucker, Brett Watson und Peter Bablis: „Interexaminer Reliability of the Deltoid and Psoas Muscle Test", in: *Journal of Manipulative and Physiological Therapeutics* 2005, 28(1), 52–56

10. Als „Brain-Gym®" bekannte Anwendung dieser Methoden im pädagogischen Bereich. Weitere Informationen unter www.braingym.com und www.braingym.org.

11. David Feinstein: „Energy Psychology: A Review of the Preliminary Evidence", in: *Psychotherapy: Theory, Research, Practice, Training*, erhältlich unter www.EnergyPsychologyResearch.com

12. David Feinstein, Donna Eden und Gary Craig: *The Promise of Energy Psychology: Revolutionary Tools for Dramatic Personal Change,* New York: Tarcher/Penguin, 2005, www.EnergyPsychEd.com

## Kapitel 3

1. Barry Sears: *The Age-Free Zone,* New York: HarperCollins, 2000

2. J. D. Ratcliff: „The Endocrine Glands: Centers of Control", in: *Our Human Body*, Pleasantville, NY: The Reader's Digest Association, 1962, S. 271–276

3. Norman Doidge: *Neustart im Kopf,* Frankfurt: Campus, 2008

4. Mona Lisa Schulz: *The New Feminine Brain: How Women Can Develop Their Inner Strengths, Genius, and Intuition*, New York: Free Press, 1995

5. Robert A. Wilson: *Die vollkommene Frau*. Ein Bericht über die Östrogenbehandlung, Zürich: Buchclub Ex Libris [1967]

6. Siehe Judith A. Houck's „'What Do These Women Want?': Feminist Responses to Feminine Forever, 1983–1980", in: *Bulletin of the History of Medicine*, 2003, 77: 103–132; eine ausgezeichnete Diskussion der Gegenüberstellung und Nachlese von Wilsons Originalartikel und Betty Friedans *The Feminine Mystique,* beide 1963 erschienen.

7. Stephen Smith: „Hormone Therapy's Rise and Fall: Science Lost its Way, and Women Lost Out", in: *The Boston Globe*, 20. Juli 2003

8. Leslie Kenton: *Passage to Power: Natural Menopause Revolution*, Carlsbad, CA: Hay House, 1998, S. 4

9. Ebd.

10. The Boston Women's Health Collective: *Our Bodies, Ourselves: Menopause,* New York: Simon & Schuster, 2006, S. 24–25

11. Naomi Wolf: *The Beauty Myth,* Toronto: Vintage Books, 2007; dt. Ausg.: *Der Mythos Schönheit,* Reinbek: Rowohlt, 1994

12. Nancy Etcoff: *Nur die Schönsten überleben,* München: Diederichs, 2001

13. Susan Weed: *New Menopausal Years: The Wise Woman Way,* Woodstock, NY: Ash Tree, 2002, S. 104

14. Wolf, a.a.O.

15. Christiane Northrup: *Weisheit der Wechseljahre. Selbstheilung, Veränderung und Neuanfang in der zweiten Lebenshälfte,* München: Zabert Sandmann, 2005

16. Merlin Stone: *When God was a Woman,* New York: Harcourt, 1978; dt. Ausg.: *Als Gott eine Frau war,* München: Goldmann, 1989

17. Judith Duerk: *Circle of Stones: Woman's Journey to Herself,* New York: New World Library, 2004

18. Diana Schwarzbein: *The Schwarzbein Principle II: The Transition,* Deerfield Beach: Health Communications, 2002, S. 54

19. James Wilson: *Adrenal Fatigue,* Petaluma, CA: Smart Publications, 2002

## Kapitel 4

1. Akupunkturpunkte können mit Nadeln, durch Moxibustion (das Abbrennen von *Artemisia vulgaris* [= Beifuß, in Form von Kräuterkegeln oder -zigarren; Anm. d. Übers.] am Akupunkturpunkt), durch elektrische Impulse, Laser oder manuelle Stimulation wie Massieren, Klopfen oder Halten der Punkte aktiviert werden. Ich halte Akupunkturnadeln, Moxibustion und Stimulation von Akupunkturpunkten mittels Elektronik und Laser im Vergleich zur manuellen Stimulation für relativ unangenehm und nicht unbedingt wirksamer.

In der Akupunktur dürfen bestimmte Punkte – darunter Milz 9, Niere 1 und Dickdarm 4 – bei schwangeren Frauen nicht genadelt werden. Nach meiner Erfahrung und der von vielen anderen praktischen Anwendern der Energiemedizin ruft das Halten dieser Punkte bei Sedierung oder Tonisierung eines Meridians keine Nebenwirkungen hervor. In der Tat ist es so, dass sich bei Punkten, deren Nadelung oder Moxibustion bei schwangeren Frauen als kontraindiziert gilt, die elektronische oder Laser-Stimulation in der klinischen Praxis als unbedenklich erwiesen hat. Ich habe zwar mit den beiden letzteren Methoden keine unmittelbare Erfahrung bei schwangeren Frauen, doch diese Berichte stützen meine Kenntnis, dass die in diesem Buch gelehrten, noch weniger invasiven, ausschließlich manuellen Methoden ohne Risiko anwendbar sind.

Da dies ein Selbsthilfebuch ist und bei den Übungen kein Anwender dabei ist, der sie überwacht, wurde die Zeitdauer für das Halten des Punktes Niere 1 bei schwangeren Frauen vorsichtshalber von zwei Minuten auf 30 Sekunden reduziert; das ist lange genug, um den Prozess anzustoßen, aber so kurz, dass keine Nebenwirkungen verursacht werden können. Eine Diskussion klinischer Ergebnisse zu Akupunkturpunkten, die Nebenwirkungen auslösen können, finden Sie in Dr. John Amaro's Abhandlung „The 'Forbidden' of Acupuncture" (Die ‚verbotenen' Punkte in der Akupunktur) unter: http://www.chiroweb.com/archives/18/10/01.html.

## Kapitel 5

1. Michael Gurian: *What Could He Be Thinking: How a Man's Mind Really Works*, New York: St. Martin's Griffin, 2003
2. Ebd.
3. Ellen Eatoughs Website liefert kostenlose Tipps rund um die Liebe und viele andere wichtige Gedanken zum Thema Sexualität: http://www.extatica.com
4. Ebd.
5. Mary Eve: „Remembering V-Day", http://www.truthout.org/docs_2006/021407H.shtml
6. Margot Anand: *Die Kunst der sexuellen Ekstase*, München: Goldmann, 2008
7. Kenneth Ray Stubbs: *The Essential Tantra: A Modern Guide to Sacred Sexuality*, New York: Tarcher/Putnam, 1999
8. David Feinstein, Donna Eden und Gary Craig: *The Promise of Energy Psychology: Revolutionary Tools for Dramatic Personal Change,* New York: Tarcher/Penguin, 2005
9. Alan Batchelder war der Therapeut.
10. „The Energies of Love" war einer unserer beliebtesten Kurse. Eine Einführung dazu mit demselben Titel ist auf DVD erhältlich; zu bestellen unter: www.innersource.net.
11. Christine Gorman: „The Limits of Science", in: *Time*, 15. April 2002, 159 (15), S. 52
12. Randine Lewis: *The Infertility Cure,* New York: Little, Brown & Co., 2004, S. 15

13. Jorge E. Charavarro, Walter C. Willett und Patrick J. Skerrett: *The Fertility Diet*, New York: McGraw-Hill, 2008

14. Ebd., S. 12–13

15. Ebd., S. 149–151

16. Ebd.

17. Ebd., S. 282

18. Vicki Hufnagel: *No Mone Hyterectomies*, überarbeitete Aufl., New York: Penguin, 1989

19. Ebd., S. 60

## Kapitel 6

1. Um Ihr Leben als eine mystische Reise genauer zu betrachten, lesen Sie David Feinsteins preisgekröntes Buch *The Myth Path: Discovering the Guiding Stories of Your Past: Creating a Vision for Your Future* (als Buch des Jahres 2007 von U. S. Book News Awards in der Kategorie Psychologie/Geistige Gesundheit) ausgezeichnet. Einen Überblick erhalten Sie unter www.innersource.net.

2. Pat Wingert und Barbara Kantrowitz: *Is it Hot in Here? Or Is It Just Me? The Complete Guide to Menopause*, New York: Workman Publishing Company, 2006

3. Leslie Kentons *Passage to Power: Natural Menopause Revolution* (Carlsbad, CA: Hay House, 1995) ist eine wunderbare Synthese der biologischen und spirituellen Dimension der Wechseljahre.

4. Susun Weeds *New Menopausal Years: The Wise Woman Way* (Woodstock, NY: Ash Tree, 2002) beschreibt, was wirklich hilft; die Essenz aus Interviews mit über 50 000 Frauen in den Wechseljahren über einen Zeitraum von 13 Jahren.

5. Christiane Northrup: *Weisheit der Wechseljahre, Selbstheilung, Veränderung und Neuanfang in der zweiten Lebenshälfte* (München: Zabert Sandmann, 2005) – der äußerst persönliche und doch informative Leitfaden einer Gynäkologin für Frauen in den Wechseljahren.

6. John Lee: *What Your Doctor May Not Tell You about Menopause: The Breakthrough Book on Natural Hormone Balance* überarb. Aufl., New York: Warner, 2004. Der Autor analysiert als Gynäkologe und Pionier beim Einsatz natürlicher Hormone die „gute" und die „schlechte" Wissenschaft hinter der Hormonersatz-Therapie.

7. Susan Lark: *Hormone Revolution: Yes, You Can Naturally Restore and Balance Your Own Hormones,* Los Altos, CA: Portola Press, 2008. Das Buch ist reich an Informationen und Strategien für den Hormonausgleich, die Menopause und Prä-Menopause, bei Müdigkeit, Bluthochdruck und vielen anderen Problemen, die Gesundheit und Wohlbefinden beeinträchtigen. Auf der Grundlage einer dreißigjährigen ärztlichen Praxis und innovativer Lehrtätigkeit konzentriert sich das Buch auf fünf Hormone: Östrogen, Progesteron, Testosteron, Pregnenolon und DHEA; es enthält auch einen Abschnitt über Energiemedizin.

8. Kenton, *Passage to Power*, S. 205

9. Leonard Shlain: *Sex, Time and Power: How Women's Sexuality Shaped Human Evolution,* New York: Penguin, 2004, S. 183

10. Ebd., S. 159

11. Ebd., S. 184

12. Ebd., S. 95

13. Ebd.

14. Ebd., S. 96

15. Jacques E. Rossouw und andere: „Postmenopausal Hormone Therapy and Risk of Cardiovascular Disease By Age and Years Since Menopause", in: *JAMA* 2007, 297 (13), 1,465–1,477

16. Lee, a.a.O.

17. Ebd., S. 3–4

18. Germaine Greer: *The Change: Women, Aging and Menopause,* New York: Fawcett Columbine, 1991; dt. Ausg.: *Ab 40*, Düsseldorf: Econ, 1993

19. Sandra Coney: *The Menopause Industry*, Alameda, CA: Hunter House, 1994, S. 25

20. Zitiert in Lee, a.a.O., S. 52

21. Ebd., S. 57

22. Bethany Hays: „Solving the Puzzle of Hormone Replacement", in: *Alternative Therapies in Health and Medicine* 2007, 13(3), 50–57

23. Christiane Northrup: *The Wisdom of Menopause*, PBS TV-Sondersendung, 2001.

24. Susan Lark: *A Woman's Guide to Embracing „The Change",* Sonderbericht des Lark Letter (Forrester, WV: Healthy Directions: 2005)

25. Diana Schwarzbein: *The Schwarzbein Principle II: The Transition – A Regeneration Program to Prevent and Reverse Accelerated Aging,* Deerfield Beach, FL: HIC, 2002, S. 44–46

26. Leslie Kenton, *Passage to Power,* S. 105

27. Ebd., S. 110

## Anhang

1. Adaptiert aus Kapitel 2 von *Energy Medicine,* 2., Aufl., New York: Tarcher/Penguin, 2008

2. Dean Radin: „A Possible Proximity Effect on Human Grip Strength", in: *Perceptual and Motor Skills* 1984 (58), 887–888

3. Persönlicher Kontakt, 16. Januar 1998

4. Scott C. Cuthbert und George J. Goodheart: „On the Reliability and Validity of Manual Muscle Testing: A Literature Review", in: *Chiropractic & Osteopathy* (online journal) 2007, 15;4

5. William Caruso und Gerald Leisman: „A Force/Displacement Analysis of Muscle Testing", in: *Perceptual & Motor Skills* 2000, 91, 683–692

6. D. Monti, J. Sinnott, M. Marchese, E. Kunkel und J. Greeson: „Muscle Test Comparisons of Congruent and Incongruent Self-Referential Statements", in: *Perceptual & Motor Skills* 1999, 88, 1019–1028

7. Arden Lawson und Lawrence Caleron: „Interexaminer Agreement for Applied Kinesiology Manual Muscel Testing", in: *Perceptual & Motor Skills,* 1997, 84, 539–546

8. Chang-Yu Hsie und Reed B. Phillips: „Reliability of Manual Muscle Testing with a Computerized Dynamometer", in: *Journal of Manipulative and Physiological Therapeutics* 1990, 13, 72–82

9. Gerald Leisman, Robert Zenhausern, Avery Ferentz, Tesfaye Tefera und Alexander Zemcov: „Electromyographic Effects of Fatigue and Task Repetition on the Validity of Estimates of Strong and Weak Muscles in Applied Kinesiology Muscle-Testing Procedures", in: *Perceptual and Motor Skills* 1995, 80, 963–977

10. Gerald Leisman, Philip Shambaugh und Avery Ferentz: „Somatosensory Evoked Potential Changes During Muscle Testing", in: *International Journal of Neuroscience* 1989 (45), 143–151

11. Stephanie Eldringhoff und Viktoria H. Matthews: „Frozen and Irregular Energies: Hidden Energy Stumbling Blocks," 2006, http://www.energymed.org/hbank/handouts/frozen_irregular_energies.htm.

# Weiterführende Informationen

*Die meisten Menschen haben keine Ahnung, welch gigantische Kapazität uns sofort zur Verfügung steht, wenn wir alle unsere Ressourcen auf die Bewältigung eines einzigen Lebensbereichs konzentrieren.*

Tony Robbins

## Anwender(innen) der Energiemedizin

Alle Anwender(innen) von Akupunktur, Klopfakupressur, Homöopathie, Qigong, Reiki, Ayurveda, Applied Kinesiology, Touch for Health und ähnlichen Methoden arbeiten mit den subtilen Energien des Körpers, letztlich mit der Lebensenergie. Sie nutzen im weitesten Sinne Elemente der Energiemedizin. Es kann sich um Ärzte, Heilpraktiker oder Absolventen anderer therapeutischer Ausbildungen handeln. Suchen Sie nach entsprechenden Praxisbeschreibungen im Internet, in Ihrem lokalen Telefonbuch oder in Werbeanzeigen.

## Kurse und Ausbildungen zur Energiemedizin

Suchen Sie im Internet, im Telefonbuch oder in Werbeanzeigen nach Fortbildungsmöglichkeiten unter Stichworten wie Energiemedizin, Akupunktur, Klopfakupressur, Homöopathie, Qigong, Reiki, Ayurveda, Applied Kinesiology, Touch for Health und ähnlichen. Auch wenn der Begriff der Energiemedizin sich noch nicht überall durchgesetzt hat, finden Sie unter den genannten Stichworten möglicherweise Angebote in dieser Richtung.

## Eden Energy Medicine Certification Program

Dieses zweijährige Ausbildungsprogramm wird von kompetenten Instruktoren angeboten, die einige Jahre lang bei Donna Eden gelernt haben und weiterhin von ihr begleitet werden. Hunderte von Interessenten haben es bereits mit Begeisterung absolviert. Nähere Informationen [in englischer Sprache] unter: www.innersource.net

## Bücher, Videos und andere Lernmaterialien

Bücher von Donna Eden und David Feinstein, Lehrvideos (DVD) mit Donna Eden und anderes für das Lernen zu Hause finden Sie ebenfalls [in englischer Sprache] unter: www.innersource.net

## Newsletter zur Energiemedizin

Zahlreiche Themen rund um die Energiemedizin, neue Bücher, DVDs, andere Materialien, Kurs- und Veranstaltungstermine, Neuigkeiten von Donna Eden und David Feinstein – all das finden Sie in dem Newsletter *Energy e-Letter* [in englischer Sprache]. Sie können ihn kostenlos abonnieren unter: www.innersource.net

## Archiv für Unterrichtsmaterialien zur Energiemedizin

Energiemedizin wird schon seit vielen Jahren unterrichtet. In dieser Zeit wurden zahlreiche Kursunterlagen entwickelt. Damit diese auch von neu hinzukommenden Kursleiter(inne)n genutzt oder ergänzt werden können, damit der Austausch untereinander erleichtert und die Verbreitung der Energiemedizin insgesamt gefördert wird, wurde im Internet eine Art Archiv dafür eingerichtet, die *Energy Medicine Handout Bank* – für jedermann zugänglich über die Website: www.EnergyMed.org

## Fragen und Antworten zur Energiemedizin

Donna Eden hat im Laufe der Jahre Tausende von Anfragen zu gesundheitlichen Problemen und der entsprechenden Anwendung der Energiemedizin erhalten. Sie konnte und kann diese Fragen längst nicht mehr alle persönlich beantworten. Daher wurde auf der Website www.innersource.net ein Verzeichnis mit typischen, immer wiederkehrenden Fragen und Antworten eingerichtet (*Questions and Answers*).

# Abbildungsverzeichnis

# Stichwortverzeichnis

# Über die Autoren

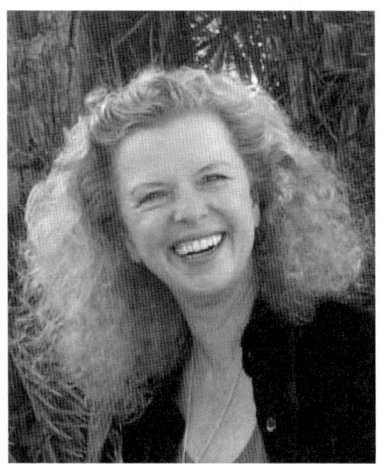

**Donna Eden** ist Pionierin auf dem Gebiet der Energiemedizin. Seit mehr als 30 Jahren arbeitet sie als Heilerin. Sie hat bereits über 10 000 Klienten behandelt und hielt Hunderte von Kursen und Vorträgen, nicht nur in den USA, sondern auch in Europa, Australien, Neuseeland und Südamerika. Von schulmedizinischer und alternativ-medizinischer Seite wird sie oft als Beraterin hinzugezogen.

Ihr erstes Buch *Energy Medicine* veröffentlichte sie 1998 zusammen mit David Feinstein.

**David Feinstein** ist klinischer Psychologe und Ehemann von Donna Eden. Er leitet das gemeinnützige *Energy Medicine Institute* in Ashland (Oregon). Vorher lehrte er an der *Johns Hopkins University School of Medicine* und an der *California School of Professional Psychology*. Er veröffentlichte bereits mehr als 50 wissenschaftliche Beiträge zu psychologischen Themen sowie einige populärwissenschaftliche Selbsthilfebücher. Seine wichtigsten Werke:

- *The Mythic Path*, dt. Ausgabe: *Persönliche Mythologie. Die psychologische Entwicklung des Selbst* (Koautor: Stanley Krippner), München: Heyne, 1998

- *Rituals for Living and Dying*, dt. Ausgabe: *Zeit des Lebens, Zeit des Sterbens. Rituale für den Umgang mit der eigenen Sterblichkeit* (Koautorin: Peg E. Mayo), München: Kösel (Medienkombination)

- *Energy Medicine* (Koautorin: seine Ehefrau Donna Eden) und *Energy Psychology Interactive* (ein Multi-Media-Lehrwerk für professionelle Therapeuten)

- *Energy Psychology Interactive: Self Help Guide* (deutsche Ausgabe: *Einfach klopfen*, Kirchzarten: VAK, 3. Aufl. 2006).

Sara Gottfried:

# Die Hormonkur

*So bringen Sie Ihren Hormonhaushalt natürlich ins Gleichgewicht*

**Leseprobe unter: www.vakverlag.de**

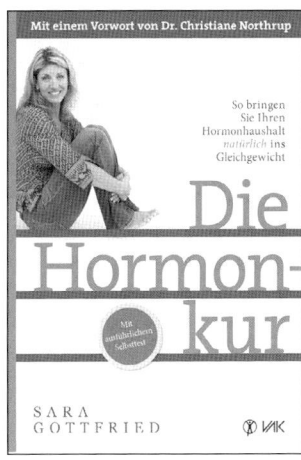

Gerät das Hormonsystem aus der Balance, sind viele gesundheitliche Probleme die Folge. Frauenärztin Sara Gottfried erklärt, wie man mit detaillierten Fragebögen aufdeckt, welche Hormonmangelzustände hinter bestimmten Symptomen stecken und zeigt auf, welche Maßnahmen jeweils hilfreich sind. Das Besondere ist ihr ganzheitlicher Ansatz: Im Vordergrund steht, was man selbst tun kann, um den Hormonhaushalt zu stabilisieren: Ernährungsumstellung, bewusstere Lebensführung, Nahrungsergänzungsmittel ... Erst wenn keine Besserung eintritt, werden bioidentische Hormone einbezogen. Neben den Fragebögen enthält dieser Ratgeber Ernährungs- und Supplementempfehlungen (mit Dosierungsangaben), die sich sofort umsetzen lassen.

432 Seiten, 7 Schaubilder, zahlr. Tabellen, Klappenbroschur (15 x 21,5 cm)
ISBN 978-3-86731-148-9

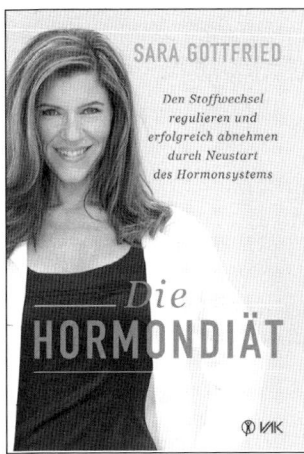

Sara Gottfried:

# Die Hormondiät

*Den Stoffwechsel regulieren und erfolgreich abnehmen durch Neustart des Hormonsystems*

**Leseprobe unter: www.vakverlag.de**

Übergewicht kann mit Störungen im Hormonhaushalt zusammenhängen. Hier greift der besondere Ansatz von Sara Gottfried: Durch Optimierung des Stoffwechsels werden hormonelle Mechanismen ausgehebelt, die zu automatischer Fetteinlagerung bei reduzierter Kalorienaufnahme führen. Anhand verschiedener Fragebögen können die Leserinnen ihre individuelle hormonelle Störung eingrenzen und erfahren, wie sie durch eine Ernährungsumstellung „störende" Nahrungsmittel vermeiden und den Jo-Jo-Effekt verhindern. Ein umfangreicher Rezeptteil rundet den Diätratgeber ab.

360 Seiten, Klappenbroschur (15 x 21,5 cm)
ISBN 978-3-86731-176-2

Karin Burk, Günther Brackmann:

# CD Hormon-Meditationen

*Hormonelles Gleichgewicht durch die Kraft der inneren Bilder*

**Leseprobe unter: www.vakverlag.de**

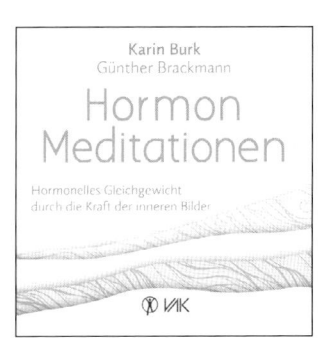

Stress ist häufig die Ursache, wenn das Hormonsystem aus dem Gleichgewicht gerät. Zahlreiche körperliche Beschwerden können die Folge sein. Hier setzt die erfahrene Ärztin Karin Burk mit den von ihr entwickelten Meditationen an. Sieben kurze Meditationen unterstützen jeweils die Funktion einer Hormondrüse: Schilddrüse, Thymusdrüse und Hypophyse sowie Bauchspeicheldrüse, Nebennieren, Eierstöcke und Prostata. Alle Meditationen lassen sich leicht in den Alltag integrieren. Regelmäßig durchgeführt stärken sie unsere Selbstheilungskräfte. Die CD richtet sich an Frauen und Männer gleichermaßen. Eingerahmt werden die Meditationen von einfühlsamen Klavierstücken, die eigens für diese CD komponiert wurden.

Doppel-CD (Lauflänge: ca. 140 Minuten), Booklet 12 Seiten, ISBN 978-3-86731-190-8

**Abonnieren Sie unseren Newsletter (gratis) unter: www.vakverlag.de**

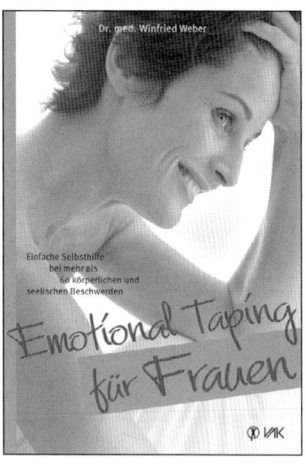

**Dr. med. Winfried Weber:**

## Emotional Taping für Frauen

*Einfache Selbsthilfe bei mehr als 60 körperlichen und seelischen Beschwerden*

Leseprobe unter: www.vakverlag.de

Trendthema Taping – speziell für Frauen: Kleben Sie sich Stress, Ängste und Probleme einfach weg! Dr. Weber hat das in der Physiotherapie verbreitete Taping weiterentwickelt und zeigt hier, wie es wirkungsvoll bei spezifisch weiblichen Beschwerden eingesetzt werden kann: bei Prämenstruellem Syndrom, Regel- und Schwangerschaftsproblemen, bei Wochenbettbeschwerden, Wechseljahresproblemen und bei allgemeinen Stresssymptomen wie Erschöpfung, Migräne, Ängsten, Schwindel und Schlafstörungen etc. ... Schritt für Schritt-Anleitungen mit 262 exakten Farbfotos zeigen genau, wie es geht.

192 Seiten, 262 Abb., Paperback (17 x 24,5 cm)
ISBN 978-3-86731-126-7

**Melissa Joy Jonsson:**

## Das kleine Buch der großen Potenziale

*Die transformierende Kraft der 24 Bewusstseinsfelder erleben*

Leseprobe unter: www.vakverlag.de

Die Autorin nimmt die Leser mit auf eine von spielerischen Selbsterfahrungsübungen begleitete Reise, auf der sie den Kontakt zu ihrem wahren authentischen Selbst vertiefen und für sich die ungeahnten Potenziale der Selbsterfahrung erschließen können. 24 Bewusstseinsfelder repräsentieren universale Prinzipien – das universelle Herzfeld oder das Feld der Beziehung und Übereinstimmung –, die wie Mosaikbausteine unsere Realität zusammensetzen. Wenn wir mit diesen Facetten des Bewusstseins in Resonanz sind, schöpfen wir das uns immanente grenzenlose Potenzial voll aus.

304 Seiten, Paperback (15 x 21,5 cm)
ISBN 978-3-86731-179-3

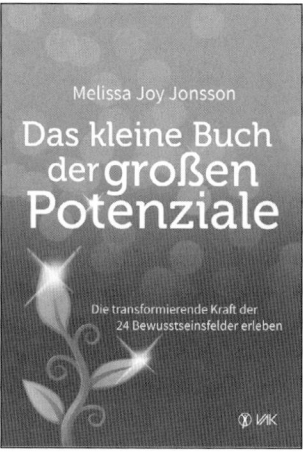

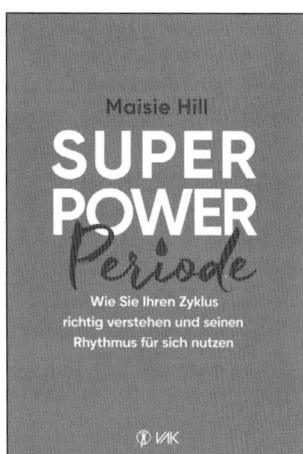

**Maisie Hill:**

## Superpower Periode

*Wie Sie Ihren Zyklus richtig verstehen und seinen Rhythmus für sich nutzen*

Leseprobe unter: www.vakverlag.de

Frauen empfinden ihren Zyklus häufig wie eine Achterbahnfahrt der Gefühle und nahezu 90 Prozent leiden unter PMS, einem Syndrom, das mit einer riesigen Bandbreite an Beschwerden einhergeht. Doch damit ist jetzt Schluss: Pragmatisch und umwerfend unterhaltsam enttabuisiert Maisie Hill das Thema Menstruation. Sie klärt nicht nur darüber auf, was während des Zyklus im Körper passiert und zeigt, wie Frauen sich die einzelnen Phasen bestmöglich zunutze machen können, sondern bietet auch hilfreiches Wissen rund um hormonelle Verhütungsmittel, Unfruchtbarkeit, Schwangerschaft und Wechseljahre.

432 Seiten, Paperback (15 x 21,5 cm)
ISBN 978-3-86731-230-1

# Bestellen Sie unsere kostenlosen Kataloge unter: www.vakverlag.de